カラー図解

人体発生学講義ノート

第3版

著 塩田浩平

金芳堂

第 3 版の序

「カラー図解 人体発生学講義ノート」の初版を上梓してから約 10 年が経過した．初版，第 2 版と多くの方に利用していただき，また全国の大学で教科書あるいは参考図書として採用していただいたこともあって，増刷を重ねることができた．

人体発生学は外国の定評ある書物がいくつかあるが，日本人の手になる質の高い学習書を完成したいというのが筆者の念願であった．筆者は永年，京都大学医学研究科で正常・異常発生の研究に従事し，医学部学生に発生学の教育を行ってきた．世界的に知られるヒト胚子コレクション「京都コレクション」の責任者を永く務め，その標本と観察データを用いて様々な研究を行ってきたことから，「京都コレクション」の写真をふんだんに用いていることが本書の特色となっている．

第 3 版の改訂に当たっては，第 2 版の内容を詳細に見直し，また読者からの指摘や関連研究者からの助言を踏まえて，内容の充実とアップデートに努めた．不十分な箇所には加筆や修正を行い，新しい図表を追加した．特に，第 9 章（発生異常），第 12 章（循環器系），第 16 章（神経系）は大幅に加筆した．数値データについては，最新のものを採用し，可能なところは日本人のデータを記載した．内分泌器官については，独立した章とはせず，関連の深い章の中に記載した（下垂体：第 16 章，甲状腺：第 17 章，副腎：第 16 章など）．なお，重要な術語等は文中に太字で表記した．

形態形成は，三次元的な構造が時間経過とともにダイナミックに変化する四次元的な現象である．複雑な形態変化を平面的な図で理解することが容易でないこともある．幸い，世界の研究者や研究機関が個体発生，器官発生の動画（ムービー）を作成し SNS 上で公開している．キーワード（例えば「heart development human movie」）で検索すると，多くの動画資料が提示される．優れた動画は，読者の理解を助けるものとなる．ただし，中には不正確なものや極端にデフォルメしたものがあるので，よく取捨選択して活用されたい．

体や器官の成り立ちや生まれつきの原因による疾患を理解する上で，発生学の知識は不可欠である．また，医学部の CBT 試験や医師国家試験にも人体発生学や先天性疾患に関する問題が出題される．本書で学習したあと，各章末の復習問題で理解度を確認していただきたい．

本書が，ヒトの発生についての理解を深め，発生現象に関する読者の興味を引き起こす一助になれば幸いである．

2025 年 2 月

塩田浩平

第2版の序

　「カラー図解　人体発生学講義ノート」を上梓してから2年が過ぎた．幸い多くの読者を得，いくつかの大学で教科書として採用していただいたこともあり，増刷の機会に恵まれた．拙著が多少なりとも医学および関連領域の教育に貢献できたとすれば，大変うれしい．

　増刷の際に気づいた誤りを正したが，それ以外にも記載内容の不正確な箇所や誤植がいろいろあり，読者の方々からもご指摘をいただいた．今回，改訂の機会を得たので，全体をできるだけ詳細に見直し，内容と文字の修正を行った．全体および各章の構成は生かしつつ，必要な図やMEMOを追加した．発生学と関連領域の研究は日進月歩であるので，新しい研究（再生医学やゲノム編集など），学会等の最近の動きについてもMEMOなどで追加し，アップデートに心がけた．

　医学領域においては，医学教育の質保証の一つとして，臨床実習開始時までに習得しておくべき医学的知識を総合的に理解しているかを評価する試験（いわゆるCBT試験）に学生が合格することが求められている．その一方で，カリキュラムが年々タイトになり，十分な授業時間をとりにくくなっている．発生学も独立した科目としてではなく，解剖学や生物学の中で教えられる大学も少なくない．しかし，発生学の知識や考え方は臨床疾患を扱う上でも不可欠であり，CBT試験にも必ず出題される．こうした状況を考慮して，本書は自習でも読みやすいように構成と記述内容に工夫を加え，各章末には5肢択一問題を配置した．復習問題に完璧に答えられたら，ヒトの発生を十分に理解した，といってよい．

　この「カラー図解　人体発生学講義ノート　第2版」が医学や生物系の学問を学ぶ学生の皆さんに活用され，複雑で興味深い発生現象を学習する助けになれば，著者として大きな喜びである．

　これまで本書に様々なご意見やコメント，お励ましをいただいた多くの方々に御礼申し上げます．改訂に当たっては，滋賀医科大学勝山裕教授に通読していただき，貴重なご意見をいただいた．深く感謝申し上げます．

2017年11月

塩田浩平

第1版の序

　われわれの体は1個の受精卵から作られるが，細胞が増殖して数を増やしながら多様な細胞に分化し，複雑な器官や体の構造が形作られていく個体発生の現象は，古くから多くの研究者の興味を惹き付けてきた．20世紀前半までの主として形態学的な研究のあと，分子生物学によって発生の分子メカニズムが次々に明らかにされ，発生学がさらにエキサイティングな学問になっている．

　一方，iPS細胞に代表される再生医学研究の進歩によって，体細胞の初期化メカニズムなどの解明が進み，人為的な分化誘導の技術が開発されるなど，臨床医学にも新たな展開がもたらされている．今や，医学生物学の多くの領域で，発生学的な知識が不可欠になっていると言っても過言ではない．

　筆者は，30年間にわたり，京都大学医学部を始めいくつかの大学で人体発生学の講義を担当してきた．京都大学では「発生と遺伝」というユニークな基礎医学の科目があり，遺伝学を担当された武部啓教授とともに，全国で最も充実した発生学の教育を行うことができたと自負している．その理由の一つは，京都大学医学部には世界最大のヒト初期胚のコレクション（「京都コレクション」）があり，その施設である「京都大学医学研究科附属先天異常標本解析センター」の責任者を筆者が長く務めたことが大きい．

　このたび，永年担当してきた人体発生学の講義内容を集大成する目的で，これまでの講義資料をベースにして，全く新しいコンセプトの発生学書を完成することができた．これまでの講義をもとにしたとはいえ，研究は日進月歩で，新たな知見が次々に得られているので，本書では，できるだけ新しい内容を盛り込むように心がけた．

　医学部などでは基礎科目の時間が圧縮される傾向にあり，発生学のための十分な講義時間がとれないこともあるかと思われるが，発生学的知識は，人体の構造や各種の病態を理解する上でも大変重要である．本書は，前半の発生学総論と後半の器官発生各論から構成されており，必要な箇所から読んでいただけるように工夫してある．本書によって，ヒトの体や器官のでき方とそのメカニズム，発生異常によって起こる様々な臨床疾患に対する読者の理解が深まれば幸いである．

　筆者がヒトの正常発生・異常発生に興味を持ち，その研究を続けて来られたのは，恩師である故西村秀雄教授（京都大学）のご指導があったからであり，本書でも，先生が始められた「京都コレクション」の資料をふんだんに使わせていただくことによって，特色あるヒト発生学の書物ができたと感謝している．また，西村門下の多くの先生方に若い頃からご指導いただき，そのおかげで充実した研究者生活を送ることができた．教えを受けた先生方，一緒に研究を進めてくれた共同研究者や若い研究者・学生の皆さんに心から感謝の意を表したい．特に，上部千賀子さんは熟達した技術職員として，西村教授の時代から最近までずっと「京都コレクション」を実質的に支えてくれた．本書に掲載した貴重なヒト胚子標本のほとんどは，彼女の卓越した観察と顕微解剖の技術によって得られたものである．ここに記して，深く感謝したい．

　本書では「京都大学医学研究科附属先天異常標本解析センター」の標本の写真を多数使っている．ご理解をいただいた同センター長萩原正敏教授と山田重人教授に御礼申し上げる．

　本書の企画と執筆に当っては，先に「カラー図解　神経解剖学講義ノート」（金芳堂）という名著を上梓された畏友寺島俊雄教授（神戸大学）の助言が大きかった．本書のコンセプト，書名，構成などは「カラー図解　神経解剖学講義ノート」のアイデアを踏襲させていただいている．

　出版に当たっては，金芳堂の関係者各位の格別のご理解とご協力を得た．特に，本書の編集を担当された編集部黒澤健氏には，原稿の整理や複雑な図版の作成などで，多大のご苦労をかけた．心から謝意を表する．

2015年11月

塩田浩平

本書の構成

● 本書は全 19 章から構成されている．第 1 章〜第 9 章は総論，第 10 章〜第 19 章は各器官系の器官発生を扱っている．

● 個体発生の全体の流れを理解するためには，まず第 1 章〜第 9 章で総論を学習し，必要な器官系の発生について第 10 章以降の各章を読まれるのがよい．

● 多くの教科書では記載内容や図表の重複を避けることが多いが，本書では，その都度読者が関連頁を繰る手間を省くため，重要な事項や図は繰り返し用いている．読者の利便性と理解を助けるためである．

● 本文の内容の理解を深めるための関連事項，肉眼解剖学などを理解する上で役に立つ発生学的事項，主要な臨床疾患などについて，**MEMO** **Topics** の欄で説明を加えている．それぞれの詳細をさらに知りたい場合には，関連の参考書等を参照されたい．

● 主要な発生現象や器官発生の分子メカニズムについての説明を，可能な範囲で記載している．分子メカニズムに関する研究成果は膨大であるが，本書では，現在定説とされている事柄を中心に述べている．定説となっている事柄も，今後の研究によって書き換えられることが起こるので，改訂の機会があればその都度新しい内容にアップデートするように努めたい．

● 各章の冒頭には，その章で取り扱っている内容の要約・ポイント・キーワードを載せ，発生の流れを表にしてまとめている．速習が必要な時，また復習の際などには，この頁を読めば概要がつかめるようにした．

● 各章の章末には，学習内容を振り返るために CBT 形式の 5 肢択一問題を設け，解答と簡単な説明を巻末（☞ 249 頁）に載せた．

● 本書に掲載されているヒト胚子の写真は，特に断りがない限り，京都大学医学研究科附属先天異常標本解析センターの資料である．「京都コレクション」は世界的に有名なヒト胚コレクションであり，創始者の故西村秀雄先生はじめ，多数の研究者，職員の尽力によって達成された貴重な医学資料である．

目次

chapter **1** 発生とは	**1**
1 発生と発生学	2
2 個体発生と系統発生	2
3 発生のメカニズム	2
4 細胞の分化と分化形質の安定性	3
5 遺伝子による発生の制御	4
1 ホメオティック遺伝子	4
2 重要な遺伝子は種を超えて共通の機能を担っている	5
3 多数の遺伝子は互いに階層性（階層的集積性）をもって働いている	6
4 主要な遺伝子は様々な部位やタイミングで繰り返し働く	6
5 遺伝子の重複	7
6 発生異常	8
7 生殖発生医学と出生前医学	8
8 発生と再生医学	8

chapter **2** 生殖細胞の発生	**11**
1 体細胞分裂と減数分裂	13
1 体細胞分裂	13
2 減数分裂（成熟分裂）	14
2 原始生殖細胞	15
3 精子の発生	17
精子形成	18
4 卵［子］の発生	19

chapter **3** 排卵から着床まで	**24**
1 卵細胞の成熟と排卵	26
2 排卵	27
3 月経周期とホルモン	28
4 卵細胞の移動	29
黄体の形成	29
5 受精	31
1 受精能獲得	31
2 先体反応	31
6 接合子の形成	33
7 卵割と初期胚の形成	33
8 着床	34

chapter **4** 二層性胚盤（発生第2週）	**36**
1 着床の進行	38
2 栄養膜の分化と胚盤の形成	39
3 胚外中胚葉の発生と胚外体腔の形成	39
4 子宮胎盤循環の成立	42
5 着床部位の異常	42

chapter **5** 三層性胚盤（発生第3週）	**44**
1 原始線条の形成	46
2 胚内中胚葉の発生	48
3 脊索突起と脊索の形成	48
4 沿軸中胚葉の発生と分化	50
5 胚内体腔の発生	50
6 外胚葉の分化と神経管の形成	52
7 初期血管系の発生	52
8 胚葉の分化	54

chapter **6** 胚子期後半（第4〜8週）	**56**
1 神経管の形成	58
神経堤（神経冠）細胞	59
2 胚子の屈曲	60
3 咽頭弓の形成と分化	61
4 体節の分化	63
5 各週における主要な形態的変化	63
1 第4週	63
2 第5週	63
3 第6週	64
4 第7週	68
5 第8週	68
6 胚子の発育と胎齢	68

chapter **7** 胎児期	**71**
1 妊娠期間と胎齢	73
2 胎児の発育	73
3 胎児期における主要な形態的変化	73
1 妊娠3か月（第7〜10週，最終月経齢の8〜11週）	73
2 妊娠4か月（第11〜14週）	74
3 妊娠5か月（第15〜18週）	75
4 妊娠6か月（第19〜22週）	75
5 妊娠7か月（第23〜26週）	76
6 妊娠8か月（第27〜30週）	76
7 妊娠9か月（第31〜34週）	76
8 妊娠10か月（第35〜38週）	76
4 子宮内の胎児の位置	76
5 分娩	77
6 新生児	77
7 出生前診断	79
1 超音波診断法	79
2 羊水穿刺	79
3 絨毛生検	80
4 母体血を用いる検査	81
5 胎児鏡（子宮内視鏡）	81
6 その他の胎児観察法	82

chapter 8	胎盤と胎膜	83

1	絨毛膜と胎盤絨毛	85
2	脱落膜の形成	87
3	胎盤の機能	88
	1 物質輸送	89
	2 物質代謝	90
	3 胎盤のホルモン産生	90
4	妊娠末期の胎盤	90
5	臍帯	91
6	羊膜と羊水	91
7	卵黄嚢と尿膜	93
8	多胎妊娠	93
	1 多胎妊娠の卵性	93
	2 多胎妊娠の卵性診断	93

chapter 9	発生異常	95

1	発生異常の種類	97
2	発生異常の頻度	97
3	先天奇形の病理発生	98
4	発生異常の原因	99
	1 単一遺伝子の異常 single gene defect	99
	2 ゲノムインプリンティングの異常	100
	3 染色体異常	101
	4 環境要因	102
	5 多因子遺伝による先天異常	106
5	先天異常の原因の多様性	107
6	先天異常の治療	108
	1 外科的治療	108
	2 胎児手術	108
	3 胎児輸血	108
	4 経胎盤内科的治療	108
	5 養育	108
7	先天異常の予防	108

chapter 10	運動器系（骨格と筋）	110

1	骨格系の発生	112
	1 軟骨の発生	112
	2 骨の発生	113
	3 主な骨格の発生	117
	4 関節の発生	120
	5 骨格系の発生異常	122
2	筋の発生	122
	1 筋分化の分子機構	122
	2 骨格筋	122
	3 心筋	124
	4 平滑筋	125

chapter 11	体腔と漿膜	126

1	体腔の発生	128
2	胚内体腔の分割	129
3	横隔膜の発生	130

chapter 12	循環器系	132

1	初期の血管発生	134
	初期血管発生に関与する分子	135
2	心臓の形成	135
	1 原始心筒の形成	135
	2 心ループの形成	136
	3 心室と心房の形成	137
	4 心臓内腔の分割	138
	5 心臓の発生と神経堤細胞	144
	6 心臓形成に関与する分子	145
	7 先天性心臓奇形患者に見られる遺伝子異常	145
3	血管の発生	145
	1 動脈の発生	145
	2 静脈の発生	147
4	出生に伴う血行動態の変化	149
5	胎生期の造血	150
6	リンパ系の発生	150

chapter 13	消化器系	152

1	消化管の初期発生	154
2	口腔の発生	154
	1 口蓋の形成	155
	2 舌の発生	156
	3 唾液腺の発生	157
3	咽頭の発生	157
4	食道の発生	157
5	胃の発生	158
	1 網嚢の形成	158
	2 胃の組織発生	159
6	十二指腸の発生	160
	十二指腸の組織分化	160
7	空腸，回腸，結腸の発生	160
	1 小腸の組織発生	161
	2 排泄腔の分化	162
	3 大腸の組織発生	162
8	膵臓の発生	163
	1 膵臓の組織発生	164
	2 膵島細胞の分化	164
9	肝臓と胆道の発生	165
	1 肝臓の組織発生	166
	2 胆道系の発生	166

chapter 14　呼吸器系　168

1　鼻腔の発生　170
　　副鼻腔の発生　171
2　咽頭の分化と喉頭の発生　171
3　気管の発生　172
4　気管支と肺の発生　172
5　肺の組織発生　172
6　気道と肺の分化に関与する分子　175
7　呼吸器系の先天異常　175

chapter 15　泌尿生殖器系　176

1　泌尿器系の発生　178
　　1　腎臓の発生　178
　　2　腎臓発生に関与する分子　180
　　3　腎臓と尿管の発生異常　182
　　4　膀胱と尿道の発生　183
　　5　前立腺と尿道球腺の発生　184
　　6　膀胱，尿道の発生異常　185
2　生殖器系の発生　185
　　1　性の決定　185
　　2　性腺（生殖腺）の形成と原始生殖細胞　185
　　3　精巣の発生と分化　186
　　4　卵巣の発生と分化　187
　　5　生殖管の分化　188
　　6　外生殖器の発生と分化　190
　　7　性腺の下降　192
　　8　性分化の制御メカニズム　193
　　9　性分化疾患と生殖器の先天異常　194

chapter 16　神経系　197

1　脳胞の発生と分化　199
2　ニューロメア（神経分節）　201
3　神経管における細胞の動態と分化　202
4　グリア細胞の発生　205
5　ニューロンとグリア発生の分子機構　205
6　脊髄の発生　205
7　髄鞘形成　206
8　脳の発達　207
　　1　延髄　207
　　2　橋　207
　　3　小脳　208
　　4　中脳　210
　　5　間脳　210
　　6　終脳　210
　　7　大脳基底核　210
　　8　交連　212
9　大脳皮質形成の分子機構　213
10　髄膜と脈絡叢の発生　213
11　末梢神経系の発生　213
　　1　体性感覚神経　213
　　2　体性運動神経　214
　　3　自律神経　214
12　神経系の発生異常　215

chapter 17　顔面および頭頸部　217

1　顔面の初期発生　219
2　咽頭弓の分化　220
3　咽頭弓の間葉から分化する筋と骨格　221
4　咽頭嚢の分化　223
5　頭頸部の形態形成メカニズム　224
6　頭蓋骨の発生　224
　　1　軟骨性神経頭蓋　224
　　2　膜性神経頭蓋　225
　　3　軟骨性内臓頭蓋　225
　　4　膜性内臓頭蓋　226
7　頭頸部の発生異常　226

chapter 18　眼と耳　228

1　眼の発生　230
　　1　眼の初期発生　230
　　2　網膜　231
　　3　虹彩　232
　　4　毛様体　232
　　5　水晶体　233
　　6　硝子体　234
　　7　角膜と前眼房　234
　　8　脈絡膜と強膜　234
　　9　外眼筋　234
　　10　眼瞼　234
　　11　眼の発生の分子メカニズム　234
　　12　眼の発生異常　235
2　耳の発生　235
　　1　内耳　235
　　2　卵形嚢と半規管　236
　　3　球形嚢，蝸牛，ラセン器　237
　　4　中耳　237
　　5　外耳　237
　　6　耳の発生の分子メカニズム　238
　　7　耳の発生異常　238

chapter 19　皮膚および付属器　240

1　皮膚の発生　242
2　毛の発生　243
3　脂腺の発生　244
4　汗腺の発生　244
5　乳腺の発生　244
6　爪の発生　244
7　歯の発生　246
8　皮膚および付属器の発生異常　248

復習問題の解答と解説　249
文献　252
索引　254

MEMO 目次

MEMO 1.1	個体発生は系統発生を繰り返すか？	2
MEMO 1.2	遺伝子と系統差	3
MEMO 1.3	エピジェネティック修飾	3
MEMO 1.4	ホメオティック遺伝子の発見	5
MEMO 1.5	ホメオボックス	5
MEMO 1.6	外因によるホメオティック変異の誘発	6
MEMO 1.7	マスター遺伝子	6
MEMO 1.8	遺伝子重複の発見	8
MEMO 1.9	体細胞クローニング	9
MEMO 1.10	ゲノム編集と生殖医学	10

MEMO 2.1	性染色体の対合	15
MEMO 2.2	相同染色体の交差	15
MEMO 2.3	精子の中のホムンクルス	18
MEMO 2.4	精祖細胞の分裂	18
MEMO 2.5	精子の異常	19
MEMO 2.6	卵巣内の卵細胞の減少	20
MEMO 2.7	卵子成熟抑制因子	20
MEMO 2.8	トリソミー型染色体異常	21
MEMO 2.9	生殖細胞とゲノム初期化	22

MEMO 3.1	卵胞成熟のメカニズム	26
MEMO 3.2	内卵胞膜細胞	27
MEMO 3.3	成熟卵子	27
MEMO 3.4	排卵のメカニズム	28
MEMO 3.5	左右の卵巣と排卵	28
MEMO 3.6	排卵痛	28
MEMO 3.7	プロゲステロン（黄体ホルモン）	30
MEMO 3.8	オギノ式と基礎体温法	31
MEMO 3.9	ミトコンドリア遺伝子（ミトコンドリア DNA）	33
MEMO 3.10	体外受精	33
MEMO 3.11	単為生殖	33
MEMO 3.12	割球を用いる着床前診断	34
MEMO 3.13	クローン動物	34
MEMO 3.14	ES 細胞	34
MEMO 3.15	胚盤胞の細胞分化と関連分子	34
MEMO 3.16	着床に関与する分子	35

MEMO 4.1	脱落膜反応に関連する分子	38
MEMO 4.2	胚外中胚葉の由来	42
MEMO 4.3	hCG と妊娠診断	42
MEMO 4.4	モーニングアフターピル	42

MEMO 5.1	原始結節とオーガナイザー	46
MEMO 5.2	間葉細胞	48
MEMO 5.3	内胚葉細胞の由来	48
MEMO 5.4	脊索腫	50
MEMO 5.5	ホメオティック遺伝子	50
MEMO 5.6	原腸形成	50
MEMO 5.7	胚葉の分化運命	54
MEMO 5.8	胚葉構造の系統発生	54
MEMO 5.9	奇形腫	54

MEMO 6.1	神経管閉鎖の様式	59
MEMO 6.2	神経管閉鎖のメカニズム	59
MEMO 6.3	神経管奇形（神経管閉鎖障害）	59

MEMO 6.4	原始腸管と栄養動脈	60
MEMO 6.5	メッケル憩室	60
MEMO 6.6	咽頭弓と系統発生	63
MEMO 6.7	体節分化の遺伝子支配	63
MEMO 6.8	最終月経齢と受精齢	68

MEMO 7.1	流産と出産	76
MEMO 7.2	正期産と早産，過期産	77
MEMO 7.3	胎児発育の人種差・時代差	78
MEMO 7.4	胎児発育不全（FGR）	78
MEMO 7.5	新生児死亡	78
MEMO 7.6	未熟児	78
MEMO 7.7	周生期と周生期医学	79

MEMO 8.1	ラングハンス細胞	87
MEMO 8.2	脱落膜	87
MEMO 8.3	高分子物質の胎盤透過	90
MEMO 8.4	胎盤の異常	91
MEMO 8.5	臍帯血を用いる医療	91
MEMO 8.6	羊水量の異常	93
MEMO 8.7	羊膜索	93
MEMO 8.8	卵黄嚢，尿膜の系統発生	93
MEMO 8.9	結合双胎（接着双胎）	94
MEMO 8.10	双胎間輸血症候群	94

MEMO 9.1	ヒトの自然流産頻度	97
MEMO 9.2	発生異常の人種差・地域差	98
MEMO 9.3	発生異常と流産	98
MEMO 9.4	複合奇形	98
MEMO 9.5	優性（顕性）遺伝疾患の発症様式	100
MEMO 9.6	劣性（潜性）遺伝疾患	100
MEMO 9.7	「優性遺伝」「劣性遺伝」の用語について	100
MEMO 9.8	プラダー・ウィリ症候群（PWS）と アンジェルマン症候群（AS）	101
MEMO 9.9	モノソミー	101
MEMO 9.10	染色体異常と母年齢	101
MEMO 9.11	サリドマイド事件	102
MEMO 9.12	催奇形物質の作用閾値（しきい値）	102
MEMO 9.13	胎児性アルコール症候群	105
MEMO 9.14	妊婦の治療と薬物の催奇形作用	106
MEMO 9.15	多因子遺伝病の再発危険率	106

MEMO 10.1	頭蓋の泉門	114
MEMO 10.2	頭蓋骨早期癒合症	114
MEMO 10.3	骨年齢	116
MEMO 10.4	遺伝子異常と骨・軟骨の形成不全	117
MEMO 10.5	軟骨無形成症	117
MEMO 10.6	脊索と椎骨	117
MEMO 10.7	節間動脈	118
MEMO 10.8	ホメオティック遺伝子	119
MEMO 10.9	指の形成とアポトーシス	120
MEMO 10.10	関節強直症	122
MEMO 10.11	骨格筋の由来と神経支配	124
MEMO 10.12	四肢の筋の由来	124
MEMO 10.13	筋板細胞の分化運命	124

MEMO 11.1	間膜	128
MEMO 11.2	腹壁裂	129
MEMO 11.3	横隔膜の位置変化と横隔神経の走行	131
MEMO 11.4	先天性横隔膜ヘルニア	131
MEMO 12.1	脈管形成と血管新生	135
MEMO 12.2	心筒の発生	135
MEMO 12.3	心ループ形成のメカニズム	137
MEMO 12.4	心ループの形成異常	137
MEMO 12.5	胚子期の大動脈弓（咽頭弓動脈）	138
MEMO 12.6	動脈幹腫脹と円錐（球）隆起	140
MEMO 12.7	心内膜床	140
MEMO 12.8	心室中隔欠損	140
MEMO 12.9	房室口の発生異常	141
MEMO 12.10	心房中隔の発生異常	142
MEMO 12.11	冠状血管系の系統発生	143
MEMO 12.12	心臓流出路の主な発生異常	144
MEMO 12.13	第1，第2大動脈弓の運命	145
MEMO 12.14	反回神経と血管の位置関係	146
MEMO 12.15	下大静脈の発生	148
MEMO 12.16	臍動脈索と腹膜ヒダ	150
MEMO 12.17	動脈管閉鎖のメカニズムと動脈管開存	150
MEMO 12.18	大動脈縮窄症	150
MEMO 12.19	肝臓，脾臓での造血	150
MEMO 13.1	原始腸管各部の移行部	154
MEMO 13.2	口蓋突起癒合のメカニズム	156
MEMO 13.3	切歯孔	156
MEMO 13.4	口蓋裂	156
MEMO 13.5	舌の発生と神経支配	157
MEMO 13.6	舌の発生異常	157
MEMO 13.7	食道の発生異常	158
MEMO 13.8	迷走神経の走行	159
MEMO 13.9	胃の発生異常	160
MEMO 13.10	十二指腸の発生異常	160
MEMO 13.11	肛門管の発生	162
MEMO 13.12	肛門櫛	162
MEMO 13.13	肛門管のリンパ還流	162
MEMO 13.14	腸管の発生異常	163
MEMO 13.15	膵臓の分化誘導因子	165
MEMO 13.16	膵臓の発生異常	165
MEMO 13.17	無漿膜野	165
MEMO 13.18	肝細胞増殖因子	166
MEMO 13.19	胆道系の発生異常	167
MEMO 14.1	喉頭の軟骨	172
MEMO 14.2	気管支分枝の分子メカニズム	172
MEMO 14.3	羊水と肺の成熟	175
MEMO 14.4	呼吸窮迫症候群	175
MEMO 15.1	腎臓の系統発生	178
MEMO 15.2	他種動物の性分化	185
MEMO 15.3	原始生殖細胞と性腺の分化	186
MEMO 15.4	生殖細胞の減数分裂開始を制御する分子	187
MEMO 15.5	女性における中腎管の遺残物	190
MEMO 15.6	性腺の分化とテストステロン	191
MEMO 15.7	胎児の性別判定	192
MEMO 15.8	精巣下降のメカニズム	192
MEMO 15.9	精巣の被膜	192
MEMO 15.10	女性への分化はデフォルトか？	194
MEMO 15.11	半陰陽	194
MEMO 15.12	副腎性器症候群	194
MEMO 16.1	脳の個体発生と系統発生	201
MEMO 16.2	ニューロメアの数について	202
MEMO 16.3	マトリックス細胞とエレベーター運動	203
MEMO 16.4	ニューロブラスト	203
MEMO 16.5	ニューロンの産生障害	204
MEMO 16.6	神経幹細胞	205
MEMO 16.7	脳の発生とDNA量	205
MEMO 16.8	頚膨大と腰膨大	206
MEMO 16.9	腰椎穿刺	206
MEMO 16.10	橋	208
MEMO 16.11	小脳のニューロン発生と関連分子	209
MEMO 16.12	新皮質と古皮質	210
MEMO 16.13	脳室系の発生	212
MEMO 16.14	副腎の発生	214
MEMO 17.1	顔面隆起の癒合メカニズム	220
MEMO 17.2	咽頭弓の分化と進化	223
MEMO 17.3	胸腺と下上皮小体の由来	223
MEMO 17.4	「副甲状腺」について	223
MEMO 17.5	甲状腺の発生	223
MEMO 17.6	上皮小体の組織発生	223
MEMO 17.7	胸腺の組織発生	224
MEMO 18.1	外胚葉性プラコード	231
MEMO 18.2	網膜剥離	232
MEMO 18.3	虹彩欠損	232
MEMO 19.1	皮膚紋理	243
MEMO 19.2	筋上皮細胞	244
MEMO 19.3	鬼乳	244
MEMO 19.4	エナメル器の機能	247

Topics 目次

ヒト発生学の発展に貢献した研究者	3
男性生殖器	17
精子の構造	18
女性生殖器	20
オーガナイザー	47
神経外胚葉分化の分子メカニズム	53
発生段階	69
主な催奇形要因	104
四肢発生のメカニズム	121

1 2 3 4 5 6 7 8 9 10 11 12 13 14 15 16 17 18 19

図表目次

図1.1	ショウジョウバエ胚における分節遺伝子の発現とそのカスケード	4
図1.2	ショウジョウバエとマウスにおけるホメオティック遺伝子の配列と胚における発現	5
図1.3	体細胞クローニングによって作られたヒツジ"ドリー"の剝製	9
図1.4	アフリカツメガエルの体細胞からクローン個体を作成したガードンの実験(1962)	9
図1.5	山中伸弥博士の生理学・医学賞受賞を発表したノーベル財団のホームページ(2012年12月)	10
表1.1	分化した細胞とその遺伝子産物の例	2
表1.2	発生過程で起こる主な細胞学的現象	3
表1.3	主なツールキット遺伝子のショウジョウバエと脊椎動物における相同関係	7

図2.1	有糸分裂	13
図2.2	体細胞の細胞周期	14
図2.3	減数分裂	14
図2.4	第5週ヒト胚子の腹部横断面	16
図2.5	原始生殖細胞の発生と遊走	16
図2.6	男性生殖器を示す骨盤の矢状断面模式図	17
図2.7	精細管壁を構成する精巣上皮	17
図2.8	精子の構造を示す模式図	18
図2.9	17世紀に描かれた精子の図	18
図2.10	精子発生過程を示す模式図	18
図2.11	精子形成	19
図2.12	卵巣内の生殖細胞の数の変化	19
図2.13	女性生殖器	20
図2.14	精子と卵[子]の発生における細胞系列と染色体構成	21
図2.15	染色体不分離とそれによる異数性染色体異常発生のメカニズム	22
図2.16	生殖細胞と初期胚におけるゲノムメチル化の変化	23
表2.1	有糸分裂の細胞周期(cell cycle)	13
表2.2	母年齢とダウン症(21トリソミー)児の出生頻度	22

図3.1	卵巣内の卵細胞と卵胞を示す模式図	26
図3.2	卵巣における卵胞の成熟	27
図3.3	卵巣からの卵母細胞の放出(排卵)	28
図3.4	排卵直後の卵母細胞と放線冠	28
図3.5	月経周期における下垂体,卵巣,子宮内膜の周期的相関と血中ホルモンレベル	29
図3.6	卵細胞の移動と受精,卵割	30
図3.7	排卵と黄体の形成	30
図3.8	先体反応における精子頭部の変化	31
図3.9	受精過程と接合子の形成	32
図3.10	卵割と桑実胚および胚盤胞の形成	34
図3.11	子宮内膜表面へ着床する胚盤胞	35

図4.1	着床の進行に伴う胚と栄養膜の変化	38
図4.2	子宮内膜の着床部位と閉鎖栓	39
図4.3	栄養膜の分化と胚外中胚葉の形成	40
図4.4	12日頃の胚盤胞と栄養膜	40
図4.5	胚外中胚葉の変化と胚外体腔の形成(第2週終わり)	41
図4.6	妊娠初期の子宮組織とその中の二層性胚盤(16日胚子)	41
図4.7	着床部位の異常	42

図5.1	受精後17日のヒト胚盤(羊膜腔を開き,背面から見た像)	46
図5.2	ニワトリ胚のヘンゼン結節移植による異所性の体軸誘導(Waddington, 1933)	46
図5.3	シュペーマンとマンゴルトの実験	47
図5.4	原始線条における胚内中胚葉の発生(胚盤横断面)	48
図5.5	胚盤における胚内中胚葉の遊走と拡がり(胚盤の背方から見た模式図)	49
図5.6	19日ヒト胚	49
図5.7	脊索突起と脊索の形成	49
図5.8	17日胚子の脊索(横断面)	50
図5.9	胚内中胚葉の分化と胚内体腔の形成	51
図5.10	受精後21日(第3週終わり)のヒト胚子	51
図5.11	第3週末の胚子における胚内体腔(胚子の背面から見た透視図)	51
図5.12	神経溝の変化と神経ヒダの接近	52
図5.13	神経管の形成・分化とその誘導シグナル	53
図5.14	血島からの血球と血管内皮の形成	53
図5.15	卵黄嚢壁における血島の発生	54
図5.16	胚葉の分化	55

図6.1	受精後22日と24日のヒト胚子	58
図6.2	3つの一次脳胞	58
図6.3	神経堤細胞の発生	59
図6.4	ヒト胚子における神経管閉鎖の様式	59
図6.5	神経管閉鎖不全による神経管奇形	60
図6.6	羊膜腔の発達と胚子の屈曲	61
図6.7	破れつつある口咽頭膜(26日胚子)	61
図6.8	回腸憩室	62
図6.9	28日ヒト胚子	62
図6.10	咽頭弓,咽頭溝,咽頭嚢の分化を示す模式図(頭部の前頭断面を前方から見た模式図)	62
図6.11	体節の分化	64
図6.12	筋板の上分節と下分節への分化	65
図6.13	脊索の分化	65
図6.14	体節の形成と分化に関与する分子	65
図6.15	第4～8週のヒト胚子	66
図6.15	第4～8週のヒト胚子(つづき)	67
図6.16	胚子・胎児の長さの測定法	68
表6.1	胚子期における主な発生事象	69

図7.1	発生学と産科学におけるヒトの胎生期の表し方	73
図7.2	妊娠月による胎児の体長(頭殿長・頭踵長)と体重の変化	74
図7.3	日本人胎児体重の基準曲線(日本産科婦人科学会)	74
図7.4	胎児と新生児における体の各部の比率	74
図7.5	妊娠第12週胎児(頭殿長67mm)	75
図7.7	妊娠第18週胎児(頭殿長140mm)	75
図7.6	妊娠第12週胎児の外生殖器	75
図7.8	妊娠第17週胎児の外生殖器	75
図7.9	妊娠第24週胎児(頭殿長210mm)	76
図7.10	正常な胎位(頭位)と骨盤位	76
図7.11	骨盤位の種々の型	77
図7.12	分娩の経過	78
図7.13	子宮内の第4週胚子(頭殿長5.5mm)の超音波断層像と,胚子と卵黄嚢の3次元画像	79
図7.14	子宮内の第8週胚子の超音波断層像(矢状断面)	80
図7.15	子宮内の第13, 15, 16週胎児の脊柱を示す超音波画像	80
図7.16	羊水穿刺	81
図7.17	絨毛生検	81

図8.1	初期の母体―胎盤循環(受精後第2〜3週)	85
図8.2	受精後16日胚と着床部位の組織像	86
図8.3	絨毛および絨毛間腔の形成と絨毛間腔へ流入する子宮の血流	86
図8.4	胎盤絨毛の発達	87
図8.5	第5週胚子(CS14)と卵黄嚢を包む絨毛膜	87
図8.6	脱落膜の分化と，羊膜腔の発達による子宮腔の変化	88
図8.7	第6週後半の胚子とその絨毛膜	88
図8.8	絨毛樹と胎盤中隔	89
図8.9	妊娠末期の胎盤	89
図8.10	胎盤における物質輸送と胎盤関門	90
図8.11	前置胎盤	91
図8.12	妊娠各時期の臍帯の断面	92
図8.13	尿膜の発生と分化	92
図8.14	結合双胎	94
図9.1	ヒトの先天奇形の例	97
図9.2	羊膜索症候群	98
図9.3	子宮内での圧迫による頭部の変形	99
図9.4	羊水過少の原因と胎児に対する影響(ポッター連鎖)	99
図9.5	ゲノムインプリンティングの異常	101
図9.6	相互転座保因者の生殖細胞と子に起こる染色体の異常	102
図9.7	サリドマイドによる上肢の減形成奇形(アザラシ肢症)	103
図9.8	旧西ドイツにおけるサリドマイド奇形の発生とサリドマイド販売量	103
図9.9	外因の催奇形作用に対するヒト胚子と胎児の感受性	104
図9.10	多因子遺伝のしきい形質を説明する図	107
図9.11	全前脳胞症(HPE)	107
表9.1	発生の各時期における外表異常胚子・胎児の頻度	98
表9.2	先天性変形の例	99
表9.3	形態異常を伴う常染色体優性(顕性)遺伝疾患の例	100
表9.4	形態異常を伴う常染色体劣性(潜性)遺伝疾患の例	100
表9.5	母年齢とダウン症の発生率	101
表9.6	ヒトで催奇形作用または胎児毒性が確認された外因と誘発される異常	103
表9.7	ヒトの先天異常の原因	103
表9.8	ヒトの全前脳胞症(HPE)患者で同定された遺伝子異常の例	107
図10.1	上肢芽の間葉凝集(マウス)	112
図10.2	軟骨芽細胞および骨芽細胞の分化と関与する分子	113
図10.3	頭頂骨原基における膜性骨化	113
図10.4	新生児の頭蓋	114
図10.5	第7週胚子の前腕骨・手根骨・中手骨の軟骨性原基	114
図10.6	長骨における軟骨内骨化の過程を示す模式図	115
図10.7	胎児の指骨における軟骨内骨化	115
図10.8	第5週胚子の胸部横断面	117
図10.9	体節の再分節化による椎骨の形成	118
図10.10	第6週胚子の脊柱原基(矢状断面)	118
図10.11	第13週胎児の椎体原基における骨化中心の出現(前頭断面)	118
図10.12	ヒト胚子における上下肢の発育と分化	119
図10.13	ヒト胚子における上下肢の発育を示すコンピュータグラフィックス画像	119
図10.14	ヒト胚子上肢芽の外胚葉頂堤(AER)	120
図10.15	マウス肢芽の指間部にみられる細胞死(アポトーシス)	120
図10.16	肢原基の3つの軸	121
図10.17	初期の肢芽における遺伝子発現とそれらの相互作用	121

図10.18	肢原基の発育に伴うHox遺伝子の発現とそれらの支配を受けて形成される骨格	121
図10.19	第7週胚子の下肢帯と下肢骨の軟骨性原基	122
図10.20	筋細胞の分化とその支配遺伝子	123
図10.21	体節の筋板から発生した上分節と下分節の筋の分化	124
図10.22	骨格筋の原基と分化を示す模式図	125
表10.1	ヒト胚子・胎児における主要な骨の軟骨化中心と一次骨化中心の発現時期(受精後胎齢)	116
表10.2	主な先天性骨系統疾患と責任遺伝子の例	123
図11.1	体腔内への内臓原基の発生と紫膜の関係	128
図11.2	発生に伴う側板と体腔の変化	128
図11.3	初期胚子の胚内中胚葉の中にできる胚内体腔	129
図11.4	胚子の屈曲に伴う心臓原基と体腔の移動	129
図11.5	体腔の分割	130
図11.6	横中隔の形成	130
図11.7	横隔膜の形成	131
図12.1	22日胚子の心内膜筒と卵黄嚢壁の血島	134
図12.2	血島，内皮管，血管の形成	134
図12.3	原始心筒の形成	135
図12.4	胚子の屈曲と心筒および心膜腔の位置変化	136
図12.5	24日胚子の心臓を通る横断面	136
図12.6	心ループの形成(前方から見た図)	137
図12.7	心球と原始心室の分化	138
図12.8	30日胚子の心臓	138
図12.9	心室壁の発達を示す模式図	139
図12.10	動脈幹，心球，心室の分割を示す模式図	139
図12.11	動脈幹の分割と半月弁の形成	140
図12.12	第5週胚子の心臓に見られる心内膜床	141
図12.13	心房中隔と心室中隔の形成	141
図12.14	心房の一次中隔と二次中隔の形成と変化	142
図12.15	静脈洞と肺静脈の変化を示す模式図(後方から見た図)	143
図12.16	第8週胚子の心室壁	143
図12.17	心臓神経堤細胞の発生と遊走	144
図12.18	心臓流出路の発生異常	144
図12.19	胚子の大動脈弓(咽頭弓動脈)の発生と分化(腹側から見た図)	146
図12.20	反回神経と大血管との位置関係の変化	147
図12.21	ヒト胚子における静脈系の発生(腹側から見た図)	148
図12.22	胎生期と生後の血液循環	149
図12.23	胎生期と生後の造血の場	150
図13.1	胚子の屈曲と原始腸管の発生	154
図13.2	破れつつある口咽頭膜(26日胚子)	155
図13.3	口蓋突起の発生と癒合	155
図13.4	マウス胎児における口蓋突起癒合部の内側辺縁上皮(MEE)(前頭断面)	156
図13.5	舌原基と舌の発生(原始咽頭または咽頭腔を前頭断し，前壁を後方から見た図)	156
図13.6	第5週胚子の舌原基(矢状断面)	157
図13.7	前腸からの喉頭気管憩室の分岐(3〜6週)	158
図13.8	食道気管瘻の様々な型	158
図13.9	胃の発生と回旋(横断面を上方から見た図)	159
図13.10	胚子における腸管の回旋(正面から見た図)	159
図13.11	網嚢の発生	160
図13.12	排泄腔の形成と分割	161
図13.13	第8週胚子の腸管	161
図13.14	肛門管の構造と由来	162
図13.15	卵嚢腸管の遺残物	163

図13.16 膵芽の発生・移動と癒合 ················ 164
図13.17 膵臓の組織分化 ················ 164
図13.18 第4週胚子の肝臓原基を通る水平断面 ······ 165
図13.19 肝臓原基(肝芽)の発生 ············· 165
図13.20 胚子の肝臓 ················ 166

図14.1 第5週胚子の鼻板とその組織像(前頭断面) ····· 170
図14.2 第6週胚子の鼻窩と鼻隆起とその組織像(前頭断面) ··· 170
図14.3 喉頭気管憩室の発生(原始咽頭の前頭断面を後上方から見た図) ············· 171
図14.4 前腸からの喉頭気管憩室の分岐(第3〜6週) ··· 171
図14.5 第5週胚子の前腸を通る前頭断面と肺芽の強拡大像 ··· 172
図14.6 気管の組織分化(横断面) ············ 173
図14.7 肺と気管支の分枝と発達 ············ 173
図14.8 肺の組織発生 ················ 174
図14.9 新生児の肺組織 ················ 174

図15.1 胚子における前腎と中腎の発生 ········· 178
図15.2 第5週胚子の中腎組織 ············· 179
図15.3 中腎管と中腎傍管の発生(横断面) ······· 179
図15.4 尿管芽の発生 ················ 180
図15.5 尿管芽の分枝と乳頭管,集合管の形成 ····· 180
図15.6 尿管芽と造後腎組織の発生と分化 ······· 181
図15.7 後腎組織の分化 ················ 181
図15.8 発育に伴う腎臓の位置と向きの変化 ······ 182
図15.9 尿管芽の発生と造後腎組織の初期分化に関与する分子 ················ 182
図15.10 腎臓の組織分化に関与する分子 ········ 182
図15.11 馬蹄腎 ················ 183
図15.12 排泄腔の分割と尿生殖膜の形成 ········ 184
図15.13 膀胱の形成(男性胚子) ············ 184
図15.14 原始生殖細胞の生殖隆起への遊走 ······ 186
図15.15 第6週胚子の性腺 ··············· 186
図15.16 第8週胚子の性腺原基 ············· 187
図15.17 精巣と卵巣の分化(4か月) ·········· 187
図15.18 中腎管と中腎傍管の形成と分化 ········ 189
図15.19 男性と女性における生殖器の由来 ······ 189
図15.20 中腎傍管の癒合と子宮および腟の発生 ···· 190
図15.21 排泄腔ヒダの分割と尿道ヒダの形成 ····· 190
図15.22 ヒト胚子・胎児の外生殖器 ·········· 191
図15.23 男性胎児における精巣の下降 ········· 191
図15.24 精巣の被膜 ················ 192
図15.25 性分化を制御する因子とそのカスケード ··· 193
図15.26 生殖結節と尿道原基に発現する分子とその相互作用(生殖茎を腹側から見た図) ······· 193
図15.27 主な子宮の発生異常(前頭断面) ······· 195
表15.1 中腎管と中腎傍管に由来する男女生殖器の構造 ··· 188

図16.1 一次脳胞と二次脳胞の形成 ·········· 199
図16.2 第5〜8週胚子神経管と主要内臓を示すコンピュータ再構築画像 ················ 200
図16.3 胚子における脳の発達 ············· 200
図16.4 第7週胚子の脳とその各断面の構造を示す模式図 ··· 201
図16.5 一次脳胞における神経分節(ニューロメア) ··· 202
図16.6 初期胚のロンボメアにおけるHoxおよび関連遺伝子の発現 ················ 202
図16.7 24日胚子前脳壁の神経上皮 ·········· 203
図16.8 神経上皮細胞の増殖 ·············· 203
図16.9 神経上皮細胞の分裂と分化 ·········· 204
図16.10 第7週胚子と第10週胎児の終脳外套 ····· 204

図16.11 広島・長崎の胎内被爆者における重度精神発達遅滞の発症 ················ 205
図16.12 大脳の総DNA量の変化 ············ 205
図16.13 第6週胚子の脊髄横断面 ············ 206
図16.14 胎児の発育に伴う脊髄下端の上昇と脊柱との関係 ··· 207
図16.15 末梢神経における髄鞘形成 ·········· 207
図16.16 中枢神経系における髄鞘化の時期 ······ 208
図16.17 延髄の神経核 ················ 208
図16.18 第7週胚子後脳の菱脳唇(第四脳室蓋を除去してある) ················ 209
図16.19 小脳の発生 ················ 209
図16.20 下垂体の発生 ················ 211
図16.21 下垂体原基の形成 ··············· 211
図16.22 胚子の脳 ················ 211
図16.23 胎齢に伴う脳の発育 ············· 212
図16.24 第20週と第28週胎児の脳(左外側面) ···· 212
図16.25 脳室腔の発達を示す模式図 ·········· 213
図16.26 第9週胎児終脳の前頭断面 ·········· 213
図16.27 神経堤細胞の遊走と分化 ··········· 214
図16.28 外脳症 ················ 215
図16.29 腰部脊髄裂 ················ 215
図16.30 二分脊椎 ················ 215

図17.1 胚子期前半における顔面の発生(頭頚部を正面から見た図) ················ 219
図17.2 第6週胚子の頭部正面像 ············ 220
図17.3 胚子期後半における顔面の発生 ········ 220
図17.4 咽頭弓と咽頭嚢の発生と分化 ········· 221
図17.5 咽頭弓の軟骨と間葉の分化 ·········· 222
図17.6 神経頭蓋と内臓頭蓋 ·············· 225
図17.7 軟骨性頭蓋の原基 ··············· 225
図17.8 第8週胚子の下顎骨原基 ············ 226
図17.9 胎児頭部の骨・軟骨二重染色 ········· 226
図17.10 ヒト新生児における口唇裂 ·········· 226
表17.1 咽頭弓間葉の分化 ··············· 222

図18.1 第4週ヒト胚子の頭部前額断面と眼胞部分の強拡大像 ················ 230
図18.2 網膜と水晶体原基の分化 ··········· 230
図18.3 第6週胚子における眼杯裂 ·········· 231
図18.4 第25週胎児の網膜の組織像 ·········· 232
図18.5 虹彩欠損 ················ 232
図18.6 胎児の前眼房と毛様体,虹彩 ········· 233
図18.7 第6週胚子の眼球の矢状断面 ········· 233
図18.8 第8週胚子の眼球 ··············· 233
図18.9 眼胞の形成と分化の分子メカニズム ····· 234
図18.10 第4週胚子の耳板 ··············· 235
図18.11 第5週胚子の耳胞 ··············· 236
図18.12 耳胞の発育と分化 ··············· 236
図18.13 第18週胎児の蝸牛管 ············· 237
図18.14 胚子期後半の頭頚部 ············· 238
図18.15 耳胞の形成と分化の分子メカニズム ···· 238

図19.1 皮膚組織の分化 ················ 242
図19.2 胚子および初期胎児の皮膚 ·········· 242
図19.3 胎児の皮膚における毛の発生 ········· 243
図19.4 乳腺の形成と組織分化 ············· 245
図19.5 乳腺堤と副乳 ················ 245
図19.6 歯胚と歯の発生 ················ 246
図19.7 小児における乳歯と永久歯の関係 ······ 247
表19.1 乳歯と永久歯の形成と萌出の時期 ······ 247

chapter 1

発生とは

本章の内容

1 発生と発生学
2 個体発生と系統発生
3 発生のメカニズム
4 細胞の分化と分化形質の安定性
5 遺伝子による発生の制御
6 発生異常
7 生殖発生医学と出生前医学
8 発生と再生医学

キーワード

発生
発生学
発生生物学
細胞増殖
分化
組織発生
器官発生
形態形成
個体発生
系統発生
エピジェネティック修飾
ホメオティック遺伝子
マスター遺伝子
ツールキット遺伝子
遺伝子重複
発生異常
生殖補助医療
出生前診断
体細胞クローニング
幹細胞
ES 細胞
iPS 細胞
リプログラミング
再生医学

Summary

　有性生殖を行う動物の発生は受精卵から出発し，それが細胞分裂によって数を増やし，多様な細胞に分化する．さらに，組織発生，器官発生という過程を経て，複雑な器官や体が形成される．こうした形態形成は，様々な遺伝子の働きによって制御されているが，胎生期の環境も重要である．

Point

- 受精卵から複雑な器官や体が形作られていく一連の過程を形態形成といい，そこには細胞の増殖，分化，組織発生，器官発生などの現象が含まれる．
- 受精卵から 1 個の個体が形成される過程を個体発生，下等動物からの進化の過程を系統発生という．
- 個体発生を扱う学問が発生学であり，形態学・生化学・分子生物学などを駆使して発生現象を解明しようとする学問が発生生物学である．
- 生殖細胞を除くすべての体細胞は原則として受精卵と同じゲノムをもっているが，分化した細胞では，それぞれ特定の遺伝子群のみが発現して細胞の形態や機能の特異性を作っている．
- 形態形成に関わる主要な遺伝子は，様々な部位やタイミングで繰り返し働くものが少なくない．
- 発生において，一連の遺伝子の発現を引き起こして細胞の分化運命を制御する遺伝子を「マスター遺伝子」，形態形成の基本的な機能を担う遺伝子群を「ツールキット遺伝子」という．
- ホメオティック遺伝子は体の各分節の形質などを決定する遺伝子群であり，ショウジョウバエからヒトまで共通の遺伝子配列が保存されている．
- 発生の過程で起こる異常を発生異常または先天異常という．その原因には，遺伝子異常，環境要因，遺伝と環境の複合的な原因などがある．
- 体外受精（IVF）などの人為的な操作によって妊娠の成立を助ける技術を生殖補助医療といい，これまでに全世界で 800 万人以上が IVF によって出生している．
- 超音波診断，羊水穿刺，絨毛膜生検などによって子宮内の胚子・胎児の状態を診断するのが出生前診断である．
- 成熟した動物の体細胞を用いて，それと同じゲノムをもつ個体を作るのが体細胞クローニングであり，そうしてできた動物を体細胞クローン動物という．
- ES 細胞や iPS 細胞，体性幹細胞などを用いて難治性疾患の治療などを行おうとするのが再生医療である．

生物の体が形作られて成長していく一連の現象を総称して，**発生** development という．個体の発生は受精に始まり，細胞が増殖し多様化するとともに，有機的な三次元構造が形作られて，器官（臓器）や体が形成される．近年，分子レベルの研究によって，正常および異常発生の複雑なメカニズムの解明が進んでいる．他方，臨床医学においては生殖補助医療や出生前診断が広まり，出生前医学や周産期医学の重要性が増してきている．

1　発生と発生学

　動物の発生は，雄と雌の**生殖細胞** germ cell（**配偶子** gamete）が合体する**受精** fertilization に始まる．受精によってできた1個の**受精卵** fertilized ovum（**接合子** zygote）が**細胞分裂** cell division によって数を増し（**増殖** proliferation），さらに何種類もの細胞に多様化して（**分化** differentiation），様々な組織や器官を作り上げる（**組織発生** histogenesis，**器官発生** organogenesis）．ヒトの場合は，推定40兆個の細胞が一人の体（個体）を作っており，その中には200種類以上の細胞が含まれている（**表1.1**）．さらに，多種類の細胞が相互に秩序だった三次元構造をとって**組織** tissue や**器官** organ，体を構成している．このように，複雑でありながら整然とした形がミクロレベルとマクロレベルで作られていく現象を**形態形成** morphogenesis とよぶ．

　発生現象を研究する学問が**発生学** embryology である．医学領域においてはヒトを中心にした発生現象を扱うことが多く，これを**人体発生学** human embryology という．また，実験的研究を主体として発生現象を研究する学問が**実験発生学** experimental embryology である．かつては，発生過程で起こる様々な現象を形態学的に詳細に観察して記述する**記載発生学** descriptive embryology が主流であったが，胚の生理的・機能的な発達を研究する**機能発生学** functional embryology や，発生のメカニズムを分子レベルで解明しようとする**分子発生学** molecular embryology がその重要性を増してきた．近年，形態学・生化学・分子生物学などを駆使して発生現象とそのメカニズムを生物学的に解明しようとする分野が発展し，これを特に**発生生物学** developmental biology とよぶ．

2　個体発生と系統発生

　受精卵から1つの個体が形成される過程を**個体発生** ontogenesis という．これに対し，下等動物から高等動物までの種間における構造や機能の進化を**系統発生** phylogenesis とよぶ．系統発生を理解することによって，個体発生を解析するための重要なヒントが得られることがある．

　生物種間の進化と個体発生の過程を比較し，あるいは関連づけて，それぞれのメカニズムを解明しようとする学問が**進化発生生物学** evolutionary developmental biology である．

> **MEMO 1.1　個体発生は系統発生を繰り返すか？**
>
> 　発生の過程で高等生物の胚がより下等な生物の胚と形態的に似た段階を経ることから，ヘッケル E. Haeckel は「個体発生は系統発生の急速な反復である」とする「反復説」を提唱した（1866）．個体の発生と系統発生（進化）が相同であるとする見方は一見魅力的であるが，現在はヘッケルの考えに対して批判的な見解が大勢である．その主な理由として，高等生物は発生過程で下等生物の成体の形を経ることはない，胚の相同的な構造物が種によって異なる器官を形成する（例：咽頭弓軟骨）などが挙げられる．系統的に異なる種の胚に類似した形態が見られるのは，初期発生においては下等動物から保存されてきた分子や分化メカニズムを利用するのが効率的であるためであろう．

3　発生のメカニズム

　発生過程には，細胞の**増殖**（細胞分裂）と**分化**，細胞間相互作用（**誘導** induction），**細胞接着** cell adhesion，細胞の移動（**遊走** migration），**プログラム細胞死** programmed cell death など多様な現象が関与し，それらが空間的・時間的に秩序立って起こる（**表1.2**）．

表1.1　分化した細胞とその遺伝子産物の例

細　胞	細胞で産生される特異的蛋白質	機能
表皮細胞（ケラチノサイト）	ケラチン	皮膚の保護
メラノサイト	メラニン	色素の産生
赤血球	ヘモグロビン	酸素の運搬
水晶体細胞	クリスタリン	光の透過と屈折
軟骨細胞	コンドロイチン硫酸，II型コラーゲン	軟骨，腱，靱帯など
筋細胞	アクチン，ミオシン	筋の収縮
神経細胞（ニューロン）	ニューロフィラメント蛋白	神経信号の伝達
肝細胞	アルブミン，種々の酵素	血清アルブミンと代謝酵素の産生

表1.2　発生過程で起こる主な細胞学的現象

事　象	関与する発生現象の例
細胞分裂	細胞の増殖 器官や体の成長
細胞間相互利用，誘導	眼胞による表皮からの水晶体の誘導 脊索による神経外胚葉の誘導 尿管芽と造後腎組織
細胞接着	上皮組織の形成と維持
遊走	神経堤細胞の移動 原始生殖細胞の移動
上皮-間葉転換	胚内中胚葉の形成 口蓋突起癒合の際の上皮縫線の消失
プログラム細胞死	肢芽の指間細胞の消失 中腎管と中腎傍管の消失 咽頭弓動脈の再構成

すなわち，生物の形作りは，多細胞系の中で，それぞれの部位とタイミングで必要な生物学的な道具を駆使して行われる複雑な現象である．

MEMO 1.2　遺伝子と系統差

ヒトの遺伝子数は 2.2 万〜 2.3 万と推定されている．これは，マウスの遺伝子数と大きな差がなく，線虫とショウジョウバエの遺伝子数がそれぞれ約 1.9 万，1.4 万であることと比較しても，驚くほど少ない．これほど似通った数の遺伝子によって大きな形態的・機能的な系統差が作り出されているメカニズムの解明は今後の課題である．

4　細胞の分化と分化形質の安定性

受精卵は体のすべての細胞に分化する能力（**全能性** totipotency）をもっているが，その後分化を繰り返すうちにその分化能は次第に狭くなり，最終的に各種の上皮，神経，筋，骨，血球などの細胞になる（**最終分化** terminal differentiation）．生殖細胞を除くすべての体細胞は原則として受精卵と同じゲノムをもっているが，分化した細胞では，それぞれ特定の遺伝子群のみが発現して細胞特異的な蛋白質を産生し，細胞の形態や機能の特異性を作っている（表1.1）．そして，それら以外の遺伝子はその細胞では発現していない．これは，DNA メチル化やヒストン修飾によってゲノムの不必要な部分が不活性化されているためである．DNA 配列そのものには変化を与えずに遺伝子の働きを修飾するこのような現象を**エピジェネティック修飾** epigenetic modification とよぶ．DNA メチル化やヒストン修飾は，分化調節に重要であるとともに，分化した細胞の形質の安定性を保つという役割も果たしている．

MEMO 1.3　エピジェネティック修飾

多細胞生物の体は多様な種類の細胞からなるが，生殖細胞を除いて，すべての体細胞が同一のゲノム DNA を持っている．分化した細胞では，細胞の種類ごとに特有の遺伝子群が発現して機能し，他の遺伝子は不活化されて機能していない．このように，細胞の分化と分化状態の維持には秩序だった遺

Topics　ヒト発生学の発展に貢献した研究者

近代的な人体発生学は，スイスの解剖学者ヒス Wilhelm His（1831〜1904）に始まると言える．彼は，動物の胚を観察し，3 巻からなる "Anatomie menschlichen Embryonen"（ヒト胚子の解剖，1880〜1885）を著した．その後，光学顕微鏡の進歩に伴い，発生現象が詳細に観察され記載された．

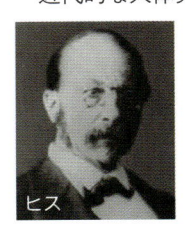
ヒス

19 世紀後半から 20 世紀初めにかけては，流産などで得られたヒト胚子を詳細に調べ記載するという研究が行われ，ドイツの**カイベル** Franz Keibel（1861〜1929）と米国の**モール** Franklin P. Mall（1862〜1917）は，2 巻 1,580 頁からなる "Manual of Human Embryology"（1910）を著した．

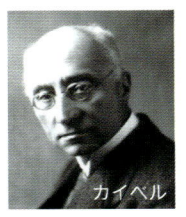
カイベル

モールは，1913 年に米国のカーネギー研究所発生学部門に招かれた後，約 2,000 例のヒト胚子標本を集めて研究

した．これらを基礎としたヒト胚子標本は「カーネギーコレクション」"Carnegie Collection" として知られ，これを用いた多くの研究によってその後のヒト発生学が大きく進展した．

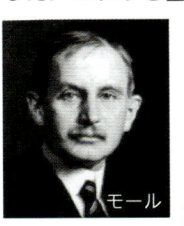
モール

ヒトの発生学研究は，日本においても解剖学・病理学・産婦人科学等の分野で少しずつ行われていたが，京都大学の**西村秀雄**（1912〜1995）は，発生初期のヒト胚子を多数集めてそれを系統的に研究する大規模なプロジェクトを 1960 年に開始し，その後の約 20 年間に 3 万例を超えるヒト胚子標本を集めた．これらは「カーネギーコレクション」と並ぶ「京都コレクション」"Kyoto Collection" として世界的に有名であり，現在，京都大学医学研究科附属先天異常標本解析センターに所蔵され研究に活用されている．

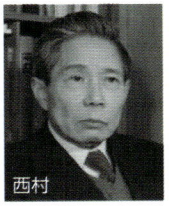
西村

本書で使用しているヒト胚子および胎児の写真は，特に断りがない限り，この「京都コレクション」の標本の写真である．

伝子発現の制御が働いており，DNA 配列に変化を及ぼさないこのような遺伝子調節機構をエピジェネティック修飾，またはエピジェネティック制御 epigenetic regulation とよぶ.
　エピジェネティック制御の主要な機構は，DNA メチル化とヌクレオソームのヒストン修飾（メチル化，アセチル化，リン酸化など）である．例えば，DNA がヒストン修飾を受けると，その部分の遺伝子の発現が抑えられ，その細胞で発現している遺伝子が産生するタンパク質が細胞の特異性をつくる.

5　遺伝子による発生の制御

　発生に関わる遺伝子がこれまでに多数同定され，それぞれの遺伝子の機能が順次明らかにされてきている．発生における遺伝子機能の解明は，一般に

①胚における遺伝子産物の部位特異的・時期特異的発現パターン

②遺伝子機能喪失 loss of function の場合の表現型の変化

③遺伝子機能過剰発現 gain of function の場合の表現型の変化

などのデータに基づいてなされる．①については，各発生時期の胚における遺伝子産物（蛋白や RNA）の局在を免疫組織化学や in situ ハイブリダイゼーション in situ hybridization によって調べ，②は遺伝子ノックアウト動物の，③はトランスジェニック動物の作製と解析によって行われる．1 個または少数の遺伝子を対象としたこうしたアプローチに加えて，最近は，DNA マイクロアレイや次世代シークエンサーなどを用いて個体発生における多数の遺伝子の三次元的・四次元的な発現を「網羅的」に調べることにより，発生における遺伝子支配の階層性やネットワークを明らかにして，遺伝子支配の全体像を探ろうとする研究が進んでいる.

　次項では，発生生物学的に最も重要な発見であり，かつ最もよく研究されている遺伝子群の 1 つであるホメオティック遺伝子を例にとって発生における遺伝子の役割を説明する.

1　ホメオティック遺伝子

　ホメオティック遺伝子 homeotic gene は，ショウジョウバエで見つかった遺伝子群である．この遺伝子は体の各分節の形質（位置価）を決定するが，その遺伝子に変異が起こると体のある分節の構造が他の分節の構造へ変換される**ホメオティック変異** homeotic transformation が起こるのでこの名がついている.

図1.1　ショウジョウバエ胚における分節遺伝子の発現とそのカスケード

ショウジョウバエ合胞性胞胚葉において，3 種類の分節遺伝子が順次発現して分節構造とそれらの極性を決定し，ホメオティック遺伝子が各分節の分化運命を決める.

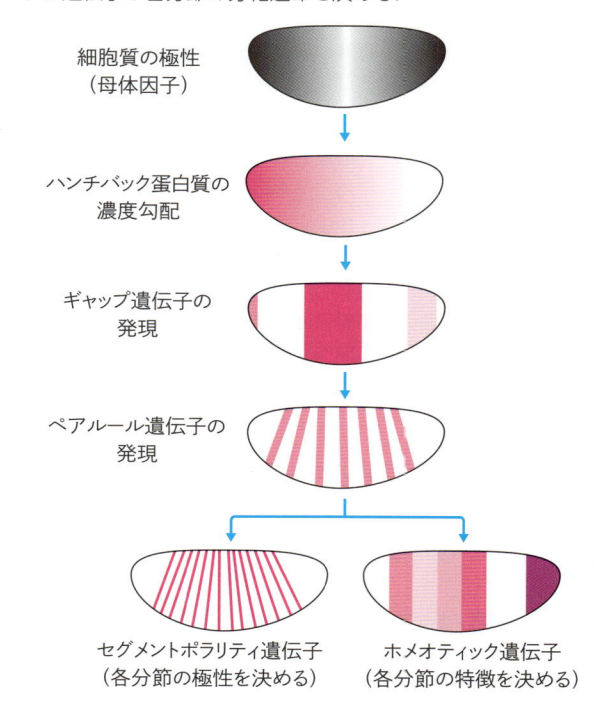

細胞質の極性
（母体因子）

ハンチバック蛋白質の
濃度勾配

ギャップ遺伝子の
発現

ペアルール遺伝子の
発現

セグメントポラリティ遺伝子
（各分節の極性を決める）

ホメオティック遺伝子
（各分節の特徴を決める）

　ショウジョウバエの胚においては，合胞性胞胚葉の段階に 4 群の**分節遺伝子** segmentation gene がカスケード様に順次活性化され，胚の中に複雑な縞模様ができることによって各分節の分化運命が決定される（**図 1.1**）．受精する前に卵細胞の mRNA に転写される雌側の遺伝子（胚発生のための母体医子）によって胚の極性が決定されるが，この母系遺伝子産物の濃度勾配によって**ギャップ遺伝子** gap gene の発現が誘導され，ギャップ遺伝子蛋白が胚の前後軸に沿って帯状に発現する．ギャップ遺伝子は転写調節因子であり，**ペアルール遺伝子** pair-rule gene の発現を制御することによって将来の分節化の構成を示す 7 本の縞模様が形成される．さらに，これら 7 つの分節ごとに，前区画と後区画に**セグメントポラリティ遺伝子** segment polarity gene が発現して，これらが各分節の極性（頭方，尾方）を決定する．その結果，胚の前後軸に 14 本の縞模様（**パラセグメント** parasegment）ができる．以後，各体節に固有のホメオティック遺伝子（群）が発現することによって，それぞれの体節の分化運命が決まる.

　ショウジョウバエのホメオティック遺伝子は染色体上でクラスターを形成しており，下流に位置する遺伝子ほど体軸上で前方（頭方）に発現する．すなわち，遺伝子の配列とそれらが発現する体節の間には密接な関

図1.2 ショウジョウバエとマウスにおけるホメオティック遺伝子の配列と胚における発現

ショウジョウバエと哺乳類胚における Hox 遺伝子の配列には密接な相同性が認められる.

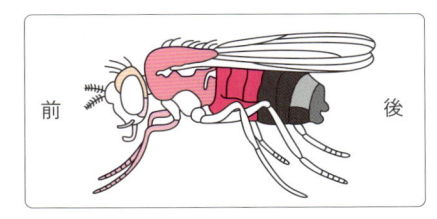

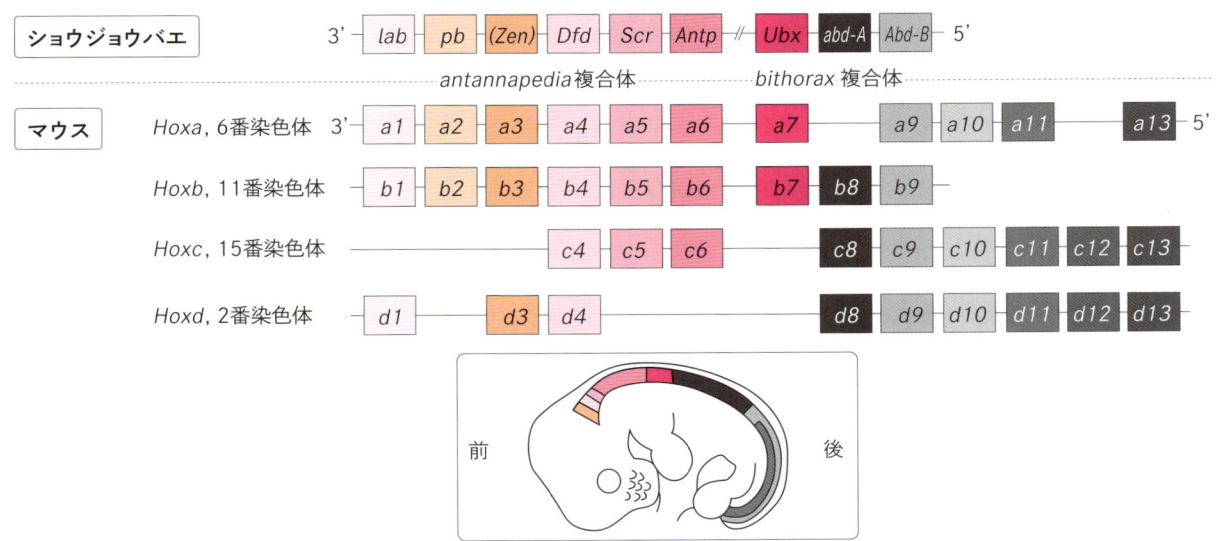

連（**コリニアリティ** colineality）が認められる．同様のコリニアリティはマウスやヒトの Hox 遺伝子についても確認されている（図1.2）.

MEMO 1.4 **ホメオティック遺伝子の発見**

ホメオティック遺伝子は，ショウジョウバエの体節の構造に異常が起きる変異個体を用いた研究によって発見され，その機能が研究された．ホメオティック遺伝子の発見と体節形成における機能の解明によって，ルイス Edward B.Lewis（米），ニュスライン＝フォルハルト Christiane Nüsslein-Volhard（独），ヴィーシャウス Eric F. Wieschaus（米）の３名に 1995 年度のノーベル生理学・医学賞が授与された.

2 重要な遺伝子は種を超えて共通の機能を担っている

Hox 遺伝子は，哺乳類では *Hoxa*，*Hoxb*，*Hoxc*，*Hoxd* の４つの遺伝子クラスター（ヒトでは *HOXA ～ HOXD*）が知られている．Hox 遺伝子は，**ホメオボックス** homeobox とよばれる共通配列をもっており，DNA に結合する転写因子をコードしている．それらの遺伝子は，染色体上に並んで遺伝子の集合（**Hox クラスター** Hox cluster）を形成している．興味深いことに，哺乳類の Hox クラスターの配列とショウジョウバエのホメオティック遺伝子群が作るクラスターは染色体上に並ぶ順序が相同染色体間で共通しており，その配列が遺伝子の発現の順序と前後軸に沿った発現

領域に対応している（図1.2）．この事実は，形態形成に重要な位置価の情報を担う哺乳類の４つの Hox 遺伝子群がショウジョウバエのホメオティック・コンプレックスと共通の祖先をもつこと，言い換えれば，進化の過程でよく保存されてきたことを示している.

哺乳類などでは，発生の過程で，Hox クラスターの遺伝子のスイッチが順に入ることにより，同時にいくつかのホメオティック遺伝子が活性化され，１つの体節で同時に活性化される Hox 遺伝子の組み合わせ（**Hox コード** Hox code）によって各分節の特徴的な形態（アイデンティティ identity）が決定される．すなわち，特定の Hox コードによってそれに対応する標的遺伝子が活性化され，その部位の細胞の分化運命が決定されるのである.

MEMO 1.5 **ホメオボックス**

ホメオティック遺伝子がコードする蛋白質には類似した 60 アミノ酸残基からなる配列が保存されており，この領域を**ホメオドメイン** homeodomain，ホメオドメインをコードする 180 塩基からなる DNA 領域を**ホメオボックス** homeobox という．ホメオドメインは，ヘリックス・ターン・ヘリックス構造をとる DNA 結合ドメインを構成して，DNA 二重鎖の溝に入り込んで特定の塩基配列に結合する．すなわち，ホメオボックス遺伝子の産物は，転写因子として他の遺伝子を活性化または不活性化することによって形態形成を制御している.

ビタミン A の誘導体であるレチノイン酸や熱ショックなどの外因が Hox コードの正常な発現を障害し，その結果，時期特異的に分節の分化が障害されて異常な形質をもつ椎骨などができるホメオティック変異を誘発することが明らかになっている．

3　多数の遺伝子は互いに階層性（階層的集積性）をもって働いている

Hox 遺伝子はショウジョウバエの体節変異体から見つかったもので，体軸の発生，特に各分節のアイデンティティを決定する過程で重要な働きをしている．しかし，1 個の遺伝子に異常が起こった時に，例えば，頭部の触覚が生えるべき位置から脚（四肢）が生えてくるという現象は，Hox 遺伝子が四肢の発生にも関与していることを予想させる．実際，四肢の形態形成にも Hox 遺伝子の関与が重要であることがわかっている（☞ 121 頁, Topics）．それでは，たった 1 個の遺伝子の変異がどうして体節や四肢の位置・形態を大きく変化させるのであろうか？　これは，形態形成のような複雑な過程には多数の遺伝子が順次，または協調して働いており，それらの遺伝子間に**階層性**があるためと考えられている．ホメオボックス遺伝子などは，こうした階層の中で上位に位置しており，それに異常が起こると下流にある多くの遺伝子の働きが障害されて異常な分節構造が誘発されると考えられる．

このような遺伝子間の階層性によって，体や器官の構造が時間的・空間的に順次形成されていくが，その過程で遺伝子制御に重要な働きをしているのが**転写因子** transcription factor である．注目すべきは，遺伝子と転写因子の関係は必ずしも 1 対 1 ではなく，1 つの遺伝子にいくつもの転写因子が関わっていることである．その結果，遺伝子と転写因子の組み合わせは極めて多くなり，これが限られた数の遺伝子の働きによって多様な形態が生み出されるメカニズムの 1 つである．転写因子は数千個あると考えられており，さらに転写因子の働きが別の転写因子によって制御されるという事実も明らかになっているので，発生遺伝子の制御機構は驚くほど複雑である．このように，複雑でありながら統制のとれた遺伝子の階層性によって秩序ある体の構造が形成されるのである．

生物の個体発生において，一連の遺伝子の発現を引き起こして細胞の分化運命を制御する遺伝子を**マスター遺伝子** master gene という．マスター遺伝子はホメオボックス配列をもち，転写因子を作って標的遺伝子の発現を制御する．Hox 遺伝子以外のマスター遺伝子には，筋肉の発生を制御する MyoD 遺伝子，中枢神経の発生を制御する Pax 遺伝子などがある．

4　主要な遺伝子は様々な部位やタイミングで繰り返し働く

ホメオティック遺伝子が体節や四肢の形成を支配しているのは前述の通りであるが，同じ遺伝子群が消化器系，呼吸器系などの器官発生，また，前後軸に沿った脳の領域特異性の決定などにも関わっていることが明らかにされている．このように，同じ遺伝子（群）が時間的・空間的に離れた様々な発生の場に発現して，多様な発生現象に関与しているという現象は，他の主要な遺伝子についても確認されている．言い換えれば，重要な働きをする遺伝子は様々な形態形成の場において繰り返し使われている（汎用されている）ことになる．こうした事実から，多様な組織や器官の形成メカニズムも，その基本となる制御の仕組みは限られており，比較的少数の遺伝子群がいくつものボディプランの形成をコントロールしているという構図が浮かび上がってくる．

このように，形態形成の基本的な機能を担う遺伝子群は，種を超えて共通の機能を担っているものが少なくない．こうした遺伝子群は，家を建てる時の基本的な大工道具に例えられ，**ツールキット遺伝子** toolkit gene と総称される．すなわち，異なった場所で様々な意匠の家を建てる時にも，そこで使う基本的な道具の種類は限られており共通である，とする考えである．主要なツールキット遺伝子の例と，それぞれの遺伝子のショウジョウバエと脊椎動物における相同関係を表 1.3 に示した．これらの多くが，様々な形態形成の場で反復して働いていることがわかっている．例えば，*Wnt/wingless* や *hedgehog* は神経系，四肢，心臓，消化管などの発生，TGF-β ファミリーである *dpp/BMP* は胚の背腹軸の形成，心臓血管系，腎臓の発生などに関わっており，*FGF* や *EGF* も様々な形態形成の場に関与している．また，進化の過程で新たな形態や機能を獲得する際に既存の分子やメカニズムを利用することも考えられる．このような遺伝子の多面的発現 pleiotropy に関する情報が蓄積されていけば，1 つの遺伝子変異が様々な器官系に複合的な多発奇形を生じるという現象も発生学的に理解できるようになるであろう．

表1.3　主なツールキット遺伝子のショウジョウバエと脊椎動物における相同関係

遺伝子群	ショウジョウバエの遺伝子	脊椎動物の相同遺伝子	発生上の機能
ホメオドメイン	labial (lab)	Hoxa1, b1, d1	ホメオティック
	proboscipedia (pb)	Hoxa2, b2	ホメオティック
	Deformed (Dfd)	Hoxa4 ～ d4	ホメオティック
	Sex combs reduced (Scr)	Hoxa5 ～ c5	ホメオティック
	Antennapedia (Antp)	Hox6 ～ 8	ホメオティック
	Ultrabithorax (Ubx)	Hox6 ～ 8	ホメオティック
	abdominal-A (abd-A)	Hox6 ～ 8	ホメオティック
	Abdominal-B (Abd-B)	Hox9 ～ 13	ホメオティック
	bicoid	RIEG, Pitx2	母由来前後軸オーガナイザー
	even skipped	Evx1, 2	ペアルール分節
	paired	Pax	ペアルール分節
	engrailed	Engrailed	セグメントポラリティ／後部コンパーメントセレクター
	eyeless (toy)	Pax6	眼のセレクター
	Distal-less	Dlx	肢のセレクター
	tinman	Nkx-2.5	中胚葉・心臓セレクター
ヘリックス-ループ-ヘリックス	Achaete, scute	Mash, HASH	前神経細胞
	nautilus	MyoD	筋原細胞
	hairy	Hes, her	ペアルール分節
	twist	Twist	背腹パターン化
TGF-β シグナル経路	decapentaplegic (dpp)	BMP2, 4	リガンド
	60A	BMP7	リガンド
	screw	TGF-β	リガンド
	Mad	Smad	転写因子
Hedgehog シグナル経路	hedgehog	Shh, Dhh, Ihh	リガンド
	patched	Patched	レセプター
	smoothened	Smoothened	レセプター
	cubitus interruptus	Gli	転写因子
	armadillo	β-catenin	シグナル伝達
Notch シグナル経路	Delta	Delta	リガンド
	Notch	Notch	レセプター
	Suppressor of Hairless	RBP-Jκ	転写因子
Wingless シグナル経路	wingless	Wnt	リガンド
	Dfrizzled-2	frizzled	レセプター
	armadillo	β-catenine	シグナル伝達

5　遺伝子の重複

　ヒトやマウスの Hox 遺伝子を見ると，1 ～ 13 番の遺伝子 39 個が 4 つのクラスター（*Hoxa ～ Hoxd*，ヒトでは *HOXA ～ HOXD*）を作っており，これはトランプに例えられることがある．これらの遺伝子の配列は，ショウジョウバエのホメオティック遺伝子の並び方と非常によく似ている（図1.2 ☞ 5 頁）．脊椎動物の祖先とされる原索動物のホヤやナメクジウオは，他の無脊椎動物と同様に Hox 遺伝子群を 1 組しかもっていない．しかし，脊椎動物の無顎魚類では 2 組の Hox 遺伝子群が 2 本の染色体に存在している種と，4 組が 4 本の染色体に存在している種がある．なお，有顎魚類から哺乳類までの脊椎動物は，すべて 4 組の Hox 遺伝子群をもっている．これらの事実は，哺乳類の Hox 遺伝子が進化の過程で 2 度重複して増加したことを示唆している．

　頭部や脳の進化にとっても，Hox 遺伝子クラスターの増加が重要な役割を果たしたと考えられる．重複によって Hox 遺伝子が増え，その結果 Hox 遺伝子によって制御される標的遺伝子も増加して，新たな構造物の形成と機能的な進化が可能になったのであろう．他の多くの遺伝子にも，進化の過程で重複によって新たな機能を獲得してきたものが少なくないと考えられ，これが生物の進化と多様性の獲得に寄与したと推定される．

MEMO 1.8　遺伝子重複の発見

　進化において遺伝子の重複が重要な役割を果たすという考えは, 大野乾 (おおの・すすむ) によって提唱された (Ohno, S. "Evolution by Gene Duplication", 1970). 大野のこの考えは, 進化発生学に大きなインパクトを与え, その後のゲノム研究によって彼の仮説の正しいことが実証されている. ゲノム解析から, 平均して 1 つの遺伝子が 1 億年に 1 回重複を起こす (平均遺伝子重複速度) と推定されている. 実際には, 重複した遺伝子のほとんどがその後機能を喪失するが, 一部の遺伝子重複が生物の進化の推進力になっていると考えられる.

6　発生異常

　新生児の約 3% が何らかの形態的・機能的障害をもって生まれてくる. その一部は親から伝わった遺伝的原因または特定の環境要因によって起こるが, 多くの発生異常は複数の遺伝子と環境要因の複合的な影響によって生じる (☞ 99 頁). このような生まれつきの異常すなわち先天異常を研究する学問を**先天異常学**(奇形学) teratology という. 先天異常の研究は, 1960 ～ 62 年に起こったサリドマイド事件 (☞ 102 頁, MEMO 9.11) を契機に大きく発展したもので, 特に臨床的な問題を扱う分野を**臨床奇形学** dysmorphology とよぶこともある.

　先天異常の成因と発生メカニズムの解明は, ヒトの先天異常を予防し障害児の発生を予防するためにも重要である. サリドマイド事件は, 医薬品がヒトの胎児を障害して重篤な先天奇形を引き起こす原因になり得るということを人々に広く認識させ, その結果, 医薬品が市販される前に催奇形作用などの毒性を動物実験で調べることが義務づけられるようになった (前臨床試験). 医学の進歩によって臨床的には先天異常の診断や治療の方法が格段に進歩したが, 多くの先天異常はその原因や発症のメカニズムが不明であり, その克服 (予防) は医学に残された大きな課題の 1 つである.

　なお, 近年, 胎生期から周産期, 出生後の発達期における種々の環境要因が成長後の健康状態や疾病の発症リスクに影響を及ぼすことが注目されている. この現象を, 健康と疾病に及ぼす発生過程の影響 developmental origins of health and disease (**DOHaD**) という.

7　生殖発生医学と出生前医学

　かつてはヒトの生殖と子宮内の胎児の発育は「神秘」とされていたが, 生殖に関する研究と医療技術の進歩が相まって, 現在は妊娠と子宮内の胎児が医学・医療の重要な対象の 1 つになっている (**生殖発生医学** reproductive and developmental medicine). その嚆矢は, 1978 年の**エドワーズ** Robert Edwards 博士 (英) による体外受精児の出産であろう. その後, **体外受精** in vitro fertilization (**IVF**) をはじめとする**生殖補助技術** assisted reproductive technology (**ART**) が大きく進歩し, 不妊に対する治療法として定着した. エドワーズはこの功績によって 2010 年にノーベル生理学・医学賞を受賞した. 世界中でこれまでに 800 万人以上が IVF によって誕生している. わが国では, 年間約 7 万人が IVF によって生まれており, 出生児 11 人に 1 人が体外受精児となっている (2021 年).

　一方, 子宮内の胚子・胎児を観察し診断する技術も大きな進歩を遂げた. 臨床超音波診断技術の進歩によって, 妊娠のかなり早期から子宮内の胚子や胎児の状態をリアルタイムで観察できるようになっている (☞ 79 頁). また, 1960 年代後半に開発された**羊水穿刺** amniocentesis で胎児の染色体や遺伝子を診断することができるが, 1980 年代以降, 子宮内の絨毛膜の一部をとって調べる**絨毛生検** chorionic villus sampling によって, より早期の胎児診断が可能になった (☞ 80 頁). 最近, 母体血を用いて特定の染色体異常のリスクを算出する血清マーカーテスト serum marker screening test が臨床で用いられるようになった. こうした出生前診断法の進歩は, 母体と胚子・胎児の well-being の向上と異常の早期診断に貢献してきたが, その一方で, 出生前診断の適応, 診断結果判定の精度, 診断後の妊娠継続の選択など, 倫理的にも難しい問題を提起している (☞ 79 頁).

8　発生と再生医学

　1980 年代以降, **胚性幹細胞** embryonic stem cell (**ES 細胞**) (☞ 34 頁, MEMO 3.14) や**体細胞クローニング** somatic cell cloning などの研究が進み, 発生学研究と臨床医学が新たな時代を迎えた. ES 細胞から様々な組織や臓器を人為的に作り出せるようになり, また, 分化した哺乳類の体細胞から成動物と全く同じ遺伝子組成をもつ個体 (**クローン動物** cloned animal) を作り出すことが技術的に可能になった (図1.3). これらの画期的ともいえる研究の成果によって, 分化メカニズムの研究が大きく進展し, また様々な難病に対する再生医療の可能性が開かれた. しかしその一方で, ES 細胞などの技術はヒトの受精卵を人為的に操作する必要があり, また技術的にはクローン人間の作出に

図1.3 体細胞クローニングによって作られたヒツジ "ドリー"の剥製

1996 年に英国のウィルマットらによって作られたクローンヒツジ "ドリー". 写真は国立スコットランド博物館に所蔵されているドリーの剥製.

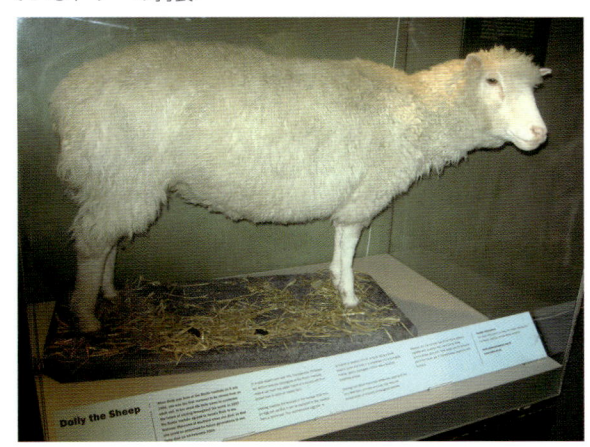

(https://en.wikipedia.org/wiki/File:Dollyscotland.JPG より転載)

図1.4 アフリカツメガエルの体細胞からクローン個体を作成したガードンの実験 (1962)

オタマジャクシの腸上皮細胞の核を未受精卵の細胞質内へ移植し, その卵からオタマジャクシと同じ遺伝子構成をもつカエルを得ることに成功した.

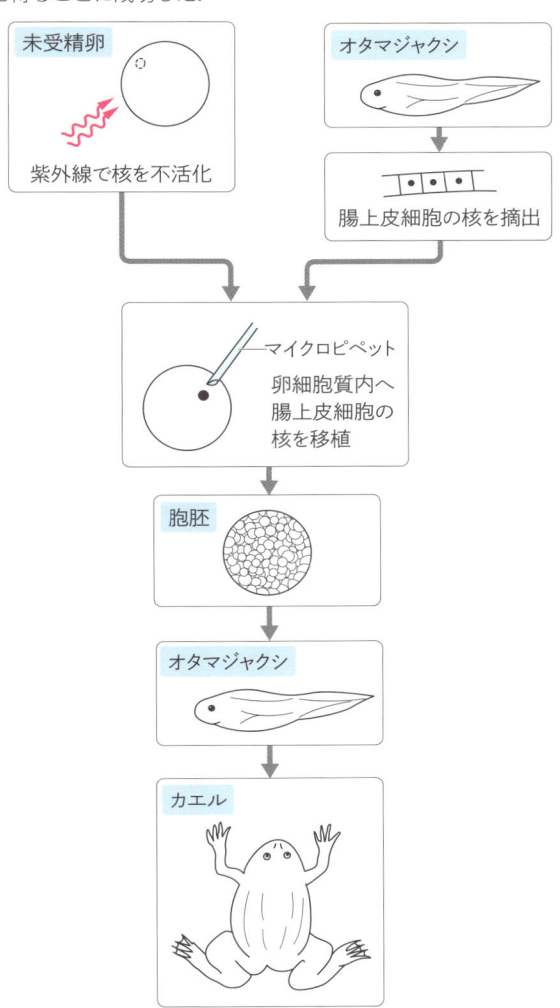

もつながる可能性があることから, 倫理的に解決されなければならない問題点も多く, 社会的な合意形成が重要になっている.

MEMO 1.9 体細胞クローニング

体細胞クローンヒツジが, 1996 年に英国の研究者によって作られ, その後ウシやマウスなどの動物種でも作成されている. この研究の嚆矢となったのは, 1962 年のガードン John Gurdon 博士の研究で, 彼はアフリカツメガエルを用い, オタマジャクシの体細胞の核を未受精卵に移植し, それから完全な個体を得ることに成功した (図1.4).

一方, 2006 年に山中伸弥博士がマウスの皮膚の細胞に 4 種類の遺伝子 (*Oct3/4*, *Sox2*, *Klf4*, *C-myc*) をレトロウイルス・ベクターを使って導入し, 受精卵に近い多分化能をもつ多能性細胞を作ることに成功した (**iPS 細胞** induced pluripotent stem cell). さらに, 山中博士らは, 上記 4 種類の遺伝子 (山中因子) をヒトの皮膚細胞に導入して培養し, ヒト iPS 細胞の作成にも成功した (2007 年). かつては, 細胞の分化した状態は安定で不可逆的 (もとへ戻らない) と考えられていたが, 山中博士の成果は, 分化したヒトの体細胞も一定の条件下では初期化されて受精卵に近い全能性をもつようになることを示したもので, 生物学の定説を書き換えた画期的な業績である. 分化した細胞が初期化される際には, 遺伝子のエピジェネティックな修飾が消去されて DNA の立体構造が再構成されるわけで, この現象を**リプログラミング** (再プログラム化) reprogramming とよぶ. 山中博士は, この業績により 2012 年度のノーベル生理学・医学賞をガードン博

士と共同受賞した (図1.5). そして, iPS 細胞を用いた最初の臨床試験が, 網膜変性疾患を対象として 2014 年に開始された.

iPS 細胞を用いたその他の研究としては, ① iPS 細胞に分化条件を付与してさまざまな細胞に分化させ, 再生医療用の細胞を作成する (血小板, 心筋細胞, 神経細胞など), ②難治性疾患の患者から疾患特異的 iPS 細胞を作成し, 疾患メカニズムの解明, 治療のための薬剤や治療法を探索する (心不全, パーキンソン病, 腎不全など), ③ iPS 細胞を用いて新たな薬剤の開発 (創薬) や副作用の評価を行い, 効率的に創薬を行う, などが進められている.

一方, 生体の組織内に存在する**組織幹細胞** tissue stem cell (間葉系幹細胞, 神経幹細胞など) を用いた組織再生や機能回復の研究, 臨床試験も行われている.

山中伸弥博士の生理学・医学賞受賞を発表した
ノーベル財団のホームページ（2012年12月）

受賞理由は「成熟した細胞がリプログラミングされて多能性を獲得
することの発見」である．左は共同受賞者のジョン・ガードン卿．

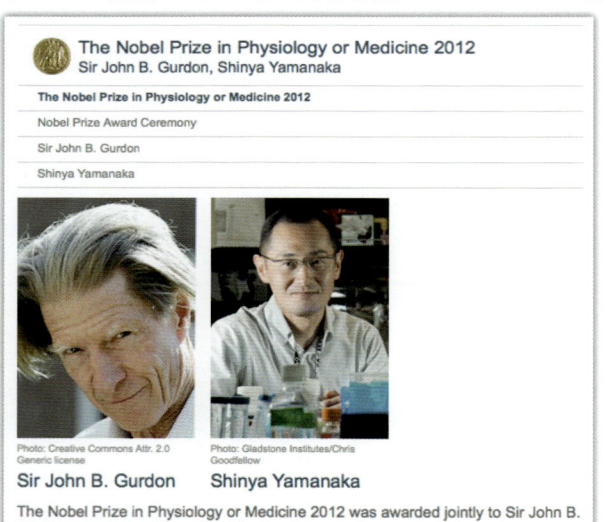

"The Nobel Prize in Physiology or Medicine 2012". Nobelprize.org. 30 Dec 2012
http://www.nobelprize.org/nobel_prizes/medicine/laureates/2012/

MEMO 1.10　ゲノム編集と生殖医学

　ゲノムの中の特定の遺伝子を人為的に改変できる「**ゲノム編集** genome editing」技術が開発され，2012年にクリスパー・キャス9 CRISPR-Cas9 を用いる方法（Charpentier，Doudna ら）が報告されて以来，医学生物学の広い分野でゲノム編集技術に関する研究が盛んになっている．この技術は画期的な遺伝子改変ツールとして応用されているが，遺伝病の予防的治療のため受精卵や生殖細胞にゲノム編集を行うという実験的研究が行われており，また，この技術は遺伝子を任意に変えていわゆる「デザイナー・ベビー」を作ることにつながるという恐れもあることから，ヒトの生殖とゲノム編集に関する倫理的課題についての慎重な配慮が必要である．

復習問題

1　ヒトの遺伝子数の推定値に最も近いものはどれか．
　　ⓐ2千　ⓑ2万　ⓒ20万　ⓓ200万　ⓔ2000万

2　エピジェネティック制御に関わりのないものはどれか．
　　ⓐ遺伝子重複　ⓑメチル化　ⓒリン酸化　ⓓアセチル化　ⓔヒストン修飾

3　Hox 遺伝子について正しくないものはどれか．
　　ⓐホメオボックスという DNA 配列を持っている　ⓑ体の分節構造の特性を規定する
　　ⓒ脳や四肢の発生に関与する　ⓓショウジョウバエとヒトは4つの Hox クラスターを共通してもっている
　　ⓔツールキット遺伝子の一種である

4　iPS 細胞について正しくないものはどれか．
　　ⓐマウスよりもヒトで先に樹立された　ⓑ皮膚の細胞から樹立された
　　ⓒiPS 細胞を誘導する「山中因子」は4つの遺伝子の組み合わせである
　　ⓓ創薬（医薬品の開発）にも利用される　ⓔiPS 細胞を用いた臨床試験が始まっている

5　次のうち，ゲノム編集に最も関連の深いものはどれか．
　　ⓐPCR　ⓑEcoRI　ⓒTaq　ⓓCRISPR-Cas9　ⓔプラスミド

☞ 解答は 249 頁

chapter 2

生殖細胞の発生

本章の内容

1. 体細胞分裂と減数分裂
2. 原始生殖細胞
3. 精子の発生
4. 卵［子］の発生

キーワード

体細胞
生殖細胞
二倍体
半数体（一倍体）
有糸分裂
減数分裂（成熟分裂）
精子
卵［子］
原始生殖細胞（始原生殖細胞）
精祖細胞
卵祖細胞
極体
精子細胞
染色体不分離
トリソミー型染色体異常

Summary

生物は，生殖によって増え，発生の過程を経て個体となる．生殖とは，生物の個体が新しい個体を作り出す働きであり，ヒトを含む哺乳類は，雄と雌の生殖細胞による有性生殖を行う．本章では，生殖細胞のでき方，生殖の過程や仕組みなどを扱う．

Point

- 体細胞は 46 本の染色体をもつ二倍体（2n），生殖細胞は 23 本の染色体をもつ半数体（一倍体）(n) の細胞である．
- 生殖細胞は，減数分裂（成熟分裂）によって作られる．
- 減数分裂（成熟分裂）では，2 回の分裂（第一分裂と第二分裂）によって染色体数が半分になる．
- 男性の生殖細胞は精子，女性のそれは卵［子］（らん，らんし）である．
- 精子は精巣で，卵［子］は卵巣で作られる．
- 生殖細胞のもとになる細胞が原始生殖細胞（始原生殖細胞）である．原始生殖細胞は，卵黄嚢壁で作られ，腸間膜を通って胚子内の性腺原基へ移動（遊走）する．
- 1 個の一次精母細胞から 4 個の精子が作られるが，1 個の一次卵母細胞からは 1 個の卵［子］と 1 ～ 2 個の極体が形成される．極体は受精能力をもたない．
- 精巣内で減数分裂を完了してできた精子細胞は，分裂を伴わない形態変化（精子発生）を経て成熟精子となる．
- 精巣では，常に新しい精祖細胞が作られ，思春期以降継続して精子が作られるが，卵巣では，すべての卵祖細胞が胎児期に一次卵母細胞に分化し，それらが減数分裂を始めてその第一分裂の途中で停止する．思春期以降，性周期のたびに原則として 1 個ずつの卵［子］が卵巣から排卵される．
- 母が 35 歳以上の高齢になると，子にダウン症などのトリソミー型染色体異常の起こるリスクが高くなる．

本章で扱う発生の流れ

第3週	卵黄嚢壁に原始生殖細胞が出現.	
第4〜6週	原始生殖細胞が背側腸間膜を通って胚子内の生殖隆起（生殖堤）へ遊走.	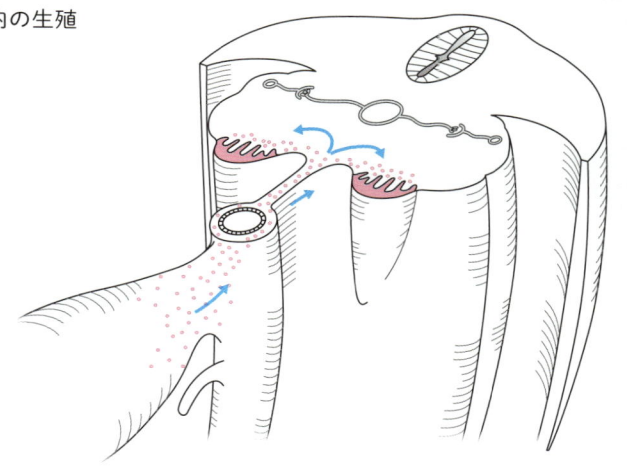
胎児期	【男性】原始生殖細胞が精祖細胞に分化.	【女性】原始生殖細胞が卵祖細胞に分化.
7か月		【女性】卵巣ではすべての卵祖細胞が一次卵母細胞になり，第一減数分裂を開始する．ただし，第一減数分裂前期（網状期）で停止し，休止期に入る．卵母細胞が卵胞細胞に包まれ，原始卵胞ができる.
出生		
思春期	【男性】精祖細胞が順次一次精母細胞に分化し，減数分裂を行う．1個の一次精母細胞から2回の分裂によって4個の精子細胞ができる． 精子幹細胞（A型精祖細胞）が常に分裂して増殖することにより，精祖細胞が新しく哺給される.	【女性】月経周期が始まる．周期ごとに，数個の一次卵母細胞が減数分裂を再開するが，最終的に1個の卵細胞が排卵される．卵［子］に精子が進入した時に減数分裂が完了し，受精卵（接合子）になる.
	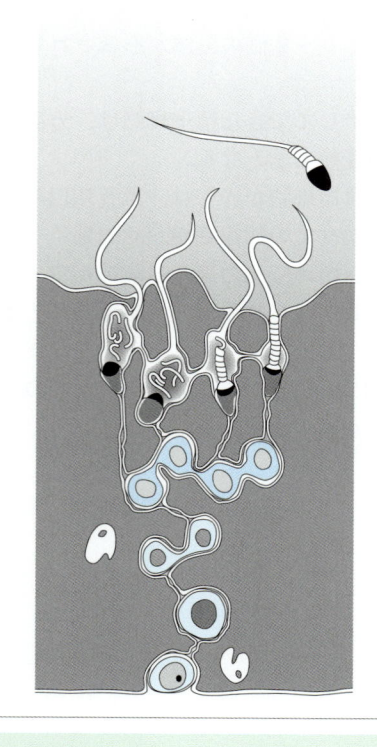	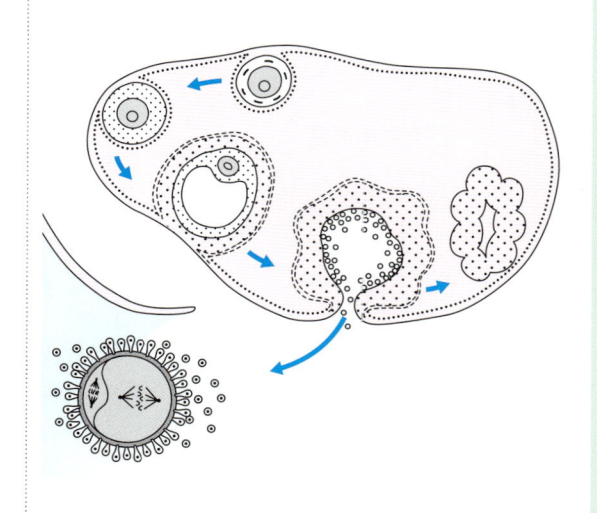

ヒトのように**有性生殖** sexual reproduction を行う動物では，**精子** sperm と**卵［子］** ovum の合体，すなわち受精 fertilization によって新しい個体の発生が始まる．精子と卵［子］を**生殖細胞** germ cell または**配偶子（生殖子）** gamete とよび，他の体細胞 somatic cell と区別する．

精子と卵［子］は，生殖という目的のためだけに特殊な分化を遂げた細胞であり，体細胞の半数の染色体数（n）をもつ．生殖細胞は他の体細胞と同じ 2n の細胞からできるので，生殖細胞ができる過程では染色体が半減する特殊な細胞分裂が行われる．これが**減数分裂** meiosis（**成熟分裂** maturation division，**還元分裂** reduction division ともいう）である．

1 体細胞分裂と減数分裂

1 体細胞分裂

体細胞が増殖する際に見られる細胞分裂の様式が**有糸分裂** mitosis, mitotic division である．有糸分裂では，もとの細胞のもつ DNA が 2 倍に複製され，それが 2 個の細胞に均等に分配されるので，1 個の母細胞から遺伝的に全く等しい 2 個の娘細胞ができる（図2.1）．

有糸分裂の**細胞周期** cell cycle を**分裂期** mitotic stage（**M 期**）と**分裂間期** interphase（**休止期** resting stage）に分ける（表2.1）．

M 期は細胞が分裂する過程であり，これをさらに前期 prophase，中期 metaphase，後期 anaphase，終期 telophase の 4 つに区分する（図2.1）．

分裂間期（休止期）は分裂期よりもずっと長く，その間に DNA 合成など次の細胞分裂のための準備が行われる．分裂間期を DNA 合成前期（**G1 期**），DNA 合成期（**S 期**），DNA 合成後期（**G2 期**）の 3 つに区分する．S 期に DNA が複製されて 2 倍（DNA 量は 4c）になる（図2.2）．

表2.1 有糸分裂の細胞周期（cell cycle）

分裂期 mitotic stage（M 期）	前期 prophase
	中期 metaphase
	後期 anaphase
	終期 telophase
分裂間期 interphase（休止期 resting stage）	G1 期：DNA 合成前期
	S 期：DNA 合成期
	G2 期：DNA 合成後期

図2.1 有糸分裂

2 組（4 本）の相同染色体を例として示してある．青色と赤色は，それぞれ父由来と母由来であることを示す．

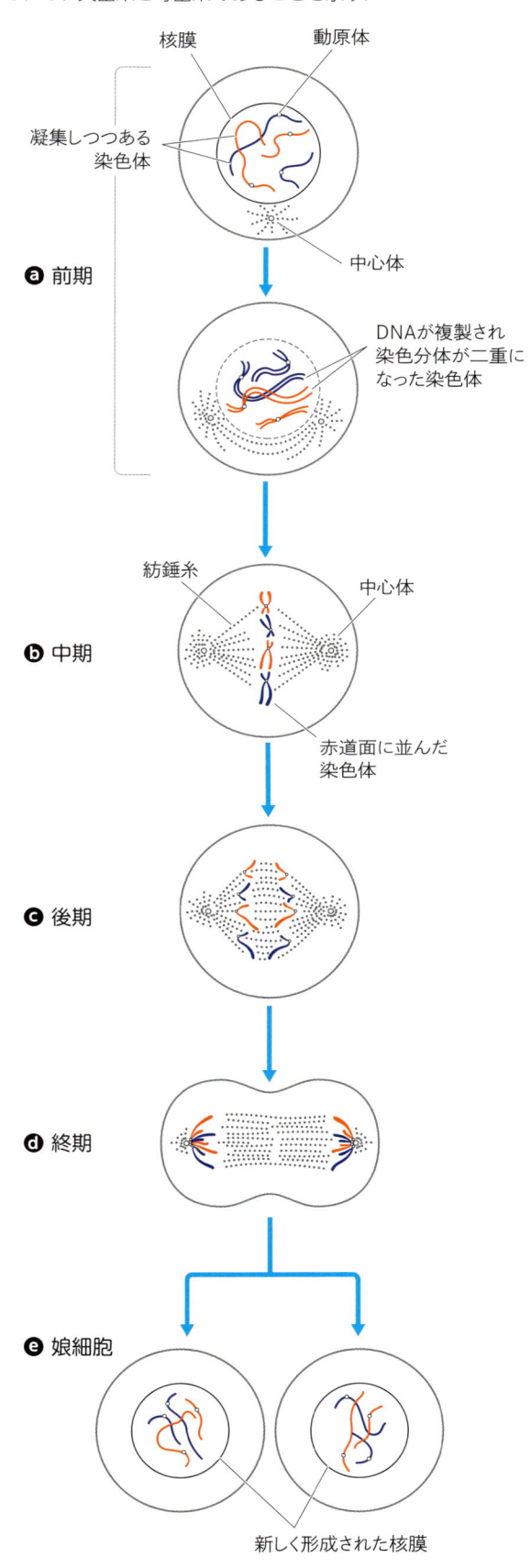

核膜　動原体

凝集しつつある染色体

中心体

ⓐ 前期

DNAが複製され染色体分体が二重になった染色体

紡錘糸　中心体

ⓑ 中期

赤道面に並んだ染色体

ⓒ 後期

ⓓ 終期

ⓔ 娘細胞

新しく形成された核膜

図2.2　体細胞の細胞周期

G1 → S → G2 → M の周期を繰り返す．一般の細胞では，G1 期が最も長い．G0 期の細胞は分裂停止状態にあり，この時に細胞本来の機能を発揮する．

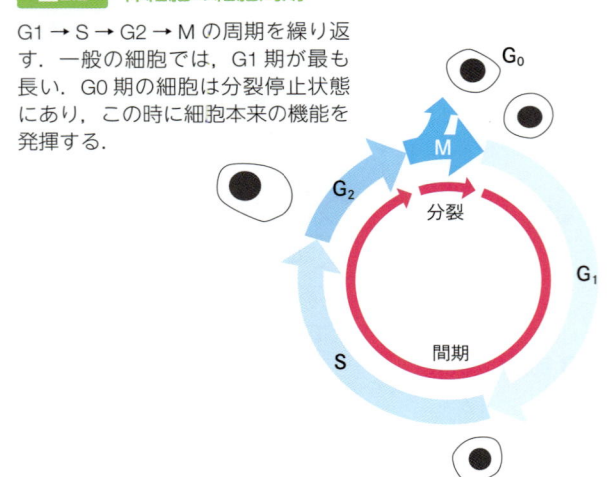

多くの細胞は，休止期の間にそれぞれ本来の細胞機能を果たしている．そのような細胞は，G1 期に分裂周期から外れて分裂停止状態にあると考え，**G0 期**とよばれる．G0 期の細胞は，再び G1 期に入って細胞周期に戻る場合と，それ以上は分裂せず細胞固有の機能を発揮して老化していく場合とがある．

2　減数分裂（成熟分裂）

　減数分裂は配偶子が形成される過程で見られる細胞分裂で，引き続いて起こる 2 回の分裂（第一分裂と第二分裂）からなる（図2.3）．第一分裂に先立って DNA が複製されて DNA 量が 2 倍（4c）になり，それが最終的に 4 個の細胞に分配される．その結果，1 個の**二倍体** diploid（2n）の細胞から**半数体**（**一倍体**ともいう）haploid（n）の細胞（DNA 量 c）が 4 個できる．

　第一および第二分裂は，それぞれ前期 prophase，中期 metaphase，後期 anaphase，終期 telophase の 4 期に分けられる．特に，第一分裂前期は長いので，これをさらに 4 つの段階に区分する．

① 第一分裂 meiosis Ⅰ

ⓐ 前期

　染色体が現れて太くなり，父由来と母由来の相同染色体同士が対になる．第一分裂前期は，染色体の変化によって次の 4 期に分かれる．

　i）**細糸期** leptotene stage

　　核内で染色体が核膜に付着した細い糸として認められる．

　ii）**合糸（接合）期** zygotene stage

　　相同染色体同士が接近して重なり，**二価染色体** bivalent chromosome となる．この現象を相同染色

図2.3　減数分裂

減数分裂は第一分裂と第二分裂からなる．2 組（4 本）の相同染色体を例として示し，父由来の方を青，母由来の方を赤で示してある．第一分裂の際に，相同染色体同士の間で交叉が起こり，染色体の一部が交換される．

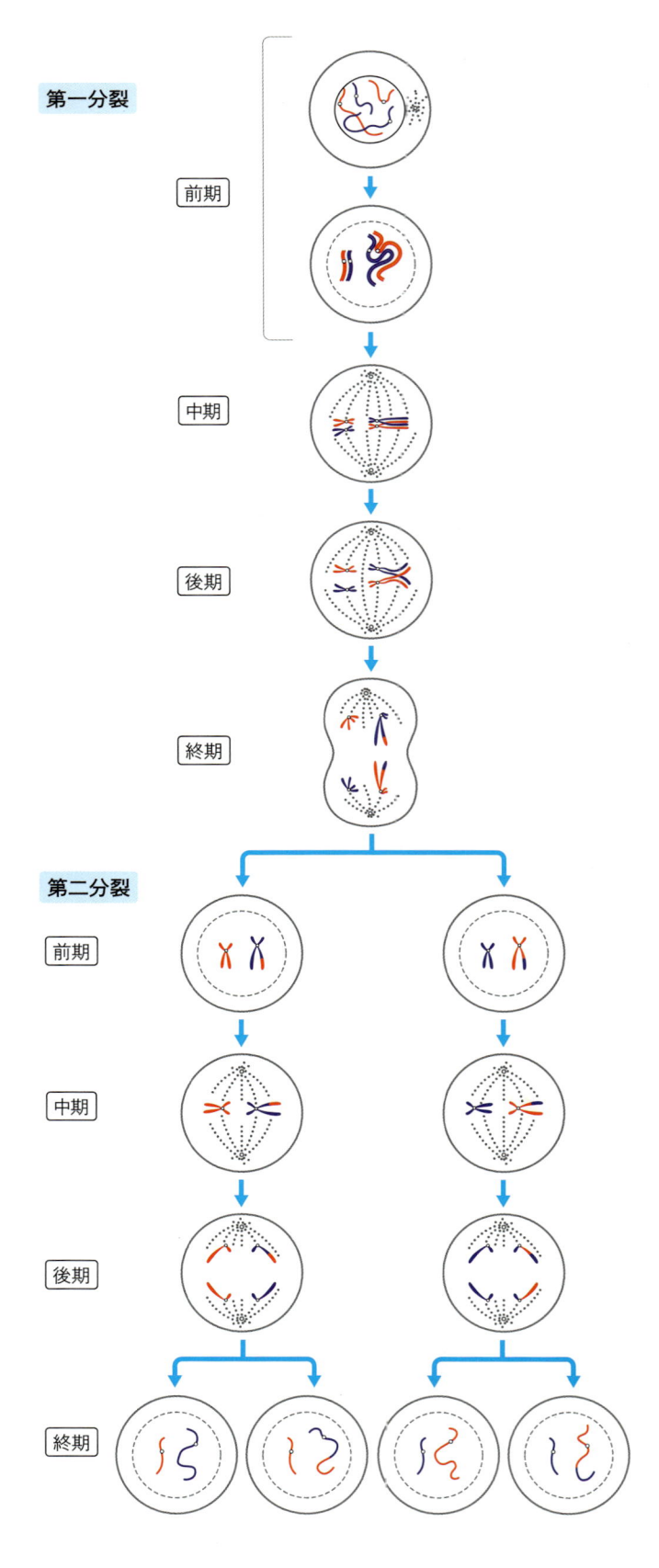

体の**対合** pairing という.

iii) 太糸（厚糸）期 pachytene stage

　重なり合った相同染色体同士が対合を完了し，動原体以外の腕の部分で互いに二重構造となる. この時，染色分体の所々で相同染色体の対応する腕の部分が互いに接着する. この際，染色分体が接着した部位に見られる複糸構造を**キアズマ** chiasma とよぶ.

iv) 複糸期 diplotene stage

　対合していた 2 本の相同染色体がキアズマの部位を残して分離する. 染色体が分離する時にキアズマの部位で相同染色体の腕の一部が互いに入れ替わることがある. この現象が**交差**（交叉）crossing over で，分裂のたびに細胞当たり数か所で起こる.

　卵細胞の発生過程においては，減数分裂周期が第一分裂の複糸期（卵細胞の**網糸期** dictyotene stage）でいったん停止する.

ⓑ 中期

　二価染色体が赤道面に並んだあと，紡錘糸が現れる.

ⓒ 後期

　紡錘糸に引っ張られて二価染色体が分離し，それぞれ反対側の極へ移動する. すなわち，父由来と母由来の相同染色体が新たにできる 2 つの細胞へ別々に入る. この時，各相同染色体のうち父由来の染色体と母由来の染色体が新しくできる細胞のどちらに入るかは染色体ごとにランダムに決まるので，新たにできた 2 個の細胞がもつ 23 本の染色体の組み合わせは様々である. つまり，ここで父由来の染色体と母由来の染色体がいろんな割合で混ざり合う（理論的には 2^{23} ＝約 800 万通り）.

ⓓ 終期

　両極に分かれた染色体を囲んで核膜が形成され，細胞質分裂も起こって 2 個の細胞ができる. ここにできた 2 個の細胞は相同染色体の片方ずつをもつが，それぞれの染色体は DNA が複製された二重構造になっている. つまり，各細胞の染色体数は n であるが DNA 量は 2c である.

② 第二分裂 meiosis Ⅱ

　有糸分裂に似た分裂で，前期，中期，後期，終期からなる. ただし DNA 複製はなく，赤道面に並んだ各染色体の 2 本の染色分体が，後期〜終期に紡錘糸に引っ張られて両極へ分かれる. したがって，ここでできた各細胞は，減数分裂に入る前のもとの体細胞に比べて染色体数と DNA 量がともに半分になっている.

　このようにしてできた生殖細胞の染色体構成は，女性の場合は 23,X（22 本の常染色体と X 染色体）であるが，男性では半数が 23,X，残りの半数が 23,Y となる.

> **MEMO 2.1　性染色体の対合**
>
> 　精子発生の時には，X 染色体と Y 染色体は長さが違うので短腕の部分でのみ対合し，核膜に接した「性胞」sex vesicle を作る.

> **MEMO 2.2　相同染色体の交差**
>
> 　減数分裂の第一分裂で起こる染色体の交差によって，1 つの染色体上で父由来の遺伝子と母由来の遺伝子の交換が起こる（図2.3）. これは自然に起こる遺伝子組み換えであり，その結果，産生された生殖細胞の遺伝子構成は細胞ごとにすべて異なっている. この現象は，生物が有性生殖によって遺伝的多様性を獲得するのに役立っている.

2　原始生殖細胞

　生殖細胞は，**性腺**（生殖腺）gonad，すなわち男性の精巣 testis と女性の卵巣 ovary で作られる.

　受精後第 3 週の胚子において，背側腸間膜の左右で体腔後壁の体腔上皮とその深部の中胚葉性細胞が増殖し，そこに性腺の原基である**生殖隆起**（生殖堤）genital（gonadal）ridge が形成される（図2.4）.

　生殖細胞のもとになる**原始生殖細胞**（始原生殖細胞ともいう）primordial germ cell は，第 3 週に卵黄嚢後壁に出現する. この細胞は内胚葉由来の大型の球形細胞で，直径は $20\,\mu\mathrm{m}$ にもなる.

　第 4 〜 5 週に胚子の体の屈曲が起こり，卵黄嚢の一部が胚子の体内に取り込まれて原始腸管の内腔上皮を形成する（図6.6 ☞ 61頁）. この過程で，原始生殖細胞は内胚葉上皮から離れて間葉組織に入り，背側腸間膜の中を遊走していく. これらの細胞は，第 6 週までに体腔後壁に達し，左右の生殖隆起の中へ入り性腺原基を形成する（図2.5）. 原始生殖細胞がこのように胚子の体内を遊走していくのは，これらの細胞が細胞質の突起を伸ばして移動するアメーバ様運動によっている.

　原始生殖細胞は，他の体細胞と同じ染色体構成をもつ. 原始生殖細胞は，性腺原基の中で増殖しながら，その性染色体構成（XY か XX か）によって精子または卵［子］のもとになる細胞（**精祖細胞** spermatogonium と**卵祖細胞** oogonium）に分化していくが，その後の分化の様式は精子と卵［子］で大きく異なる.

図2.4　第5週ヒト胚子の腹部横断面
ⓐ中胚葉から生殖隆起が形成され，その背側に中腎組織が認められる.
ⓑ生殖隆起の拡大像．遊走した大型の原始生殖細胞が生殖隆起内に入り，性腺原基を形成する.

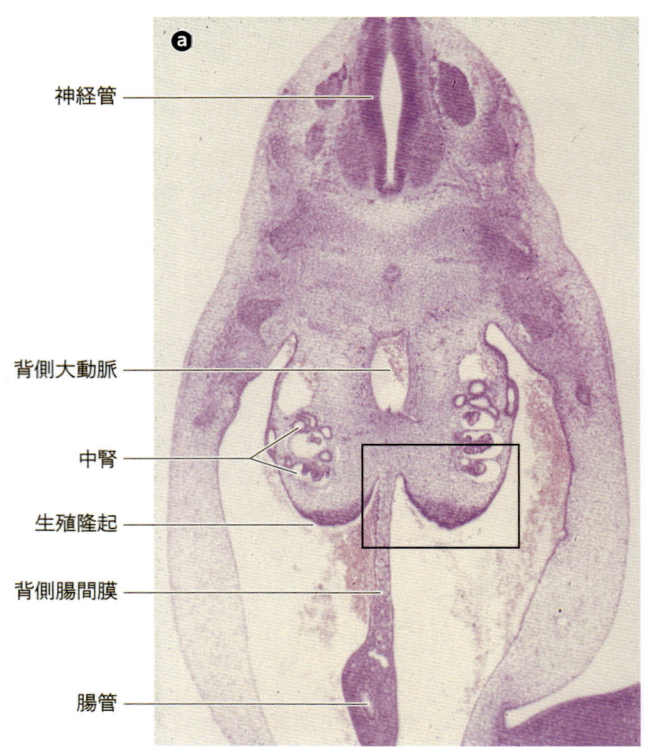

神経管

背側大動脈

中腎

生殖隆起

背側腸間膜

腸管

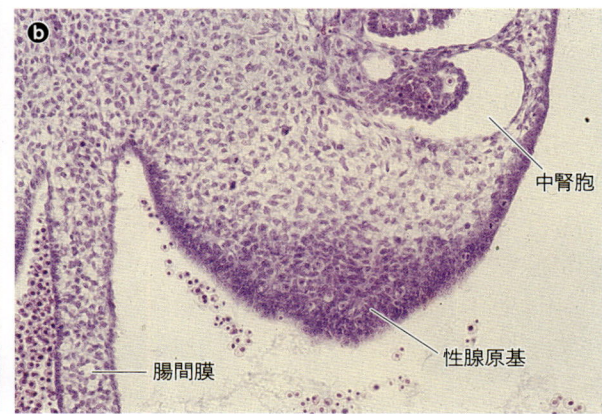

中腎胞

腸間膜

性腺原基

図2.5　原始生殖細胞の発生と遊走
原始生殖細胞は第3週に胚子の尾端に近い部分の卵黄嚢壁に
発生し，背側腸間膜を伝って第6週までに生殖隆起へ遊走し
（青い矢印），そこで生殖細胞に分化する.

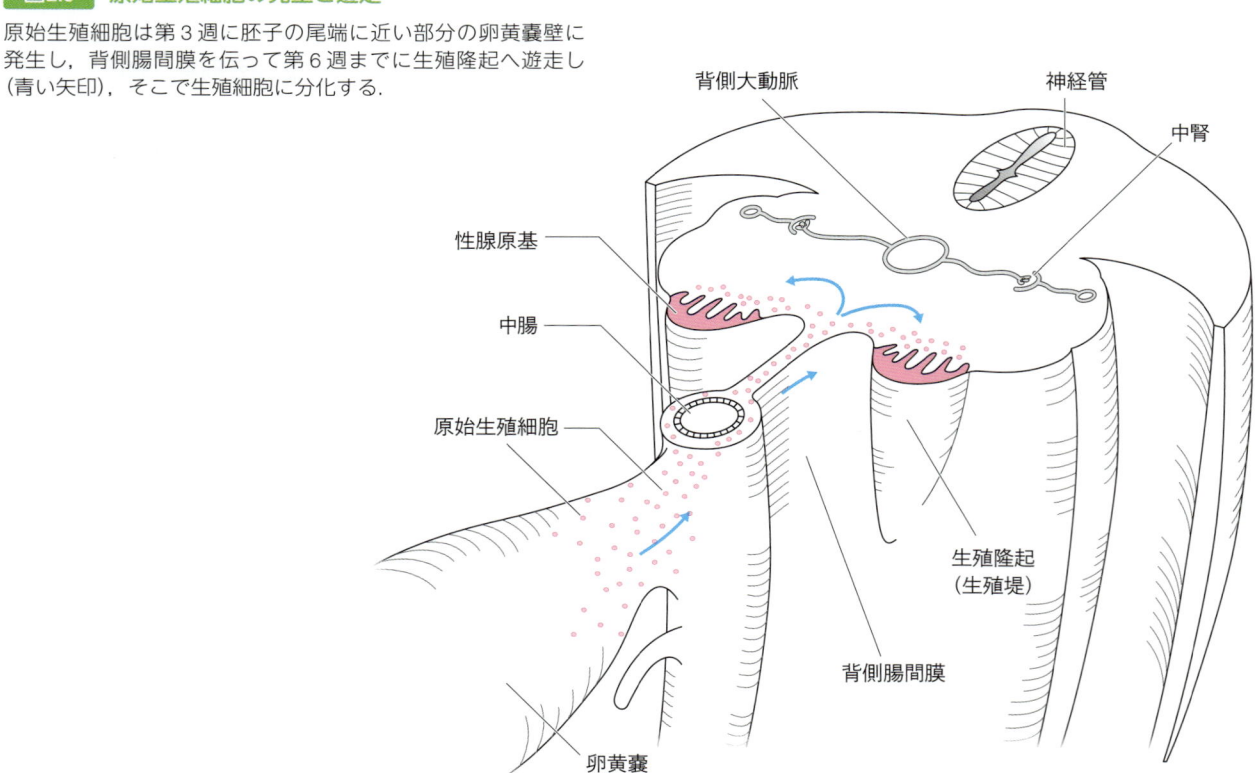

背側大動脈　　　神経管　　中腎

性腺原基

中腸

原始生殖細胞

卵黄嚢

生殖隆起
（生殖堤）

背側腸間膜

Topics　男性生殖器

　男性では，精巣の中で精子が作られる（図2.6）．精巣は陰嚢の中にあって，体温より2〜3度低い温度になっている．これは体温と同じ温度では精子発生がうまく行われないためである．精巣の中には**精細管** seminiferous tubule があり，精細管の壁内で精子が形成される．一群の迂曲した精細管が結合組織の中隔で囲まれて**精巣小葉** testicular lobule を作っている．

　精細管の上皮は**セルトリ細胞** Sertoli cell（精巣の支持細胞）によって作られ，生殖細胞はセルトリ細胞の間にもぐり込むように位置している（図2.7）．セルトリ細胞が生殖細胞を栄養するとともに，その発生を制御している．一方，精細管の外の間質には**ライディッヒ細胞** Leydig cell（間質細胞 interstitial cell）があり，これが**テストステロン** testosterone（男性ホルモン）を分泌する．

　精細管で作られた精子は**精巣網** rete testis へ運ばれ，さらに**精巣輸出管** efferent ductule を経て**精巣上体** epididymis へ達する．精子は精巣上体の中に10〜14日間留まり，そこで成熟して運動能を獲得する．

　精巣上体尾 cauda epididymidis で精子が貯蔵され，射精が起こらなければそのほとんどが再吸収される．精子と精巣上体の分泌液が精嚢および前立腺の分泌物と混ざり合って**精液** semen ができる．性的興奮が高まると，精管と骨盤底の筋の収縮によって精液が拍動性に尿道へ押し出される．これが**射精** ejaculation である．精巣上体から精嚢までの管を**精管** ductus deferens，それに**精嚢管** seminal duct が合流して尿道へ開口するまでの部分を**射精管** ejaculatory duct という（図2.6）．左右の射精管は**前立腺** prostate を貫き，**前立腺尿道** prostatic urethra に開口する．

図2.6　男性生殖器を示す骨盤の矢状断面模式図

恥骨　精管　尿道　陰茎　膀胱　尿管　精嚢　射精管　前立腺　尿道球腺　精巣上体　肛門　精巣　陰嚢

図2.7　精細管壁を構成する精巣上皮

精子系列の細胞が基底層側から順次分化し，最終的に精子が精細管腔へ放出される．

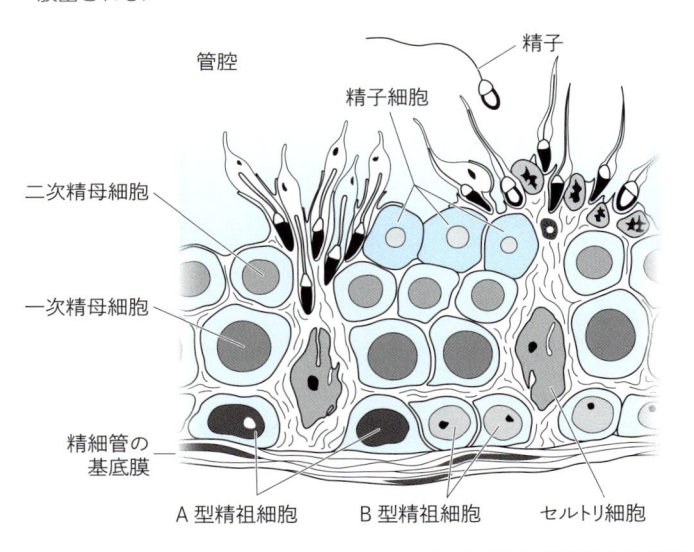

管腔　精子　精子細胞　二次精母細胞　一次精母細胞　精細管の基底膜　A型精祖細胞　B型精祖細胞　セルトリ細胞

3　精子の発生

　男性では，胚子期に性腺原基へ到達した原始生殖細胞が，そこで増殖して数を増しながら精祖細胞へ分化する．性腺原基から精巣ができる過程で，精祖細胞が精細管の原基である**精巣索** testicular cord の中へ取り込まれるが（☞ 186頁），精祖細胞は思春期までは活動せず，精細管の壁内で休止期の状態のまま留まっている．なお，精祖細胞には，新しい精祖細胞を供給する幹細胞である**A型精祖細胞**と，分化して精子発生にあずかる**B型精祖細胞**とがある（図2.7）．

　思春期になって下垂体から**黄体形成ホルモン** luteinizing hormone（**LH**）〔**間質細胞刺激ホルモン** interstitial cell stimulating hormone（**ICSH**）ともいう〕が分泌されるようになると，その作用を受けて，B型精祖細胞が精子形成過程（**精子発生** spermatogenesis）に入る．精祖細胞は，まず有糸分裂によって，2個の**一次精母細胞** primary spermatocyte になる．この細胞は，精祖細胞よりも大きく，精細管の中で最も大きく見える（図2.7）．次いで一次精母細胞が減数分裂を開始する．第一減数分裂によって2個の**二次精母細胞** secondary spermatocyte が，さらに第二減数分裂によって2個の**精子細胞** spermatid ができる．すなわち，

Topics **精子の構造**

　精子は，頭部 head，頚部 neck，尾部 tail からなる特殊な細胞である（図2.8）．頭部は，長さ 4〜5μm で，そのほとんどが濃縮した核からなる．すなわち，精子の頭部は，卵［子］へ運ばれる父の DNA の固まりといえる．頭部の先端は，**先体** acrosome によって覆われている．先体は，ゴルジ装置由来の膜に包まれ，内外の膜（**内先体膜**と**外先体膜**）の間にリジン，ヒアルロニダーゼなどの蛋白分解酵素を含んでいる．精子が卵細胞に接近する時に，先体を包む精子の細胞膜とその直下の外先体膜が融合して小孔があき，そこから先体内の蛋白分解酵素が放出されて，精子が卵細胞に進入するのを助ける（☞ 31 頁）．

　尾部は 30〜40μm の長さで，頚部に続くやや太い中間部，その先の主部，および終末部からなる．中間部では軸糸のまわりにミトコンドリアが密集しており，これが精子の運動のエネルギーを供給する．精子の尾部の中心部には軸糸があり，これは鞭毛や線毛と共通の構造で尾部の運動に関わっている．

図2.8 **精子の構造を示す模式図**

頭，頚，尾の 3 部からなる．頭部は凝縮した核からなり，先体に覆われる．

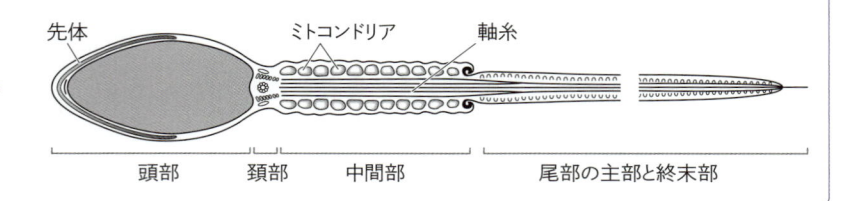

　先体　　　ミトコンドリア　　軸糸

　頭部　頚部　中間部　　尾部の主部と終末部

MEMO 2.3 **精子の中のホムンクルス**

　中世には，精子の中に小さい人間（**ホムンクルス** homunculus）が入っていて，精子が女性の胎内へ入るとそこで大きくなって生まれると考えられていた（図2.9）．

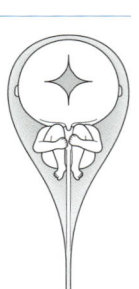

図2.9 **17 世紀に描かれた精子の図**

　1 個の精祖細胞から 4 個の精子細胞が作られる．1 個の精祖細胞からできた細胞同士は細胞間橋によって互いに連絡を保ち，大きな合胞体を形成する．このため，1 個の精祖細胞に由来する 4 個の細胞では同調性に精子発生が進む（図2.10）．

（注）　一次精母細胞を単に「精母細胞」，二次精母細胞を「精娘細胞」ということもある．

MEMO 2.4 **精祖細胞の分裂**

　精祖細胞は，6 回の有糸分裂を行って一次精母細胞になる．そのうち初めの 4 回の分裂を行うのが A 型精祖細胞であり，次の分裂を行うのが中間型，最後の 1 回の分裂を行うのが B 型精祖細胞である（図2.7）．A 型精祖細胞（A4 型）の一部は，精子発生過程から外れ，再び静止期の精祖細胞（幹細胞）に戻る．これによって，精巣内では精子の幹細胞がなくならずに一定数を保つ．

図2.10 **精子発生過程を示す模式図**

1 個の精祖細胞に由来する細胞は細胞間橋によって互いに連絡し，同調性に分化が進む．1 個の一次精母細胞から 4 個の精子が形成される．

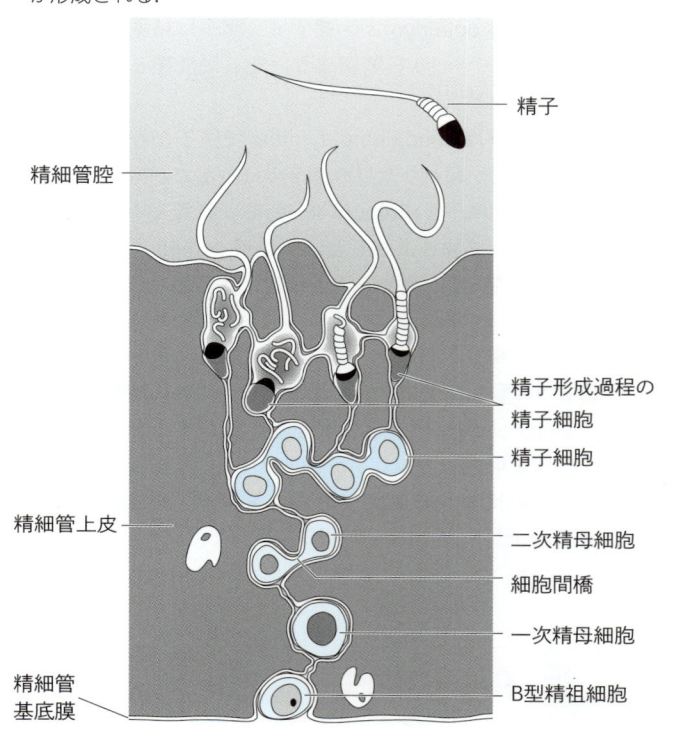

　精子

　精細管腔

　精子形成過程の精子細胞

　精子細胞

　二次精母細胞

　細胞間橋

　一次精母細胞

　B 型精祖細胞

　精細管上皮

　精細管基底膜

精子形成

　精子細胞は減数分裂を完了した細胞であるが，その形は球形であるので，成熟した精子となるために，さらに特殊な形態変化が必要である．この過程は細胞分裂を伴わないもので，**精子形成** spermiogenesis とよぶ（精祖細胞から精子が作られるまでの全過程を指す精子発生 spermatogenesis と混同してはならない）．

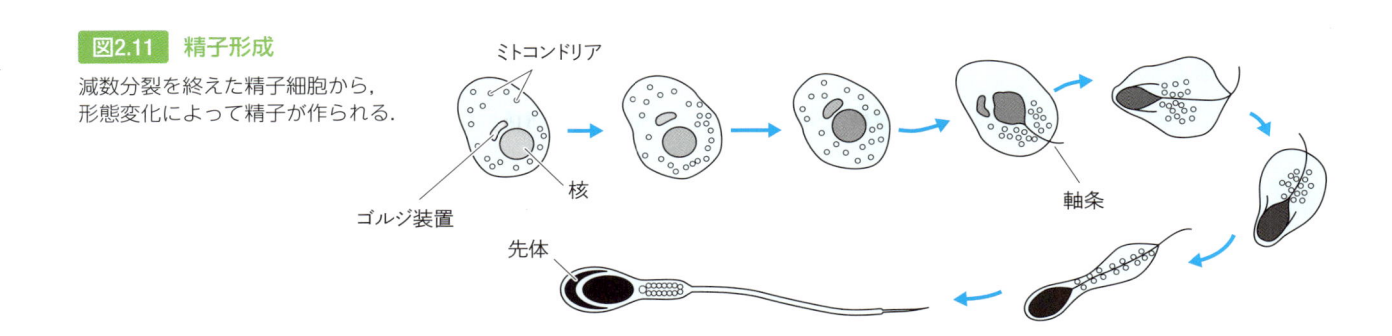

図2.11 精子形成

減数分裂を終えた精子細胞から，形態変化によって精子が作られる．

精子形成の過程では，細胞内で次のような変化が起こる（図2.11）．

- ゴルジ装置に由来する小胞（先体小胞）が核の片側に密着し，これが先体になる．
- 先体の反対側で中心小体が精子の軸糸 axial filament を作る．軸糸の中には中央に2対，その周囲に9対の微細管がある．
- ミトコンドリアが核に近い部位で軸糸を取り囲むように密集して，精子の中間部 middle piece を作る．
- 核が濃縮して小さくなり，楕円形になって精子の頭部となる．
- 余分な細胞質が捨てられ，セルトリ細胞に貪食される．

ヒトでは，精祖細胞から成熟した精子ができるまでの期間は60～70日である．

> **MEMO 2.5** 精子の異常
>
> 精子数が異常に少ない，異常精子が多いなどは，**男性不妊** male infertility の原因となりうる．
> ①精子数の異常
> 健常男性では精液1ml中に1600万以上の精子が含まれているが，1500万以下であれば**乏精子症** oligospermia，精液中に精子が認められないものを**無精子症** azoospermia という．
> ②精子無力症
> 正常では精子の55%以上に活発な運動能が認められるが，運動率40%以下の場合，**精子無力症** asthenospermia という．
> ③奇形精子
> 全精子のうち96%異常に形態異常が認められる場合，**精子奇形症** teratospermia，という．ただし，健常男性でも，形態正常な精子の割合は15～20%である．

図2.12 卵巣内の生殖細胞の数の変化

胎生7か月頃にピークに達し，その後，生後にかけて徐々に減少していく（Baker, 1971）．

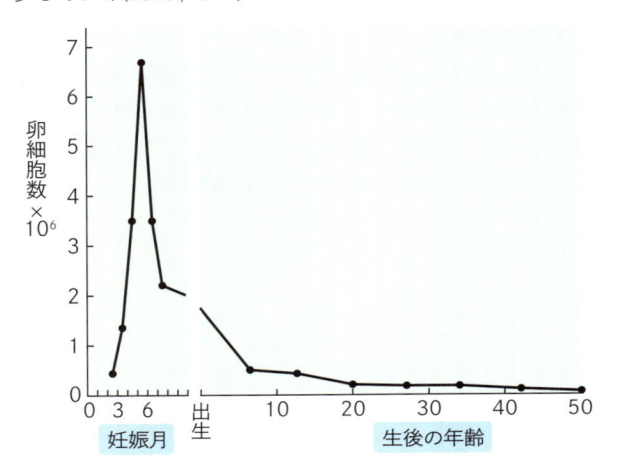

4 卵 [子] の発生

卵巣原基の中では，胎生5か月頃までに原始生殖細胞が卵祖細胞に分化する．その頃，卵巣内の卵祖細胞の総数が最大に達し，約700万個となる（図2.12）．これらの卵祖細胞が，7か月頃までにすべて**一次卵母細胞** primary oocyte に分化し，第一減数分裂を開始する．したがって，出生時に女児の卵巣にあるのはすべて一次卵母細胞で，卵祖細胞は存在しない．

すべての卵母細胞が胎児期のうちに減数分裂を開始するが，卵母細胞をとり囲む卵胞細胞が産生する**卵子成熟抑制因子** oocyte maturation inhibitor（**OMI**）の作用によって，出生前に第一分裂前期（網糸期）の状態で停止して休止期に入る．そして，思春期以降に排卵される直前までそのままの状態で留まり，排卵直前に再び分裂を再開する．したがって，卵細胞は生後には新たに産生されず，出生時に卵巣にあった卵細胞を使って順次排卵していくのである．すなわち，卵細胞は，減数分裂を開始してから短くても十数年，長いものは

Topics 女性生殖器

女性の生殖器は，性腺である卵巣と，生殖管である**卵管** oviduct, uterine tube, Fallopian tube, **子宮** uterus, および**腟** vagina からなる（図2.13）．

卵巣は骨盤内で左右にあり，腹膜に包まれている．卵巣は卵細胞を貯え，これを成熟させて排卵させる役割と，卵胞ホルモン（エストロゲン）や黄体ホルモン（プロゲステロン）を分泌する内分泌腺の機能をもっている．卵巣は，**卵巣提靭帯（卵巣提索）** suspensory ligament of ovary と**固有卵巣索** ovarian ligament によって骨盤と子宮に固定されているが，排卵時などにはこれらの構造物によって卵巣が幾分回転し，排卵された卵細胞が卵管へ入るのを助けるともいわれる．

卵巣に近接する卵管の遠位端はラッパのような形で腹腔に開き，その口は房状になっているので**卵管采** fimbria とよばれる．すなわち，卵管内腔は卵管采の部位で腹腔と交通している．卵管は卵管采の奥で広くなっており，ふつうこの部分（**膨大部** ampulla）で受精が起こる（☞31頁）．卵

管の上皮には粘液分泌細胞と線毛をもった上皮細胞があり，線毛が子宮方向へ向かう粘液の流れを起こすことによって受精卵が子宮の方向へ運ばれていく．卵管は子宮との結合部で細くなっており，ここを**峡部** isthmus という．

子宮は，胚子・胎児が育つ場所であるが，組織学的には内方から順に，粘膜（**子宮内膜** endometrium），平滑筋（**子宮筋層** myometrium），腹膜（**子宮外膜** perimetrium）からなる．子宮外膜は左右の**子宮広間膜** broad ligament に続いている．子宮はその頭方（上方）部分の底 fundus，主たる部分である体 corpus，腟に続く頚 cervix の各部に分けられる．子宮頚は，その下方部分が腟の内腔に突出しており，この部分を子宮頚腟部 portio vaginalis cervicis という．子宮頚の内腔（**子宮頚管** cervical canal）は，ふだんは粘膜によって作られる栓と分泌物によって閉じている．

腟の上皮は重層偏平上皮からなり，内腔は酸性（pH 5.7程度）である．これは本来精子の生存にとって不都合な環境であるが，射精後しばらくの間はアルカリ性の精液によって中和される．

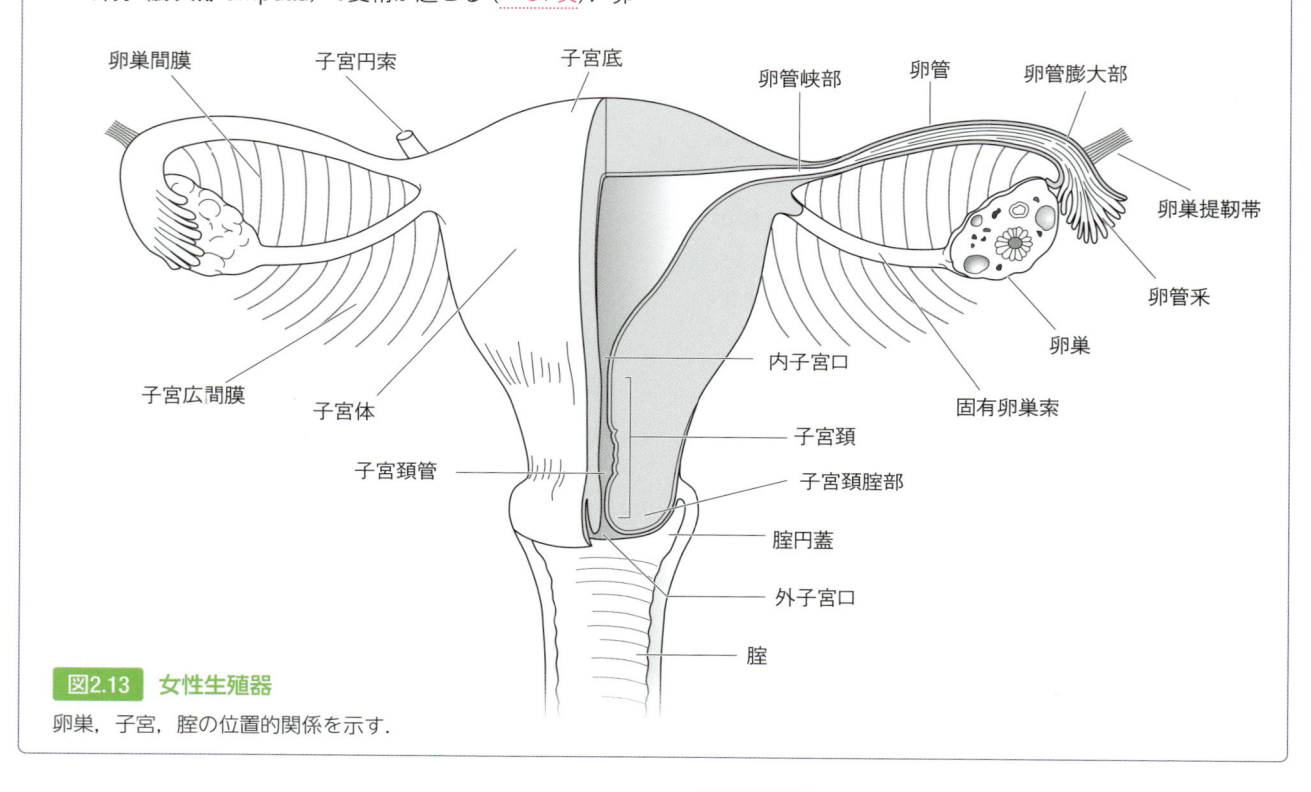

図2.13 女性生殖器
卵巣，子宮，腟の位置的関係を示す．

40年以上もの間，卵巣の中に留まった後に卵［子］として排卵される．

MEMO 2.6 卵巣内の卵細胞の減少

卵巣内では卵母細胞が順次細胞死に陥り，死滅していく．こうした卵胞は，組織学的には閉鎖卵胞 atretic follicle として認められる．そのため，胎児期に最大700万個あった卵細胞は出生時に約200万個，思春期初めには約5万個にまで減少する（図2.12）．ただし，一生の間に実際に排卵されるのはそのうちの400～500個である．

MEMO 2.7 卵子成熟抑制因子

卵巣内の卵細胞は，第一分裂前期（網状期）で停止したまま，排卵直前まで卵巣内で休止している．実験的に卵胞内の卵細胞を取り出して培養すると自発的に減数分裂が進むことから，卵細胞を取り囲む卵胞細胞（顆粒膜細胞）が卵細胞の成熟を抑制する液性物質を分泌すると考えられ，これが卵子成熟抑制因子（OMI）とよばれた．OMIの本態は永らく不明であったが，2010年に米国のEppigらが natriuretic peptide precursor type C（NPPC）がOMIとしての機能をもつことを明らかにした．

図2.14 精子と卵［子］の発生における細胞系列と染色体構成

精子発生においては1個の精祖細胞から4個の精子が形成されるが，卵［子］の発生においては不均等な細胞質分裂が起こり，最終的に1個の二次卵母細胞(卵子)と2～3個の極体ができる．精子は半数がX染色体を，残り半数がY染色体をもつ(X精子とY精子)．

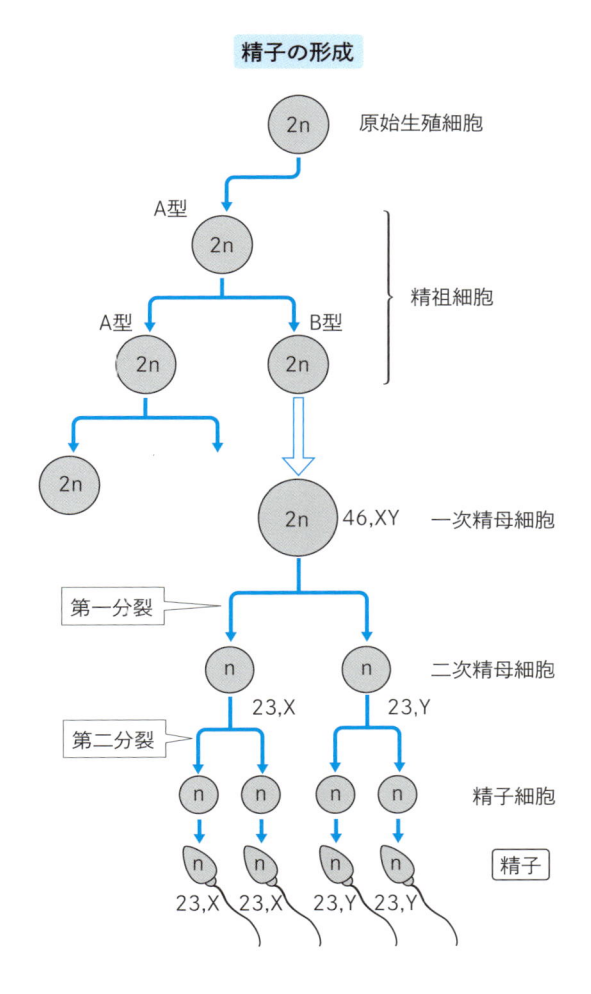

第一分裂 / 第二分裂 / 精子の形成 / 卵［子］の形成

　月経周期のたびに，排卵される予定の卵細胞では，それまで細胞分裂を停止させていたブロックが解除され，第一減数分裂が再開する．一次卵母細胞は，第一減数分裂によって2個の細胞に分かれるが，精子発生の場合とは異なり，分裂してできた2個の細胞は大きさが全く異なる．すなわち，分裂によって2個の核ができるが，細胞質は全く不均等な分裂をし，細胞質の大部分を受け取った大きい細胞と，ほとんど核だけの小さい細胞ができる．前者を**二次卵母細胞** secondary oocyte，後者を第一**極体** first polar body とよぶ（図2.14）．極体は，二次卵母細胞と等価の核をもつが細胞質はほとんどなく，受精には関与しない．

　二次卵母細胞は，排卵直前に第二分裂を始めるが，第二分裂もまた不均等な分裂であり，その結果，二次卵母細胞から1個の成熟した卵［子］と1個の第二極体 second polar body ができる（図2.14）．卵母細胞の分裂に伴って，第一極体も2個に分裂するはずであるが，実際には第一極体の分裂はまれにしか起こらない．

　第二減数分裂は，卵細胞に精子が進入した時に完了する．すなわち，受精によって成熟した卵［子］ができるが，厳密には，その時の細胞は卵細胞でなく，受精卵（2n）になっている．

MEMO 2.8 トリソミー型染色体異常

　減数分裂の過程で異常が起こると，正常でない染色体構成をもつ配偶子が形成される．最も多く起こる異常は，相同染色体が2つの娘細胞に1個ずつ分配されない**染色体不分離** nondisjunction で，その結果できた配偶子にその相同染色体を2個もつものとそれを全くもたないものができる（図2.15）．前者が受精すると相同染色体を3本もつ**トリソミー** trisomy，後者が受精するとそれが1本しかない**モノソミー** monosomy の個体ができる．新生児に最も多いトリソミーは21トリソミー（**ダウン症** Down syndrome）であり，800～1000出生に1例の頻度で見つかる．ダウン症の発生頻度は，母の年齢が高くなるにつれて上昇することが知られており，特に，母が35歳を過ぎるとその頻度が指数関数的に上昇する（表2.2）．すなわち，母の加齢とともに卵細胞に染色体不分離の起こるリスクが高くなる．

図2.15 染色体不分離とそれによる異数性染色体異常発生のメカニズム

減数分裂の過程で染色体不分離が起こると，その染色体を 2 個もつ生殖細胞とその染色体をもたない生殖細胞(配偶子)ができ，前者が受精するとトリソミー個体，後者が受精するとモノソミー個体ができる．

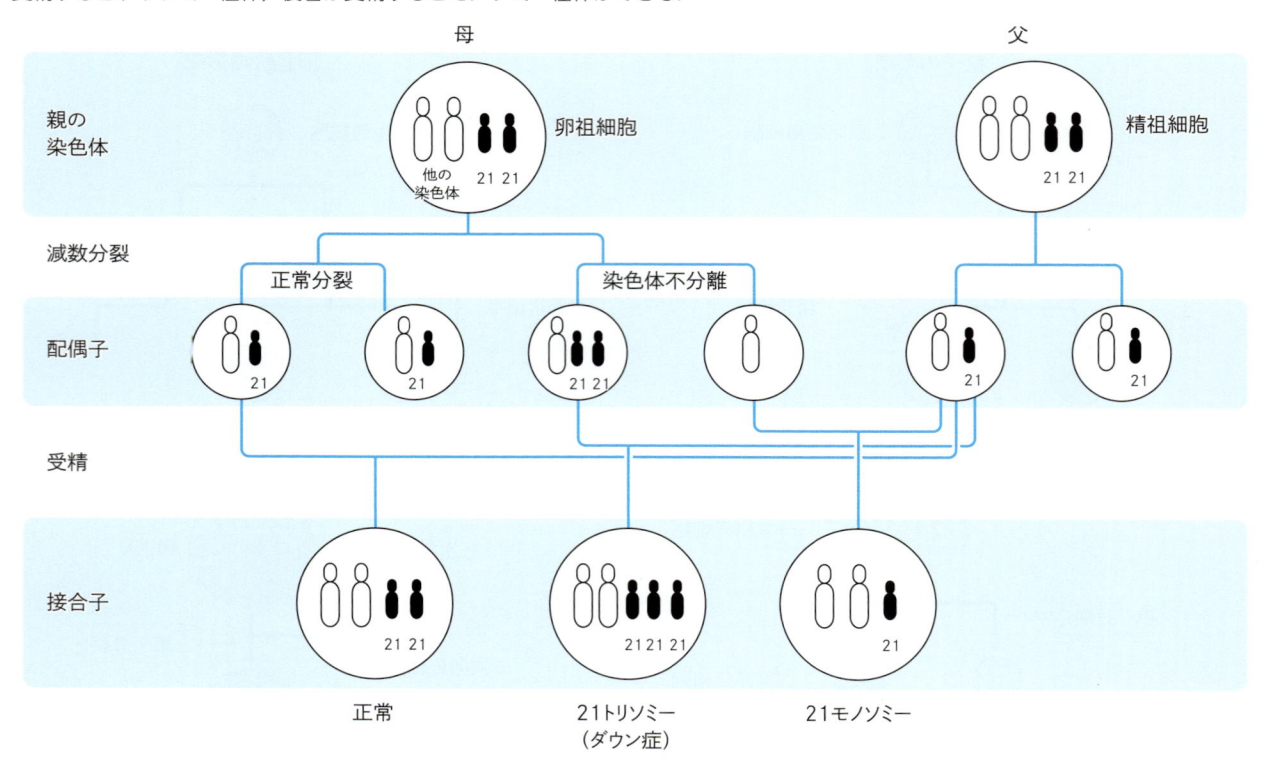

表2.2	母年齢とダウン症(21 トリソミー)児の出生頻度

母年齢(歳)	ダウン症の頻度
20 ～ 24	1/1500
25 ～ 29	1/1100
30 ～ 34	1/800
35 ～ 39	1/300
40 ～ 44	1/80
45 ～ 49	1/40

　ダウン症のほかに，13 トリソミー(**パトー症候群** Patau syndrome)，18 トリソミー(**エドワーズ症候群** Edwards syndrome)，**クラインフェルター症候群** Klinefelter syndrome(47,XXY)，**トリプル X 症候群**(47,XXX)なども，母の加齢に伴って発症リスクが上昇する．一方，新生児中には，モノソミーの個体はほとんど見つからない(例外は 45,X すなわち**ターナー症候群**)．これは，モノソミー個体の多くでは発生が正常に進まず，受精後間もない時期に死亡するためである．

MEMO 2.9　生殖細胞とゲノム初期化

　生殖系列の細胞では，原始生殖細胞ができる際に脱メチル化が起こり，父母のゲノムのエピジェネティック修飾がすべて消去される(図2.16)．その後，男性では減数分裂前の前精祖細胞において，女性では第一減数分裂が終わり卵細胞が成熟を開始する段階で(図中の⇨)，精子・卵子特異的なメチル化が起こる(再メチル化)．

　受精が起こると，生殖細胞が持っていたゲノムからエピジェネティクな情報が消去され(**ゲノム初期化**，**リプログラミング** reprogramming)，初期化を受けた細胞は個体をつくるすべての細胞に分化する全能性を獲得する．そして，発生が進むにつれて，それぞれの細胞系譜にしたがったエピジェネティクな修飾を受け，細胞の分化，組織や器官の形成が進む．ただし，特定の遺伝子(**インプリント遺伝子** imprinted gene，図中の破線)は受精直後の初期化を免れ，父性および母性特異的なメチル化(**インプリンティング** imprinting)が分化後の体細胞にまで維持される．

図2.16　生殖細胞と初期胚におけるゲノムメチル化の変化

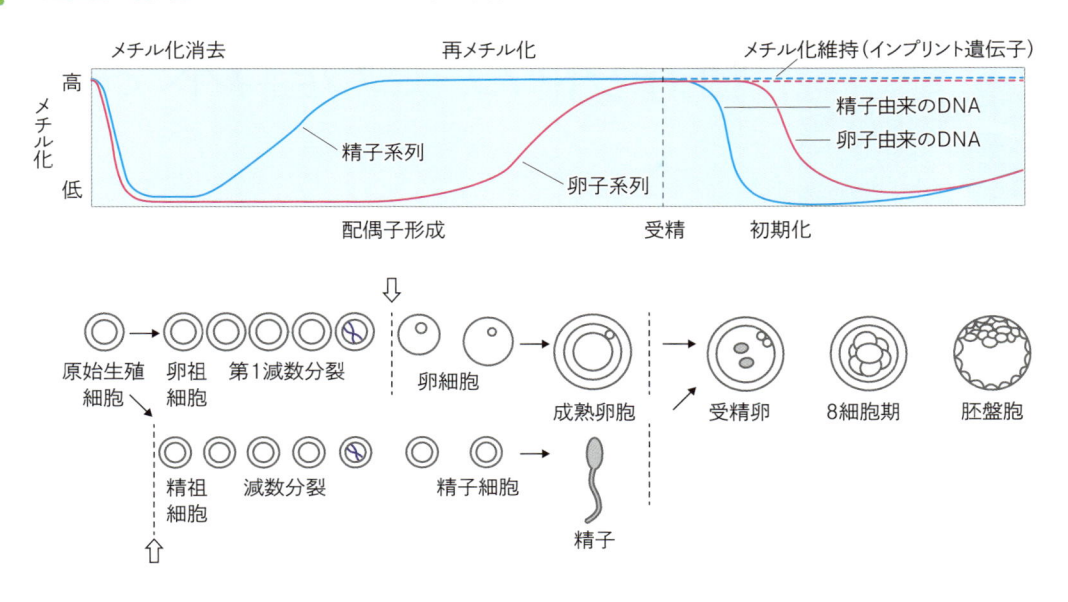

☞ 解答は 249 頁

復習問題

1　細胞周期の正しい順序はどれか.

　ⓐG1 期→ G2 期→ M 期→ S 期　　ⓑG1 期→ S 期→ G2 期→ M 期　　ⓒG1 期→ M 期→ G2 期→ S 期

　ⓓG1 期→ G2 期→ S 期→ M 期　　ⓔG1 期→ M 期→ S 期→ G2 期

2　原始生殖細胞について正しいものはどれか.

　ⓐ胚外中胚葉の中に発生する　　ⓑ胎児期後半に胎児の体内へ移動する

　ⓒ精子をつくるもとになるが，卵子は体腔上皮から形成される　　ⓓ染色体構成は他の体細胞と同じである

　ⓔ 細胞分裂は行わない

3　胎児の精巣に見られる細胞はどれか.

　ⓐ精祖細胞　　ⓑ一次精母細胞　　ⓒ二次精母細胞　　ⓓ精子細胞　　ⓔ精子

4　新生児の卵巣に見られる細胞はどれか.

　ⓐ原始生殖細胞　　ⓑ卵祖細胞　　ⓒ一次卵母細胞　　ⓓ二次卵母細胞　　ⓔ卵子

5　1個の一次精母細胞から形成される精子のうち，Y 染色体をもつ精子の数はいくつか .

　ⓐ0　　ⓑ1　　ⓒ2　　ⓓ3　　ⓔ4

6　第二減数分裂によってできる細胞はどれか.

　ⓐ精祖細胞　　ⓑ一次精母細胞　　ⓒ一次精母細胞　　ⓓ精子細胞　　ⓔ精子

7　精子細胞から精子が形成される過程で起きる現象はどれか.

　ⓐ 第二減数分裂　　ⓑ 細胞核の融合　　ⓒ極体の放出　　ⓓ先体の形成　　ⓔいずれでもない

8　卵[子]発生で第二減数分裂が完了するのはいつか.

　ⓐ原始卵胞時　　ⓑ一次卵胞時　　ⓒ二次卵胞時　　ⓓ成熟卵胞排卵時　　ⓔ受精時

9　正常な細胞周期で，染色分体間で交差 (交叉) が起きるのはどの時期か.

　ⓐG0 期　　ⓑG1 期　　ⓒG2 期　　ⓓ第 1 減数分裂　　ⓔ第 2 減数分裂

10　染色体数が正常 (46) よりも少ない先天異常はどれか.

　ⓐ エドワーズ症候群　　ⓑ パトー症候群　　ⓒターナー症候群　　ⓓ クラインフェルター症候群　　ⓔダウン症

chapter 3

排卵から着床まで

本章の内容

1　卵細胞の成熟と排卵
2　排卵
3　月経周期とホルモン
4　卵細胞の移動
5　受精
6　接合子の形成
7　卵割と初期胚の形成
8　着床

キーワード

一次卵胞
二次卵胞
成熟卵胞
グラーフ卵胞
透明帯
卵胞刺激ホルモン（FSH）
黄体形成ホルモン（LH）
LH サージ
プロゲステロン（黄体ホルモン）
顆粒層細胞
放線冠
卵管膨大部
受精
受精能獲得
先体反応
受精膜
透明帯反応
卵割（分割）
桑実胚
胚盤胞
内細胞塊
栄養膜
着床

Summary

　卵巣内で減数分裂を完了した卵［子］は，性周期のたびに1個ずつ卵巣表面から排卵される．卵管膨大部で卵［子］が精子に遭遇すると受精が起こり，二倍体の受精卵（接合子）ができる．受精卵は細胞分裂によって細胞数を増しながら卵管内を移動し，胚盤胞の状態で子宮腔へ入る．本章では，排卵と受精，受精卵の細胞増殖と分化，着床の仕組みなどを扱う．

Point

● 卵巣内では，卵母細胞が卵胞細胞に取り囲まれ，卵胞を形成する．卵母細胞と卵胞細胞の間に透明帯が形成される．

● 思春期以降，性周期のたびに数個の卵胞で卵胞細胞が増殖し，最終的に1個の卵胞が成熟卵胞となって，その中の卵細胞が卵巣表面から排出される．これが排卵である．

● 卵母細胞は，排卵直前に第一（減数）分裂を完了して第二分裂に入る．第二分裂は，精子が卵細胞へ進入した時に完了する．

● 卵胞は，下垂体前葉から分泌される卵胞刺激ホルモン（FSH）の作用によって発育する．排卵直前に下垂体からの黄体形成ホルモン（LH）の分泌が急上昇し（LH サージ），これが排卵を誘発する．

● 排卵された卵細胞は透明帯に包まれ，さらにその周囲を何層かの卵胞細胞（顆粒層細胞）が取り囲んでいる．これらの顆粒層細胞が放線冠を形成する．

● 排卵の後，残った卵胞壁の顆粒層細胞とその周囲の卵胞膜細胞がLHの作用によって黄体に変化する．黄体の細胞からプロゲステロン（黄体ホルモン）が分泌される．

● プロゲステロンが子宮内膜へ作用すると，子宮内膜が厚くなって分泌期となり，着床への準備を整える．

● 排卵された卵［子］は卵管采から卵管内へ入り，排卵後半日以内に卵管膨大部で精子に遭遇すると受精が起こる．

● 精子が受精可能な状態になるためには，射精後に受精能獲得と先体反応を経る必要がある．

● 精子が卵細胞質に入ると，卵細胞周囲に皮質顆粒が放出されて受精膜が形成され，透明帯反応が起こって，それ以上の精子が卵［子］へ入るのを阻止する．

● 受精後数日間は，受精卵が均等に分かれていく細胞分裂が進む．これを卵割（分割）という．卵割が進み8〜16細胞になった胚を桑実胚という．

● 卵管内で桑実胚の細胞が2種類に分化し，外方の栄養膜と内方の内細胞塊に分かれて胚盤胞となる．後に，前者が胎盤の一部になり，後者から胚子が形成される．

● 子宮腔へ入った胚盤胞は，子宮内膜表面に接着し，やがてその深部へ進入していく．これが着床である．

本章で扱う発生の流れ

胎児期	原始卵胞の形成
生後〜思春期	一次卵胞の形成
思春期	二次卵胞の形成
月経周期ごと	成熟卵胞（グラーフ卵胞）の形成，第一減数分裂の完了と第二分裂の開始．
月経周期中頃	排卵
排卵後半日以内	卵管膨大部で卵［子］と精子が受精．前核融合によって二倍体の受精卵（接合子）が形成される．
受精後2〜4日間	受精卵が卵管内を移動しながら，卵割（分割）によって細胞数を増す．桑実胚の形成．
受精後4〜5日	胚盤胞に分化し，透明帯から抜け出し大きくなる．
受精後5〜6日	胚盤胞が子宮腔内へ入り，着床が始まる．

思春期以降，閉経期までの女性では，月経周期（平均28日）のたびに左右どちらかの卵巣から1個の卵［子］が放出される．これが**排卵** ovulation である．

卵巣内には，多数の卵母細胞が第一減数分裂の途中（網糸期）で停止した状態で存在している．それらの卵母細胞は月経周期のたびに順次減数分裂を再開し，最終的に1個の細胞が第二分裂の途中で排卵される．女性の月経周期はいくつかのホルモンの働きによって精妙に制御されている．

精子と卵［子］の受精によって，次の現象が起こる．
①染色体数が生殖細胞の半数体（n）から二倍体（2n）になる．ヒトの場合は，2n＝46である．DNA量は，cから二倍体細胞の2cになる．
②父由来の遺伝子と母由来の染色体が混ざり合い，両親のいずれとも異なる遺伝子構成をもつ新しい個体ができる．

1 卵細胞の成熟と排卵

卵巣内の一次卵母細胞は，胎児期後半に1層の扁平な**卵胞上皮細胞** follicular epithelial cell によって包まれる．このような状態の卵細胞と周囲の卵胞上皮細胞を合わせて**原始卵胞** primordial follicle とよぶ（図3.1ⓐ）．卵胞上皮細胞は，胎児期から生後にかけて立方形の細胞に変化するが，このようになった卵胞を**一次卵胞** primary follicle という（図3.1ⓑ）．思春期までは一次卵胞の状態にあるが，その間に卵胞上皮細胞が卵母細胞の周りに粘液多糖類に富む分泌物を出して，卵母細胞を取り囲む**透明帯** zona pellucida を作る．透明帯は，卵母細胞を保護するとともに，後述するように受精に際して重要な役割を演じる．

卵母細胞と卵胞上皮細胞は透明帯によって互いに隔離されたように見えるが，実際は卵胞上皮細胞の細い突起が透明帯を貫いて卵母細胞表面の微細な突起（微

絨毛 microvilli）に達しており，これを介して卵胞細胞が卵母細胞に栄養やシグナルを送ってその発育を制御している．

思春期以降，月経周期のたびに下垂体前葉から**卵胞刺激ホルモン** follicle stimulating hormone（**FSH**）の分泌が高まると，卵巣内で10個前後の一次卵胞の卵胞上皮細胞が増殖を始め，それらの卵胞においては単層であった上皮が多層となる．このようになった卵胞を**二次卵胞** secondary follicle という（図3.1ⓒ）．多層になった卵胞上皮細胞は顆粒状に見えるので，**顆粒層細胞（顆粒膜細胞）** granulosa cell ともよばれる．卵胞細胞はさらに増殖を続けるが，最後まで成熟するのはそのうちの1個の卵胞だけで，残り数個〜10個の卵胞は途中で発育を停止して変性に陥る．

発育を続ける卵胞では，卵胞上皮細胞の分泌する液体が細胞間隙に貯留し，その腔が次第に大きくなってくる（図3.2ⓐ）．この液を**卵胞液** follicular fluid，それによってできる腔を**卵胞腔（濾胞腔）** follicular antrum とよぶ．月経周期の中頃までに，1個の卵胞が大きく発育し，卵巣被膜下の卵巣表面でボール状に膨らみ出す．この状態の卵胞を**成熟卵胞** mature follicle または**グラーフ卵胞** Graafian follicle とよぶ（図3.2ⓑ）．ヒトの成熟卵胞の大きいものは直径2cmにも達することがある．成熟卵胞の中の卵母細胞は，卵胞内で卵巣の髄質側にあり，その周りを顆粒層細胞に覆われて卵胞腔の中へ丘状に突出している（**卵丘** cumulus oophorus）（図3.2ⓑ）．成熟卵胞の中の卵母細胞の直径は120〜150μmであり，一般の体細胞の大きさ（10μm程度）に比べるとはるかに大きい．

> **MEMO 3.1 卵胞成熟のメカニズム**
>
> 月経周期のたびに10個程度の卵胞で卵胞上皮細胞が増殖して卵胞が大きくなるが，最終的に排卵に至るのはそのうち1個のみである．そのメカニズムはよくわかっていないが，発育の進んだ数個の卵胞のみがFSHに反応し，さらにホルモンや成長因子の制御によって最終的に1個のみが成熟に達すると考えられている．

図3.1 卵巣内の卵細胞と卵胞を示す模式図

卵母細胞を取り囲む卵胞上皮細胞は，初め扁平であるがやがて立方状になり，思春期以降，ホルモンの作用によって増殖して多層になる．

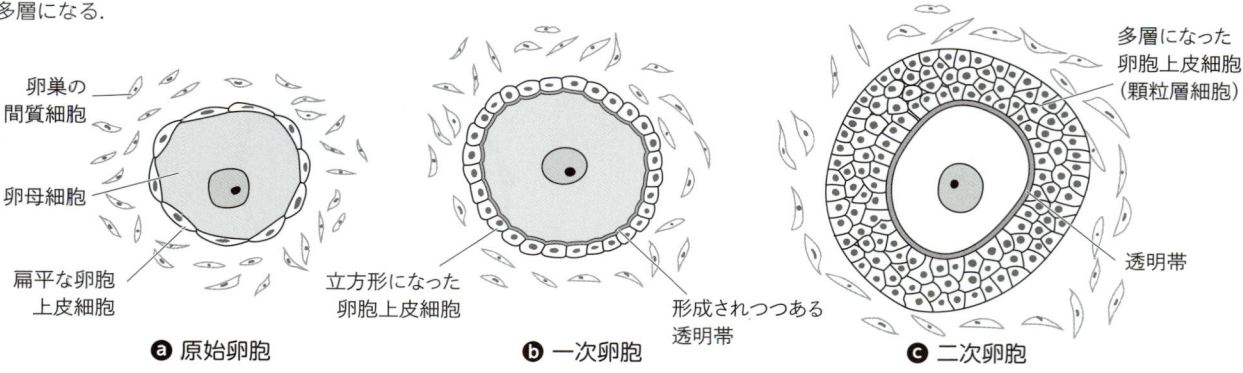

卵巣の間質細胞
卵母細胞
扁平な卵胞上皮細胞
ⓐ 原始卵胞

立方形になった卵胞上皮細胞
ⓑ 一次卵胞

形成されつつある透明帯
ⓒ 二次卵胞

多層になった卵胞上皮細胞（顆粒層細胞）
透明帯

図3.2　卵巣における卵胞の成熟

月経周期のたびに数個の卵胞が成熟過程に入り（**ⓐ**），最終的に1個だけが成熟卵胞（**ⓑ**）となる.

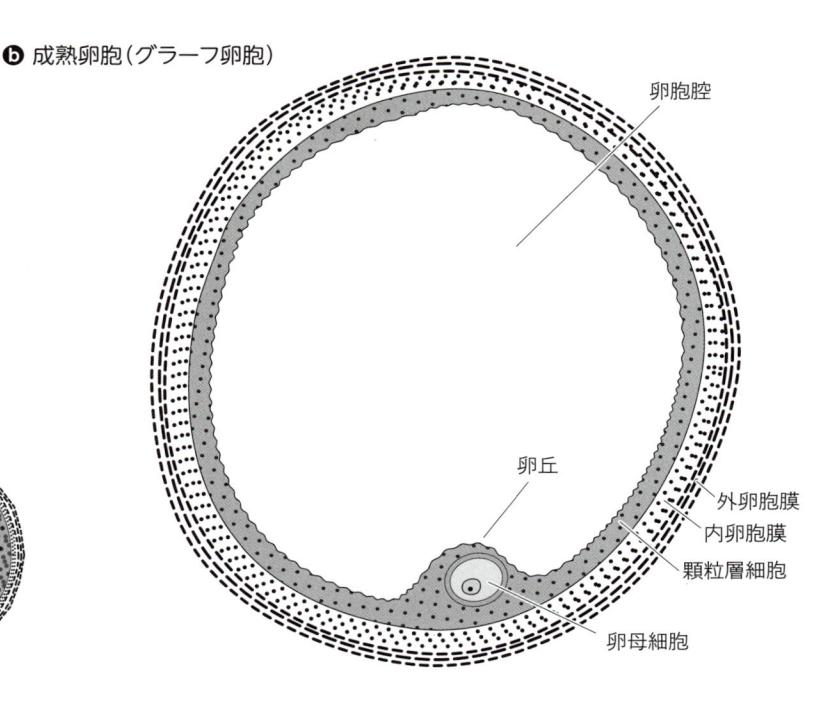

ⓑ 成熟卵胞（グラーフ卵胞）

卵胞腔

卵丘

外卵胞膜
内卵胞膜
顆粒層細胞

卵母細胞

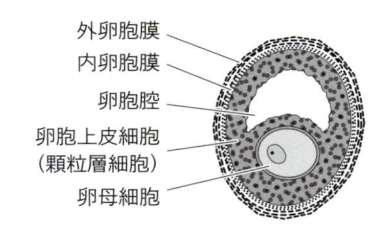

ⓐ 発育しつつある卵胞

外卵胞膜
内卵胞膜
卵胞腔
卵胞上皮細胞
（顆粒層細胞）
卵母細胞

卵胞を取り巻く卵巣の組織は，卵胞が小さい時には線維性の結合組織であるが，卵胞の成熟とともに細長い線維芽細胞が多角形になり，卵胞の周囲で上皮様の細胞層を形成する．この細胞層を**内卵胞膜** theca folliculi interna とよぶ（図3.2）．なお，内卵胞膜の周りを線維性結合組織である**外卵胞膜** theca folliculi externa が取り囲む．外卵胞膜を構成する線維芽細胞は，平滑筋様の性質を有し収縮能をもつ.

卵胞細胞には FSH 受容体が，また内卵胞膜細胞には黄体形成ホルモン（LH）受容体があり，下垂体から分泌される FSH と LH の刺激を受けて増殖するとともに，それぞれがエストラジオール（E2）とプロゲステロン（黄体ホルモン）を分泌する.

MEMO 3.2　内卵胞膜細胞

内卵胞膜細胞は線維芽細胞由来であるが，その超微細構造はステロイドホルモンを分泌する副腎皮質細胞や精巣の間細胞に似ている．内卵胞膜細胞では，コレステロールを材料としてテストステロン（男性ホルモン）が合成され，これが顆粒層細胞へ移行し，そこで芳香化を受けて**エストロゲン（卵胞ホルモン）** estrogen となる.

2　排卵

卵巣内の一次卵母細胞は，胎児期以降，第一減数分裂の途中（網糸期）で停止した状態にあったが（☞ 18頁），成熟卵胞の中の卵母細胞は排卵直前に減数分裂を再開し，第一分裂を完了して二次卵母細胞になる.

この細胞は引き続き第二分裂に入り，その分裂の途中で排卵される．排卵された卵母細胞は受精の準備が整った状態にあるが，第二分裂中期の段階で細胞周期が停止しており，精子が進入してこなければ第二分裂は完了しない.

卵巣表面へ膨らみ出した成熟卵胞が破れると，卵母細胞はそれを取り囲む透明帯および数層の卵胞上皮細胞（顆粒層細胞）とともに卵巣表面から腹腔内へ放出される．これが**排卵** ovulation である（図3.3）．卵母細胞とともに排出された顆粒層細胞は，卵母細胞の周りを放射状に取り囲み，**放線冠** corona radiata を構成する（図3.4）．放線冠の細胞は，透明帯を貫く突起によって卵母細胞表面の微絨毛と連絡を保っている.

放線冠は，卵母細胞を保護するとともに，卵母細胞に栄養とシグナルを送る．また，放線冠があるために全体が大きくなり，卵細胞がスムーズに卵管内へ移動できると考えられる.

MEMO 3.3　成熟卵子

排卵された卵母細胞を一般には成熟卵子 mature ovum とよぶことが多いが，この段階の卵細胞は，実際にはまだ減数分裂の第二分裂が完了していない．第二分裂が完了するためには精子の進入が必要であり，その時には2倍体（2n）の細胞（接合子）になっている.

図3.3　卵巣からの卵母細胞の放出（排卵）

卵巣表面で成熟卵胞が破れると，卵母細胞が卵胞液および数層の顆粒層細胞とともに放出される.
ⓐ排卵直前の成熟卵胞（グラーフ卵胞）.
ⓑ卵胞腔が破れ，卵細胞が一部の顆粒層細胞とともに卵巣の外へ放出される.

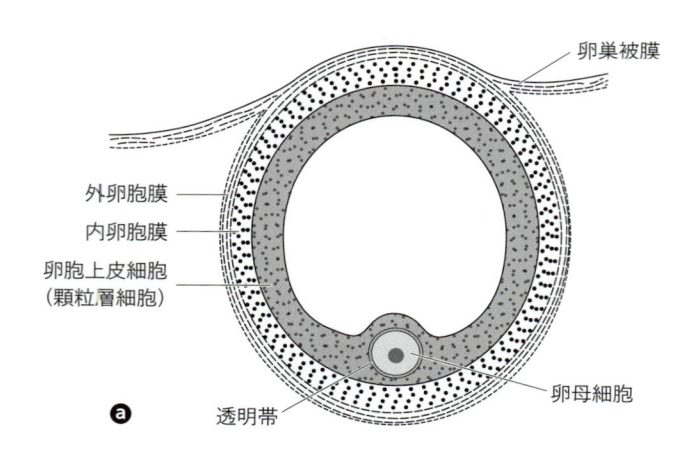
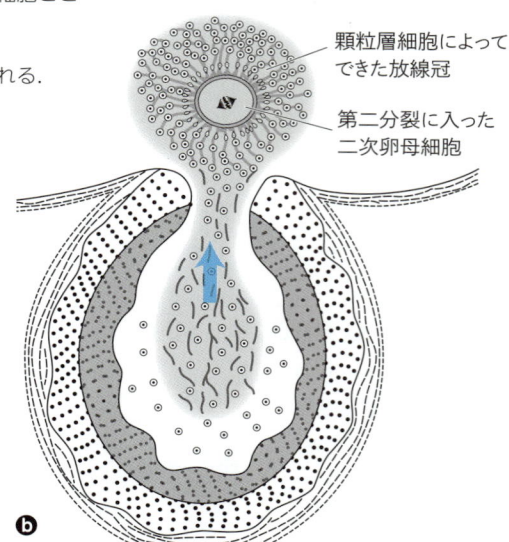

卵巣被膜

外卵胞膜
内卵胞膜
卵胞上皮細胞
（顆粒層細胞）

透明帯

卵母細胞

ⓐ

顆粒層細胞によって
できた放線冠

第二分裂に入った
二次卵母細胞

ⓑ

図3.4　排卵直後の卵母細胞と放線冠

卵母細胞は透明帯に包まれ，その周囲を顆粒層細胞によってできた放線冠が取り囲む.

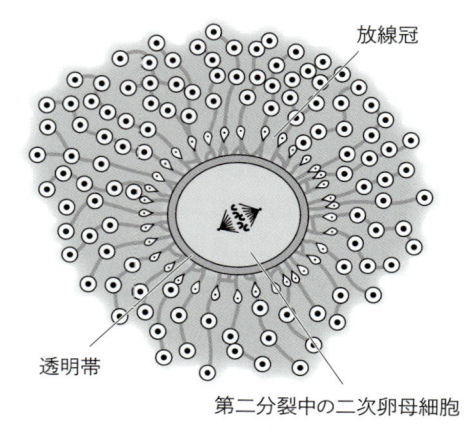

放線冠

透明帯

第二分裂中の二次卵母細胞

3　月経周期とホルモン

　卵胞の成熟と排卵は，周期的に変動するいくつかのホルモンによる制御を受けている．思春期以降閉経年齢に達するまで，女性の体はほぼ規則正しい月経周期（平均 28 日）を示す．これは，下垂体前葉から分泌される**性腺刺激ホルモン** gonadotropin と，主として卵巣内の細胞が分泌する**性ホルモン** sex hormone の働きに支配される生理的な周期変化である.

　月経後の約 2 週間は下垂体前葉から FSH が分泌され，このホルモンの作用を受けて卵巣内で卵胞が成熟する．卵胞の顆粒層細胞からはエストロゲンが分泌され，卵胞の発育につれてその血中濃度が上昇する．排卵直前になると下垂体からの FSH 分泌量が低下し，

LH の分泌が急上昇する（**LH サージ** LH surge）（図 3.5）．LH サージが起こると，数分以内に顆粒層の血液が増加して血管透過性が亢進するとともに，卵巣内でコラゲナーゼが活性化され，外卵胞膜のコラーゲンを融解する．特に，成熟卵胞を覆う卵巣表面直下のコラーゲンが融解されてその部位が弱くなり，卵胞が破れて卵胞液とともに顆粒層細胞に包まれた卵細胞が卵巣の外（腹腔）へ放出される（図3.3ⓑ）.

MEMO 3.4　排卵のメカニズム

　排卵のメカニズムはまだ十分に解明されていない．卵胞が大きくなると，成熟卵胞の内圧が上昇して破裂し排卵が起こると考えられていたが，卵胞の内圧は排卵までほぼ一定であることが明らかになった．なお，プロスタグランディンによる卵胞膜内の平滑筋の収縮が排卵に関与するともいわれる.
　なお，LH サージとそれに伴って起こる性腺刺激ホルモンの変動がそれまで停止していた卵母細胞の減数分裂を再開させると考えられている.

MEMO 3.5　左右の卵巣と排卵

　排卵は，左右の卵巣からほぼ交互に起こるとされるが，片側の卵巣を摘出しても，他の内分泌系統に異常がなければ，対側の卵巣から周期ごとに 1 個ずつ卵細胞が排卵される.

MEMO 3.6　排卵痛

　人によっては，排卵に際して腹部に軽い痛みを感じることがある（**排卵痛** ovulation pain）．排卵は月経と月経のほぼ中間の時期に起こることが多いので，この痛みを**中間痛** middle pain ともよぶ.

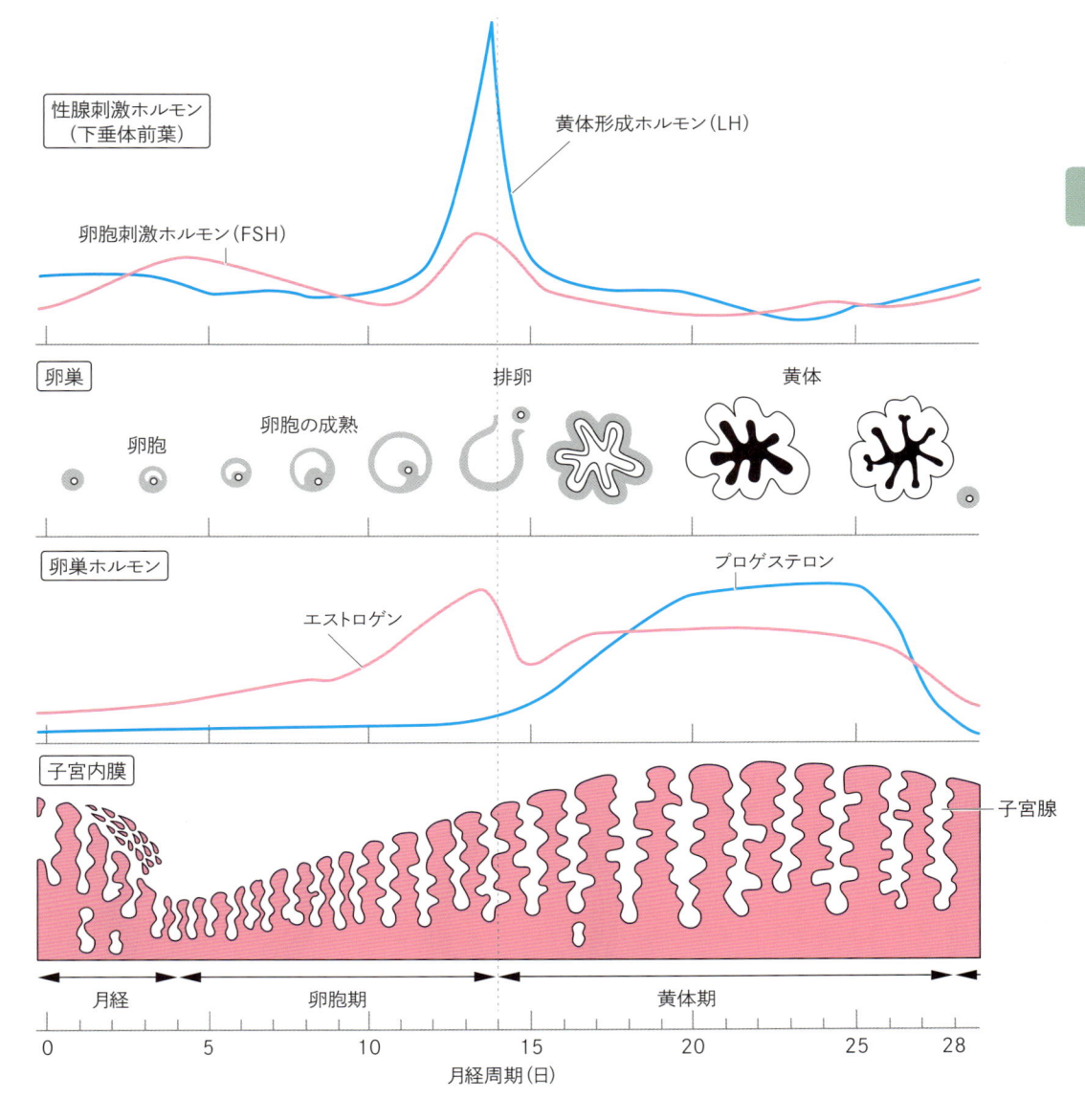

図3.5

月経周期における
下垂体，卵巣，子宮
内膜の周期的相関と
血中ホルモンレベル

下垂体前葉から分泌さ
れる性腺刺激ホルモン
の作用を受け，卵巣と
子宮の組織とホルモン
分泌量が周期的な変化
を示す（本文参照）．

性腺刺激ホルモン
（下垂体前葉）

黄体形成ホルモン（LH）

卵胞刺激ホルモン（FSH）

卵巣

排卵

黄体

卵胞の成熟

卵胞

卵巣ホルモン

プロゲステロン

エストロゲン

子宮内膜

子宮腺

月経　　卵胞期　　黄体期

0　　5　　10　　15　　20　　25　　28

月経周期（日）

4　卵細胞の移動

　排卵された卵細胞は，放線冠に包まれたまま卵管采から卵管内へ取り込まれ，**卵管膨大部**で精子に遭遇すると，そこで受精が起こる（図3.6）．排卵された卵細胞の寿命は短く，排卵後約半日以内に受精しなければ，卵細胞は変性してしまうと考えられている．受精が成立すると，受精卵が活性化されて有糸分裂を開始し，卵管の内腔表面を覆う上皮細胞の線毛の動きによる液体の流れに乗って，子宮に向かってゆっくりと移動していく．

　排卵の直前には卵管の動きが活発になり，卵管采が成熟卵胞の上に覆い被さるようになって排卵された卵細胞を取り込みやすくするといわれる．なお，卵管内の液体の流れも，卵細胞が卵管内へ入るのを助ける．

　排卵された卵細胞は，初め放線冠を構成する顆粒層

細胞によって栄養されているが，卵管内で蛋白分解酵素の作用を受けて顆粒層細胞が散り，透明帯が露出してくる．このあとは，卵細胞は卵管上皮の分泌液から栄養と酸素を得る．この分泌液は糖蛋白に富み，卵の生存や卵割に必要であるという．この分泌も卵巣から出るホルモンによって調節されている．

黄体の形成

　排卵されたあと，破れた卵胞の壁に残った顆粒層細胞はLHの作用によって脂肪滴を含んだ細胞に変化し，それが集まった組織が黄色味を帯びて見えるので**黄体** corpus luteum とよばれる（図3.7）．排卵時にはグラーフ卵胞が破れたあとに出血が起こり，それを**赤体** corpus rubrum とよぶが，2日もすると出血は止まり，表面にしわを生じ黄色い黄体となる．黄体は，顆粒層細胞に由来する**顆粒層黄体細胞** granulosa lutein cell の

図3.6 卵細胞の移動と受精, 卵割

排卵された卵細胞が卵管内へ入り, 卵管膨大部で受精が起こると卵細胞が活性化され, 周期的な細胞分裂(卵割)を繰り返しながら, 子宮へ向かって移動する.

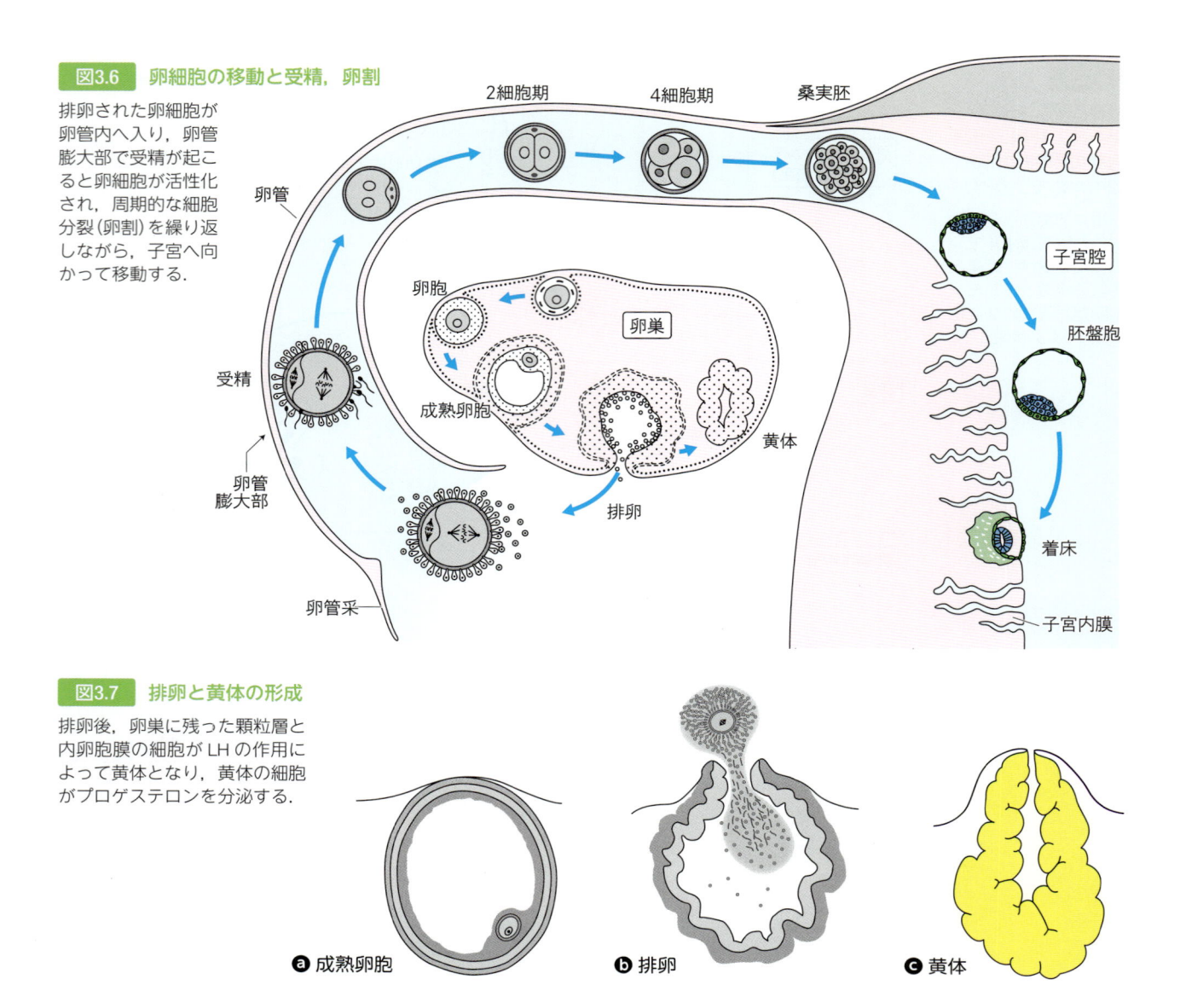

図3.7 排卵と黄体の形成

排卵後, 卵巣に残った顆粒層と内卵胞膜の細胞が LH の作用によって黄体となり, 黄体の細胞がプロゲステロンを分泌する.

ⓐ 成熟卵胞　　ⓑ 排卵　　ⓒ 黄体

ほかに, **内卵胞膜に由来する卵胞膜黄体細胞** theca lutein cell, および新生された毛細血管と結合組織からなる. 黄体細胞は**プロゲステロン(黄体ホルモン)** progesterone を分泌する.

> **MEMO 3.7**　**プロゲステロン(黄体ホルモン)**
>
> 　顆粒層黄体紙胞と卵胞膜黄体細胞では, 脂質滴の中のコレステロールが酵素(側鎖切断酵素)によってプレグネノロンに変換され, さらに滑面小胞体の膜に局在する酵素(3β-hydroxysteroid dehydrogenase)の働きでプロゲステロンになって, 細胞外へ分泌される.

　プロゲステロンは血流で運ばれて子宮内膜に作用し, 子宮内膜の腺(子宮腺 uterine gland)の分泌を亢進するとともに, らせん動脈 spiral artery の発達を促す. それによって, 子宮内膜が厚くかつ柔らかくなり, 受精卵が来た場合に子宮内膜表面に付着してそこで育ちやすいように, 着床の準備を整える(図3.5). また, プロゲステロンは下垂体からの FSH の分泌を抑制する

ので, 黄体が活動している間は新しい卵胞の成熟は起こらない.

　妊娠が成立した場合には, 胎盤の栄養膜合胞体細胞(☞ 39 頁)から分泌される**ヒト絨毛性ゴナドトロピン** human chorionic gonadotropin(**hCG**)の作用によって卵巣内で 2〜3 か月間にわたって黄体(**妊娠黄体** corpus luteum graviditatis)が持続し, 胎盤の形成と胎児の発育に適した子宮内膜の状態を保つ. 妊娠黄体は妊娠 3 か月までに退行し, その後は胎盤の栄養膜合胞体細胞がプロゲステロンを分泌して妊娠に適した子宮の状態を維持する.

　妊娠が成立しなかった場合には, 黄体(**月経黄体** corpus luteum menstruationis)を維持していた LH の分泌が低下するので, 黄体が退縮して結合組織化し, **白体** corpus albicans となる. その結果, プロゲステロンの分泌が極端に低下し, 一方 FSH の分泌が増加するので次の卵胞が成熟し始める. また, プロゲステロンの分泌が低下すると, 肥厚していた子宮内膜の間

質液が減少してらせん動脈が攣縮し内膜が虚血状態に陥るため，内膜機能層が脱落して出血とともに排出される．これが**月経** menstruation である（図3.5）．

> **MEMO 3.8** オギノ式と基礎体温法
>
> 　1924年，新潟の開業医であった荻野久作は，排卵が次の月経の開始予定日から逆算して14±2日前に起こることを提唱し，これは現在も広く受け入れられている．精子は射精後，子宮・卵管内で24～72時間生きているが，受精が起こらなければ卵細胞は排卵後半日程度しか生存しない．精子の生存期間を3日とし，次の月経予定日の14±2＋3日（19～12日）前の期間を受胎可能日として禁欲するのが**オギノ式** Ogino method とよばれる避妊法である．
>
> 　なお，排卵日に一致して早朝安静時の体温（**基礎体温** basal body temperature）が0.5～1℃上昇するので，これが排卵日を知るための指標として用いられる（基礎体温法）．

5　受精

　受精は，ふつう卵管膨大部で起こる．1回の射精で1億～3億個の精子が腟内へ排出されるが，それらが卵管膨大部へ達してそこで卵［子］に遭遇するまでには，いくつもの関門がある．狭い子宮頚管や卵管峡部は物理的な関門となり，そのほかに，頚管粘液，子宮や卵管の粘液の流れや性状（pHなど）が精子の進入に逆らうように働く．したがって，腟内に射出された精子のうち卵管膨大部にまで達するのは数百～数千個にすぎないという．

　精子が卵［子］に遭遇しても，1個の精子が卵［子］へ進入して受精が起こるためには，次のようないくつかの条件が満たされなければならない．

- 精子が放線冠と透明帯を通過して卵細胞の表面に到達する
- 精子の細胞膜と卵細胞の細胞膜が融合し，ひとつながりの細胞膜になる
- 1個の精子が卵細胞の細胞質中に入り，それ以外の精子の進入を防ぐ

1　受精能獲得

　射精された精子は，そのままでは放線冠や卵細胞の透明帯を通過できないが，子宮や卵管内を通過する間に変化を受けて，受精可能な状態になる．この現象を精子の**受精能獲得** capacitation とよぶ．

　射精された精子は，前立腺や精嚢などの分泌物である糖蛋白に包まれて保護されている．子宮や卵管を通る間にこれらの成分が除去され，精子が子宮や卵管の分泌物に直接曝されるようになる．これらの液体中のアルブミンによって精子頭の細胞膜からコレステロールが除去され，精子頭の細胞膜が，卵［子］の透明帯と接着しやすくなる．したがって，精子が受精能獲得をするためには，射精後一定の時間経過が必要であり，ヒトの場合，それは5～6時間である．

2　先体反応

　受精能獲得を経た精子は，放線冠や透明帯を貫通するために，**先体反応** acrosomal reaction を行う．これは，精子頭の細胞膜下にあってその先端を覆う**先体**（**アクロゾーム** acrosome）の前面の膜（**外先体膜** outer acrosomal membrane）が，精子頭表面を包む原形質膜と局所的に融合し，その融合部の外先体膜に小孔があいて先体の内容物が外へ放出される現象である（図3.8）．

　精子細胞のゴルジ装置に由来する先体は分泌顆粒が特殊化したものであり，先体反応は一種の開口分泌

図3.8　**先体反応における精子頭部の変化**

射精直後は外先体膜と内先体膜があるが（ⓐ），精子頭の外先体膜に小孔があき，先体内の酵素が放出される（ⓑ）．外先体膜が消失し，もとの内先体膜が精子頭の細胞膜になる（ⓒ）．

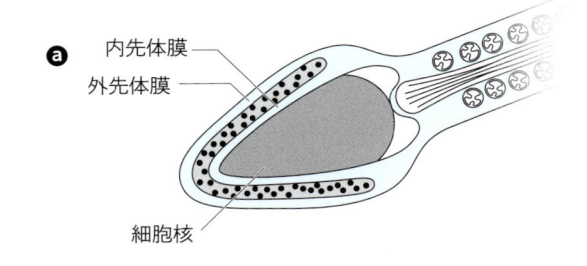

ⓐ　内先体膜　外先体膜　細胞核

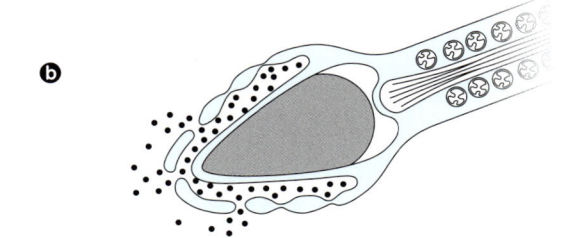

ⓑ

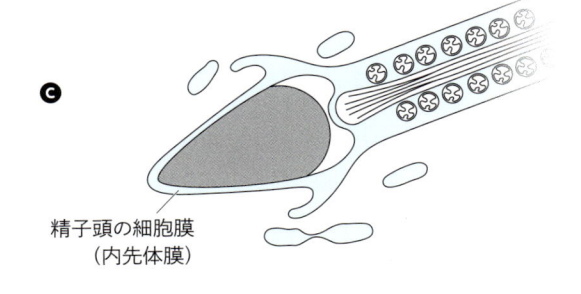

ⓒ　精子頭の細胞膜（内先体膜）

exocytosis と見なすことができる．先体反応によって，先体の中にあったライシン lysin，ヒアルロニダーゼ hyaluronidase，アクロシン acrosin などが放出される．これらの酵素は，卵［子］を取り巻く放線冠細胞の細胞間物質と，透明帯に含まれるヒアルロン酸やその他の糖蛋白を溶解し，精子が卵［子］へ進入するのを助ける．アクロシンはトリプシン様の物質で，卵管の中の糖蛋白によって活性化され，透明帯蛋白の溶解に関与する．

なお，先体反応の結果，外先体膜が消失し，**内先体膜** inner acrosomal membrane が精子頭の細胞膜となる（図3.8**c**）．

卵［子］の透明帯には **ZP1，ZP2，ZP3** という 3 つの**透明帯蛋白**が同定されており，そのうちの ZP3（分子量 83000）が精子結合受容体である．精子の頭部が ZP3 と結合すると精子の先体反応が誘発され，先体内の酵素が放出される．

精子頭が透明帯を貫いて卵細胞表面に接すると，両者の細胞膜が融合し，精子の細胞膜と卵細胞の細胞膜がひと続きの膜になる（図3.9**abc**）．その結果，精子の進入部位では卵細胞の細胞膜が一時的に欠損するので，そこを通って精子頭の核と中間部のミトコンドリアが卵細胞質の中へ入る．

精子成分が卵細胞質に入ると，卵細胞が活性化され，細胞質内の滑面小胞体から Ca^{++} がスパイク状に放出される．これを，**Ca^{++} オシレーション** Ca^{++} oscillation という．これは精子進入部位で始まり，数秒で卵細胞の全周に拡がる．

Ca^{++} オシレーションが引き金となって，卵細胞の細胞膜下にある多数の**皮質顆粒** cortical granule が卵細胞と透明帯の間に開口分泌される．この現象を**皮質反応** cortical reaction，放出顆粒によってできた層を**受精膜** fertilization membrane という．皮質顆粒の中には，透明帯にある精子に対する受容体を切断したりその糖鎖構造を変化させる物質が含まれており，透明帯の ZP1，ZP2，ZP3 蛋白にも変化が起こって，先体反応の誘発と透明帯と精子の結合が阻止される．透明帯の構造が変化するこの変化を**透明帯反応** zonal reaction とよび，これによってそれ以上の精子が透明帯へ進入できなくなり，重複受精（**多精子受精** polyspermy）が防がれる．

また，Ca^{++} オシレーションが起こると卵細胞の減数分裂が再開し，卵細胞は 1 個の**二次極体** second polar body を放出して二次卵母細胞になり，その核が**女性前核（雌性前核）** female pronucleus に変化する．同時に，精子頭部も膨化して**男性前核（雄性前核）** male

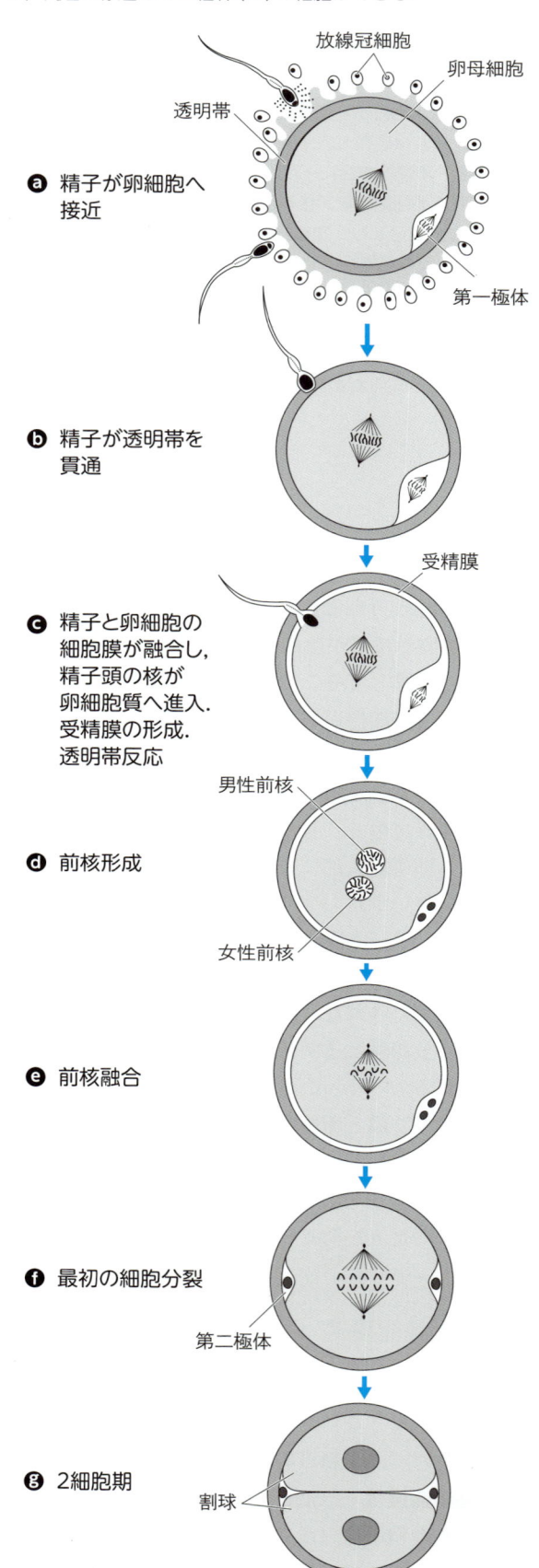

図3.9　受精過程と接合子の形成

透明帯を貫通した精子頭の細胞膜が卵細胞膜と癒合して精子頭の核が卵細胞質に入る．精子と卵細胞の核が膨化して前核となり，両者が融合して二倍体（2n）の細胞ができる．

放線冠細胞
卵母細胞
透明帯
a 精子が卵細胞へ接近
第一極体

b 精子が透明帯を貫通

受精膜
c 精子と卵細胞の細胞膜が融合し，精子頭の核が卵細胞質へ進入．受精膜の形成．透明帯反応

男性前核
d 前核形成
女性前核

e 前核融合

f 最初の細胞分裂
第二極体

g 2細胞期
割球

pronucleus となる（図3.9**d**）．男性前核は女性前核よりもやや大きい．

6　接合子の形成

　精子と卵子は，ともに半数体（一倍体）（n）の細胞であるが，受精によってそれらが合体し二倍体（2n）の受精卵（接合子）ができる．受精直後に男性前核と女性前核の細胞膜が消失して両者が融合し，父由来の染色体と母由来の染色体が混ざり合う（**前核融合** fusion of pronuclei）（図3.9**e**）．ヒトでは男性前核は22＋X または 22＋Y の，女性前核はすべて 22＋X の染色体構成をもつので（図2.14 ☞21頁），男性前核と女性前核の染色体が混ざり合うと 44＋XX または 44＋XY の染色体をもつ接合子ができる．44＋XX（46,XX と表記する）の染色体をもつ受精卵からできる個体が女性，44＋XY（46,XY）の染色体をもつ受精卵からできる個体が男性になる．

　すなわち，受精の結果生じる重要な生物学的現象は，
①二倍体（2n）の染色体が復元すること
②性染色体による胚子の性決定がなされること
③両親からの染色体の組み合わせによって新しい遺伝子構成をもった生命が始まること
である．

　受精に際し卵子の中へ進入するのは精子の頭部（男性前核）と頚部の近位部（中心子）であり，卵細胞へ入った精子由来のミトコンドリアは間もなく変性消失する．一方，卵細胞には女性前核のほかに，ミトコンドリアやその他の細胞内小器官が共存する．したがって受精の結果できる接合子の細胞は父と母に由来する核の遺伝子と，母に由来する**ミトコンドリア遺伝子**をもっている（☞ MEMO 3.9）．

　受精が起こると卵細胞の代謝が活性化される．これが**卵の活性化** activation of metabolism of egg で，これが起こらなければ卵割も起こらず受精卵が発育することもない．その引き金となるのが，Ca⁺⁺オシレーションと，Na イオンの流入による細胞内 pH の上昇である．

> **MEMO 3.9　ミトコンドリア遺伝子（ミトコンドリア DNA）**
>
> 　**ミトコンドリア DNA** は，ミトコンドリアが増殖・分裂する際に複製され，その遺伝情報が娘細胞へ伝達されて保存される．ミトコンドリア DNA は，母性遺伝（母からのみ子に伝わる）であり，核 DNA に比べて塩基置換の起こる速度が速いことから，生物の進化を研究する上で有用なツールとなっている．特に，母性遺伝するという特徴を用いて，人類の系統や移動の歴史を解明するのに利用される．

> **MEMO 3.10　体外受精**
>
> 　精子と卵子を試験管内で受精させ，その受精卵を子宮に戻して着床させることができる．これが**体外受精**（in vitro fertilization, IVF）で，有力な不妊治療法の一つとして現在広く行われている（☞8頁）．

> **MEMO 3.11　単為生殖**
>
> 　無脊椎動物やある種の脊椎動物の卵子の場合，精子が入らなくても何らかの刺激が加わると雌性前核が倍加して二倍体の細胞ができ，活性化が起こって発育することがある．このように受精を経ずに胚が発生することを**単為生殖**（または処女生殖）parthenogenesis という．哺乳類では単為生殖によって個体ができることはないと考えられるが，ヒトでもまれに男性前核のみに由来する二倍体の個体ができることがあり，その場合は胚子は発育せずに胎盤組織のみが異常に巨大化して腫瘍化し，**絨毛上皮腫** chorioepithelioma となる．

7　卵割と初期胚の形成

　受精が完了すると二倍体（2n）の細胞ができ，卵細胞質が活性化されて，細胞分裂（有糸分裂）が始まる（図3.9**f g**）．発生のごく初期に起こる細胞分裂は，全体の容積が増えず受精卵の表面にくびれが入るような分裂なので，一般の体細胞分裂と区別して**卵割（分割）** cleavage とよぶ（図3.10**a b c**）．卵割によってできる娘細胞が**割球** blastomere である．卵割が起きる際には，まず核が分裂し（karyokinesis），次いで細胞質が二分する（cytokinesis）．細胞質が分裂する時，細胞の赤道面のまわりにアクチンフィラメントが凝集し，これが収縮することによって細胞質が二分される（**収縮輪** contractile ring）．

　受精卵は，初め1日に1回ほどの速さで卵割を繰り返しながら，卵管内を子宮の方へ向かってゆっくりと移動していく．初めの頃は，細胞分裂によって，まず均等な2個の細胞からなる**2細胞期** two cell stage，次いで**4細胞期** four cell stage，**8細胞期** eight cell stage と細胞数が増していく．それぞれの細胞が3〜4回分裂した頃（8〜16細胞期）には胚の外観が桑の実状を呈するので，**桑実胚** morula とよばれる（図3.10**c**）．この頃までは，受精卵は透明帯に包まれ，その中で細胞数が増していくので，個々の細胞の大きさは分裂のたびに小さくなっていく．後期桑実胚の時期になると，割球の細胞膜に細胞接着因子 E カドヘリン E-cadherin が発現するとともに，細胞間結合装置であるギャップ結合，タイト結合，アドヘレンス結合，デスモゾームが形成され，割球同士が密に結合する．そのため，割球同士の細胞境界が不明瞭に見えるようになる．この現象を胚の**コンパクション** compaction，このようになった胚を**コンパクト桑実胚** compact

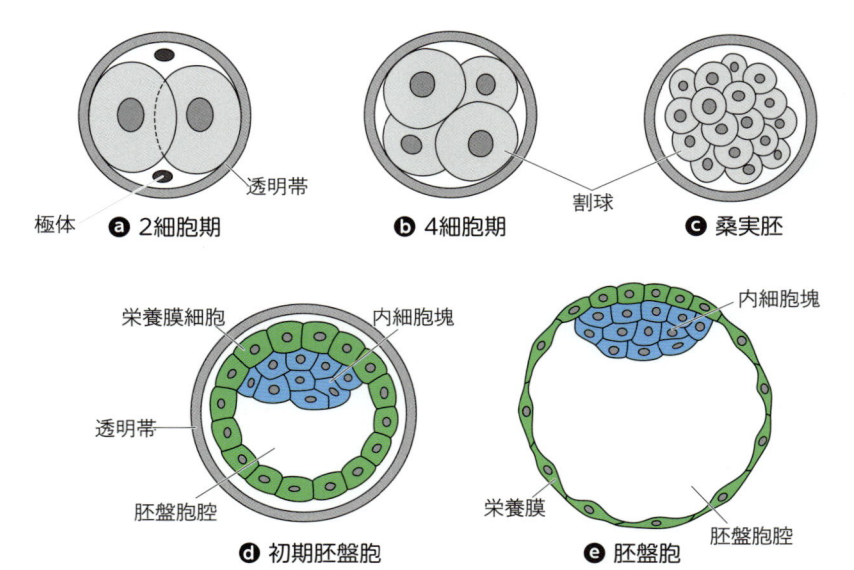

図3.10

卵割と桑実胚および胚盤胞の形成

受精後，透明帯の中で均等な細胞分裂（卵割）が進み（**ⓐⓑⓒ**），4〜5日後に透明帯から抜け出して（ハッチング），胚盤胞になる（**ⓓⓔ**）．

極体　　透明帯　　ⓐ 2細胞期　　ⓑ 4細胞期　　割球　　ⓒ 桑実胚

栄養膜細胞　内細胞塊　　透明帯　　胚盤胞腔　　ⓓ 初期胚盤胞

内細胞塊　栄養膜　胚盤胞腔　　ⓔ 胚盤胞

morula という．

　桑実胚の頃までは，すべての割球が形態的にも機能的にも等価であり，それぞれの細胞が，生殖細胞を含むあらゆる体組織に分化することができる**全能性** totipotency をもっている．

MEMO 3.12　割球を用いる着床前診断

　卵割期の割球は全能性をもつので，一部の細胞が欠失しても残りの細胞から完全な個体が形成される．この性質を利用して，重篤な遺伝性疾患の児を産むリスクがある場合などに体外授精を行い，4〜8細胞期にそのうちの1〜2個の細胞を取り出して遺伝子検査を行うことができる．ただし，こうした着床前の遺伝子診断は人為的な胚の選別という側面をもつため，倫理的な見地から議論がある．

MEMO 3.13　クローン動物

　初期胚の細胞が全能性をもつことを利用して，畜産の分野などでは，優れた形質をもった動物を効率的に増やす技術が開発されている．例えば，ミルクを多量に出すウシや毛質の特に優れたヒツジの受精卵を桑実胚の段階まで in vitro で育て，割球を1個ずつ他のウシやヒツジから採った卵細胞の透明帯の中へ入れて，ホルモンで偽妊娠状態にした健康な雌（仮腹）の子宮内へ戻す．これにより，全く同じ遺伝子組成をもった子ウシや子ヒツジを一度に数匹ずつ得ることができる．このように1個の受精卵に由来し同一の遺伝子組成をもつ一群の動物を**クローン動物** cloned animal という．

　受精から3〜4日後に胚は透明帯から脱出し（**ハッチング** hatching），外方（表層側）に位置する細胞同士の間に細胞間結合装置が発達して上皮様となり，全周を取り囲む．それに伴って，内部の細胞間腔に液体が貯留して，ボールが膨らむように徐々に大きくなっていく．これは，Na^+，K^+，ATPase 依存 Na ポンプが発達し，Na^+と水が内部へ取り込まれて細胞間隙に貯留するために起こる．このような状態になった胚を**胚盤胞** blastocyst，中の腔を**胚盤胞腔** blastocele という（**図3.10ⓓⓔ**）．胚盤胞では初めて細胞の分化が起こり，表層を作る扁平な上皮様の細胞からなる**栄養膜** trophoblast（**外細胞塊** outer cell mass ともいう）と，内部の一か所に集まった**内細胞塊** inner cell mass（**胚結節** embryoblast）の2種類の細胞群ができる．栄養膜の細胞は，着床後に胎盤の形成に関与し，内細胞塊は胚子の体を作るもととなる．

　内細胞塊は胚盤胞腔の一方に偏在するので，胚盤胞のこの部分を**胚子極** embryonic pole，反対側を**対胚子極** abembryonic pole という．

MEMO 3.14　ES 細胞

　内細胞塊の細胞は体のすべての組織に分化する能力をもつが，この細胞を分化させずに試験管内で増殖し継代できるようにしたものが**胚性幹細胞（ES 細胞）** embryonic stem cell である．

MEMO 3.15　胚盤胞の細胞分化と関連分子

　桑実胚においては，転写因子である Oct4 と Nanog がすべての割球に発現している．ところが，胚盤胞になると，Oct4 と Nanog は内細胞塊のみに発現し，栄養膜では発現しない．

8　着床

　胚盤胞は，プロゲステロンの作用を受けて柔らかくなった卵管峡部を通って子宮腔内へ入り，受精後6日頃に子宮内膜の表面に接着する．この時，子宮内膜は分泌期の状態にあり，厚く柔らかくなって胚盤胞を受け入れやすくなっている（図3.5）．

図3.11　子宮内膜表面へ着床する胚盤胞

子宮腔へ入った胚盤胞は，胚子極側から子宮内膜表面に接着して着床が始まる.
栄養膜細胞が突起を伸ばして子宮内膜を侵食していき，着床が進行する.

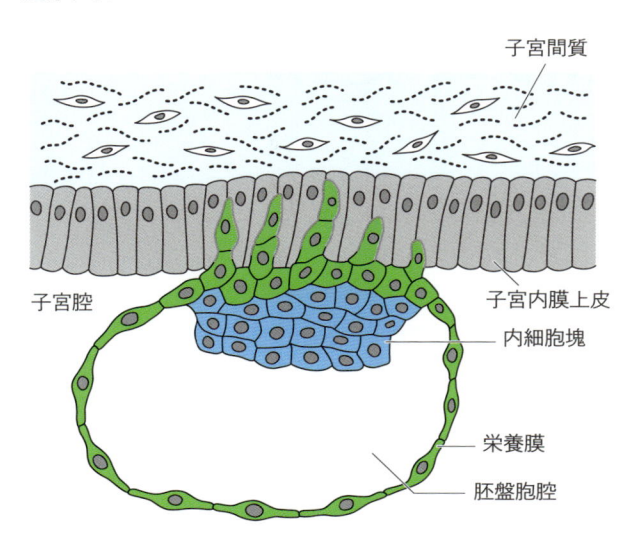

子宮間質
子宮内膜上皮
内細胞塊
栄養膜
胚盤胞腔
子宮腔

受精卵が子宮内膜の上皮に接着すると，栄養膜細胞が分泌する蛋白分解酵素によって内膜上皮の一部が融解し，栄養膜がその細胞間に突起を伸ばし，錨を下ろすように粘膜固有層内へ進入する. これが**着床** im-plantation の始まりである（図3.11）. 子宮壁に接着するのは胚盤胞の内細胞塊がある胚子極側であることから，この時期，既に栄養膜細胞に部位による性質の差が現れている可能性がある. 栄養膜の細胞は活発に子宮内膜を侵食するように広がっていき，それによって胚盤胞が子宮内膜の粘膜固有層の中に埋没して着床が進行する.

着床が起こる部位は，子宮体の後壁，次いで前壁が多い. ごくまれに子宮頚近くに着床することがあるが，この場合には妊娠が進み胎盤が発育してくると胎盤の一部が内子宮口をふさぐ**前置胎盤** placenta previa となって臨床的に問題となることがある（☞ 40頁）.

MEMO 3.16　着床に関与する分子

着床の分子メカニズムについては，まだ十分明らかになっていない. 子宮腔に入った胚盤胞の栄養膜細胞と子宮内膜上皮細胞がともにインテグリン分子を発現し，両者がリガンドを共有することによって接着するとする説，栄養膜細胞がパールカン Perlecan（ヘパラン硫酸プロテオグリカンの一種）と EGF 受容体を発現し，それらが内膜上皮に発現するヘパリン結合性 EGF 様増殖因子（Hb-EGF）と結合するとする説，などがある. そのほかにも，セレクチン，avb3・avb5 インテグリン，メタロプロテアーゼなども着床の過程に関与することが示唆されている.

復習問題

1　排卵時に卵巣から放出されるのはどれか.
　ⓐ 一次卵母細胞　ⓑ 二次卵母細胞　ⓒ 一次卵胞　ⓓ 赤体　ⓔ 黄体

2　月経周期のたびに排卵される卵細胞の数はどれか.
　ⓐ1　ⓑ2　ⓒ3　ⓓ4　ⓔ 不定

3　排卵は月経周期のほぼどの時期に起こるか.
　ⓐ月経予定日の3日前　ⓑ月経予定日の7日前　ⓒ月経予定日の10日前　ⓓ月経予定日の14日前
　ⓔ月経予定日の21日前

4　排卵直前に血中濃度が急激に上昇するホルモンはどれか.
　ⓐ卵胞刺激ホルモン（FSH）　ⓑ黄体形成ホルモン（LH）　ⓒプロゲステロン　ⓓテストステロン
　ⓔプロラクチン

5　ふつう受精はどの部位で起こるか.
　ⓐ腹腔内　ⓑ卵管采　ⓒ卵管膨大部　ⓓ卵管峡部　ⓔ子宮腔内

6　黄体から分泌されるホルモンはどれか.
　ⓐFSH　ⓑLH　ⓒオキシトシン　ⓓエストロゲン　ⓔプロゲステロン

7　受精の過程で，精子頭と卵子の細胞膜が融合する前に起きる現象はどれか.
　ⓐ先体反応　ⓑ透明帯の消失　ⓒ前核形成　ⓓ受精膜の形成　ⓔ脱落膜反応

8　着床よりも早く起きる現象はどれか.
　ⓐ透明帯からの脱出（ハッチング）　ⓑ栄養膜合胞体層の形成　ⓒ脱落膜反応　ⓓ閉鎖栓の形成
　ⓔ二層性胚盤の形成

9　胚はどの状態で着床するか.
　ⓐ2細胞期　ⓑ4細胞期　ⓒ8細胞期　ⓓ胚盤胞　ⓔ桑実胚

10　胚性幹細胞（ES細胞）はどの細胞から作られるか.
　ⓐ桑実胚の割球　ⓑ栄養膜細胞　ⓒ脱落膜細胞　ⓓ内細胞塊の細胞　ⓔ卵胞上皮細胞

☞ 解答は249頁

chapter 4

二層性胚盤（発生第2週）

本章の内容

1 着床の進行
2 栄養膜の分化と胚盤の形成
3 胚外中胚葉の発生と
  胚外体腔の形成
4 子宮胎盤循環の成立
5 着床部位の異常

キーワード

栄養膜細胞層
栄養膜合胞体層
一次卵黄嚢（原始卵黄嚢）
二次卵黄嚢
胚外中胚葉
胚外体腔
絨毛膜腔
胚盤葉上層（上胚盤葉）
胚盤葉下層（下胚盤葉）
羊膜
羊膜腔
付着茎
栄養膜腔隙
子宮胎盤循環
ヒト絨毛性ゴナドトロピン
　（hCG）
子宮外妊娠

Summary

着床が完了すると，栄養膜が内層の栄養膜細胞層と外層の栄養膜合胞体層に分化する．やがて栄養膜合胞体層に腔隙ができ，第2週後半にそこへ子宮内膜の母体血が流入して子宮－胎盤循環が始まる．内細胞塊の細胞は胚盤葉上層（上胚盤葉）と胚盤葉下層（下胚盤葉）に分化し，二層性胚盤ができる．胚盤葉上層の細胞に囲まれた羊膜腔が出現する．栄養膜細胞層の内方に胚外中胚葉が現れ，やがてその間にできた腔が胚外体腔（将来の絨毛膜腔）となる．

Point

- 胚が着床すると，栄養膜が内方の栄養膜細胞層と外方の栄養膜合胞体層に分かれる．栄養膜合胞体層が子宮内膜内で広がり，着床が進行する．
- 一次卵黄嚢ができ，その周囲に胚外中胚葉が形成される．やがて，胚外中胚葉の中に腔ができて，これが胚外体腔（将来の絨毛膜腔）になる．
- 内細胞塊の細胞が胚盤葉上層と胚盤葉下層に分化し，胚盤葉下層の細胞が一次卵黄嚢の内壁にそって広がり，卵黄嚢を裏打ちする．
- 胚盤葉上層の細胞が上皮様になりその中に腔ができる．これが羊膜腔で，栄養膜側の上皮が羊膜芽細胞に分化して，これが将来，羊膜となる．胚盤葉下層と接する側の胚盤葉上層の細胞は背の高い上皮様となり，これが主として胚子の外胚葉を作る．
- 胚外体腔が大きくなると，胚盤と羊膜腔，卵黄嚢が一か所で胚外中胚葉によって栄養膜と連絡する．この中胚葉組織が付着茎で，将来，臍帯となる．
- 栄養膜合胞体層の中に腔隙ができ，第2週末までにここへ子宮内膜の母体血が流入して，子宮胎盤循環が始まる．
- 着床後間もなく，栄養膜合胞体層からヒト絨毛性ゴナドトロピン（hCG）が分泌され，母体血中と尿中に検出されるので，これが妊娠の早期診断に用いられる．
- 正常な着床は，子宮の後壁または前壁に起こる．卵管内，腹腔内，子宮頸管などに着床する異常を子宮外妊娠という．異常な部位に着床が起こると，胚子の発育が障害されたり，分娩の障害になるので，臨床的に問題となる．

本章で扱う発生の流れ

発生7日頃	栄養膜細胞層と栄養膜合胞体層が形成される．羊膜腔ができる．

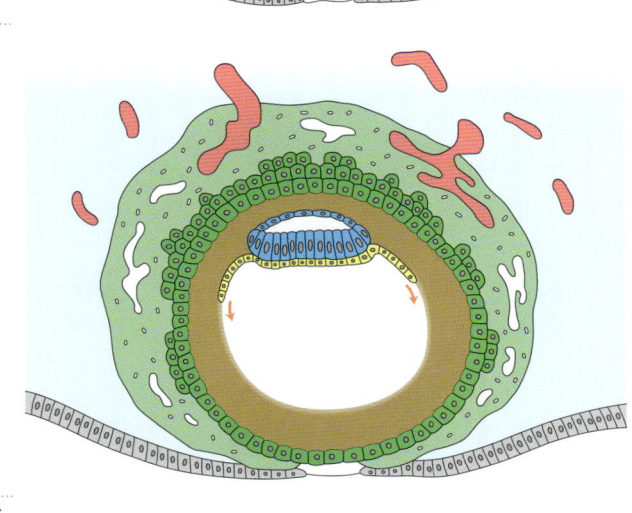

8〜9日頃	胚が完全に子宮内膜に埋没し，着床が完了する．栄養膜合胞体層が着床した胚全体を包む． 内細胞塊が胚盤葉上層（上胚盤葉）と胚盤葉下層（下胚盤葉）に分化する（二層性胚盤の形成）．羊膜腔が出現する．

9〜10日頃	栄養膜細胞層の内方に胚外中胚葉が形成され始める．胚盤葉下層の細胞が胚外中胚葉の内面に沿って広がり．球形の一次卵黄嚢を作る． 栄養膜細胞層の中に腔隙ができる．

第2週後半	胚外中胚葉の中に腔ができ，それらがつながって1つの胚外体腔（後の絨毛膜腔）ができる．胚盤葉下層の細胞に囲まれた腔は二次卵黄嚢となる． 栄養膜合胞体層にできた腔隙に母体血が流入し，子宮ー胎盤循環が始まる． 胚盤が中胚葉性の付着茎（後の臍帯）によって絨毛膜につながる．

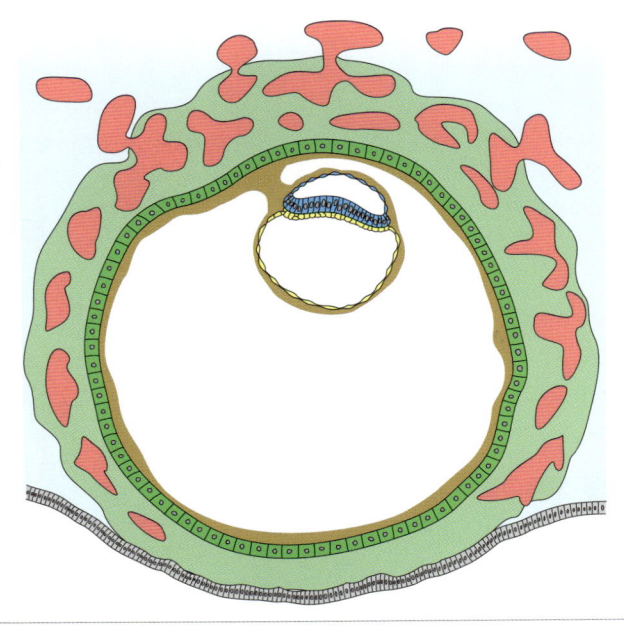

着床開始後数日のうちに，胚が子宮内膜の中へ進入して埋没し，着床が完了する．その間に，栄養膜と内細胞塊のそれぞれで新たな細胞分化が起こり，胚盤葉上層（上胚盤葉）と胚盤葉下層（下胚盤葉）の 2 層からなる二層性胚盤が形成され，体の形成が始まる．

1 着床の進行

受精から約 6 日後に，子宮腔内へ入った胚盤胞は胚子極側から子宮内膜表面へ接着し，酵素の働きで子宮内膜上皮層を破って間質中へ進入していく（図4.1ⓐ）．着床部位の子宮内膜間質の細胞は，着床の刺激と黄体から分泌されるプロゲステロンの作用を受けて特殊な大型細胞に変化する．この組織を**脱落膜** decidua，こ

の変化を**脱落膜反応** decidual reaction という．脱落膜細胞は増殖因子を分泌し，その部位は血管が豊富になって，着床した胚が育ちやすい環境を整える．

一方，脱落膜反応に伴って，その部位の血管近傍のリンパ管が消失する．これは，その部位で免疫反応が抑えられることを示しており，胚子と母体の間で拒絶反応が起こるのを防ぐ役割を果たしていると考えられる．

脱落膜は，後に胎盤の母体部を形成する（☞88頁）．

> **MEMO 4.1 脱落膜反応に関連する分子**
>
> 脱落膜反応が起こる部位の子宮内膜では BMP2 がプロプロテイン変換酵素 proprotein convertase 5/6（PC6）によって活性型になる．BMP2 または PC6 が欠損したマウスでは，脱落膜反応が起こらず着床が阻害されることから，これらの分子が着床に必須と考えられる．

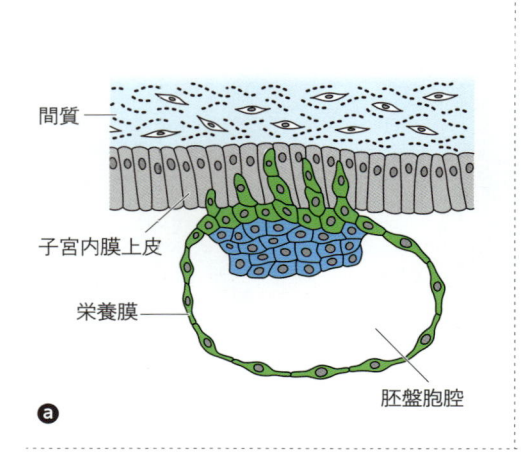

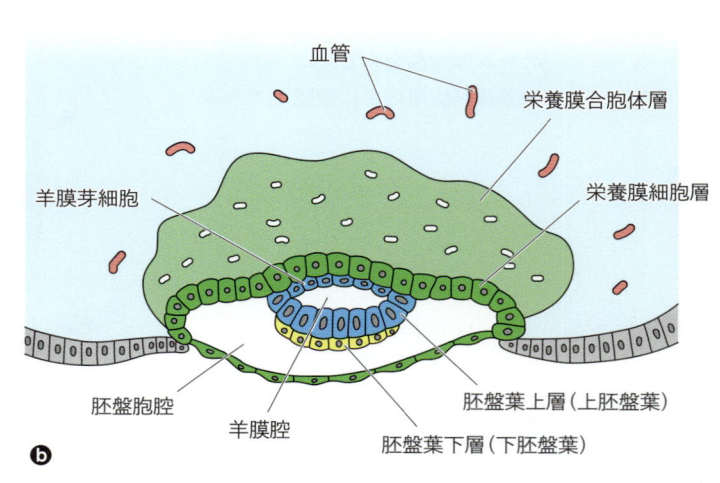

図4.1 着床の進行に伴う胚と栄養膜の変化

ⓐ受精後 6 日.
ⓑ7.5 日.
ⓒ9 日.
栄養膜の侵食作用によって胚盤胞が子宮内膜へ進入し，その過程で栄養膜が合胞体層と細胞層に分かれる．また内細胞塊も胚盤に分化する．

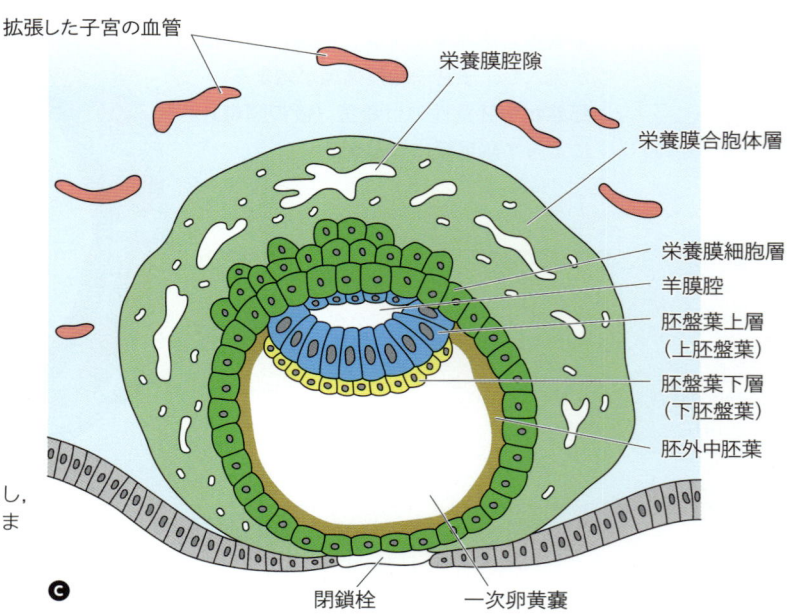

2　栄養膜の分化と胚盤の形成

　受精後7日目頃，子宮内膜へ部分的に埋没した胚盤胞の栄養膜組織が，内外2層の異なる細胞群に分化する（図4.1**ⓑ**）．すなわち，内方にあって細胞境界が明瞭な**栄養膜細胞層** cytotrophoblast と，その外方を取り囲む**栄養膜合胞体層** syncytiotrophoblast である．後者は，細胞同士が融合して細胞境界が消失し合胞体となった組織で，多核に見える．栄養膜細胞層では活発に細胞が増殖していることを示す有糸分裂像が認められるが，合胞体層には分裂像は見られない．栄養膜細胞層の細胞が分裂して増殖しながら，その一部が順次合胞体層へ取り込まれることによって合胞体層が大きくなっていく．

　栄養膜合胞体層が突起を出すように拡がって子宮内膜組織を侵食し，その中で着床した胚全体が大きくなってくる．9日目頃までに胚が完全に子宮内膜へ埋没し，着床が完了する（図4.1**ⓒ**）．着床部位の子宮内膜表面は，一過性にフィブリンの凝固組織で塞がれ，これを**閉鎖栓** coagulation plug という（図4.1，図4.2）．

　一方，内細胞塊を構成していた細胞群にも新たな分化が起こり，2種類の細胞ができる．これらは，円柱上皮様の細胞からなる**胚盤葉上層**（**上胚盤葉**）epiblast と，胚盤胞腔に面した側の立方上皮様の細胞が作る**胚盤葉下層**（**下胚盤葉**）hypoblast である（図4.1**ⓑ**）．両者の間には共通の基底膜が形成される．

　8日頃に上胚盤葉の細胞に囲まれた1つの球形の腔ができる．これが**羊膜腔** amniotic cavity である（図4.1**ⓑ ⓒ**）．胚盤葉下層に接する胚盤葉上層の細胞は背の高い上皮様となり，栄養膜に近い側の背の低い上皮細胞は**羊膜芽細胞** amnioblast になって，これが将来，胚子・胎児を包み込む**羊膜** amnion になる．

　これと並行して，栄養膜の内方に疎な組織である**胚**外中胚葉 extraembryonic mesoderm が生じ，その層に取り囲まれた1つの腔ができる（図4.1**ⓒ**）．これが**一次卵黄嚢** primary yolk sac（**原始卵黄嚢** primitive yolk sac ともいう）で，その壁を作る膜が**胚外体腔膜** exocoelomic cavity（**ヒューザー膜** Heuser membrane）である（図4.3）．

　羊膜腔と一次卵黄嚢はそれぞれ球状に近い形をしているので，両者が接する部分では，胚盤葉上層と下層の細胞が密着してほぼ円盤状の構造ができる．これが**二層性胚盤** bilaminar embryonic disc で，将来この胚盤から胚子の構造が作られる．

3　胚外中胚葉の発生と　胚外体腔の形成

　やがて，胚外体腔膜の内面に沿って，胚盤葉下層の細胞がシート状に拡がっていく（図4.3）．胚外体腔膜と栄養膜の間では，盛んに中胚葉細胞が産生され，胚外中胚葉の層が厚くなってくる．しかしこれ以降，卵黄嚢の発育に比べて，栄養膜胞の拡大していく速度の方が速いため，両者の間が拡がり，胚外中胚葉の中に腔が生じてくる．腔は初め孤立性に複数できるが，やがてそれらが融合して全体として大きな腔となって卵黄嚢を取り囲むようになる．これが，**胚外体腔** exocoelomic cavity（**絨毛膜腔** chorionic cavity）である（図4.4，図4.5）．

　胚外体腔は次第に大きくなり，その結果，胚盤，羊膜腔，卵黄嚢は，胚外体腔の中でその壁の一部から胚外中胚葉組織によって吊り下げられたような格好になる（図4.4）．このように胚外体腔の中にできた新たな内胚葉性の腔を**二次卵黄嚢** secondary yolk sac とよぶ．胚外体腔ができたあとは，栄養膜の内面を覆う胚外中胚葉の組織を**壁側胚外中胚葉** parietal extraembryonic mesoderm，卵黄嚢を覆うものを**臓側胚外中胚葉** splanchnic extraembryonic mesoderm とよんで区別する．やがて，胚外中胚葉組織が胚盤の尾方部分に局在して，胚盤と栄養膜を連結する．これが，後に臍帯となる**付着茎** connecting stalk（**体茎** body stalk）である（図4.5，図4.6）．

図4.2　子宮内膜の着床部位と閉鎖栓

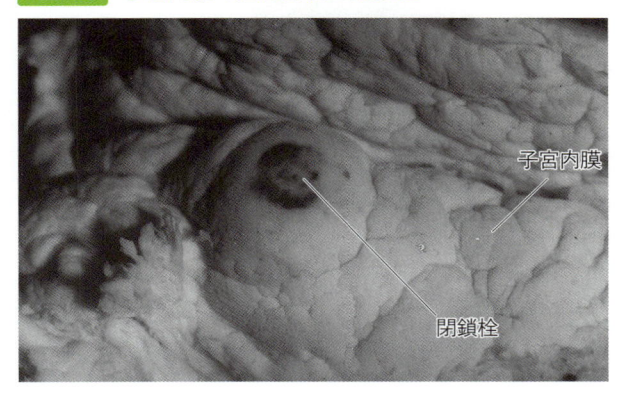

子宮内膜

閉鎖栓

図4.3 栄養膜の分化と胚外中胚葉の形成

9〜10日頃に栄養膜細胞層の内方に胚外中胚葉が形成され，その内面に沿って胚盤葉下層の細胞が拡がっていく．

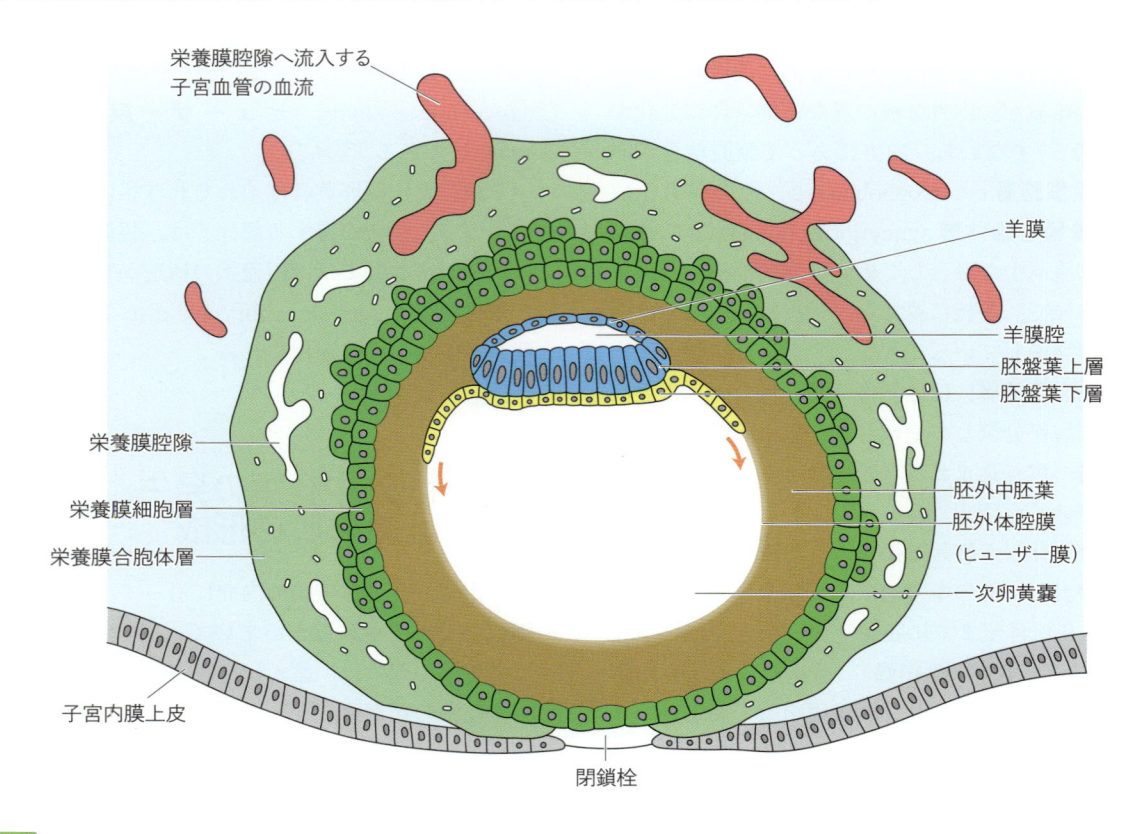

図4.4 12日頃の胚盤胞と栄養膜

栄養膜腔隙の中へ次第に子宮の血流が流入して循環する．胚外中胚葉が増殖するが，その中に腔間が生じてくる．これが互いに融合して大きくなり，胚外体腔となる．

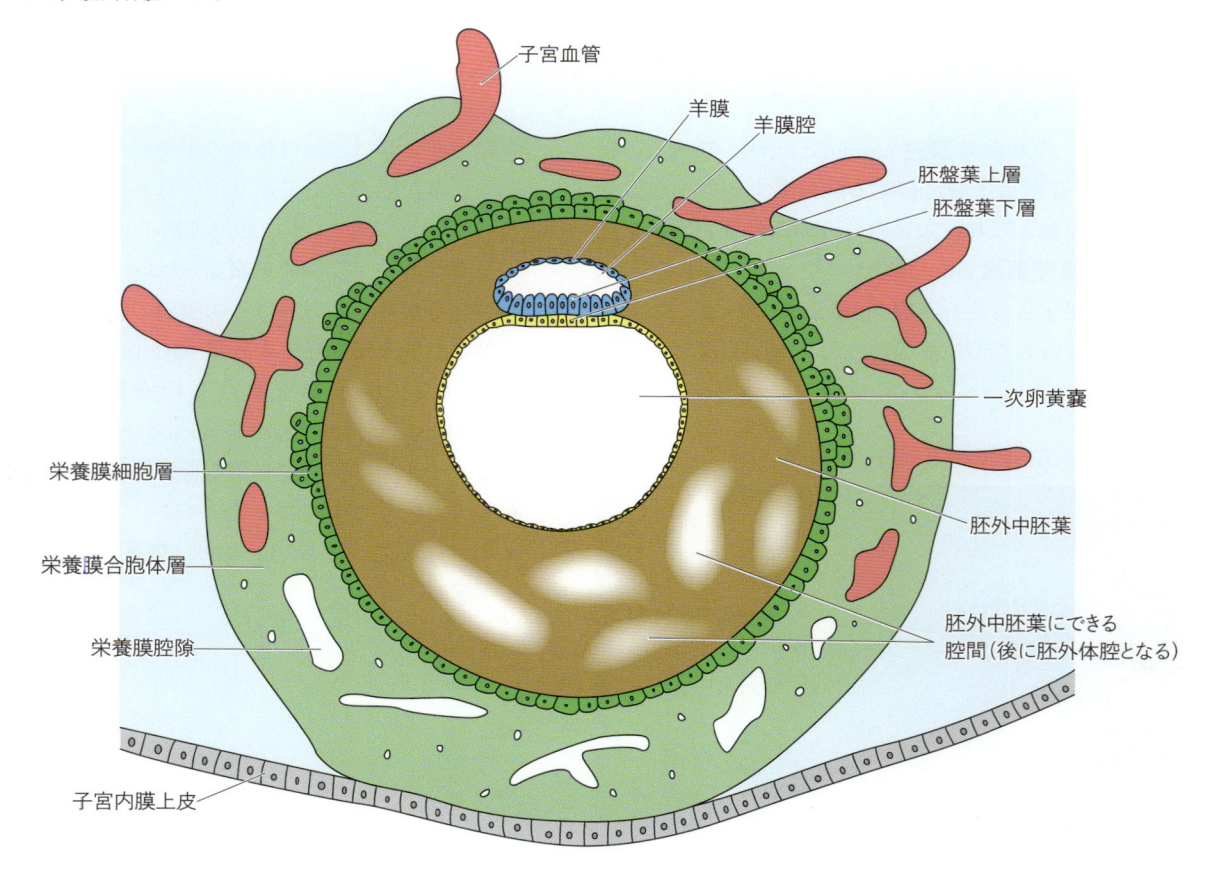

図4.5 胚外中胚葉の変化と胚外体腔の形成（第 2 週終わり）

胚外体腔が広くなり，胚外中胚葉が臓側葉と壁側葉に分かれる．胚盤尾方の中胚葉組織は密になって残り，付着茎（将来の臍帯）となる．栄養膜腔隙に母体血が流入して，母体―胎盤循環が始まる．

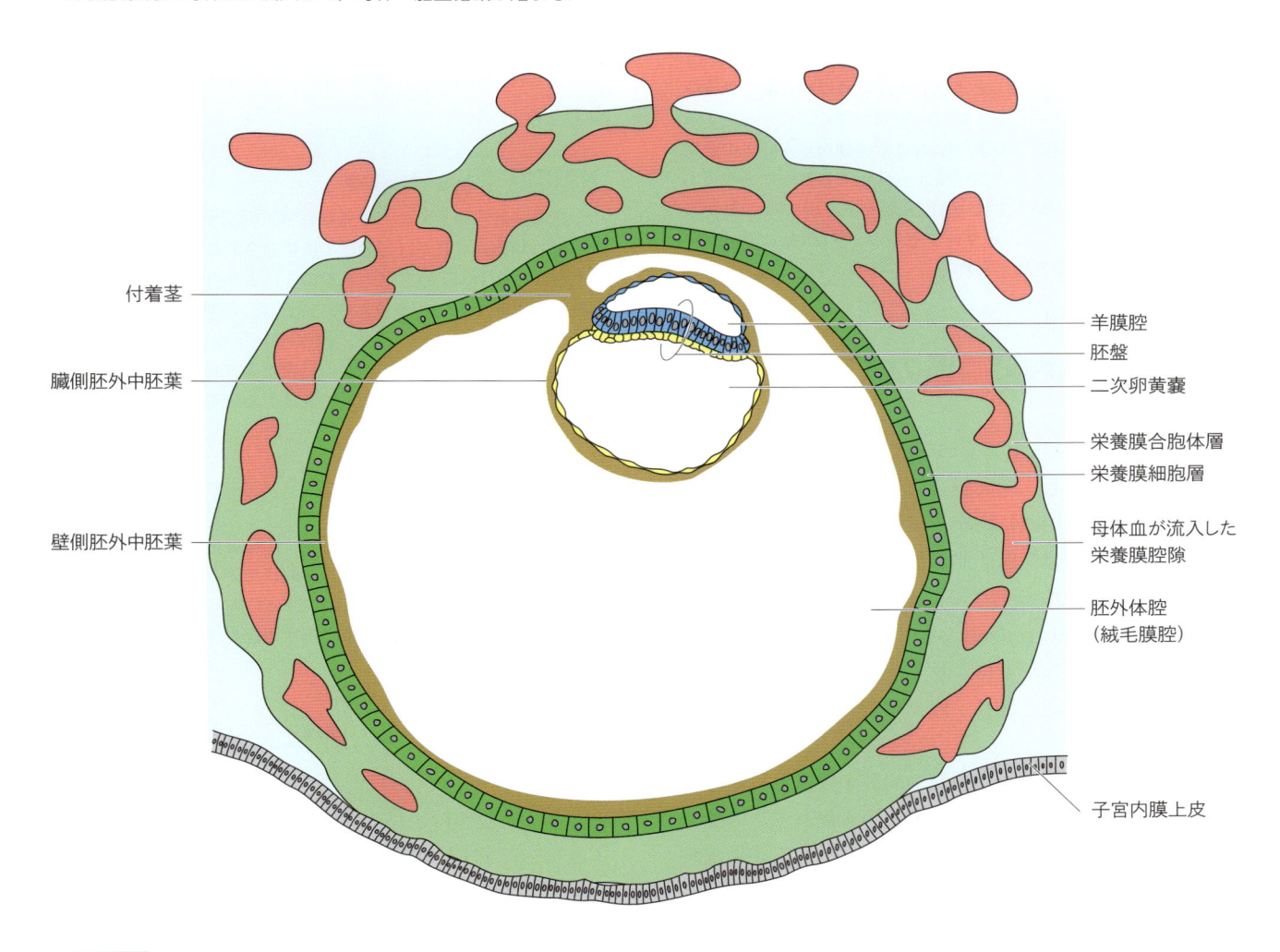

図4.6 妊娠初期の子宮組織とその中の二層性胚盤（16 日胚子）

ⓐ子宮と胚子の組織像．ⓑ胚盤部分の拡大像．

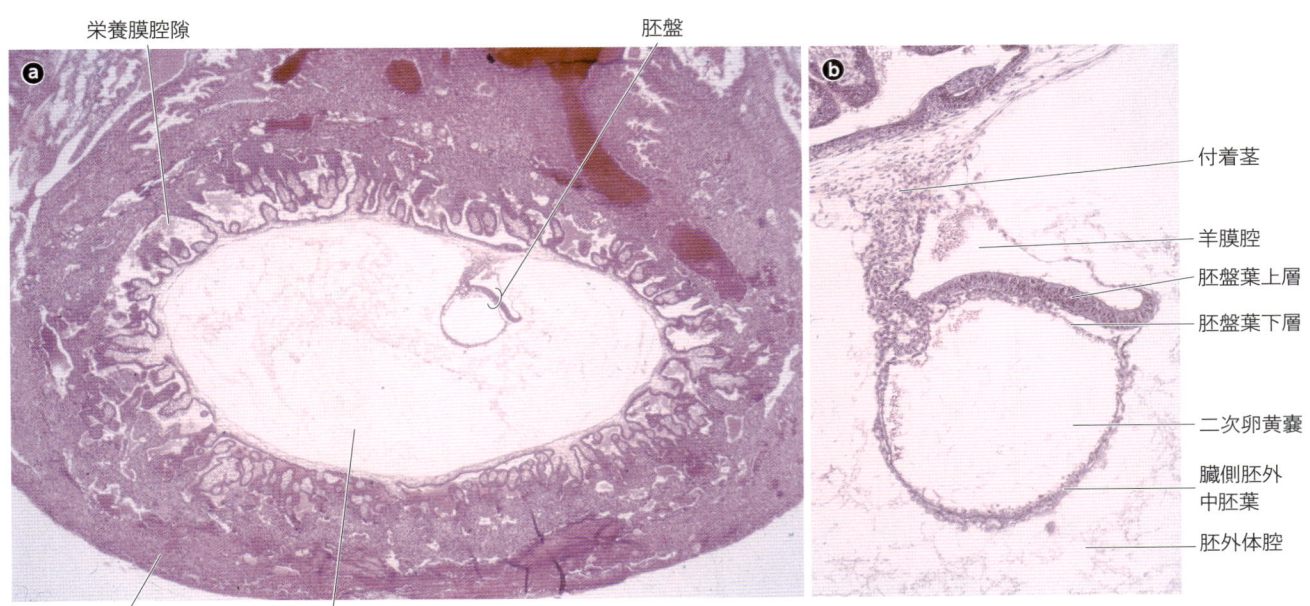

胚外中胚葉の細胞の由来については，栄養膜からできるとする考えがかつては支配的であった．しかし，ニワトリ胚などで，胚盤の尾方端にあって原条（原始線条）を作る一群の細胞が知られており，この部位は**後方辺縁域** posterior marginal zone（**PMZ**）とよばれる．これは哺乳類では確認されていないが，おそらく同様の組織が哺乳類にも存在すると推定されている．下等動物における実験から，胚外中胚葉の細胞は PMZ または原始線条から発生するとの考えが有力である．なお，PMZ では Vg1 遺伝子が発現することから，これが両生類胚の**ニューク―プセンター** Nieuwkoop center と相同の組織と考えられる（☞ 47 頁，Topics）.

4 子宮胎盤循環の成立

受精後 9 ～ 10 日頃までに栄養膜の全体が完全に子宮内膜中に埋没し，栄養膜合胞体層が子宮内膜の間質を侵食しながら周囲に向かって拡がっていく．栄養膜合胞体層の中には，9 日目頃から，液体が貯留した小さい腔隙が散在性に生じてくる（図4.1❻，図4.4）.これを**栄養膜腔隙** trophoblastic lacunae という．栄養膜組織が周囲へ拡がるにつれて，その中の腔隙は相互に融合して迷路状となり，徐々に広くなっていく（図4.3，図4.4）.

栄養膜合胞体層が子宮内膜の間質を侵食していくにつれて，栄養膜は母体側の子宮血管も侵食するので，その結果，子宮内膜の動脈から噴出した血液が栄養膜腔隙に流入し，そこを循環した後，静脈側の血管に入って子宮静脈へ戻る（図4.4，図4.5）.すなわち，ここで母体の血液が胚子側の組織である栄養膜の中を循環

するようになったわけで，これが**子宮胎盤循環** utero-placental circulation の始まりである．この循環は，ふつう第 2 週終わりまでに始まる．それまで周囲の子宮内膜組織からの拡散によってのみ栄養や酸素を得ていた胚子側の組織は，これ以後，直接母体血から栄養と酸素を受ける．

着床後数日のうちに，栄養膜合胞体細胞層から hCG が分泌され始め，これが妊婦の尿中に排泄される．したがって，女性の尿中 hCG 値を測定することにより，着床の数日後に妊娠を診断することができる．最近は，簡便な尿中 hCG 測定法ができているが，これは 100％確実な診断法ではなく，しばしば偽陽性または偽陰性の結果が得られるので，陽性反応が見られた場合には産婦人科医による確定診断を受ける必要がある．

性行為後（およそ 72 時間以内）に妊娠を阻害する目的で服用される緊急避妊薬があり，一般に**モーニングアフターピル** morning-after pill とよばれる．エストロゲンとプロゲステロンを含有し，排卵抑制と着床阻害の作用がある．

5 着床部位の異常

通常，胚盤胞は子宮の前壁または上壁に着床する．まれに内子宮口 の近くに着床することがあるが，その場合には胚の発育とともに胎盤が内子宮口にかかり，**前置胎盤** placenta previa となる危険がある．前置胎盤は，妊娠後期または分娩時にしばしばその部位から

図4.7 着床部位の異常
ⓐ腹膜着床.
ⓑ卵管膨大部着床.
ⓒ卵管内着床.
ⓓ頚管着床.
ⓔ卵巣着床.

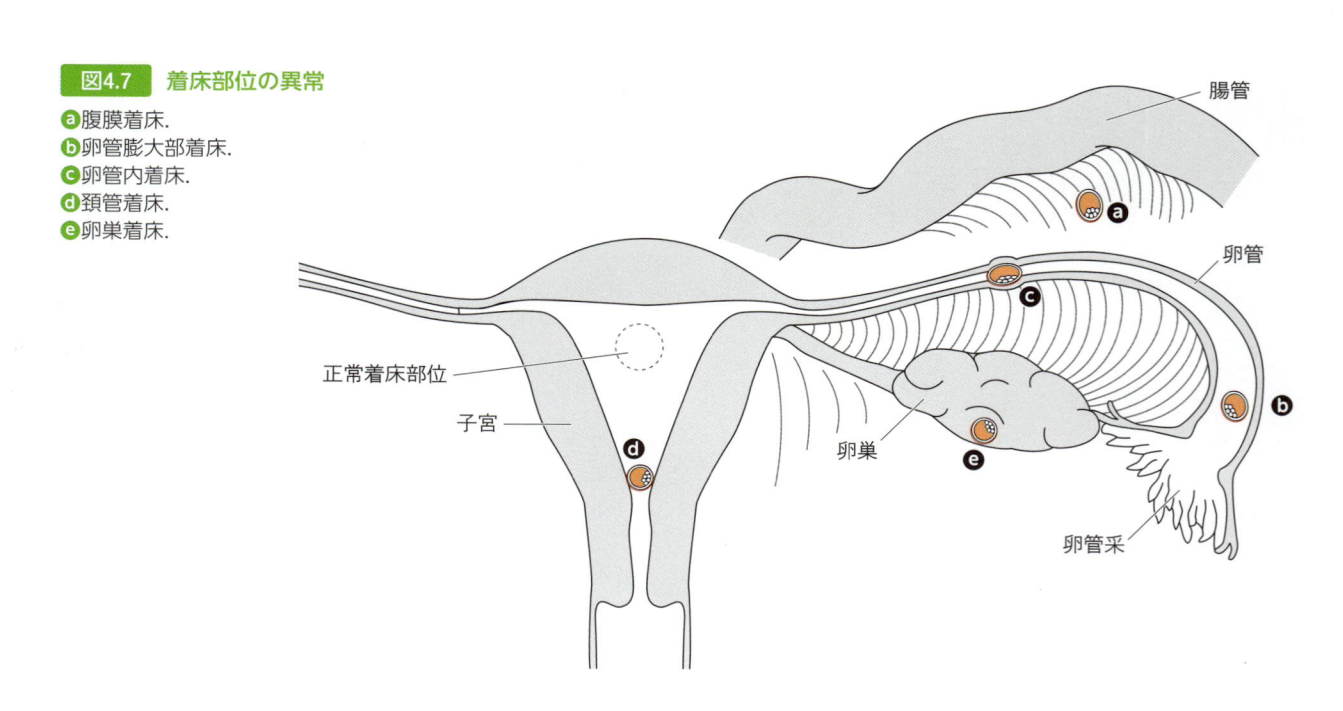

腸管
卵管
正常着床部位
子宮
卵巣
卵管采

大量出血を起こすことがあり，また，分娩の障害になるので，多くの場合，帝王切開の適応となる（☞91頁，MEMO 8.4）．

　胚盤胞が子宮腔の外に着床して育つことがある．これを **子宮外妊娠** extrauterine pregnancy, ectopic pregnancy といい，卵巣，卵管，腹腔の腹膜など様々な場所で起こり得る（図4.7）．子宮外妊娠は，受精卵が卵管へ取り込まれなかったり，卵管に通過障害があるため受精卵の移動が障害されることによって起こる．子宮外妊娠は100〜200例の妊娠に1例の頻度で起こ

る．子宮外妊娠の大半（95％以上）は卵管妊娠である．卵巣妊娠，腹腔妊娠はまれである．卵管や骨盤の炎症の既往が，卵管妊娠のリスクファクターの1つである．子宮外妊娠の場合，胚子は2か月頃に死亡することが多いが，卵管内で胚子と胎盤がある程度以上大きく発育してくると，卵管が伸展できないため破裂して大出血を起こすことがある（**卵管破裂** tubal rupture）．その場合は，直ちに開腹手術を行わなければ母体の生命の危険を伴うことが多い．

4

復習問題

1　着床はどのタイミングで起こるか．
　ⓐ受精後24時間　ⓑ受精後約2日　ⓒ受精後3〜4日　ⓓ受精後5〜6日　ⓔ受精後8〜10日

2　栄養膜細胞層の細胞が分泌するホルモンは何か．
　ⓐエストロゲン　ⓑオキシトシン　ⓒプロラクチン　ⓓサイロキシン　ⓔヒト絨毛性ゴナドトロピン

3　栄養膜について正しいものはどれか．
　ⓐ栄養膜合胞体層で細胞が増殖する　ⓑ栄養膜細胞層では細胞間の境界が明瞭である
　ⓒ栄養膜細胞層の中に栄養膜腔隙ができる　ⓓ栄養膜細胞層が栄養膜合胞体層を取り囲む
　ⓔ栄養膜の周囲を胚外中胚葉が取り囲む

4　栄養膜細胞から分化するのはどれか．
　ⓐ羊膜細胞　ⓑ脱落膜細胞　ⓒ卵黄嚢上皮　ⓓ胚盤葉　ⓔいずれでもない

5　付着茎について正しくないのはどれか．
　ⓐ胚外中胚葉の細胞によってできる　ⓑ胚外体腔の中で子宮の深部側にできる
　ⓒ血島が発生する　ⓓ後に臍帯となる　ⓔ胚盤の原始線条と反対側に付く

6　後に絨毛膜腔となるのはどれか．
　ⓐ原始卵黄嚢　ⓑ二次卵黄嚢　ⓒ栄養膜腔隙　ⓓ胚外体腔　ⓔ羊膜腔

7　受精後8日のヒト胚について正しいのはどれか．
　ⓐ栄養膜細胞層と栄養膜合胞体層が認められる　ⓑ原始卵黄嚢が形成されている　ⓒ胚外体腔が形成されている
　ⓓ栄養膜腔隙に母体血が流入している　ⓔ付着茎が形成されている

8　胚外体腔の壁の表面を形成するのはどれか．
　ⓐ栄養膜細胞層　ⓑ栄養膜合胞体層　ⓒ羊膜上皮　ⓓ卵黄嚢上皮　ⓔ胚外中胚葉

9　受精後10日のヒト胚に見られるのはどれか．
　ⓐ透明帯　ⓑ胚盤胞腔　ⓒ羊膜腔　ⓓ脊索　ⓔ原始心筒

10　子宮外妊娠が最も好発する部位はどこか．
　ⓐ卵巣内　ⓑ腸間膜　ⓒ卵管内　ⓓ子宮頚管　ⓔ腟円蓋

☞解答は249頁

chapter 5

三層性胚盤（発生第3週）

本章の内容

1 原始線条の形成
2 胚内中胚葉の発生
3 脊索突起と脊索の形成
4 沿軸中胚葉の発生と分化
5 胚内体腔の発生
6 外胚葉の分化と神経管の形成
7 初期血管系の発生
8 胚葉の分化

キーワード

原始線条
胚内中胚葉
間葉
外胚葉
内胚葉
三層性胚盤
原始窩
脊索突起
脊索
神経腸管
沿軸中胚葉
体節
側板中胚葉
胚内体腔
神経外胚葉
表皮外胚葉
神経溝
神経管
血島
内皮管
血球芽細胞
原始血管系

Summary

　原始線条の部位から胚内中胚葉が発生し，それが胚盤葉の上層と下層の間で広がって三層性胚盤ができる．原始線条頭方端の原始結節の部位から頭方へ向かって脊索突起が伸び，後に充実性の脊索となる．脊索は体軸の中心にあり，脊柱などを誘導する．背側の外胚葉が肥厚し，正中線上で陥入して神経溝となる．脊索の左右にある沿軸中胚葉が分節状に凝集して体節を形成する．中胚葉の中では，血管内皮と血球のもとになる血島が散在性に発生し，それがつながって原始血管系が形成される．

Point

● 胚盤尾方に原始線条が現れ，胚盤の正中軸と頭尾方向が明確になる．

● 上皮性に残った胚盤葉上層の細胞が外胚葉となり，原始線条から落ち込んだ細胞の一部が胚盤葉下層にとり込まれて内胚葉に分化する．

● 原始線条から深部に落ち込んだ細胞の多くが胚内中胚葉に分化する．胚内中胚葉は外胚葉と内胚葉の間を広がってゆき，ここに三層性胚盤ができる．

● 原始線条頭方端の原始窩から中胚葉性の脊索突起が頭方へ向かって伸び，後に充実性の脊索となる．脊索は体軸を規定し，神経管や脊柱が形成される際に重要な役割を果たす．

● 脊索の左右にある沿軸中胚葉が分節状に凝集して体節を作る．体節は，体幹の分節構造のもととなる．

● 沿軸中胚葉の側方にある側板中胚葉の中に腔ができ，胚子の左右と頭方につながる馬蹄形の腔が形成される．これが胚内体腔で，将来の心膜腔，胸膜腔，腹膜腔のもとになる．

● 外胚葉組織が胚盤の背部で肥厚し，神経外胚葉となる．その外側は比較的薄い表皮外胚葉に続く．神経外胚葉が正中部で落ち込んで神経溝となり，その左右のヒダが互いに癒合して神経管を作る．神経管は，脳と脊髄の原基である．

● 胚外中胚葉のあちこちで，中胚葉細胞が凝集して血島を作る．血島から内皮管と血球芽細胞が分化し，内皮管がつながって原始血管系が形成されていく．

本章で扱う発生の流れ

15 ～ 16 日	原始線条が形成され，その頭方端が原始結節となる. 原始線条の部位で深部に陥入した細胞が，胚盤葉上層と胚盤葉下層の間で胚内中胚葉を作る.	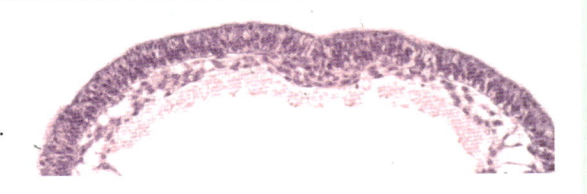
17 日	原始結節から頭方へ伸びた中胚葉細胞が脊索突起を作る. 沿軸中胚葉，中間中胚葉，側板中胚葉が形成される. 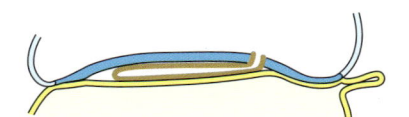	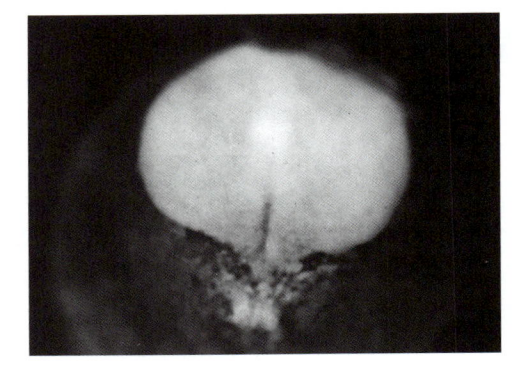
18 ～ 19 日	沿軸中胚葉が分節状になり，体節の形成が始まる. 側板中胚葉が臓側板と壁側板の 2 葉に分かれる. 胚内体腔の形成が始まる. 頭方の外胚葉が神経板を作り，正中部が落ち込んで神経溝となる. 口咽頭膜と排泄腔膜ができる. 卵黄嚢壁に血島が現れる. 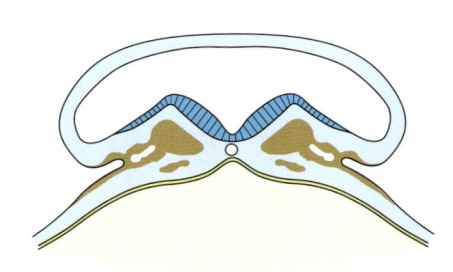	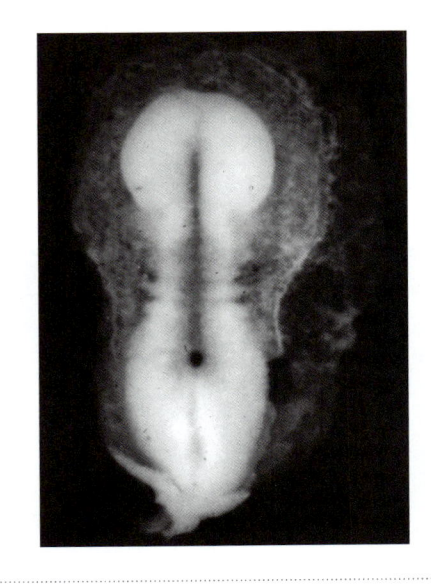
20 ～ 21 日	充実性の脊索ができる. 42 ～ 44 対の体節が形成される. 神経溝が深くなる.	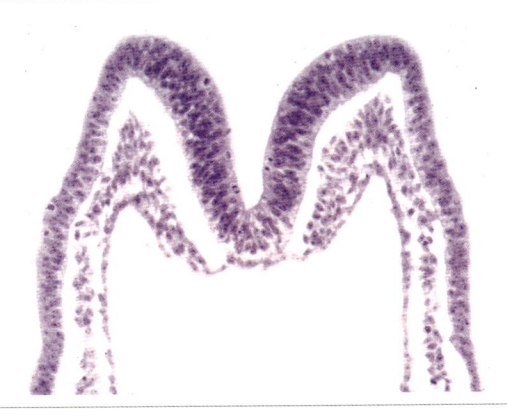

第3週に入ると，胚盤に正中軸が形成され，胚盤の頭尾方向と左右が決定される．同時に，胚盤葉の上層と下層の間に胚内中胚葉が形成される．上皮性に残った胚盤葉上層が外胚葉となり，原始線条から落ち込んだ細胞の一部が胚盤葉下層にとり込まれて内胚葉に分化する．体のすべての組織は，これら3つの胚葉のいずれかから形成される．第3週の後半には，脳と神経の原基や血管系の形成が始まる．

1 原始線条の形成

胚盤は，第2週には円形または楕円形で，その表面は無構造に見えたが，第3週に入ると胚盤に明らかな変化が現れる．付着茎に近い部分の胚盤で，外胚葉の一部が直線状に肥厚してひとすじの高まりを作る．これが**原始線条**（原条ともいう）primitive streak であり，初めは胚盤の直径の 1/3 〜 1/2 の長さをもつ（図5.1）．間もなく原始線条の中央部が落ち込んで溝状になり，これを**原始溝** primitive groove とよぶ．原始線条は胚盤の正中線を構成し，また，原始線条は胚盤の尾方寄

りにできるため，原始線条の出現によって，胚盤の正中軸と頭尾の方向が定まり，胚の頭，尾，左，右の方向が明瞭になる．原始線条ができて間もなく，その頭方端が特に肥厚して高まりを作る．これが**原始結節**（原結節）primitive node である（ニワトリ胚の**ヘンゼン結節** Hensen's node に相当する）．

原始線条と原始結節は，下等動物の胚に見られる**原口** blastopore が頭尾方向に伸びたものと考えることができる．その後，胚盤全体が頭尾方向に長くなるので，それにつれて原始結節は相対的に胚盤の尾方に局在するようになる．原始結節は，中胚葉から脊索，体節，側板などが形成されるのを誘導する重要な形成中心である．

> **MEMO 5.1** 原始結節とオーガナイザー
>
> ニワトリ胚などで原始結節（ヘンゼン結節）を胚盤の別の部分に移植すると，その部分に脊索，神経管，体節などを含む第二の体軸ができる（図5.2）．したがって，原始結節は，体軸を形成するという機能において両生類胚におけるシュペーマン Spemann の**オーガナイザー** organizer に相当する構造物と考えられる（☞ Topics）．

図5.1 受精後 17 日のヒト胚盤
（羊膜腔を開き，背面から見た像）

胚盤尾方正中部に原始線条が認められる．胚盤の径 0.8 mm.

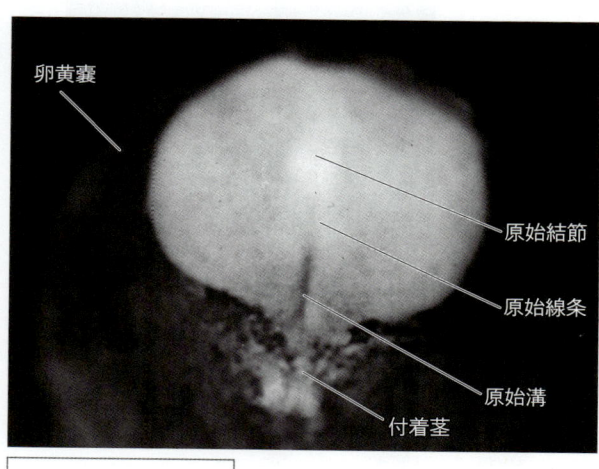
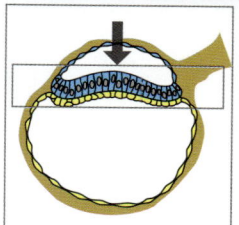

図5.2 ニワトリ胚のヘンゼン結節移植による異所性の体軸誘導 (Waddington, 1933)

ヘンゼン結節を切除して他の胚盤へ移植すると，その部位で異所性に第二の体軸が形成される．

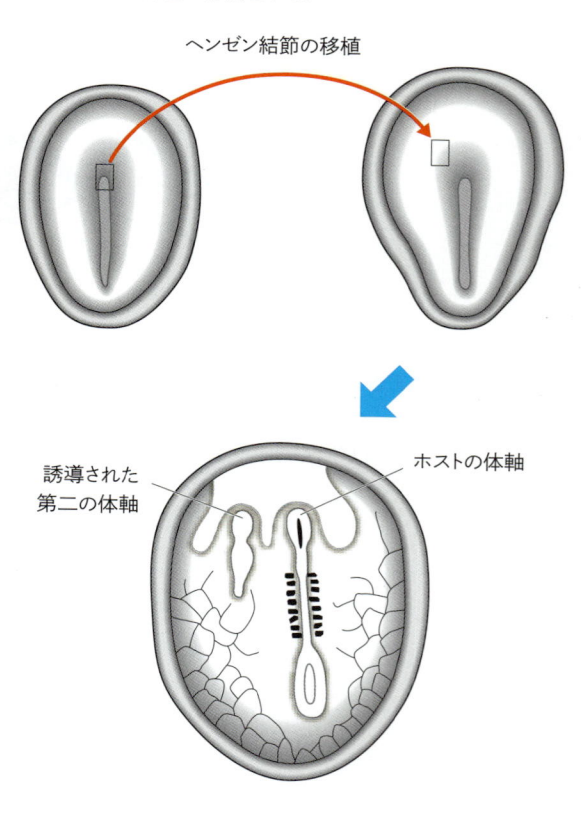

Topics　オーガナイザー

体軸の形成については，20世紀初めのシュペーマン H. Spemann とマンゴルト H.Mangold の実験（1924）が有名である．イモリの初期原腸胚の原口上唇部の一部を切り取り，それを同じ発生段階にある別の胚の腹側の予定表皮域に移植したところ，移植片はそこで原腸陥入を起こして第二の体軸を形成し，イモリの二重体が発生した（図5.3）．移植部位では，移植片から脊索とその他の中軸中胚葉が異所性に形成され，ホストの細胞から体節と神経管が形成された．すなわち，移植された原口上唇部の組織が，ホスト腹側組織の本来の分化運命を変えて神経管と背側中胚葉を誘導し，また移植した胚に異所性に前後（頭尾）軸と背腹軸を形成することが明らかになった．神経管の誘導と体軸の形成に必須であるこの組織を彼らはオーガナイザーと名づけた．ニワトリ胚でも，原始結節の組織を別の胚の原始結節以外の部位に移植すると，そこから異所性に第二の体軸が形成される（図5.2）．

オーガナイザーには Goosecoid, nodal, Lim-1, HNF3b などの分子が発現することが知られており，それらの分子が哺乳類胚の原始線条や原始結節に時期特異的，部位特異的に発現することも確認されている．

両生類胚では受精直後に皮質が回転し，それに伴って植物極の背側にある細胞が，自身が内胚葉へと分化しながら，卵の赤道に近い動物極側の細胞を誘導して背側中胚葉に分化させる．植物極の前者の細胞群をニュークープセンター Nieuwkoop center とよび，後者の中胚葉組織がオーガナイザーに相当する．ニュークープセンターから分泌される背側化シグナル（Vg1, Noggin, activin, Wnt 蛋白など）がオーガナイザーを誘導すると考えられている．すなわち，体軸の形成には ニュークープセンターとオーガナイザーの両者が必要である．

図5.3　シュペーマンとマンゴルトの実験

イモリの初期原腸胚の原口上唇部の一部を別の胚の予定表皮域に移植したところ（ⓐ），そこで異所性に原腸陥入が起こり（ⓑ），第二の体軸が形成された（ⓒ ⓓ）．

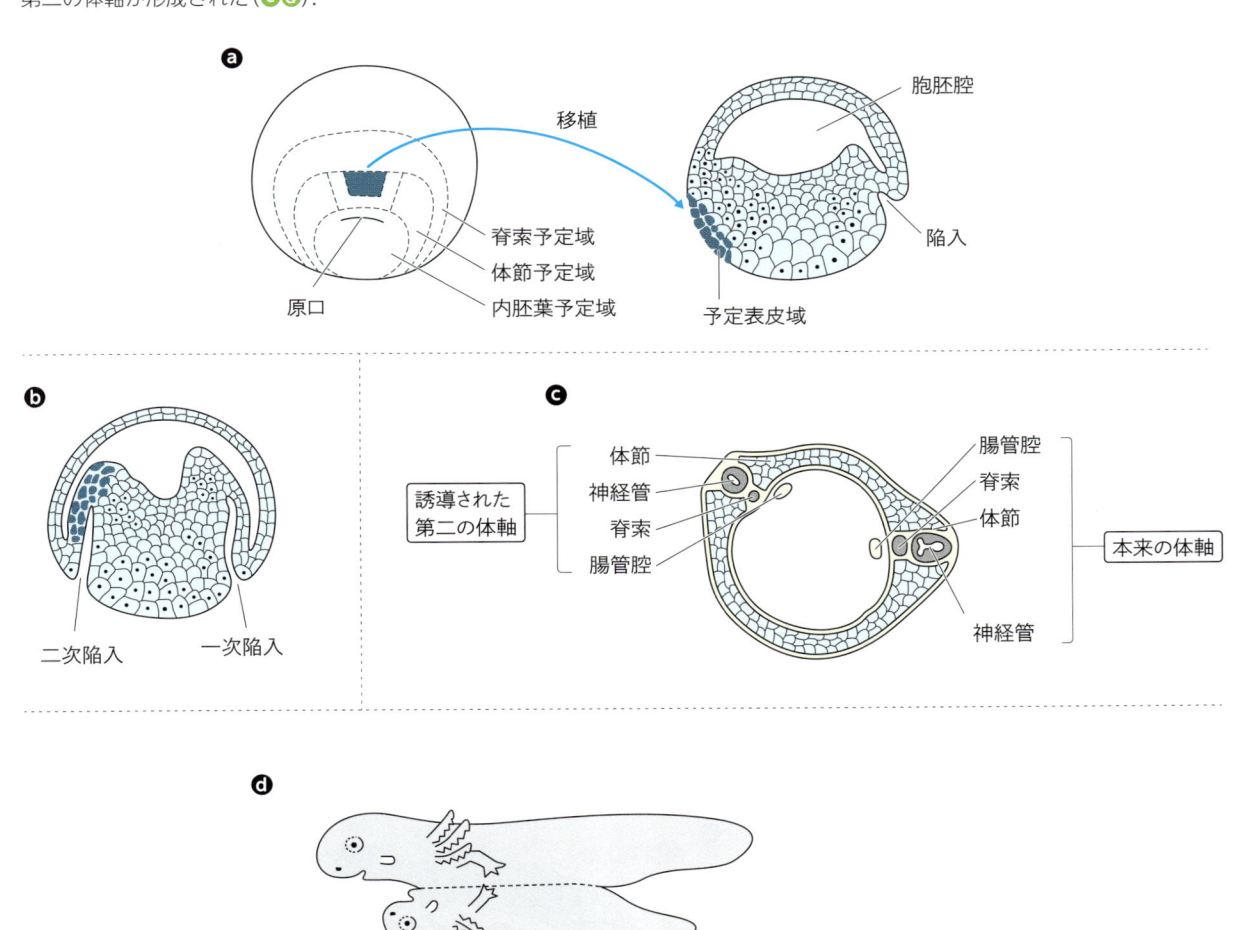

2 胚内中胚葉の発生

原始線条とその周辺では，新しい細胞が産生され，活発な細胞の運動と分化が起きる．原始線条の左右で増殖した胚盤葉上層の細胞は，原始線条の方向へ移動し，原始溝に巻き込まれるようにしてその深部へ落ち込んでいく（図5.4）．胚盤葉上層は基底膜に裏打ちされた上皮性の構造をもっているが，原始溝の基底層を通り過ぎた細胞は，接着性を失って非上皮性となり胚盤葉の2層の間に拡がっていく．こうして新たに産生された細胞は，細胞間隙が広く多数の突起で細胞同士が連絡している．これが**胚内中胚葉** intraembryonic mesoderm である．

なお，上皮性に残った胚盤葉上層は外胚葉となり，原始線条から落ち込んだ細胞の一部が胚盤葉下層にとり込まれ，そこで内胚葉に分化する（図5.4**ⓑ**）．

MEMO 5.2 間葉細胞

胚内中胚葉を作る細胞は，多分化能をもつ未分化な**間葉細胞** mesenchymal cell であり，これによってできる疎な胚性結合組織を**間葉** mesenchyme と総称する．間葉の多くは中胚葉由来であるが，頭部では外胚葉性の間葉も発生する（☞ 第17章，224頁）．間葉細胞は，フィブロネクチンを分泌し，それが細胞間基質のコラーゲンの間に蓄積する．フィブロネクチン受容体を介して，間葉細胞と基質が結合する．フィブロネクチン受容体の細胞内ドメインが細胞骨格のマイクロフィラメントと微細管に結合し，これらの分子が間葉細胞に特徴的な多くの突起をもった細胞の形を作っている．

MEMO 5.3 内胚葉細胞の由来

かつては卵黄嚢上皮が内胚葉に分化すると考えられていたが，胚盤葉上層由来の細胞が胚盤葉下層の細胞をおしのける

ようにして拡がり（図5.4），内胚葉に分化することが明らかにされた．すなわち，胚の三胚葉はすべて胚盤葉上層由来である．

原始線条の部位で産生された胚内中胚葉は，外胚葉と内胚葉の間で左右に向かって拡がり，さらに増殖しながら頭方へも遊走して拡がっていく（図5.5）．その結果，胚盤の厚さが増すとともに，胚盤が次第に頭尾方向に長くなっていく（図5.6）．

胚内中胚葉は，外胚葉と内胚葉の間でサンドイッチのようになって拡がっていくが，正中線上の頭方端に近い部位と尾方端の2か所では，外胚葉と内胚葉の接着が強く，両者の間に中胚葉が入り込まない．前者が**脊索前板** prochordal plate，後者が**排泄腔板** cloacal plate であり，将来，前者は口，後者は尿生殖器と肛門の出口になる部位である（図5.5）．なお，脊索前板は脳の分化誘導に重要な役割を果たす．

中胚葉組織は，胚盤の周辺部で胚外中胚葉とつながり，両者の境界は明瞭でなくなる．

3 脊索突起と脊索の形成

18日頃に，原始線条の頭方端に**原始窩** primitive pit とよぶ小さな凹みができる．この凹みが深くなり，細い管状の突起となって，外胚葉と内胚葉の間を頭方に向かって伸び，脊索前板にまで達する．この管の壁は上皮様の中胚葉細胞で作られるので，正中線上に中胚葉性の一本の管ができる．これを**脊索突起** notochordal process とよぶ（図5.5，図5.7**ⓐ**）．

脊索突起は，初め管状の構造物であるが，それが内胚葉と接する腹側部分で細胞死が起こり，18〜19日

図5.4 原始線条における胚内中胚葉の発生（胚盤横断面）

ⓐ 16日ヒト胚の原始線条を通る横断面．
ⓑ 胚内中胚葉の発生を示す模式図．
原始線条で産生された胚内中胚葉は，一部が胚盤葉下層に取り込まれるが，その他は胚盤葉の2層の間で増殖しながら拡がっていく．

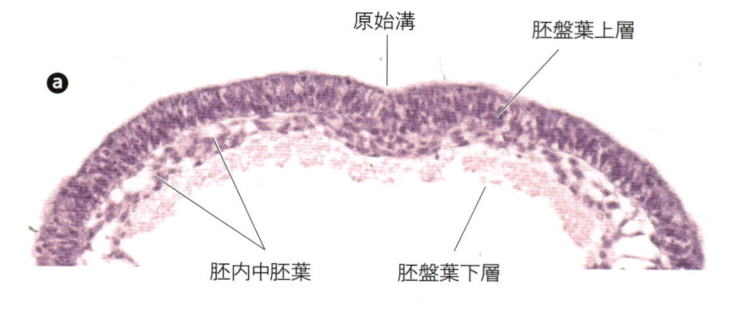

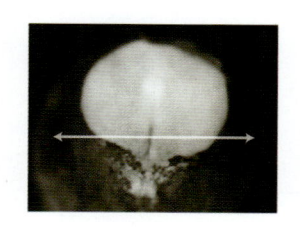

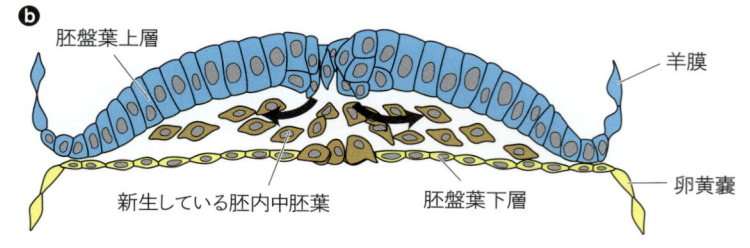

図5.5 胚盤における胚内中胚葉の遊走と拡がり
（胚盤の背方から見た模式図）

外胚葉と内胚葉の間を胚内中胚葉が矢印の方向に拡がっていく.

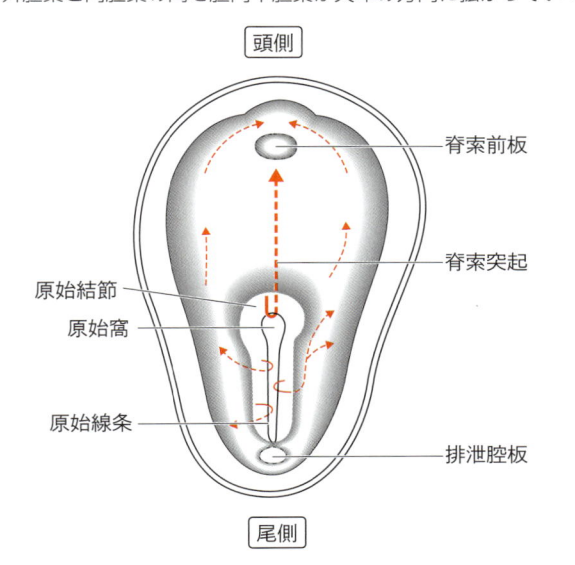

図5.6 19日ヒト胚

胚盤が頭方へ伸び，原始線条が尾方に局在する．原始線条の頭方端に神経腸管が認められる．体長 1.5 mm，体節数 3.

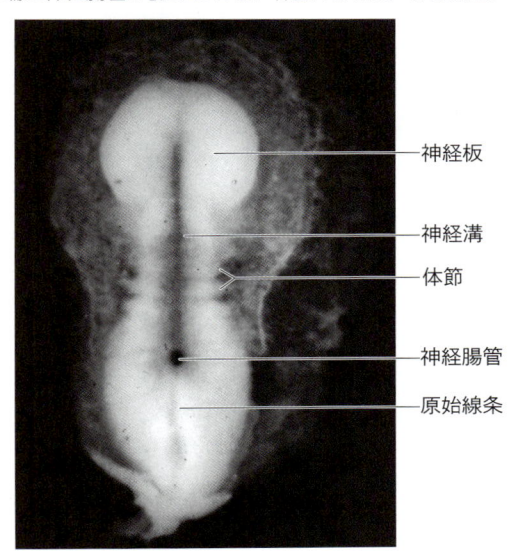

図5.7 脊索突起と脊索の形成

ⓐ 18日．原始窩から陥入した脊索突起が脊索前板の近くまでのびる.

ⓑ 19日．脊索突起の下面が崩壊し，神経腸管によって卵黄嚢と羊膜腔が一時的に交通する.

ⓒ 20日．脊索突起の下面が修復され，棒状の脊索ができる．神経腸管は消失する.

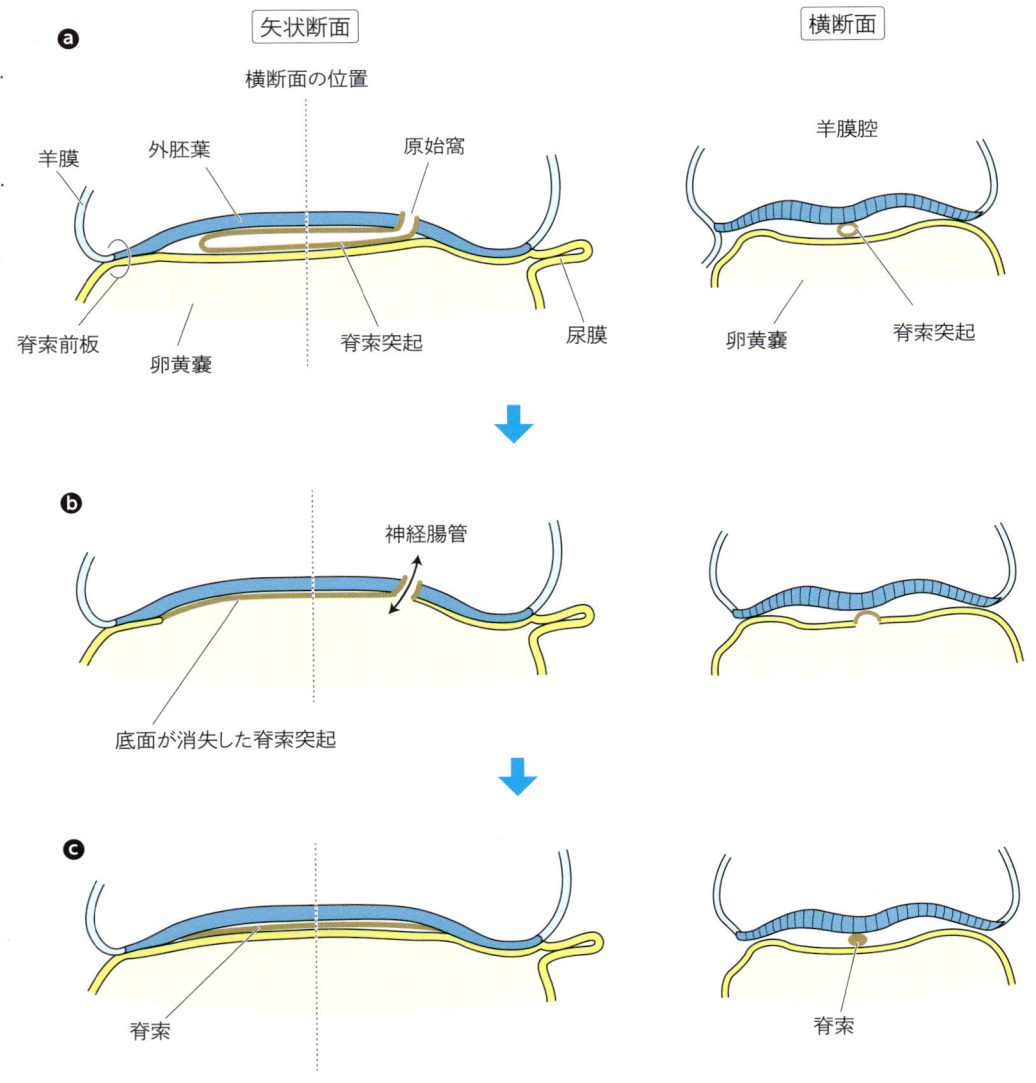

に，脊索突起の全長にわたって下面の構造が崩壊し，その内腔が卵黄嚢に開く（図5.7ⓑ）．こうして脊索突起が管状構造を失うと，原始窩を通じて羊膜腔と卵黄嚢が一時的に交通する．この通路を**神経腸管** neurenteric canal とよぶ（図5.6，図5.7ⓑ）（後に，外胚葉から神経組織ができ，卵黄嚢の内胚葉上皮が腸管の上皮になるので，この名がついている）．

一時的に崩壊した脊索突起の下面は，間もなく卵黄嚢壁の内胚葉上皮によって修復されるが，脊索突起の管状構造は回復せず，残った組織が棒状の**脊索** notochord となる（図5.7ⓒ，図5.8）．脊索は，体軸を規定し，神経管および脊柱が形成される際にそれらを誘導する重要な構造物であるが，いったん脊柱が形成された後には脊索の大部分が消失する（☞ 117頁，MEMO 10.6）〔下等動物の一種である脊索動物（ナメクジウオなど）においては，脊索そのものが成体の骨格を形成する〕．

脊索の形成に伴って，神経腸管は消失する．

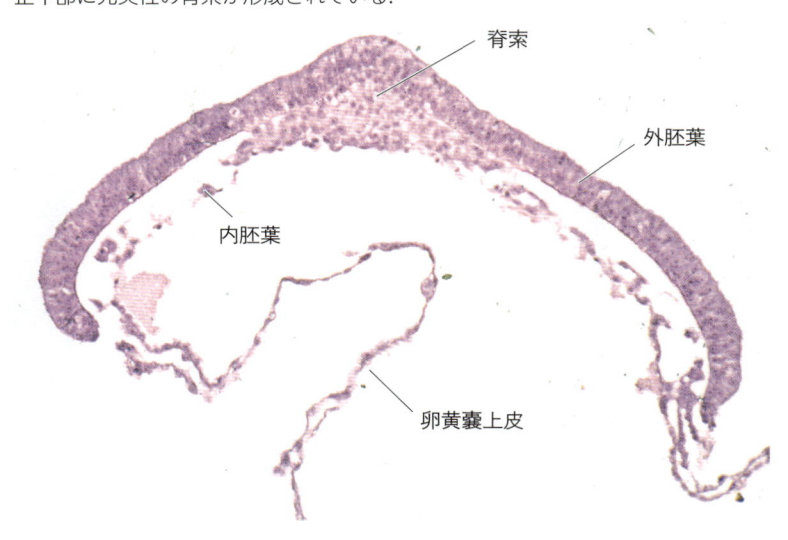

図5.8 17日胚子の脊索（横断面）
正中部に充実性の脊索が形成されている．

（図中ラベル：脊索，外胚葉，内胚葉，卵黄嚢上皮）

MEMO 5.4 脊索腫

正常発生過程においては脊索の大部分が消失してしまうが，何らかの原因で脊索の遺残物が椎体内に残ると，それが将来悪性腫瘍化することがある．これが**脊索腫** chordoma であり，仙尾椎部に起こることが多い．

4 沿軸中胚葉の発生と分化

外胚葉と内胚葉に挟まれた胚内中胚葉組織では，第3週中頃までに，その構成に変化が起こる．脊索の左右で中胚葉細胞が集まって縦方向に密度を増し，**沿軸中胚葉** paraxial mesoderm を形成する（図5.9ⓐ）．それよりも側方に位置する中胚葉は，やや扁平な組織である**側板** lateral plate を形成し，側板の中胚葉は，その外側の胚外中胚葉と連続している．

このあと，沿軸中胚葉は，左右対称的に凝集して分節状の構造物を作る（図5.9ⓑ）．これが**体節** somite であり，体幹の分節構造（椎骨，体幹の筋，皮膚節など）のもとになる重要な構造物である．体節の形成は頭方から尾方に向かって順に進み，第5週末までに42〜44対が形成される．第3週中頃以降は，体節の膨らみが背部の体表からも認められる（図5.10）．体節数は発生の進行とともに増加するので，胚子期前半には発生の進行度を体節数で表すことがある．

なお，沿軸中胚葉と側板の間に位置する中胚葉を**中間中胚葉** intermediate mesoderm とよぶ（図5.9ⓑ）．中間中胚葉は，主として泌尿生殖器系の発生に関与する（☞ 第15章，178頁）．

MEMO 5.5 ホメオティック遺伝子

体節など体の分節的な構造の形成と分化は，ホメオティック遺伝子 homeotic gene の支配を受けている（☞ 4頁）．

MEMO 5.6 原腸形成

卵黄量の多い動物（両生類，鳥類など）では，発生の初期に胞胚 blastula の表面が陥入して原腸を形成し，胚葉の分化と形態形成が始まる．これを**原腸形成** gastrulation とよぶ．ヒトなどの哺乳類の胚では同様の原腸陥入は起こらないが，原始線条ができ三胚葉が形成される一連の形態形成過程を「原腸形成」とよぶことがある．

5 胚内体腔の発生

側板中胚葉の中には，第3週中頃から小さな腔が生じる．同様の腔は，頭方の心臓形成領域の中胚葉組織内にもできる．これらの腔は初め孤立性に発生するが，やがて互いに癒合して大きくなり，第3週終わりまでに，左右の側板と心臓形成領域の中を通るひと続きの馬蹄形をした腔となる．これが**胚内体腔** intraembryonic coelom である（図5.9，図5.11）．胚内体腔の尾方端は，胚の左右で胚外体腔に開いている．

胚内体腔によって，側板中胚葉は背側部分と腹側部

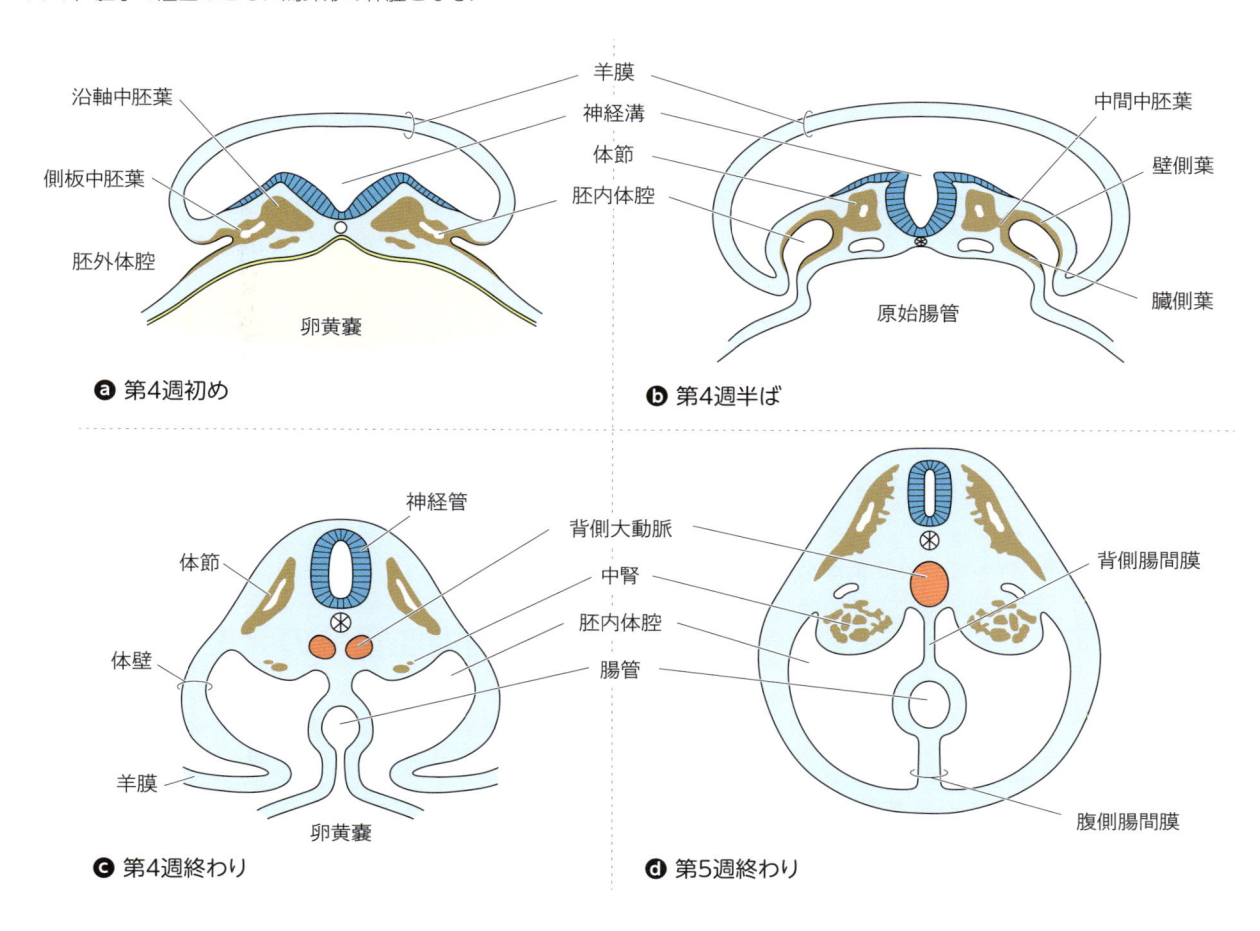

図5.9 胚内中胚葉の分化と胚内体腔の形成

沿軸中胚葉は神経管の左右で分節状に凝集し，体節を形成する．側板中胚葉内に初め孤立性にできた胚内体腔は，互いにつながって広くなり，胚子の屈曲とともに馬蹄形の体腔となる．

ⓐ 第4週初め

ⓑ 第4週半ば

ⓒ 第4週終わり

ⓓ 第5週終わり

図5.10 受精後 21 日（第 3 週終わり）のヒト胚子

神経ヒダが盛り上がり，神経溝が明瞭になってくる．
体長 2.1 mm，体節数 6．

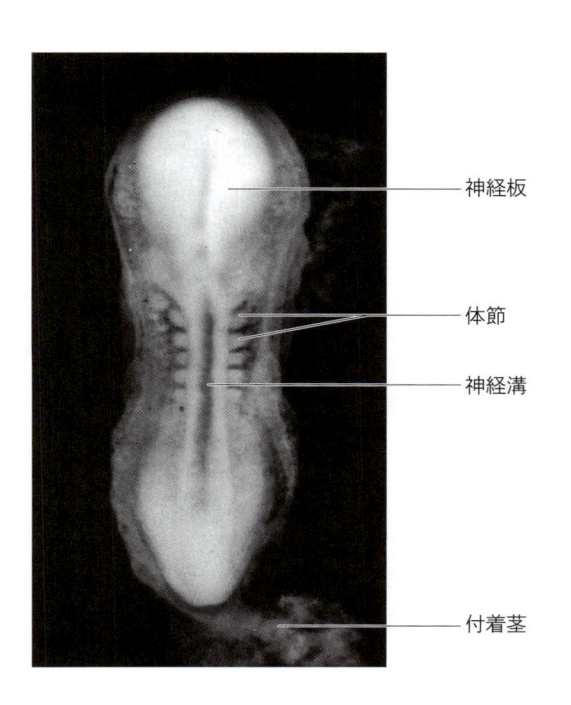

図5.11 第 3 週末の胚子における胚内体腔
（胚子の背面から見た透視図）

側板と心臓形成領域の中胚葉内にできた胚内体腔は，胚子の体内に馬蹄形の原始体腔を形成し，その左右の尾方端は胚外体腔と交通している．

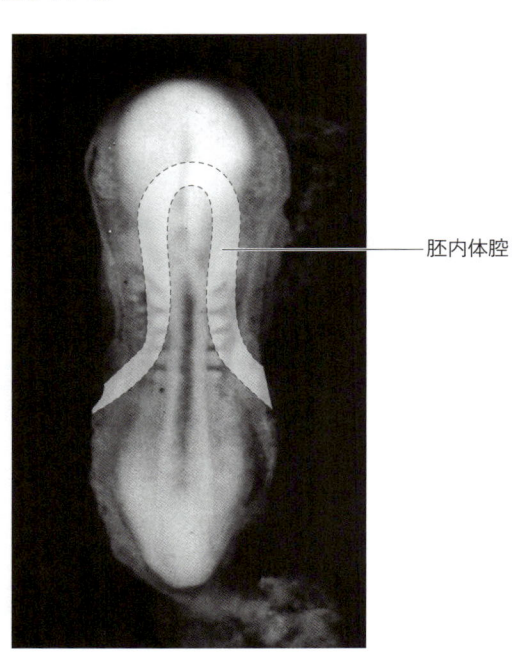

分の二葉に分けられるが，前者を側板の**壁側葉** somatopleure（somatic layer），後者を**臓側葉** splanchnopleure（visceral layer）とよぶ（図5.9**ⓐⓑ**）.

胚内体腔は，将来，心膜腔，胸膜腔，腹膜腔に分割されるが，その詳細については第11章（☞ 126頁）で述べる.

6　外胚葉の分化と神経管の形成

胚盤の正中線上では，脊索がその背側にある外胚葉と密着しているが，その左右で第3週中頃までに外胚葉が肥厚して隆起し始める．第3週後半には，頭方部分の外胚葉が特に顕著に肥厚してスリッパのような形に見えるので，これを**神経板** neural plate とよぶ（図5.6）．神経板は，後に脳と脊髄を作る原基となる（☞ 199頁）.

沿軸中胚葉の発達に伴って，外胚葉が正中線の左右で土手状に高まりを作る．同時に，その隆起の先端を境にして，その内側と外側の外胚葉組織に形態的な差異が現れてくる．内側の外胚葉細胞は背が高くなって移行上皮様になり，隆起部の外側の外胚葉は比較的薄いままである（図5.12）．前者から中枢神経系（脳と脊髄）が形成されるので，これを**神経外胚葉** neurectoderm または**神経上皮** neuroepithelium とよび，後者は主として皮膚の表皮に分化するので**表皮外胚葉** surface ectoderm という．また，土手状になった隆起の先端部分を**神経ヒダ** neural fold，その内側部分にできた溝状の部分を**神経溝** neural groove という．神経溝の底部に当たる正中線上の神経外胚葉は脊索に密着し

たままで基底膜を欠くので，ここで左右の神経外胚葉が蝶番のように折れ曲がる（**正中屈曲点** median hinge point）（図5.12**ⓐ**）.

その後，外胚葉と沿軸中胚葉の細胞の増殖に伴って神経溝が次第に深さを増し，20日頃までに左右の神経ヒダの先端が正中線の方向に寄ってくる（図5.12**ⓑ**）．やがて，左右の神経ヒダが正中線上で接し，そこで左右が癒合し始める（図6.1**ⓐ** ☞ 58頁）．すなわちここで，それまでの神経溝から，管状の**神経管** neural tube が形成される．神経ヒダの癒合は，最初，将来の胚子の頚部（第4体節の高さ）と中脳—菱脳境界部でも始まり，それぞれ頭方および尾方に向かって癒合が進んでいく.

外胚葉からの神経板の形成や神経外胚葉の局所的な分化については，関与する分子やそれらの間のカスケードについての詳細な研究が進んでいる（☞ Topics）.

7　初期血管系の発生

循環器系のもとになる血管原基と血球の形成が，神経系の発生とともに早い時期に始まる．第2週後半に，卵黄嚢壁，絨毛膜，付着茎の胚外中胚葉の所々で，間葉細胞が血管と血球のもとになる**血管芽細胞** angioblast に分化し，孤立性の細胞集団を形成する．これを**血島** blood island とよぶ（図5.14，図5.15）．血島では，凝集した血管芽細胞の間に腔が現れ，周囲の壁を作る扁平な内皮細胞とその中に落ち込んだ血球になる細胞とに分かれる（図5.14**ⓒ**）．こうしてできた内皮管

図5.12　神経溝の変化と神経ヒダの接近

ⓐ 21日胚子（横断面）．神経外胚葉が厚くなり，神経溝を形成している.
ⓑ 22日胚子（横断面）．左右の神経ヒダが接近している．神経外胚葉と表皮外胚葉が明瞭に分化している.

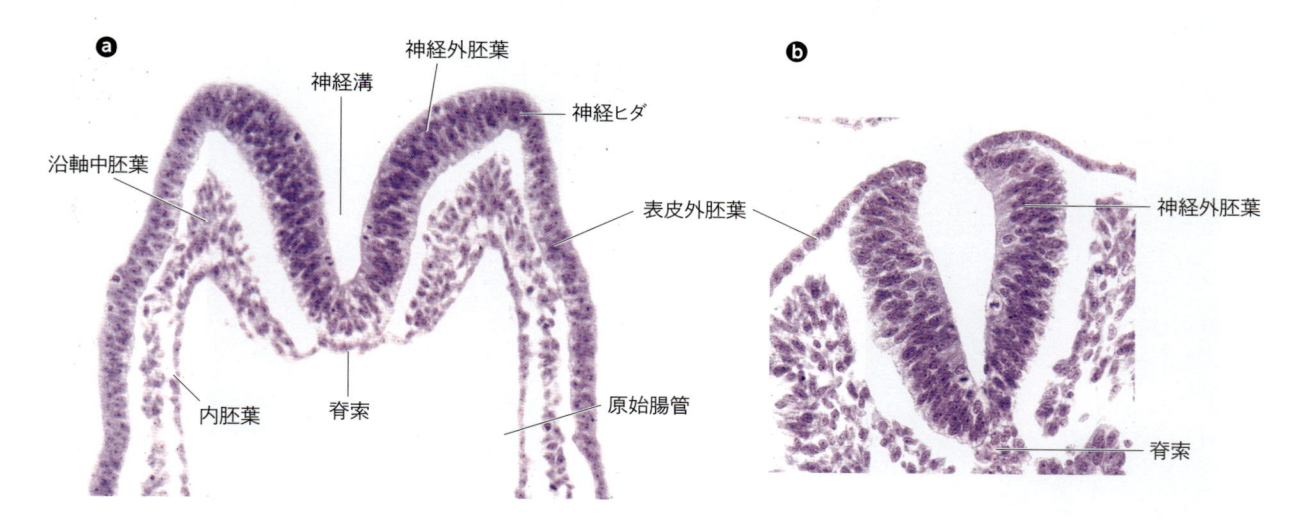

Topics 神経外胚葉分化の分子メカニズム

神経外胚葉の形成と分化には，Sonic hedgehog（Shh）分子が重要な働きをする．Shh は分泌性シグナル蛋白をコードする遺伝子で，脊索から分泌される Shh 蛋白がその真上の外胚葉に働きかけ，正中部の神経上皮を**底板** floor plate に分化させる（図5.13**ⓐⓑ**）．神経板の神経上皮には，ホメオボックスをもつ転写因子 Pax3，Pax7，Msx1，Msx2 が発現し，これらが部位特異的なニューロンの分化を引き起こす．その後，底板の細胞が脊索とともに Shh シグナルを出すようになると，それに近い部分の神経上皮で Pax3，Pax7 の発現が抑制され，その結果，運動ニューロンが分化してその部分が**基板** basal plate となる．これに対して，神経板の左右にある表皮外胚葉からは BMP4 と BMP7 が分泌され，それらが近接の神経上皮に作用してその部位の Pax3，Pax7 の発現を増強させる（図5.13**ⓑⓒ**）．それによって，この部位で感覚性（求心性）ニューロンが分化し，ここが神経管の**翼板** alar plate となる．したがって，Shh は神経管の**腹側化因子** ventralizing factor，BMP はその**背側化因子** dorsalizing factor である．

図5.13
神経管の形成・分化とその誘導シグナル

脊索と神経管底板から分泌される Shh 蛋白が腹側化を，表皮外胚葉から分泌される BMP4,7 が背側化を誘導する．

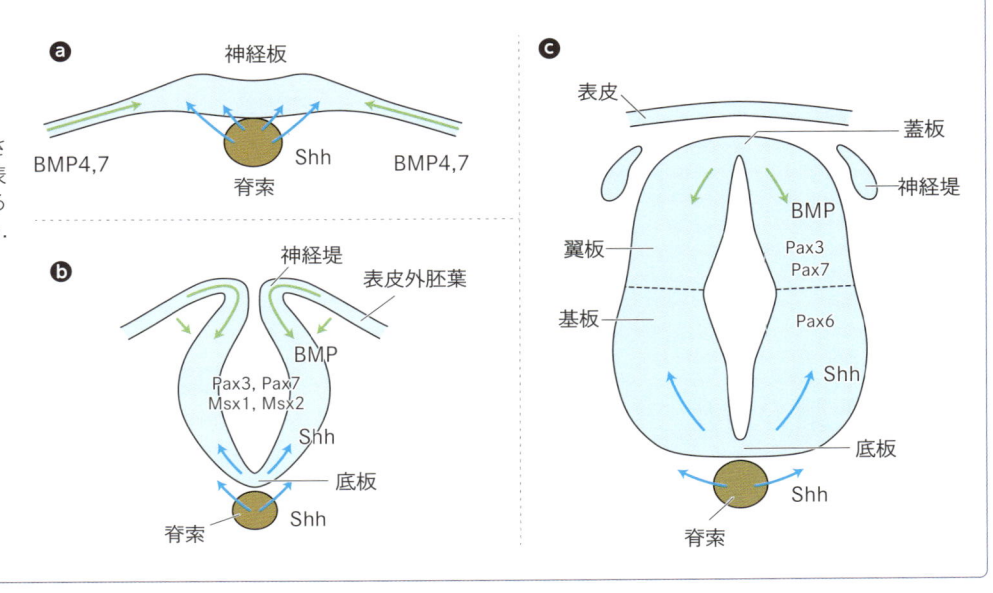

図5.14 血島からの血球と血管内皮の形成

間葉細胞（ⓐ）が凝集して血島を形成し（ⓑ），その中で血球になる細胞と血管内皮になる細胞が分化する（ⓒ）．初め孤立性にできた内皮管がつながって血管ができていく．

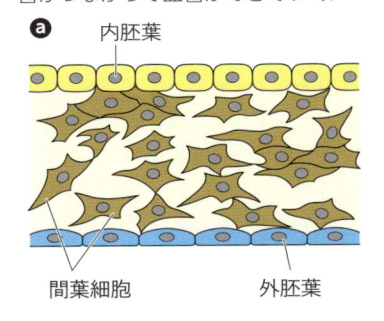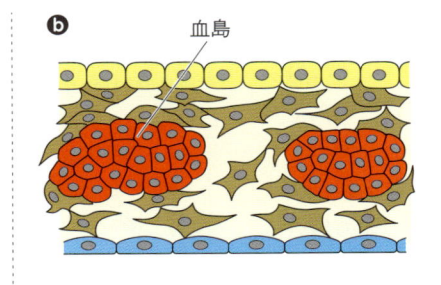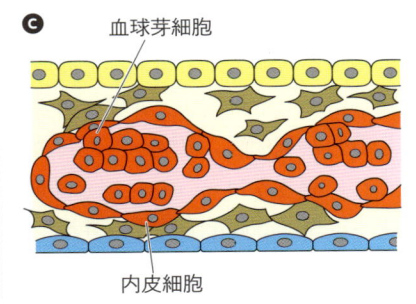

はその長さを増しながら隣接する内皮管と融合して次第に長い血管となり，さらに全身の血管網を形成していく．

第3週に入ると，胚子内でも血管の形成が始まる．血管の中には，初め少量の血球と原始血漿が存在するにすぎないが，第5週以降，肝臓や脾臓，さらにその後，骨髄などで造血が行われるようになる（☞150頁）．

胚子頭方の中胚葉組織の中で，他の血管ができるのと同様のメカニズムで，第3週終わりまでにやや太い内皮管が左右一対形成される．これが将来心臓を作るもととなるので，この部位を**心臓形成領域** cardiogenic area とよぶ．左右の内皮管は，正中部で互いに癒合して，心臓の原基である**原始心筒** primitive heart tube を形成する．心臓の発生については第12章（☞135頁）で詳しく述べる．

図5.15　卵黄嚢壁における血島の発生

ⓐ 22 日胚子の横断面.
左右の原始心筒（心内膜筒）が形成され，卵黄嚢壁で血島が発生している.
ⓑ 卵黄嚢壁の強拡大像.
多数の血島が形成され，その中で血管内皮細胞と血球芽細胞が分化している.

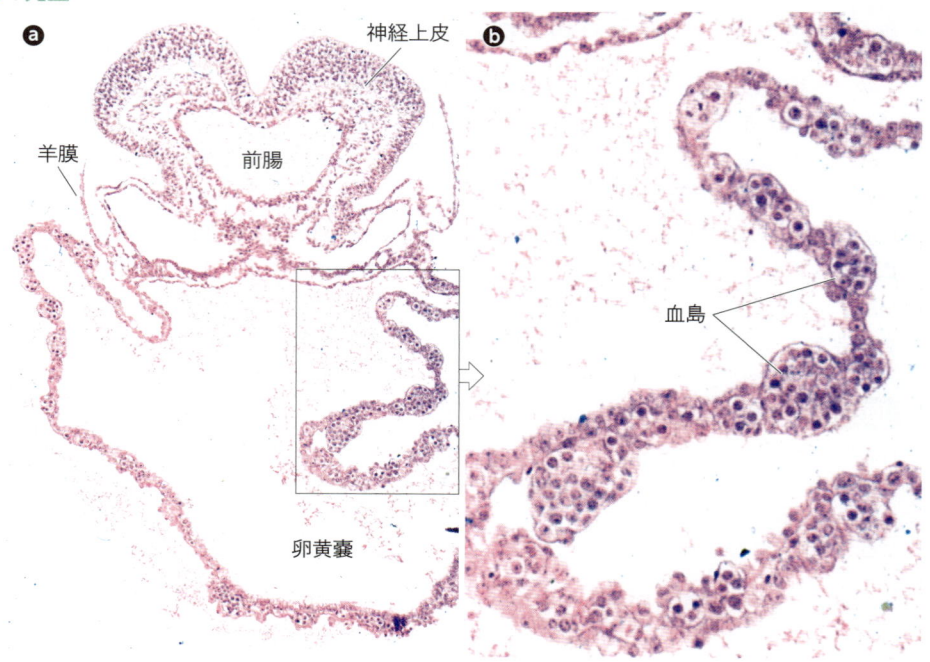

8　胚葉の分化

　体の組織は，**外胚葉**，**中胚葉**，**内胚葉**のいずれかから分化する．発生の初期には，外胚葉が神経管と表皮外胚葉に分化し，中胚葉からは，脊索，体節，側板などが発生する．体節の領域では，沿軸中胚葉が分節状となり，体の中軸や皮膚などの分節構造を作るもととなる．卵黄嚢壁を作る内胚葉の一部は，後に胚内へ取り込まれて，消化器や呼吸器の内腔上皮となる．

　各胚葉から発生する組織の分化を **図5.16** に示す．外胚葉に由来する組織は，外界の影響から動物の体を保護し（表皮外胚葉），環境からの刺激を感じ取りあるいはそれに働きかける（感覚器と神経系）．中胚葉に由来する組織は，体を支持する骨格，筋，その他の結合組織，心臓，腎臓などを形成する．内胚葉からは，消化管と消化腺および呼吸器の上皮ができる．側板に由来する臓側および壁側中胚葉の細胞が，消化管壁の結合組織とその筋層，および体壁を作る．体幹と四肢の横紋筋を作る筋芽細胞は，体節の筋板から発生する．

　体節領域の間葉は胚内中胚葉からできるが，頭部の間葉の多くは神経堤細胞，脊索前板，中枢性感覚器の原基などから発生する神経堤組織が分化してできる．すなわち，頭部の間葉の多くは外胚葉由来である〔☞ 第 10 章（112 頁），第 17 章（224 頁）〕．

　多くの組織は複数の胚葉成分からできるが，こうした構造が形成される際には，胚葉間，特に上皮と間葉の相互作用が重要である．

　従来の発生学では，外胚葉，中胚葉，内胚葉の 3 胚葉から体の組織が形成され，それぞれの分化過程は不可逆的（元へ戻らない）とされてきた．しかし，最近の研究によって，分化した細胞も一定の条件下では分化した性質を失って未分化な細胞へ戻る（初期化される）ことが明らかになっている．その一例が，山中伸弥博士による皮膚細胞からの iPS 細胞の作製である（☞ 10 頁）．

　哺乳類の発生の初期には，外胚葉と内胚葉からなる二層性胚盤の時期がある．こうした 2 層の上皮からなる体の構造は腔腸動物などに見られ，そのような動物の体は，体を保護するとともに外界の情報を感じとる外胚葉層と栄養分を吸収する内胚葉層からなっている．それよりも進化した動物種では，外胚葉と内胚葉の間に中胚葉が発生し，それから骨格と筋が形成される．これが，哺乳類胚における三層性胚盤の段階に相当する．魚類や両生類などの下等脊椎動物においては原腸陥入によって胚葉が発生するが，卵黄量の多い卵をもつ脊椎動物では胚盤と原始線条が胚葉の形成に重要な役割を果たす（☞ 50 頁，MEMO 5.6）．

　胎生期または生後に，仙尾部（仙骨下端），精巣，卵巣などに 3 胚葉からできた組織（皮膚と毛髪，骨，脂肪など）が混在する腫瘍が発生することがあり，こうした腫瘍を **奇形腫** teratoma という．原始生殖細胞などの未分化な胚細胞が腫瘍化したものと考えられ，2 万〜7 万出生に 1 例の割合で発生する．良性のものと悪性のものがある．

図5.16 胚葉の分化

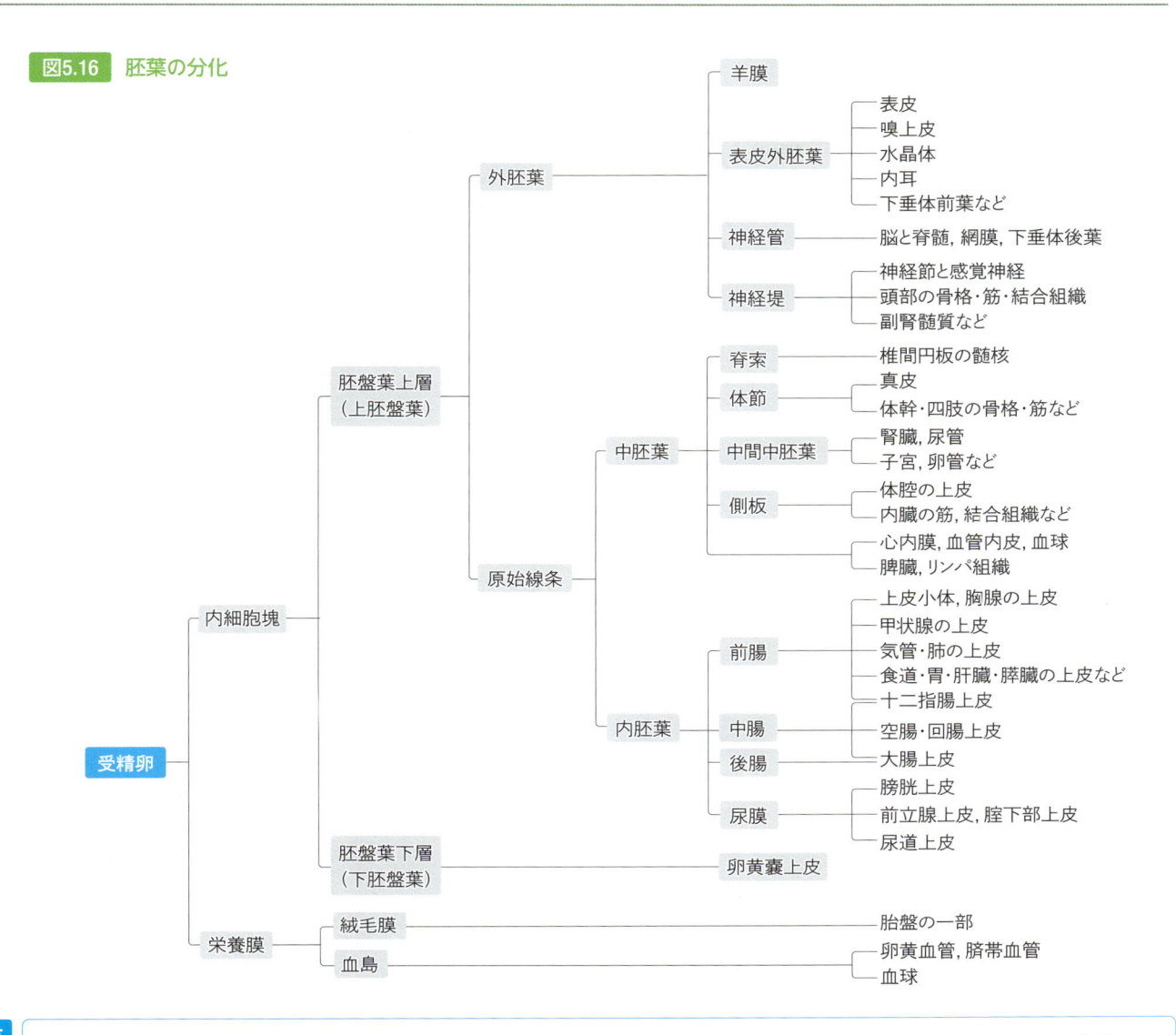

☞ 解答は 249 頁

復習問題

1 原始線条について正しいのはどれか.
ⓐ胚盤の頭方端にできる ⓑ分節構造をとる ⓒ中央部が陥入して神経溝となる ⓓ細胞が深部へ落ち込んで胚内中胚葉を作る ⓔ哺乳類胚にのみできる

2 脊索について正しいのはどれか.
ⓐ外胚葉細胞によって作られる ⓑ胚盤の正中線上にできる ⓒ分化して神経管となる ⓓ骨化して脊柱となる ⓔヒト胚では形成されない

3 神経腸管によって何と何が交通するか.
ⓐ卵黄嚢と羊膜腔 ⓑ卵黄嚢と胚内体腔 ⓒ卵黄嚢と胚外体腔 ⓓ羊膜腔と胚内体腔 ⓔ羊膜腔と胚外体腔

4 次のうち,外胚葉からできるのはどれか.
ⓐ卵黄嚢上皮 ⓑ血島 ⓒ脊索 ⓓ神経上皮 ⓔ体節

5 神経管形成について正しくないのはどれか.
ⓐ神経管から脳と脊髄ができる ⓑ脊索が sonic hedgehog (Shh) 蛋白を分泌する ⓒBMP は神経管の腹側化因子である ⓓ神経管の翼板から感覚性ニューロンが,基板から運動性ニューロンが発生する ⓔ脊髄神経節のニューロンは神経堤細胞から分化する

6 血島について正しいのはどれか.
ⓐ内胚葉細胞から分化する ⓑ 血島の細胞は血球に分化し,血管内皮は周囲の間葉からできる ⓒ発生の初期に卵黄嚢壁に出現する ⓓ血球芽細胞は核をもたない ⓔ絨毛膜にできた血管が胚子内へ進入してきて,胚子の血管系を作る

7 胚内体腔について正しいのはどれか.
ⓐ沿軸中胚葉の中にできる ⓑ左右の体腔は交通を持たない ⓒ胚内体腔から胸膜腔と腹膜腔ができ,心膜腔は心臓周囲で別個に作られる ⓓ卵黄嚢と交通をもつ時期がある ⓔ胚外体腔と交通をもつ時期がある

8 受精後第3週のヒト胚に見られない構造物はどれか.
ⓐ胚盤胞腔 ⓑ原始線条 ⓒ神経腸管 ⓓ血島 ⓔ体節

9 次の発生現象のうちで,最も遅く始まるのはどれか.
ⓐ体節の形成 ⓑ神経ヒダの癒合 ⓒ神経腸管の出現 ⓓ血島の発生 ⓔ胚内体腔の形成

10 間葉について正しくないのはどれか.
ⓐ間葉細胞は球形の細胞である ⓑ細胞間隙が広い ⓒ間葉細胞はフィブロネクチンを分泌する ⓓ中胚葉由来のものと外胚葉由来のものがある ⓔ結合組織などに分化する

chapter 6

胚子期後半（第4〜8週）

本章の内容

1 神経管の形成
2 胚子の屈曲
3 咽頭弓の形成と分化
4 体節の分化
5 各週における主要な
　形態的変化
6 胚子の発育と胎齢

キーワード

神経孔閉鎖
神経管形成
咽頭弓
耳胞
水晶体板（水晶体プラコード）
上肢芽
下肢芽
手板
足板
指放線
指間陥凹
心隆起
脳胞
耳介小丘
生理的臍帯ヘルニア
外生殖器

Summary

　受精後第3〜8週には，胚子が発育するとともに，大きな形態的変化が起こり，多くの器官の原基が形成される．したがって，この時期を「器官形成期」とよぶ．器官形成期には，発生中の器官原基が外因の有害作用に対して敏感で，様々な先天奇形が起こる可能性があるので「奇形発生の臨界期」でもある．

Point

● 第4〜8週には重要な器官形成が進み，外形も大きく変化して，第8週終わりまでにヒトとしての外形ができる．
● 第4週に閉じた神経管ができ，その頭方部分が膨らんで脳の原基である脳胞を作る．頚部以下の神経管は脊髄になる．神経ヒダの部分から発生した神経堤（神経冠）細胞が体内の各所へ遊走し，末梢神経系ニューロンなどに分化する．
● 胚子の体が屈曲し，その時に卵黄嚢の一部が体内に取り込まれて，原始腸管の内腔上皮になる．卵黄腸管が閉じて卵黄嚢との連絡が絶たれると，胚子の体内にひと続きの原始腸管（前腸，中腸，後腸）ができる．
● 心臓と肝臓の原基が相対的に大きく，腹側で心肝隆起を作る．
● 頚部の両側に咽頭弓（鰓弓）ができ，ここから頭頚部の筋・骨格，頚部の主要動脈，胸腺，上皮小体などができる．
● 体幹背側の左右で体節の形成と分化が進む．各体節が皮板，筋板，椎板に分かれ，それぞれ体幹の真皮，筋，骨格に分化する．
● 上肢と下肢の原基が現れる．その先が手板と足板になり，その中で間葉が凝集して指の原基である指放線ができ，その発達に伴って指間陥凹が現れる．
● 網膜に色素上皮が現れ，眼瞼も発生する．
● 第8週までに尾がなくなり，ヒトとしての外形ができる．

本章で扱う発生の流れ

第4週	前神経孔と後神経孔が閉鎖して，閉じた神経管が形成される． 頚部側面に咽頭弓（鰓弓）が現われ，第4週終わりには4対の咽頭弓が認められる． 耳胞（内耳の原基）と水晶体板（水晶体プラコード，水晶体の原基）が現れる． 上肢芽が現れる． 体節数が増え，30対近くになる．	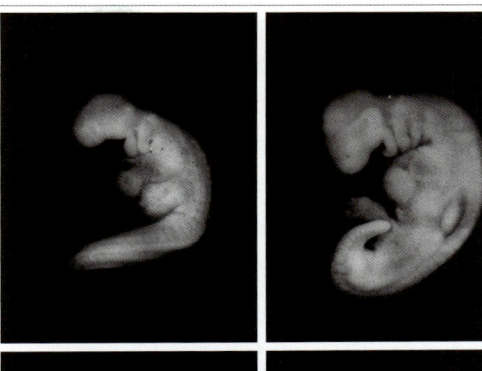
第5週	胸腹部で心隆起と肝の膨大が著明になる． 第2咽頭弓が発達し，第3，第4咽頭弓の上にかぶさる． 下肢芽が出現する． 上肢に手板ができる．	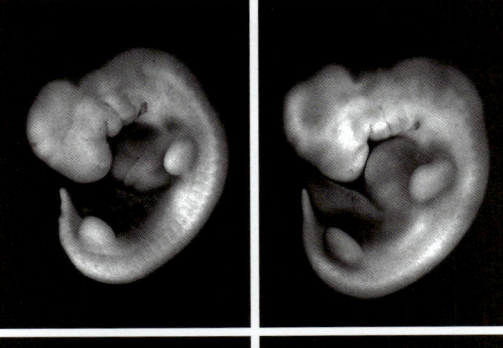
第6週	終脳胞が発達して頭部が大きくなる． 網膜に色素上皮が発現する． 第1，第2咽頭弓に耳介小丘（耳介原基）が現れる． 手板に指放線が現れ，次いで指間陥凹が形成される． 下肢に足板ができる．	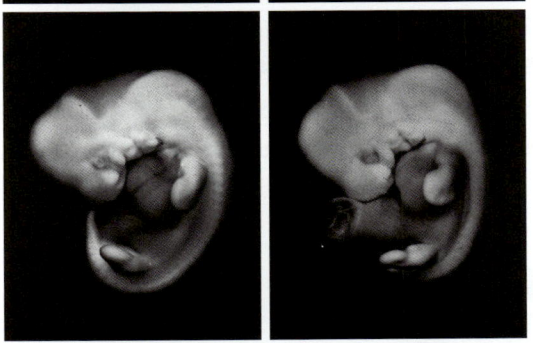
第7週	眼瞼が現われる． 咽頭弓が互いに癒合し，外耳孔が明瞭になる． 足板に指放線が現れ，指間陥凹が形成される． 腸管の一部が臍帯内の胚外体腔で伸び，生理的臍帯ヘルニアとなる．	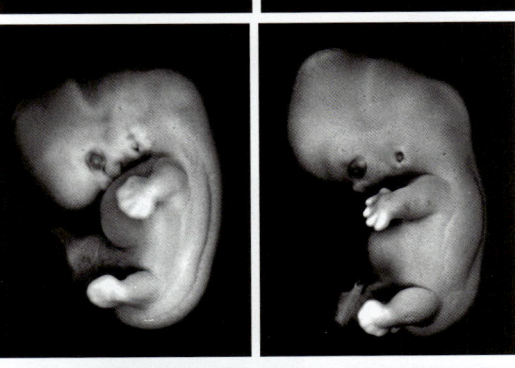
第8週	大脳の発達に伴って頭部が丸さを増す． 上下肢が長くなり，指，肘，膝が明瞭になる． 尾がほぼ完全に消退し，ヒトとしての基本的な外形が整う． 外生殖器は未分化で性別判定は不可能．	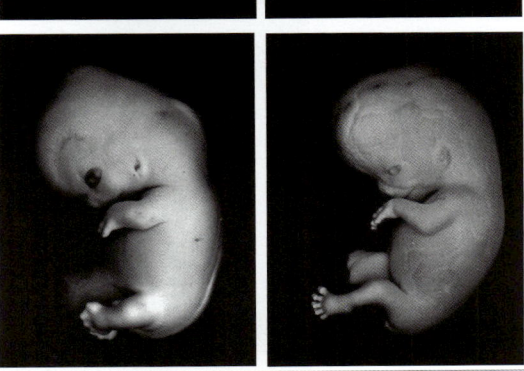

　神経管の形成が始まると胚子の体に大きな形態上の変化が起こり，形態形成が急速に進む．主要な器官原基の多くは第3週から第8週終わりまでに形成されるので，発生のこの時期を**器官形成期** period of organo-genesis とよぶ．この時期の胚子では，細胞の増殖・分化や組織形成が活発に進むため，胚子は有害な外因の影響を特に敏感に受けやすく，様々な形態形成異常（先天奇形 congenital malformation）の起こるリスクが他の妊娠時期に比べて大きい．したがって，器官形成期は異常発生の**臨界期** critical period でもあり，臨床的にも重要である．第8週終わりまでの個体を**胚子**（または**胎芽**）embryo とよび，第9週以降の胎児 fetus と区別する．

1　神経管の形成

　20日頃に頚部と中脳−菱脳境界部で始まった左右の神経ヒダの癒合は頭尾両方向へ向かって進み，神経管が形成されていく（**図6.1**）．最後に頭方と尾方端に残る孔が，それぞれ**前神経孔**（**頭神経孔**）anterior（cranial, rostral）neuropore および**後神経孔**（**尾神経孔**）posterior（caudal）neuropore である．前者は24日頃，後者は28日頃に閉鎖して，ここに閉じた神経管

図6.2　3つの一次脳胞

神経管が形成される頃に，3つの一次脳胞（前脳胞，中脳胞，菱脳胞）が現れる．

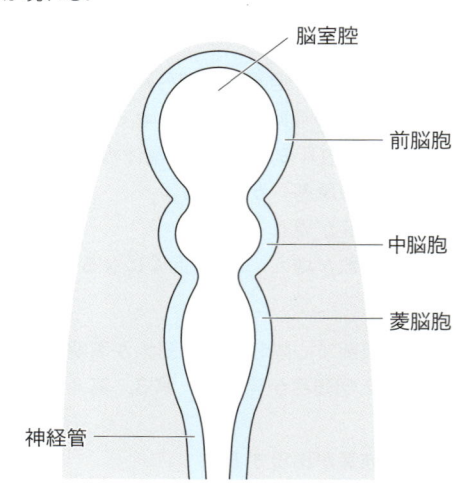

　脳室腔
　前脳胞
　中脳胞
　菱脳胞
　神経管

ができる．これを，**神経管閉鎖** neural tube closure または**神経管形成** neurulation という．神経管は脳と脊髄を作る中枢神経系の原基であり，中の腔は脳室と脊髄中心管になる．

　神経管の頭方部分は，神経孔閉鎖の頃から3つの部分にくびれて拡張し始める（**図6.2**）．これが**一次脳胞** primary brain vesicle で，頭方から順に**前脳胞** pros-encephalon，**中脳胞** mesencephalon，**菱脳胞** rhomben-

図6.1　受精後 22 日と 24 日のヒト胚子

ⓐ 22 日胚子．左右の神経ヒダが癒合して神経管の形成が始まっている．体長 2.8 mm，体節数 10.
ⓑ 24 日胚子．神経ヒダの癒合が進み，前（頭）神経孔と後（尾）神経孔が閉じていく．体長 3.6 mm，体節数 14.

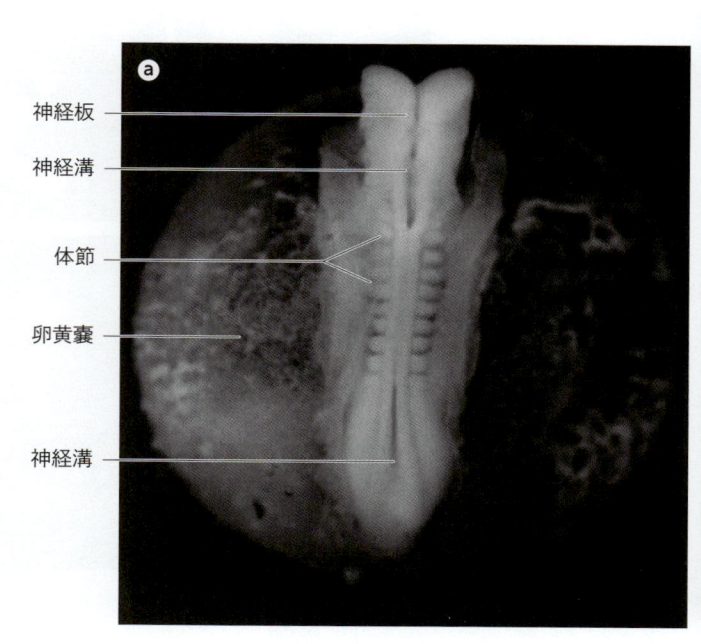

神経板
神経溝
体節
卵黄嚢
神経溝

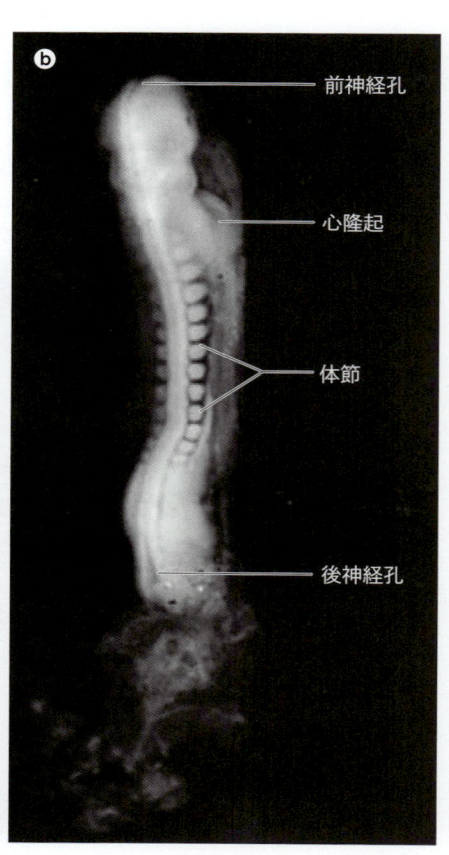

前神経孔
心隆起
体節
後神経孔

cephalon という（☞第16章，199頁）．

　脳と脊髄の大部分は閉じた神経管（**一次神経管**）からできるが，腰髄下部と仙髄は一次神経管の尾方にある間葉（**尾芽** tail bud）から形成される（**二次神経管**）．これを**二次神経管形成** secondary neurulation という（☞206頁）．

神経堤（神経冠）細胞

　神経ヒダが癒合して神経管が形成される際に，神経ヒダ先端の細胞の一部が外胚葉から離れて非上皮性となり，深部の間葉内に落ち込む（図6.3）．この細胞群は，**神経堤細胞**（神経冠細胞ともいう）neural crest cell とよばれ，以後活発に増殖しながら体内の各所へ遊走し，末梢神経系のニューロンや神経鞘（シュワン鞘），皮膚のメラニン細胞，副腎髄質のクロム親和性細胞などに分化する（図16.27 ☞214頁）．また，神経堤由来の外胚葉性間葉細胞の一部は，頭頸部の筋や骨格の形成にも関与する（☞221頁）．

MEMO 6.1　神経管閉鎖の様式

　神経管閉鎖は，胚子の頸部で始まり，頭方と尾方に向かってファスナーが閉まるように進むと記載した成書が多いが，実際には，神経管閉鎖は複数箇所で始まることが確認されている（Nakatsu ら，2000）．閉鎖開始箇所（図6.4）は，胚子の頸部（A），中脳―菱脳境界の部位（B），神経溝前端部（C）で，AとBは頭尾2方向に向かって，Cは尾方に向かって閉鎖が進む．

MEMO 6.2　神経管閉鎖のメカニズム

　神経上皮では，細胞の管腔側で隣り合う細胞を結びつけているデスモゾームの間に張ったアクチンフィラメントが収縮することによって細胞の形が変わり，神経溝が深くなって左右の神経ヒダが接近する．また，細胞骨格の微細管や中間径フィラメントも，神経上皮細胞の形の変化に関与する．さらに，脊索に接した正中線部の神経外胚葉細胞による神経板の折れ曲がり（**正中屈曲点** median hinge point），表皮外胚葉と沿軸中胚葉の増殖による神経ヒダの盛り上がりと正中方向への偏位なども神経管の閉鎖に関与すると考えられる．

　また，表皮外胚葉と神経外胚葉にはそれぞれ異なる接着因子（カドヘリンEとカドヘリンN）が発現するので，それによって表皮外胚葉同士，神経外胚葉同士がうまく癒合する．

MEMO 6.3　神経管奇形（神経管閉鎖障害）

　何らかの原因で神経孔の閉鎖が障害されると，脳や脊髄の全部または一部が開いたままの先天奇形（**神経管奇形，神経管閉鎖障害** neural tube defect）となる（図6.5）．前神経孔が閉鎖しないと**無脳症** anencephaly，**脳瘤** encephalocele などが，後神経孔が閉鎖しないと**二分脊椎** spina bifida，**脊髄髄膜瘤** meningomyelocele などが起きる（図16.30 ☞215頁）．

図6.3　神経堤細胞の発生

神経ヒダが癒合する前後に，神経ヒダの先端（神経堤）の細胞が非上皮性となって間葉中へ落ち込み，遊走しながら様々な組織に分化する．

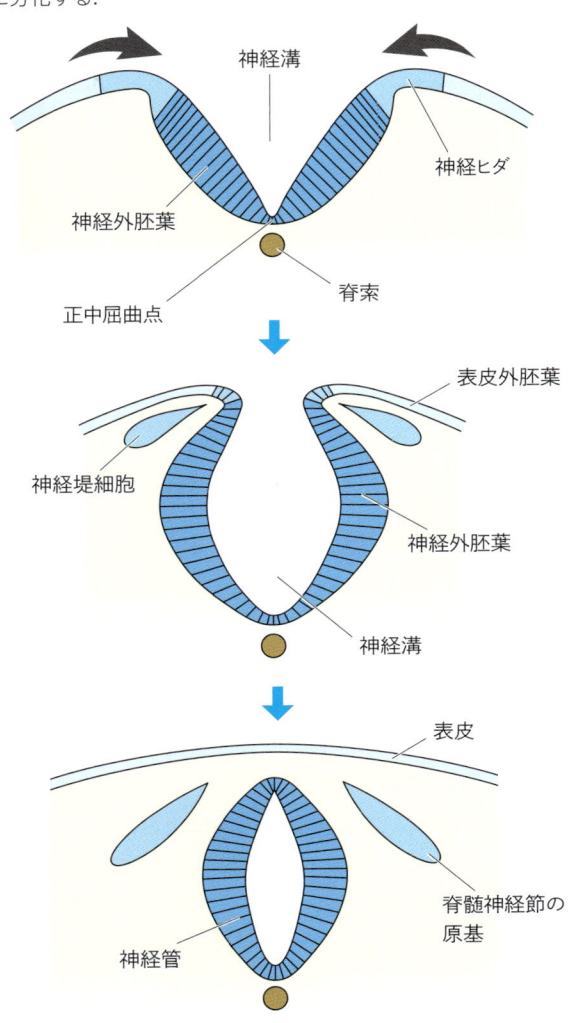

図6.4　ヒト胚子における神経管閉鎖の様式

ⓐ神経の閉鎖は，胚子の頸部（矢印）と中脳―菱脳境界部（矢頭）で始まる．

ⓑ神経管閉鎖はA，B，Cの3か所で始まり（赤矢頭◀），A，Bは頭尾両方向へ，Cは尾方へ向かって閉鎖が進む（青矢印◀▶）．最後に前・後神経孔が閉じて神経管ができる（☞MEMO 6.1）．

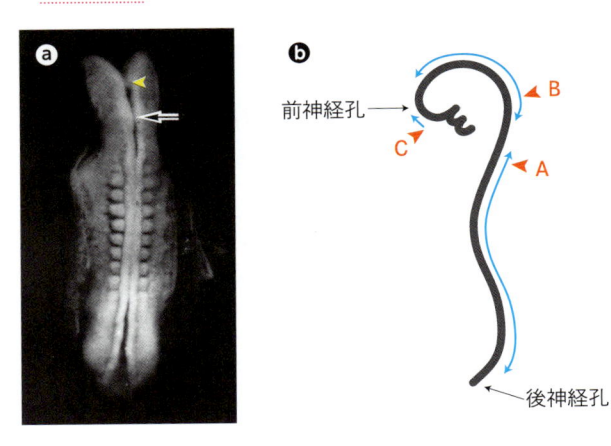

図6.5 神経管閉鎖不全による神経管奇形

ⓐ前神経孔の閉鎖不全による外脳症．この後，露出した脳組織が壊死に陥り，無脳症となる．
ⓑ後神経孔の閉鎖不全による脊髄裂．後に二分脊椎となる．

閉じていない頭部の皮膚　　　露出して増殖している脳組織

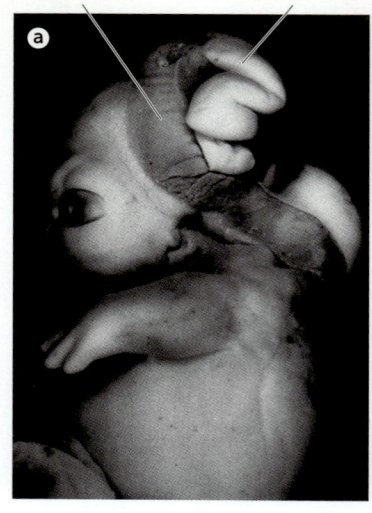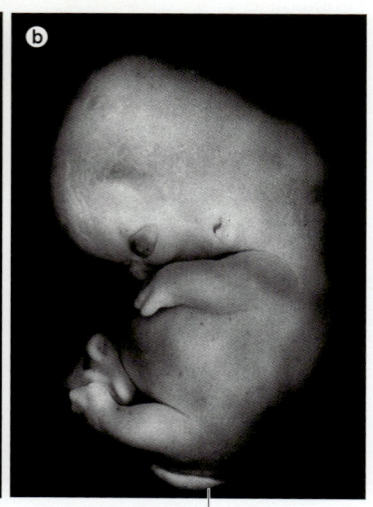

露出して増殖している脊髄組織

2 胚子の屈曲

　第3週までの胚子は板状に近い形であったが，第4週に入ると，全体の形に大きな変化が起こる．まず，脳胞の発生に伴って頭部が膨らんでくるとともに，体節が発達して体表からもその分節構造が見えるようになる．同時に，羊膜腔が急速に大きくなって胚子全体を背方から頭尾および左右の方向に包み込み，その結果，胚子は棒状となる（図6.1ⓑ）．さらに，神経管や体節の発達に伴って，胚子の体，特にその背側の組織が頭尾方向に伸びるので，第4週終わりまでに，胚子は腹側に向かってC字形に曲がる（図6.6）．この現象は胚子の**屈曲** folding とよばれ，頭部と尾部で特に強く屈曲が起こるので，それぞれを**頭屈** head（cranial）fold および**尾屈** tail fold という．

　胚子が屈曲するのに伴って，卵黄嚢にも変化が起こる．胚子が屈曲する際，卵黄嚢の一部が胚子の体内に取り込まれて管状となり，消化管の原基である**原始腸管** primitive gut を作る（図6.6）．原始腸管は腹方で卵黄嚢腔とつながっている．原始腸管のこの部分を**中腸** midgut，それよりも頭方の部分を**前腸** foregut，尾方の部分を**後腸** hindgut とよぶ．

　羊膜腔の発達に比して卵黄嚢はほとんど大きくならないため，卵黄嚢の近位部が胚子の腹方で羊膜腔に包み込まれるようにして細くなってくる．胚子の体と卵黄嚢を結ぶこの部分を**卵黄嚢茎** yolk stalk，その中の内胚葉性の管を**卵黄腸管** vitelline duct とよぶ．やがて卵黄腸管が閉鎖して，腸管が胚子の体内で独立した腔となる．

　内胚葉由来である原始腸管の上皮は口から肛門まで

の消化管内腔の上皮に分化し，その周囲の間葉（中胚葉）から粘膜下組織や平滑筋などができる．前腸の頭方端と後腸の尾方端では，原始腸管の内胚葉が羊膜腔の外胚葉と密着し，それぞれ**口咽頭膜** oropharyngeal（buccopharyngeal）membrane，**排泄腔膜** cloacal membrane を形成する（図6.6ⓒ）．口咽頭膜は第4週に，排泄腔膜は第7週に破れて，腸管と羊膜腔が交通する（図6.7）．前者は将来の口に，後者は消化管と尿生殖路の出口になる（☞ 154頁，162頁）．

> **MEMO 6.4** 原始腸管と栄養動脈
>
> 　前腸・中腸・後腸の移行部は，組織学的に特別な変化があるわけではない．前腸と中腸の移行部は成体における大十二指腸乳頭の部位，中腸と後腸の移行部は横行結腸の近位端から約2/3の部位に当たる．それぞれ，腹腔動脈と上腸間膜動脈，上腸間膜動脈と下腸間膜動脈によって栄養される消化管の移行部に相当する．すなわち，上腸間膜動脈は中腸の，下腸間膜動脈は後腸の栄養動脈である．

> **MEMO 6.5** メッケル憩室
>
> 　成人において，卵黄腸管の遺残物が回腸の一部に見られることがある．多くは回盲部から1mほど頭側に見られ，そこでは回腸壁がポケット状に陥入して，その先端が索状の組織で臍の裏側とつながったように見える（図6.8ⓐ）．このような回腸壁に見られる憩室を**メッケル憩室** Meckel diverticulum（**回腸憩室** ileal diverticulum）といい，50人に1例ほどの頻度で見られる．普通は無症状のまま経過するが，まれにその部分が炎症を起こして腹痛などの原因となることがある．
>
> 　また，卵黄腸管の一部が腹壁下に嚢状に残ったものを**卵黄腸管嚢胞** vitelline cyst，卵黄腸管の遺残部が皮下と交通しているものを**卵黄腸管瘻** vitelline fistula（**臍瘻** umbilical fistula）という（図6.8ⓑⓒ）．

図6.6　羊膜腔の発達と胚子の屈曲

胚子の体が発育し羊膜腔が大きくなると胚子が羊膜腔に包み込まれるように変化し（青色矢印），胚子が頭尾方向と左右に屈曲して棒状からC字型になる．卵黄嚢の一部が胚子の体内に取り込まれて原始腸管となる．

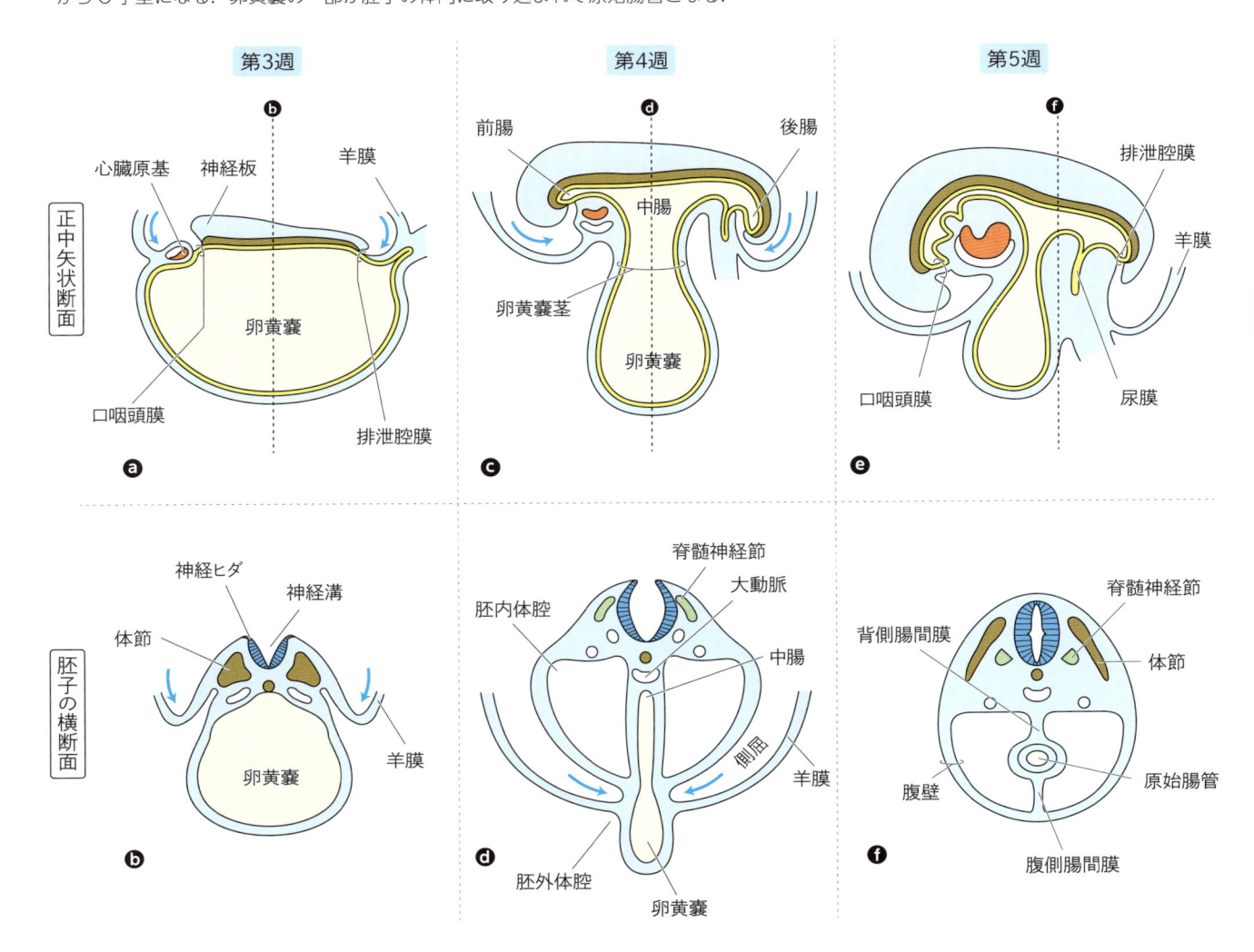

図6.7　破れつつある口咽頭膜（26日胚子）

頭部を前方（正面）から見た図．口咽頭膜が破れて，前腸内腔と羊膜腔が交通する．

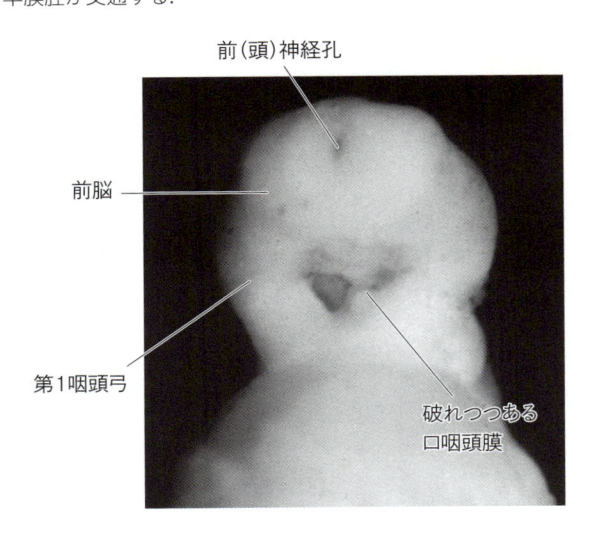

3　咽頭弓の形成と分化

　第4週の後半に，胚子の頚部で左右に**咽頭弓** pharyngeal arch（**鰓弓** branchial arch）とよぶ隆起が出現する（図6.9）．咽頭弓は，左右6対形成されるが（うち第5対は痕跡的），体表から膨らみとして認められるのは頭方の4対である．第1咽頭弓は2つに分かれ，主要な**下顎隆起** mandibular process とその頭方の小さい**上顎隆起** maxillary process を作る．咽頭弓と咽頭弓の間にできる溝を**咽頭溝** pharyngeal groove（**鰓溝** branchial groove）または**咽頭裂** pharyngeal cleft（**鰓裂** branchial cleft）という（図6.10）．

　咽頭弓の中には神経堤由来の間葉があり，各咽頭弓には1本ずつの**咽頭弓動脈** branchial artery と**咽頭弓神経** branchial nerve が入り込む．また，咽頭弓の内

図6.8 回腸憩室

卵黄腸管の一部が完全に閉じなかったりポケット状に残ると，回腸壁にメッケル憩室や嚢胞として残ることがある（☞ 163 頁，MEMO 13.14）．

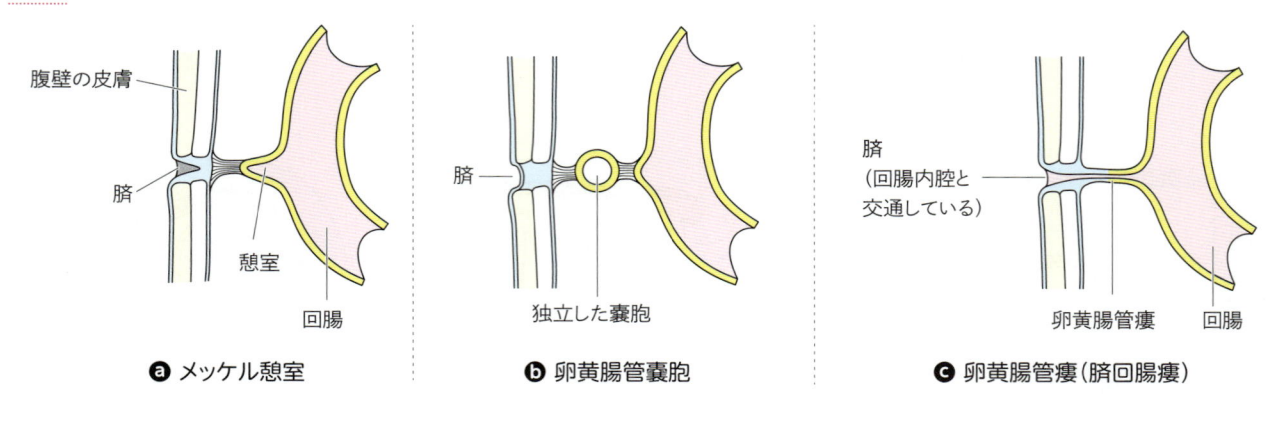

腹壁の皮膚
臍
憩室
回腸

ⓐ メッケル憩室

臍
独立した嚢胞

ⓑ 卵黄腸管嚢胞

臍
（回腸内腔と交通している）
卵黄腸管瘻　回腸

ⓒ 卵黄腸管瘻（臍回腸瘻）

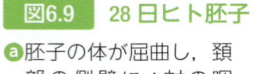

図6.9　28 日ヒト胚子

ⓐ胚子の体が屈曲し，頸部の側壁に 4 対の咽頭弓が認められる．上肢芽が出現している．
ⓑ頭部の正面像．

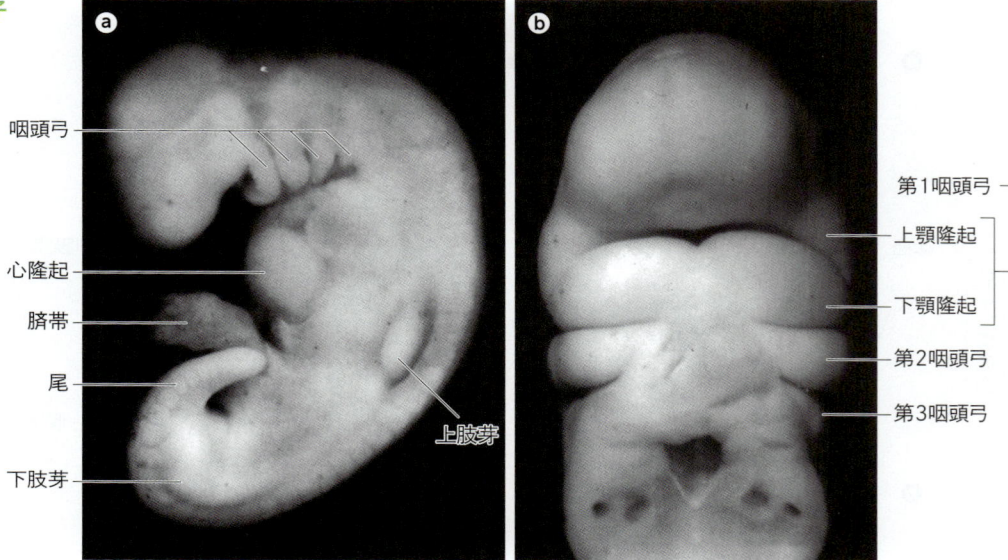

咽頭弓
心隆起
臍帯
尾
下肢芽
上肢芽

第1咽頭弓
上顎隆起
下顎隆起
第2咽頭弓
第3咽頭弓

図6.10　咽頭弓，咽頭溝，咽頭嚢の分化を示す模式図（頭部の前頭断面を前方から見た模式図）

左右 6 対の咽頭弓が形成される（第 5 咽頭弓は痕跡的）．上下の咽頭弓が癒合して外表からは不明瞭になるが，咽頭弓の間葉や咽頭嚢の上皮が頭頸部の様々な組織や器官に分化する（☞ 220 頁）．

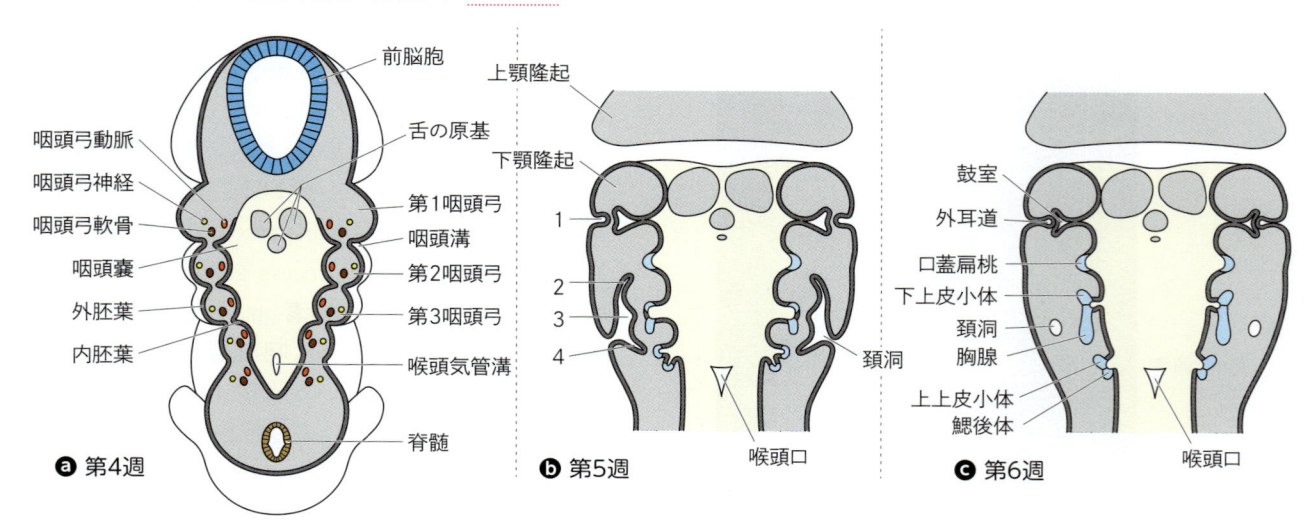

前脳胞
咽頭弓動脈
咽頭弓神経
咽頭弓軟骨
咽頭嚢
外胚葉
内胚葉
舌の原基
第1咽頭弓
咽頭溝
第2咽頭弓
第3咽頭弓
喉頭気管溝
脊髄

ⓐ 第4週

上顎隆起
下顎隆起
1
2
3
4
喉頭口

ⓑ 第5週

頸洞

鼓室
外耳道
口蓋扁桃
下上皮小体
頸洞
胸腺
上上皮小体
鰓後体
喉頭口

ⓒ 第6週

側面では，原始咽頭の上皮がポケット状に膨らみ出して，5対の**咽頭囊** pharyngeal pouch を作る（ただし第5咽頭弓は痕跡的で咽頭囊はできない）．

咽頭弓は，胚子期の終わりまでに互いに癒合して外表からは明瞭でなくなるが，咽頭弓は一過性に現れて消えるだけの器官ではなく，頭頸部の様々な組織や器官の形成にあずかる重要な胎生器官である．咽頭弓の間葉からは頭頸部の筋・骨格の多くが，また，咽頭囊上皮からは，口蓋扁桃，胸腺，上皮小体などが発生する．また，咽頭弓動脈は大血管とそのいくつかの枝の形成に関与する．顔面の形成と咽頭囊上皮の分化は第17章（☞220〜224頁）で，また，咽頭弓動脈の分化については第12章（☞145頁）でそれぞれ詳しく述べる．

> **MEMO 6.6　咽頭弓と系統発生**
>
> 　咽頭弓は，魚類や両生類ではエラに分化する構造物であるので，鰓弓（さいきゅう）ともよばれる．哺乳類の発生過程においては，咽頭弓は進化の名残として一過性に現れる単なる痕跡器官ではなく，頭頸部の重要な組織や器官が咽頭弓から発生する．

4　体節の分化

体節は第5週頃までその数を増していくが，胚子期後半になると，皮下組織の発達によってその膨らみが体表から次第に目立たなくなる．第4週初めまでに各体節を構成する細胞群は，背方の**皮筋板** dermomyotome と腹方の**椎板** sclerotome とに分かれ，皮筋板はさらに**皮板** dermatome と**筋板** myotome とに分化する（図6.11）．その後，皮板，筋板，椎板の細胞は，それぞれ分化しながら固有の場所へ遊走する（図6.11，図6.12）．

皮板は，表皮外胚葉の深層で薄く伸びて拡がり，皮膚の真皮や皮下組織となる．

筋板は，背側の**上分節** epimere（**軸上部** epaxial division）と腹側の**下分節** hypomere（**軸下部** hypaxial division）に分かれる（図6.12）．上分節には脊髄神経の後枝 dorsal ramus が，下分節には前枝 ventral ramus が入り込み，この神経支配は以後も維持される．上分節からは固有背筋など体幹の伸筋群が形成される．下分節は3層に分かれて体幹の側方から腹方へ伸び，主として体幹の屈筋群を形成する（☞122頁）．したがって，体幹の筋は，それが脊髄神経の前枝・後枝のいずれの支配を受けているかによって，発生学的に上分節由来であるか下分節由来であるかを判断することができる（例：後鋸筋は背方に位置するが，脊髄神経前枝

の支配を受ける下分節由来の筋である．また，肋骨挙筋は，固有背筋と同じ上分節由来の筋である）．

椎板は脊索の周囲へ移動し，そこで凝集して椎骨および椎間円板を形成する（図6.13）．脊索は椎骨などの形成を誘導するが，脊柱が形成された後にその大部分が消失してしまう．成体の椎間円板の髄核は胎生期の脊索の名残である．体幹の筋・骨格系の発生については，第10章（☞110頁）で詳しく述べる．

> **MEMO 6.7　体節分化の遺伝子支配**
>
> 　体節はいくつかの組織に分化するが，その分化に関わる分子が，遺伝子ノックアウト動物の研究などから明らかにされている（図6.14）．表皮外胚葉から分泌される BMP4 が神経管の背側に Wnt1 と Wnt3a を誘導し（図6.14ⓐ），その Wnt 蛋白と，脊索から分泌される低濃度の Shh 蛋白が体節背内側の細胞に作用して，それを筋板上分節に分化させる（図6.14ⓑ）．上分節の細胞は転写因子 Myf5 を発現して筋に分化する．神経管背側部から分泌される neurotropin-3（NT-3）が上分節の外側にある細胞を皮板に分化させ（図6.14ⓒ），表皮外胚葉からの Wnt 蛋白と側板中胚葉からの BMP4，FGF5 が協働して体節背外側の細胞を下分節の筋に分化させると考えられている．脊索に近い体節内腹側の細胞は，脊索から分泌される Shh 蛋白の作用を受けて Pax1 を発現し，椎板に分化する．

5　各週における主要な形態的変化

1　第4週（図6.15ⓐⓑ　☞66頁）

第4体節の高さで初発した体節が急速にその数を増し，第4週終わりには30対近くに達する．第4週における最も重要な発生現象は神経管の形成であり，前神経孔は24日，後神経孔は28日頃に閉鎖する．第4週の中頃に第1咽頭弓と第2咽頭弓が現れ，この週の終わりには4対の咽頭弓が体表から認められる．第4週の後半になると左右の体壁に小さな隆起が出現するが，これが上肢の原基（**上肢芽** upper limb bud）である．なお，24日頃に頭部の側面に内耳の原基である表皮外胚葉の陥入（**耳窩** otic pit）が，また，28日頃に顔面に水晶体の原基（**水晶体板**または**水晶体プラコード** lens placode）が認められる．

2　第5週（図6.15ⓒⓓ　☞66頁）

胸腹部で**心隆起** cardiac prominence と肝臓の膨大が体表からも著明となり，同時に脳の発達に伴って頭部が強く前屈するので，胚子の下顎の先端が胸部に接近した姿勢になる．第2咽頭弓が発達して第3および

図6.11 体節の分化

体節の組織は，皮筋板と椎板に分かれ（**b** **c**），前者がさらに皮板と筋板に分化する（**d**）.
a 分化前の体節.
b 皮筋板と椎板に分かれ，椎板の細胞が非上皮性になる.
c 皮筋版が外方の皮板と内方の筋板に分かれ，椎板の細胞が脊索の周囲へ遊走する.
d 皮板の細胞が表皮下へ拡がり，筋板が体幹の筋に分化する．脊索の周囲で椎板細胞が
椎体の原基を作り始める.
e 第5週胚子の体幹の横断面.

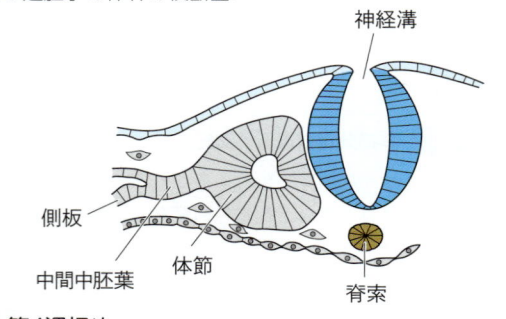

a 第4週初め

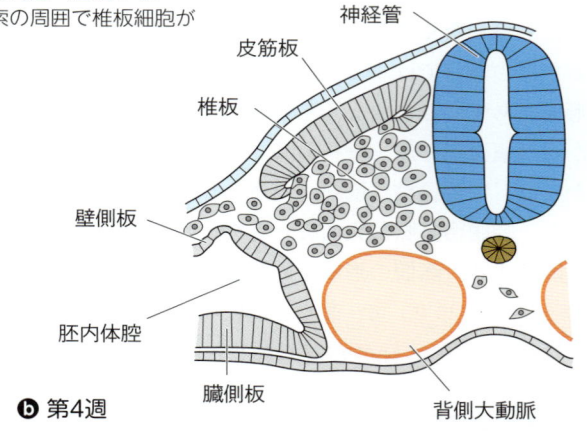

b 第4週

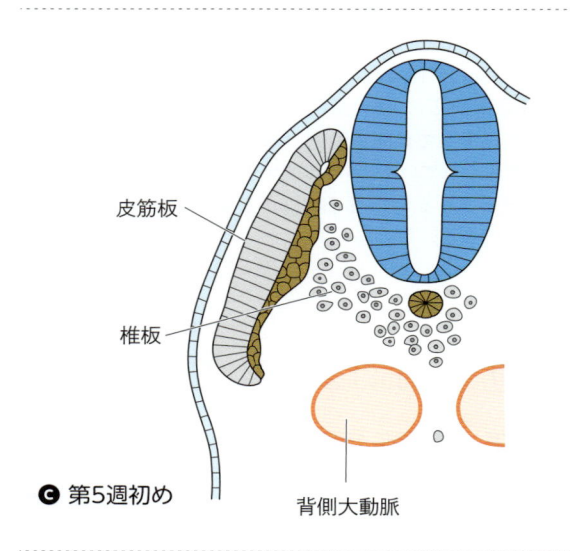

c 第5週初め

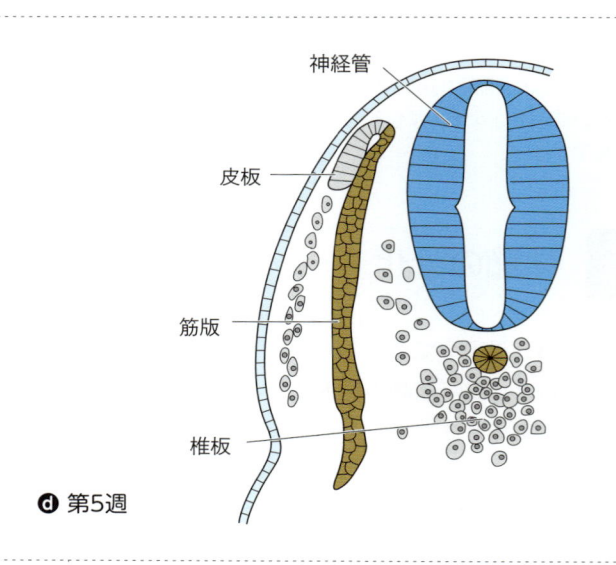

d 第5週

第4咽頭弓の上にかぶさるように伸び，外表からは第3咽頭弓以下の形が明瞭でなくなる．上肢の発生より約2日遅れて下肢の原基（**下肢芽** lower limb bud）が出現する．上肢はさらに伸びて，第5週終わりまでに将来手となる**手板** hand plate ができ，手と腕が区別できるようになる.

3　第6週（図6.15 **e** **f** ☞ 66頁）

前脳胞の頭方部分からできた**終脳胞** telencephalic vesicle が発達して，頭部の大きさが増してくる．網膜に色素上皮 pigment epithelium が発現して，外表からも眼にその色が透見できる．第1咽頭弓と第2咽頭弓に，耳介の原基となる小隆起（**耳介小丘** auricular hill-ock）がそれぞれ3つ現れる．手板に**指放線** digital ray ができ，この週の終わりには**指間陥凹** interdigital

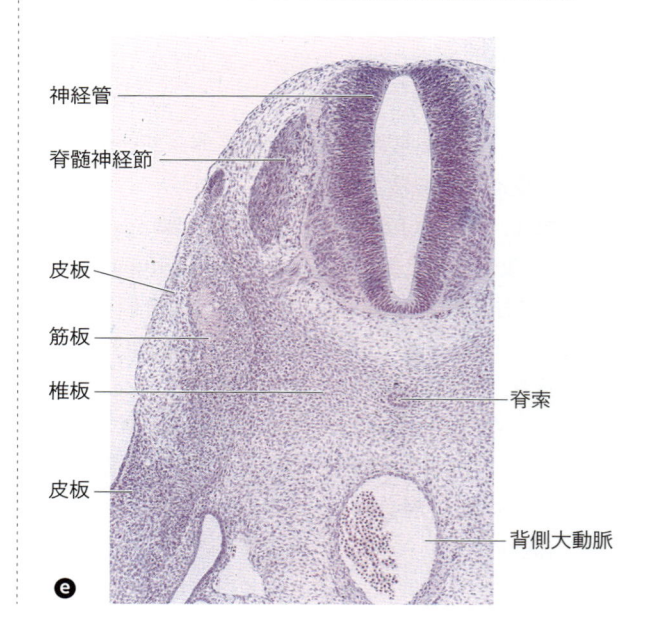

e

図6.12 筋板の上分節と下分節への分化

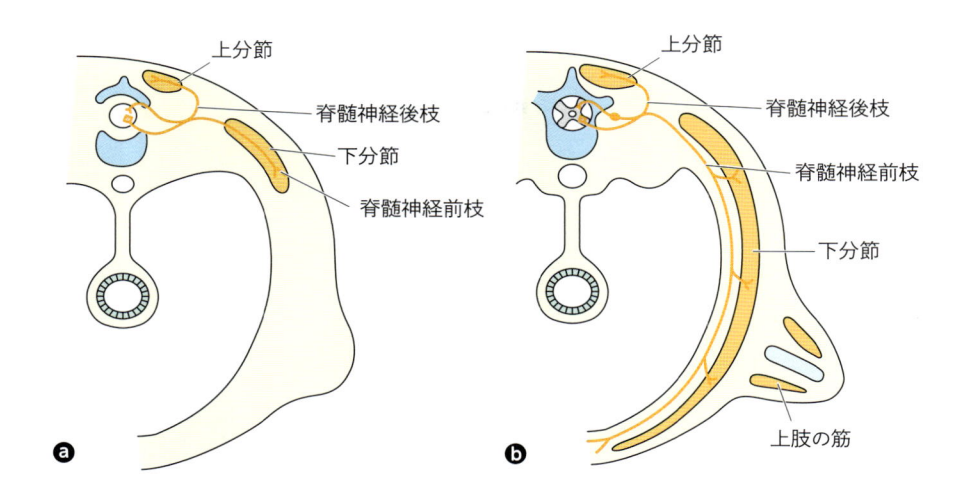

図6.13 脊索の分化

沿軸中胚葉が分節化して体節ができ，各体節の尾方半とその下位の体節の頭方半が一緒になって1個の椎骨を形成する．脊索組織は大部分が消失するが，一部が残存して椎間円板の髄核になる（☞ 111 〜 112 頁）．

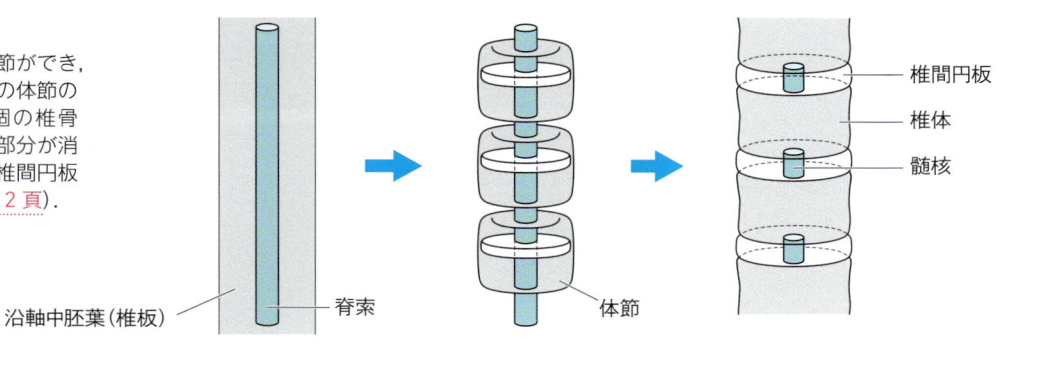

図6.14 体節の形成と分化に関与する分子

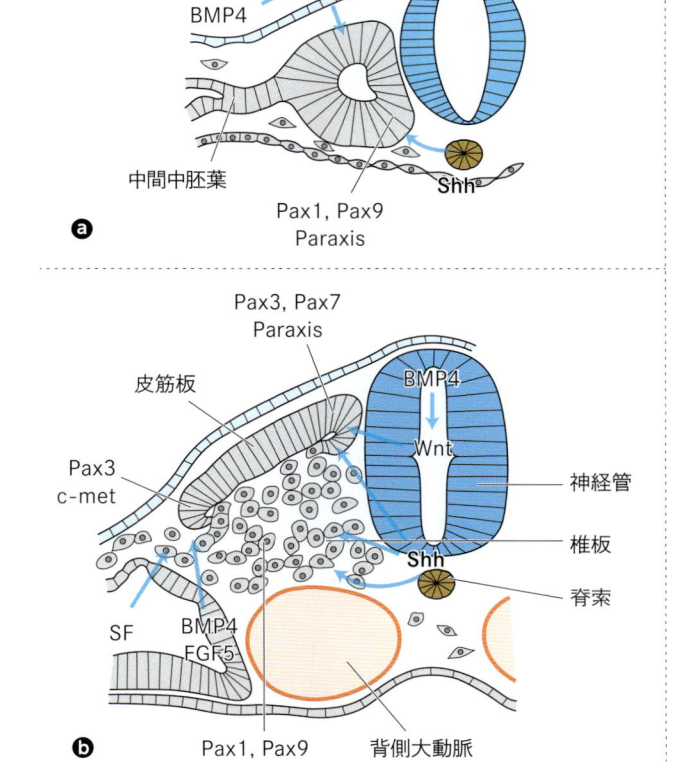

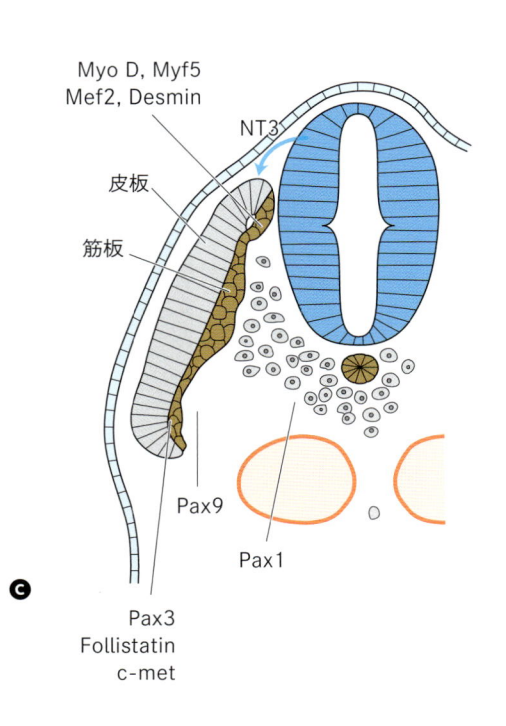

図6.15　**第4〜8週のヒト胚子**

ⓐ 26日（頭殿長3.5mm）．
ⓑ 28日（4.5mm）．
4対の咽頭弓があり，胸部で心隆起が著明である．上肢芽とやや遅れて下肢芽が現れる．

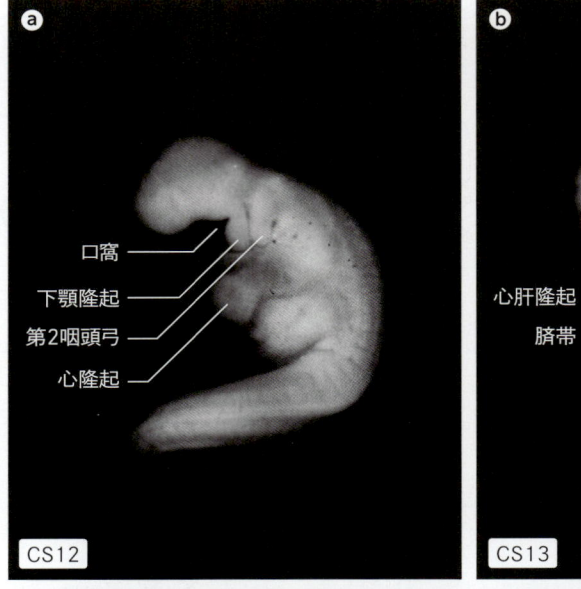

口窩
下顎隆起
第2咽頭弓
心隆起

CS12

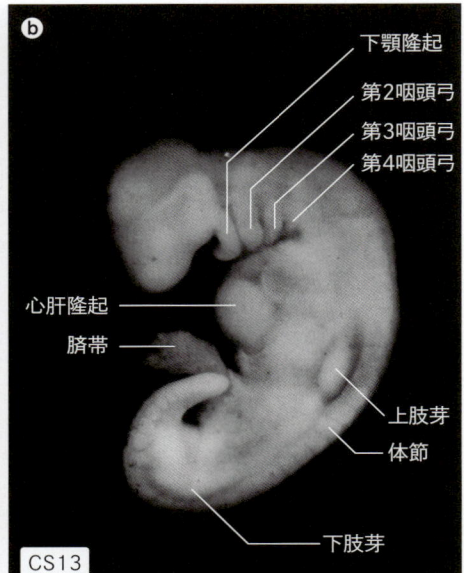

下顎隆起
第2咽頭弓
第3咽頭弓
第4咽頭弓
心肝隆起
臍帯
上肢芽
体節
下肢芽

CS13

ⓒ 32日（6mm）．
ⓓ 35日（8mm）．
第2咽頭弓以下の癒合が進む．肢芽が発達し，上肢では手板が形成される．

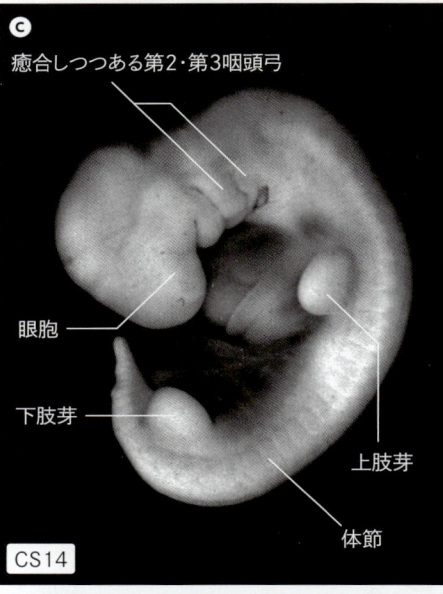

癒合しつつある第2・第3咽頭弓
眼胞
下肢芽
上肢芽
体節

CS14

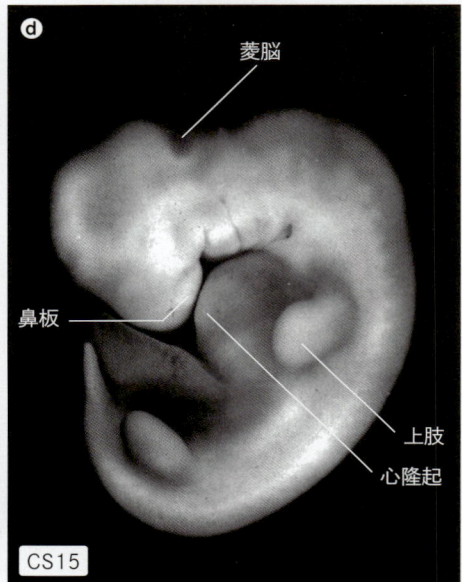

菱脳
鼻板
上肢
心隆起

CS15

ⓔ 40日（9mm）．
ⓕ 42日（11mm）．
第1咽頭弓の下顎弓と第2咽頭弓に耳介小丘（耳介原基）が現れる．眼瞼が形成され，眼に網膜色素が透見できる．咽頭弓が癒合し，外耳が形成される．下肢に足板が形成され，手板に指放線が出現する．

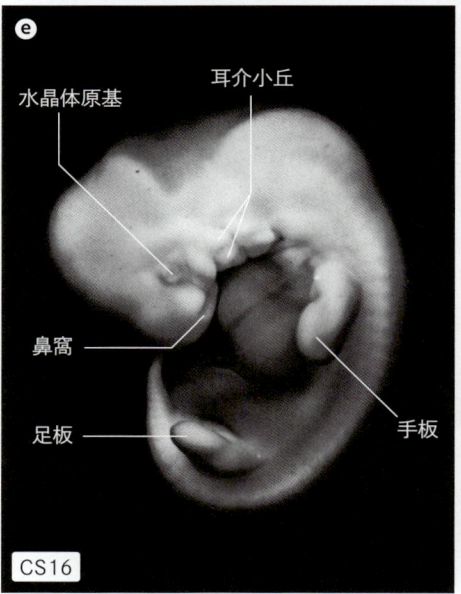

水晶体原基
耳介小丘
鼻窩
足板
手板

CS16

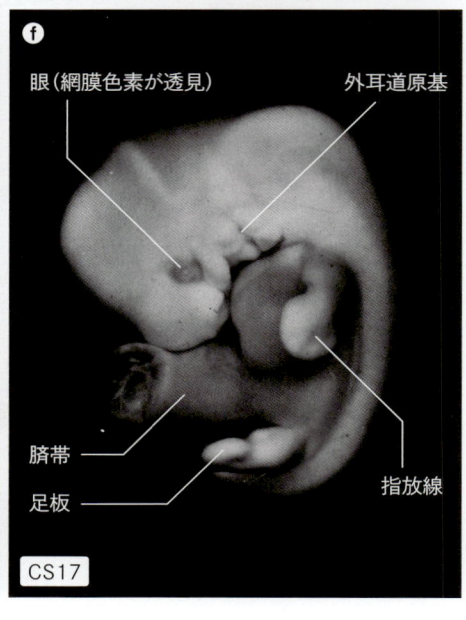

眼（網膜色素が透見）
外耳道原基
臍帯
足板
指放線

CS17

図6.15　第4～8週のヒト胚子（つづき）

g 44日（13 mm）.
h 48日（16 mm）.
頭部が大きくなり起き上がってくる．上下肢ともに指間陥凹ができて指が明瞭になる．

i 51日（18 mm）.
j 52日（23 mm）.
k 54日（26 mm）.
l 56日（30 mm）.
頭部・体幹ともに丸みを帯び，尾が消退してヒトらしい形になる．上肢に肘，下肢に膝が認められる．

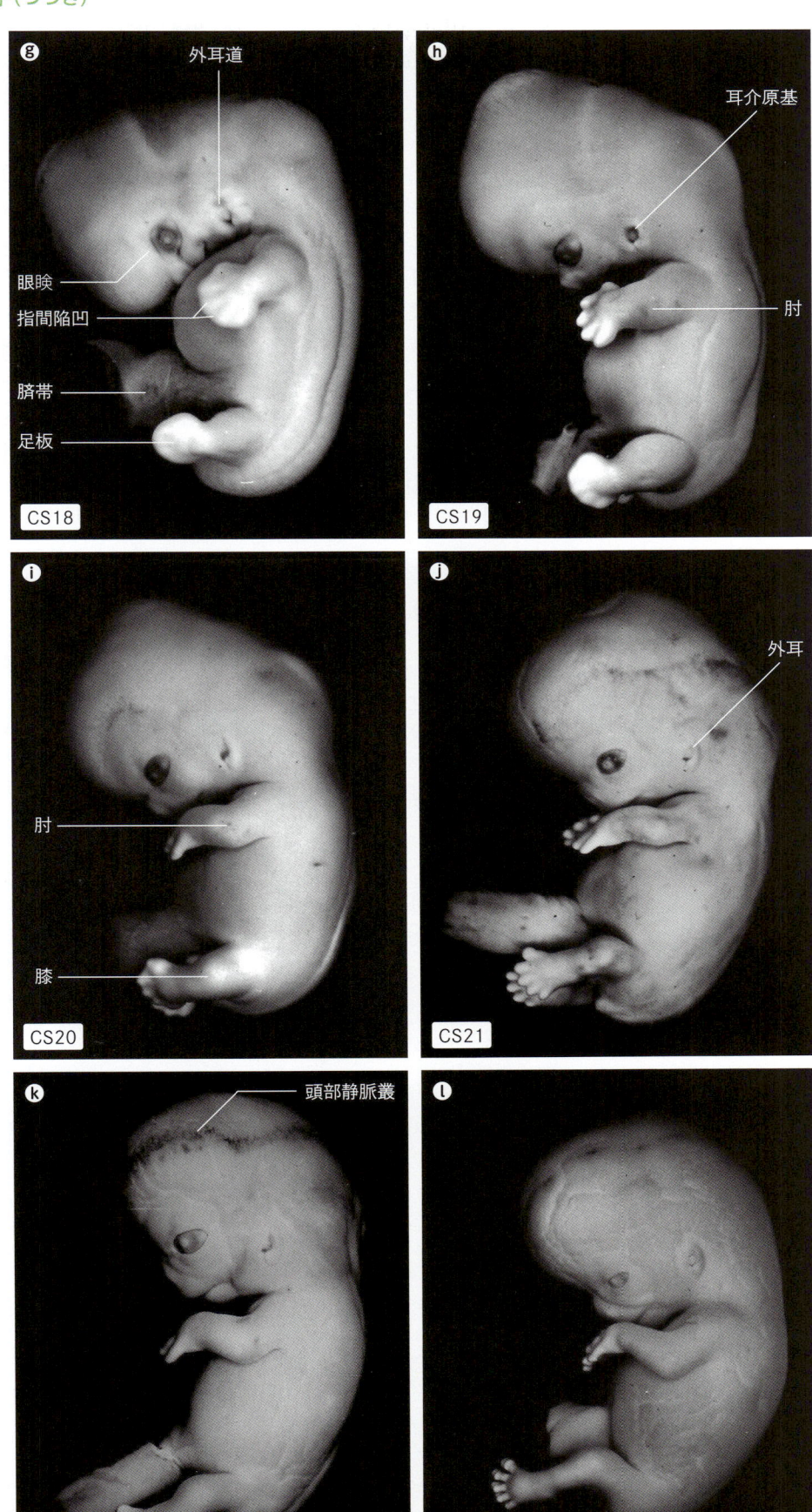

g 外耳道
眼瞼
指間陥凹
臍帯
足板
CS18

h 耳介原基
肘
CS19

i 肘
膝
CS20

j 外耳
CS21

k 頭部静脈叢
CS22

l CS23

6

notch が形成されて，指の形がはっきりしてくる．下肢に**足板** foot plate ができる．指放線は，指の軟骨原基を作る間葉が凝集して，外表から認められるものである．体表からは，体節の形状が明瞭でなくなってくる．

4 　第7週（図6.15**g h** ☞ 67頁）

咽頭弓が互いに癒合し，耳介原基と外耳孔の原基が明らかになってくる．眼瞼が現れる．上肢では肘ができ，手の指間陥凹が深くなってくる．足板では，この週の前半に指放線が，後半に指間陥凹が現れる．尾が急速に消退して短くなる．腸管の一部が臍帯内にある胚外体腔に入り込んでここで長くなる．これは胎児期初めまで存在し，**生理的臍帯ヘルニア** physiological umbilical hernia とよばれる．

5 　第8週（図6.15**i j k l** ☞ 67頁）

大脳の発達に伴って頭部が丸さを増し，頭部が起き上がって体幹から離れてくる．上下肢ともに長さを増して，指，肘，膝が明瞭になる．この週の終わりには，左右の手の指の先端が互いに接し，また，左右の足板の裏が向き合っていることが多い．尾はほぼ完全に消退し，ヒトとしての基本的な外形が整う．一般にはこの週の終わりまでを**器官形成期**とするが，外生殖器の性分化はまだ進んでいないので，この時期に外生殖器の外観から性別を判定することは不可能である．第8週終わりの胚子の頭殿長は約30 mm である．

6 　胚子の発育と胎齢

胚子の発生の進行度を表す指標の1つに体長がある．胚子期には，体が強く屈曲しているので，成人の身長に当たる**頭踵長**または**頂踵長** crown-heel length は用いず，成人の坐高に相当する**頭殿長（頂殿長）** crown-rump length（CRL）を用いるのが一般的である．しかし，第4週頃までの早期胚子では，頭尾の最大直線距離である**最大長** greatest length を用いる（図6.16）．

また，胚子・胎児の**胎齢** gestational age もよく用いられる．発生学では，受精から計算した日数である**受精後胎齢（受精齢）** fertilization age（または**推定排卵後胎齢** estimated ovulation age）を用いるのが一般的であるが，ヒトの場合は受精齢を正確に算定することは難しい．したがって，産科の臨床においては，妊娠直前の月経である最終月経の初日から起算した**最終月経齢** menstrual age を用いることが多い．参考書や研究論文を読む場合には，どの計算法による胎齢を用いて記載しているかに留意する必要がある（☞ 73頁）．

> **MEMO 6.8** 　**最終月経齢と受精齢**
>
> 最終月経齢は最終月経の初日から計算するが，実際に妊娠が起こったのはその次の排卵時である．したがって，最終月経齢は受精齢よりも平均して2週間大きい．

図6.16 　**胚子・胎児の長さの測定法**

直線状の早期胚子（**a**）は最大長で，器官形成期以後の胚子・胎児（**b c d**）は頭部頂点と殿部の直線距離である頭殿長（頂殿長）crown-rump length（CRL）で大きさを表す．胎児期になると，身長に相当する頭踵長 crown-heel length（CHL）が用いられることがある（**d**）．

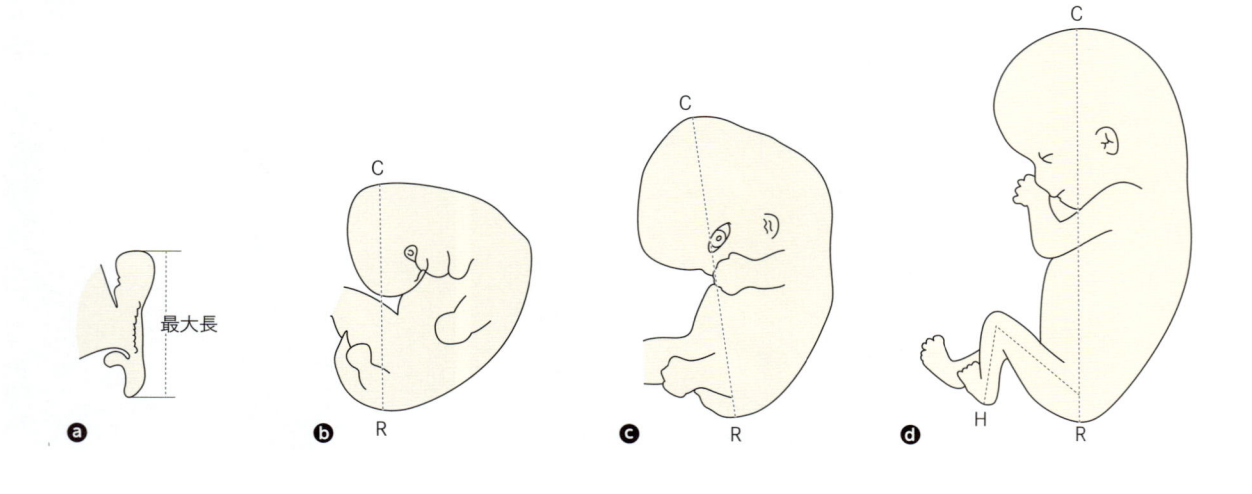

Topics	発生段階

　最終月経齢は，妊婦の月経歴と本人の記憶に基づいて算出されるので，しばしば不正確となる．また，ヒト胚子は，同一の胎齢であっても，その発生の進行にはかなりの個体差が見られる（発生学の教科書では，標準的な例について記載されている）．このような理由から，胎齢で胚子の発生状態を表すと，不正確であったり統一を欠くことになりやすい．したがって，ヒト発生学では一般に，胚子の大きさや胎齢によらず，形態的分化の特徴によって発生の段階を表す次のような方法がとられている．

　1942 年，米国カーネギー研究所のストリーター George L. Streeter 博士は，受精卵から胚子期終わりまでの胚子の発生段階を 23 に分け，地層を表すのに用いられるホライゾン horizon の語を用いて，horizon I から horizon XXIII までとすることを提唱した．これは，**Streeter's horizon** として，約 30 年間にわたって用いられた．

　その後，同研究所の オラヒリー Ronan O'Rahilly 博士は，Streeter's horizon を再分類し，胚子を発生段階 stage 1 ～ 23 に分ける方法を提唱した（1973）．これは **カーネギー発生段階** Carnegie stage（CS）とよばれ，現在ヒト胚子の発生段階を表す標準的な記載法として最もよく用いられている．

　各発生段階の胚子の特徴を表6.1 に，CS12 ～ CS23 の標準的な胚子の写真を図6.15（☞ 66 ～ 67 頁）に示す．

表6.1	胚子期における主な発生事象

カーネギー発生段階	体長 (mm)	受精後胎齢 (日)	発生の特徴
1		1	• 受精 • 1 細胞期
2		2 ～ 3	• 卵割～桑実胚 （2 ～ 16 細胞）
3	0.13	4	• 未着床胚盤胞
4	0.14	5 ～ 6	• 着床初期胚盤胞
5	0.15 ～ 0.2	7 ～ 12	• 二層性胚盤 • 胚外中胚葉 • 栄養膜細胞増殖 • 栄養膜腔隙と母体側類洞が交通
6	0.21	13	• 原始線条 • 原始結節 • 二次卵黄嚢出現
7	0.36	16	• 脊索突起 • 尿膜
8	1.0	18	• 原始窩 • 脊索管 • 神経溝
9	1.5	20	• 体節初発（1 ～ 3 対） • 神経溝著明 • 心臓原基出現
10	1.8	22	• 神経ヒダ癒合開始 • 第 1・2 咽頭弓 • 体節数 4 ～ 12 対
11	2.5 ～ 3.0	24	• 前神経孔閉鎖 • 耳胞 • 体節数 13 ～ 20 対
12	3.5	26	• 後神経孔閉鎖 • 上肢芽 • 咽頭弓 3 ～ 4 対 • 体節数 21 ～ 29 対

カーネギー発生段階	体長 (mm)	受精後胎齢 (日)	発生の特徴
13	4 ～ 5	28	• 下肢芽 • 水晶体板 • 耳胞閉鎖 • 心肝隆起著明
14	5.5 ～ 7.0	32	• 水晶体窩 • 鼻板 • 上下肢ヒレ状
15	6.5 ～ 8.5	34	• 水晶体胞 • 鼻窩 • 手板
16	8 ～ 11	37	• 耳介原基 • 網膜色素上皮 • 足板
17	10 ～ 14	41	• 上肢指放線 • 指間陥凹
18	14 ～ 17	44	• 手の指間陥凹著明 • 下肢指放線 • 眼瞼初発 • 耳介原基癒合
19	16 ～ 18	48	• 咽頭弓ほぼ完全に癒合 • 下肢指放線著明
20	18 ～ 22	50	• 肘やや屈曲 • 足の指間陥凹著明
21	22 ～ 24	52	• 指伸長 • 両手が接近
22	23 ～ 28	54	• 眼瞼・耳介著明
23	28 ～ 31	56	• 頭部静脈叢が頭頂にほぼ達する • 四肢伸長

復習問題

1　一次脳胞の構成について正しいのはどれか．
　ⓐ前脳胞─中脳胞─後脳胞　ⓑ前脳胞─後脳胞─菱脳胞　ⓒ終脳胞─中脳胞─後脳胞　ⓓ終脳胞─間脳胞─後脳胞
　ⓔ前脳胞─中脳胞─菱脳胞

2　体節から分化してできるのはどれか．
　ⓐ神経板　ⓑ椎板　ⓒ咽頭弓　ⓓ脊髄神経節　ⓔ肋間神経

3　咽頭弓（鰓弓）について正しいのはどれか．
　ⓐ第1咽頭弓を上顎隆起，第2咽頭弓を下顎隆起ともいう　ⓑ全部で7対できる
　ⓒ第4咽頭弓は痕跡的で，明瞭な形態をとらない　ⓓ各咽頭弓にそれぞれ脊髄神経の枝が入り，支配神経となる
　ⓔ咽頭弓の間葉が頭頚部の骨格や筋の形成に関与する

4　原始腸管の中腸に由来する消化管を主として栄養する動脈はどれか．
　ⓐ食道動脈　ⓑ横隔膜動脈　ⓒ腹腔動脈　ⓓ上腸間膜動脈　ⓔ下腸間膜動脈

5　第5週胚子に見られない構造物はどれか．
　ⓐ神経腸管　ⓑ咽頭弓　ⓒ上肢芽　ⓓ下肢芽　ⓔ尾

6　脊索からできる構造物はどれか．
　ⓐ椎体　ⓑ椎弓　ⓒ棘突起　ⓓ椎間円板の線維軟骨　ⓔ椎間円板の髄核

7　体節の筋板から形成される筋はどれか．
　ⓐ表情筋　ⓑ咀嚼筋　ⓒ固有背筋　ⓓ心筋　ⓔ腸管の平滑筋

8　次のうち，最も早く体表から認められるのはどれか．
　ⓐ指間陥凹　ⓑ指放線　ⓒ肘と膝　ⓓ手板　ⓔ足板

9　受精第8週の胚子について正しくないのはどれか．
　ⓐ眼に網膜色素が認められる　ⓑ上下肢ともに指が分離している　ⓒ生理的臍帯ヘルニアが見られない
　ⓓ外生殖器から性別が判定できる　ⓔ尾がほぼ完全に消退している

10　ヒト胚子の発生段階を表す方法で，現在最も広く用いられている規準はどれか．
　ⓐグレイ発生段階　ⓑハミルトン発生段階　ⓒラングマン発生段階　ⓓムーア発生段階　ⓔカーネギー発生段階

☞ 解答は 250 頁

chapter 7

胎児期

本章の内容

1 妊娠期間と胎齢
2 胎児の発育
3 胎児期における主要な
　形態的変化
4 子宮内の胎児の位置
5 分娩
6 新生児
7 出生前診断

キーワード

組織分化
機能的成熟
骨化
一次骨化点
二次骨化点
肝内造血
有核赤血球
口蓋形成
外生殖器分化
胎動
うぶ毛
鼻孔再開
肺胞Ⅱ型上皮細胞
肺サーファクタント
骨髄内造血
精巣下降
出生前診断
超音波診断
遺伝子診断
羊水穿刺
絨毛膜生検
着床前診断

Summary

　受精後第9週以降，出生までの個体を胎児とよぶ．この時期には，胚子期に形成された器官原基が大きさを増し，それぞれの器官の中で組織学的な分化（組織発生）が進むとともに，機能的にも成熟する．また，全身が発育し，胎児期後半には皮下脂肪が増えて体の丸みが増す．なお，生殖器や脳の分化は主として胎児期の間に進む．

Point

● 胎児期には，器官形成期に作られた器官原基が大きさを増し，組織分化，機能的成熟が進む．胎児期の間に体が発育し，胎児期末期には体長（身長）が平均50 cm，体重は3,200 gになる．

● 胎児期は，胚子期に比べて奇形発生のリスクは小さいが，口蓋，外生殖器などの分化が進むので，なお注意が必要である．特に，中枢神経系では，妊娠4～5か月にニューロンの発生が活発で，その後もグリアの発生，髄鞘形成，神経路の形成が進むので，妊娠中のみならず周生期に至るまで，様々な環境要因の影響を受ける可能性がある．

● 第20週頃から肺では肺胞Ⅱ型細胞が分化し，界面活性作用をもつ肺サーファクタントを分泌し始める．これ以降に胎外に出た児は生存の可能性が高くなるので，産科臨床では第22週（最終月経齢）未満の娩出を流産，第22週以降の娩出を出産と定義する．

● 子宮内の胚子や胎児を観察あるいは診断する方法を出生前診断という．
出生前診断には次のような方法がある．
①画像診断法（超音波診断法など）
②胎児細胞を採取し，染色体やDNAを診断する方法（羊水穿刺，絨毛膜生検など）
③母体血を利用する方法（胎児由来DNAの検査，マーカーテストなど）
④着床前診断

● 出生前診断によって異常が診断された場合は，適切な遺伝相談や倫理的問題への対応が重要である．

本章で扱う発生の流れ

妊娠3か月 （受精後第7〜10週， 最終月経齢の9〜12週）	胎児の頭部が頭殿長のほぼ半分の大きさである． 上下の眼瞼が癒合し，眼球を覆う． 鼻腔上皮が増生し，鼻腔が閉じる． 臍帯内の腸管が腹腔内へもどり，生理的臍帯ヘルニアが消失する． いくつかの骨の原基に一次骨化点が現れる． 肝臓で造血が行われるようになる．赤血球は有核である．
妊娠4か月 （第11〜14週）	左右の口蓋突起が癒合し，口蓋（二次口蓋）が形成される． 全身の皮膚は薄く，皮下の血管が透見できる． 外生殖器の分化が進み男女差が現れてくる． 多くの骨で骨化が始まる． 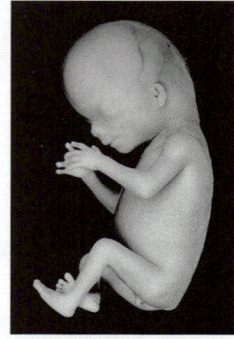
妊娠5か月 （第15週〜18週）	頭部と体幹が丸みを帯びてくる． 母親が胎児の動きを胎動として感じる． 外生殖器の超音波像から男女の判別が可能になる． 全身にうぶ毛が生え，皮膚が胎脂に覆われ始める． 脾臓でも造血が行われる． 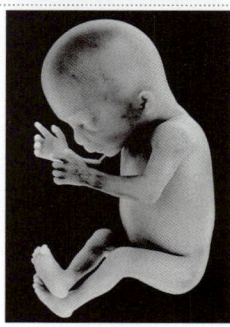
妊娠6か月 （第19〜22週）	眉毛，睫毛，頭髪が認められる． 鼻孔が再開する． 肺で肺胞II型上皮細胞が分化し，肺サーファクタントが産生される．
妊娠7か月 （第23〜26週）	皮下脂肪が増えて体全体が丸みを帯びてくる． 体毛が明瞭に認められる． 眼瞼が開き，外耳道が開通する． 男児では精巣が下降し始める． 多くの骨で骨化が進み，骨髄が主要な造血の場となる． 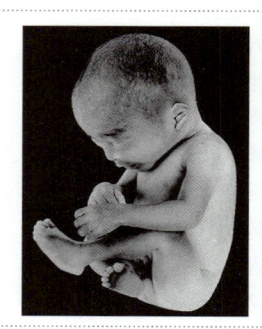
妊娠8か月 （第27〜30週）	手の爪が伸びて指先に達する． 男児では，精巣が鼠径管を通って陰嚢内へ下降する．
妊娠9か月 （第31〜34週）	皮膚の厚みが増し，皮膚の色が薄くなる． うぶ毛が消失し始める．
妊娠10か月 （第35〜38週）	皮下脂肪が発達して，胎児の体が丸みをおびる． 妊娠末期胎児の身長は平均約50cm，体重は平均3,200gである．

図7.1　発生学と産科学におけるヒトの胎生期の表し方

受精齢は主として発生学で，月経齢は産科などの臨床分野で用いられる．受精齢は数えまたは序数（○週）で表すのに対し，月経齢は満（0週0日からスタート）で表す．

三半期			第1三半期												第2三半期													第3三半期													
受精齢*			胚子期								胎児期																														
	（数え週）	1	2	3	4	5	6	7	8	9	10	11	12	13	14	15	16	17	18	19	20	21	22	23	24	25	26	27	28	29	30	31	32	33	34	35	36	37	38	
月経齢**	（満週）	0	1	2	3	4	5	6	7	8	9	10	11	12	13	14	15	16	17	18	19	20	21	22	23	24	25	26	27	28	29	30	31	32	33	34	35	36	37	38	39 40 41 42 43
	（妊娠月）	1か月		2か月			3か月			4か月			5か月			6か月			7か月			8か月			9か月			10か月														
		最終月経	受精 着床	流産																早（期）産											正期産							過期産				

＊発生学で用いられる．数えまたは序数で表される．
＊＊産科学など臨床医学で用いられる．満で表される．

受精後第9週以降の子宮内の個体を**胎児** fetus とよび，第8週までの胚子と区別する．また，第9週以降出生までの時期を**胎児期** fetal period という（図7.1）．この時期には，胚子期に形成された器官原基が大きさを増し，それぞれの器官の中で組織学的な分化（**組織発生** histogenesis）が進むとともに，機能的にも成熟して，出生のための準備を整える．全身的には，成長によって体が大きくなるとともに，胎児期後半には皮下脂肪が増えて次第に体の丸みが増し，体重が増加する．奇形などの形態異常の発生するリスクは胚子期に比べて小さくなるが，生殖器や脳の分化は主として胎児期に進むので，妊婦はこの時期にも十分な注意が必要である．

1 妊娠期間と胎齢

ヒトの妊娠期間は，受精から数えて平均38週間（266日）である．最終月経齢を用いる場合は，最終月経初日から数えて280日が平均妊娠期間となる．産科臨床では胎齢（最終月経齢）を満で数え，0週1日，0週2日，……，と始まり，0週6日，1週0日，1週1日，……というように表す．したがって，出産予定日は最終月経齢で40週0日（280日）となる．このように，最終月経齢と発生学で用いる受精後胎齢は起算の基準が異なるので，両者の間には約2週間の差がある（図7.1）．

最終月経齢では妊娠期間が40週間であるので，4週間を1か月とし，全妊娠期間を10等分してそれを**妊娠月** gestational month とする．この数え方では，10か月が満ちて出産することになる．このように産科で用いる1か月は4週間（28日）であり，太陽暦の1か月ではないことに注意する必要がある．

なお，妊娠中の時期を大まかに表す時に，妊娠期間をほぼ三分した**三半期** trimester という用語が用いられる．各三半期の区分は必ずしも厳密ではないが，第1三半期は最終月経齢で満13週まで，第2三半期は14週から満27週まで，第3三半期は28週以降出生までとするのが一般的である．

2 胎児の発育

胎児の体長は，胚子期後半と同じく，頭殿長（頂殿長）（CRL）で表すことが多い．これは，胎児の下肢が屈曲位をとっており，身長（頭踵長）を正確に測るのが難しいためである．胎齢と頭殿長および体重との関係を図7.2，図7.3 に示した．身長の増加率は妊娠3〜5か月で大きいが，絶対値で見ると，胎児期を通じてほぼ一定している．これに対して，体重の増加は妊娠後半に大きく，特に最後の2か月における増加が著しい．

最近は，超音波画像で胎内の胎児の発育状態を的確に評価できるようになっている（☞ 79頁）．

3 胎児期における主要な形態的変化

1 妊娠3か月
（第7〜10週，最終月経齢の8〜11週）

この時期には，胎児の頭部が頭殿長のほぼ半分の大きさを占めている（図7.4ⓐ）．脳がまだ小さいので，顔の幅が広く両眼の間隔が広く見える．眼瞼の形成が進み，上下の眼瞼が癒合して眼球を覆う．鼻腔上皮の増生によって，外鼻孔が閉じる．外耳の位置はまだ低

図7.2　妊娠月による胎児の体長（頭殿長・頭踵長）と体重の変化

身長はほぼ一様に増加するのに対し，体重は第3三半期に急速に増加する.

図7.3　日本人胎児体重の基準曲線（日本産科婦人科学会）

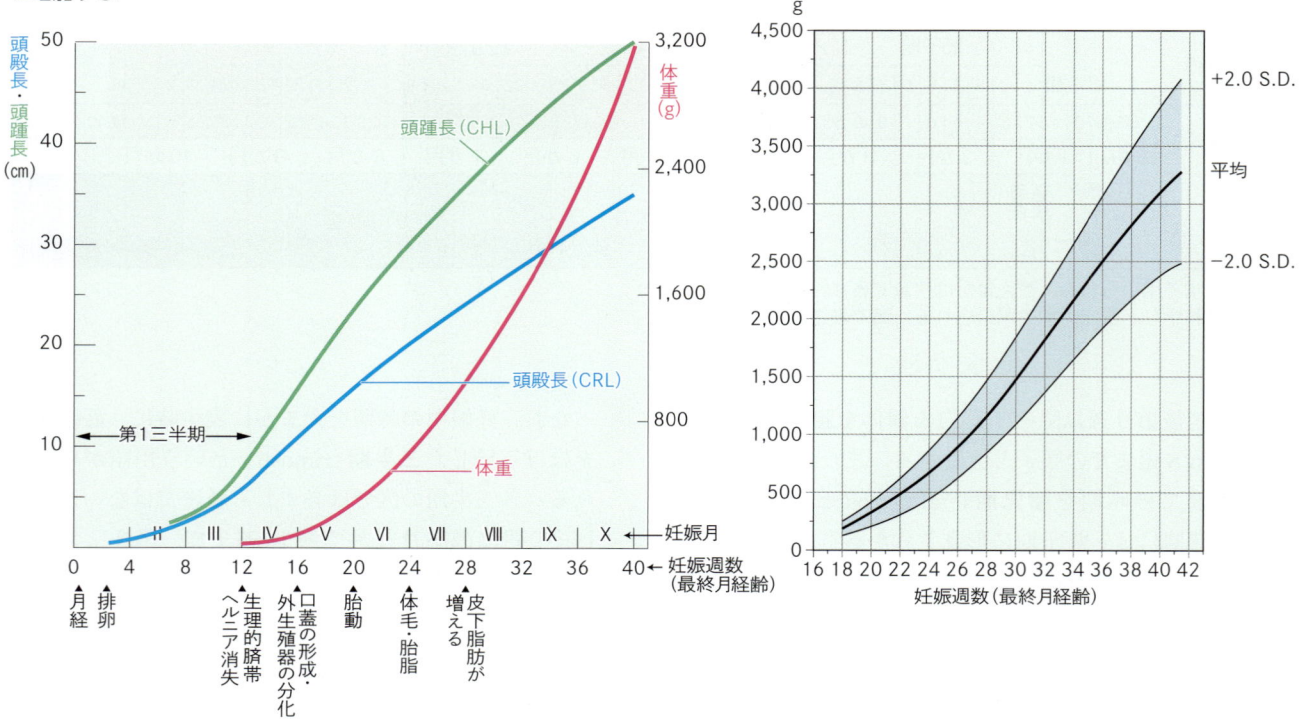

図7.4　胎児と新生児における体の各部の比率

胎齢が進むにつれて，頭部の比率が成人に近づいてくる.

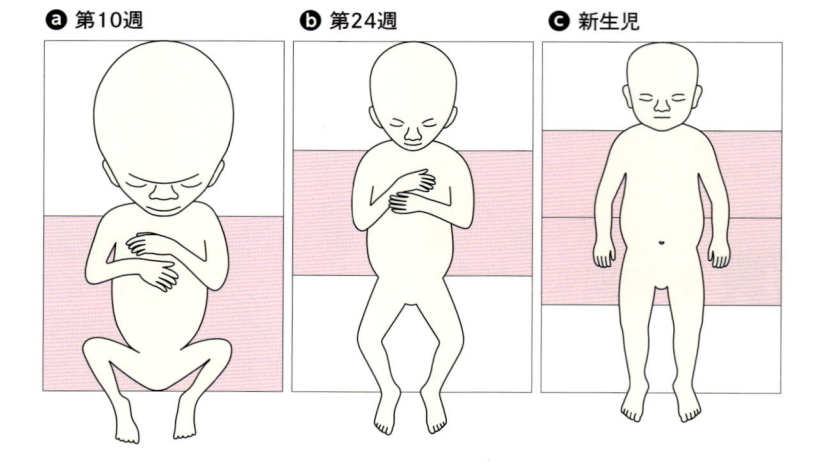

ⓐ 第10週　　ⓑ 第24週　　ⓒ 新生児

い. 外生殖器の分化は4か月以降に進むので，この時期に外生殖器から性別を判定することはできない.

胚子期の後半に臍帯内の胚内体腔に出た腸管の一部が腹腔内へ戻り，生理的臍帯ヘルニアが消失する.

3か月には，いくつかの骨の原基で**骨化** ossification が始まり，その部位が**一次骨化点** primary ossification center として認められる.

この頃から肝臓で活発に造血が行われるようになる（☞ 150頁）. この時期の赤血球は有核である.

2　妊娠4か月（第11〜14週）

この時期には，頭部が体長のほぼ1/3の大きさとなる（図7.5）. 左右の口蓋突起が発達して正中部で癒合し，口蓋（**二次口蓋**）が形成されて，口腔と鼻腔が隔離される. 全身の皮膚はまだ薄いため皮下の毛細血管が透けて見え，胎児は全体に赤く見える. 外生殖器の分化が進み男女差が現れてくるが，注意深く観察しないと外生殖器による性の判別を誤ることがある（図7.6）. 多くの骨で骨化が始まる. 超音波画像で見ると，胎内で胎児が開口運動をし，四肢が反射的に動くのが認められる.

図7.5 妊娠第 12 週胎児
（頭殿長 67mm）

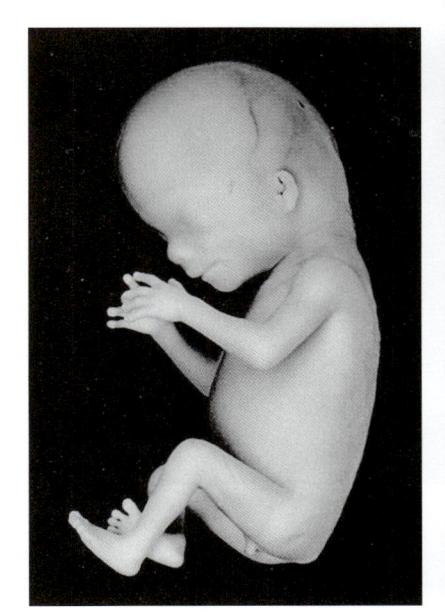

図7.6 妊娠第 12 週胎児の外生殖器

男児（ⓐ）では尿道が閉じつつある．女児（ⓑ）ではまだ生殖結節（陰核）が大きく見える．

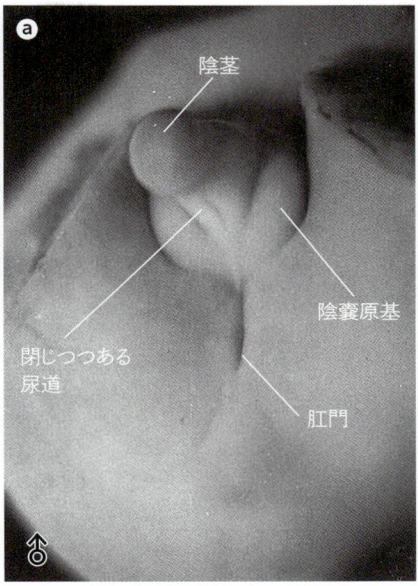
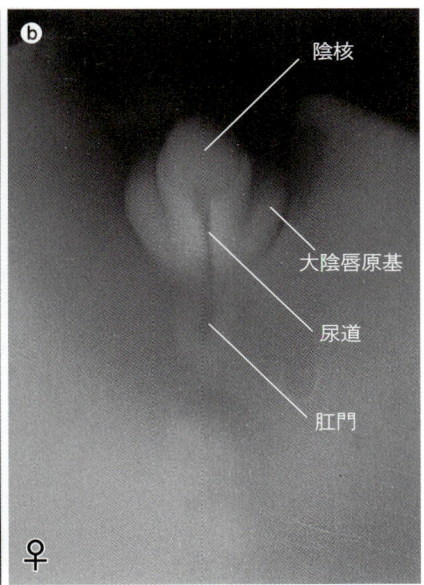

図7.7 妊娠第 18 週胎児
（頭殿長 140 mm）

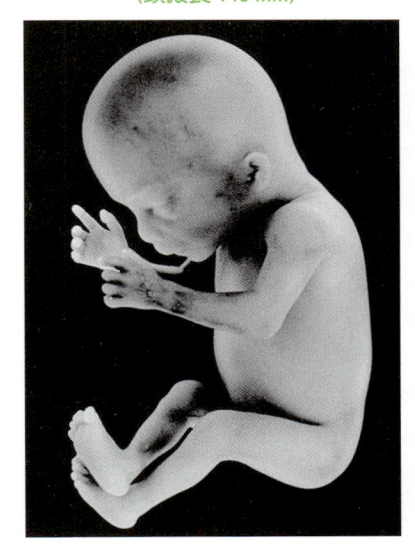

図7.8 妊娠第 17 週胎児の外生殖器

男児（ⓐ）では尿道が完全に閉じ，女児（ⓑ）では大陰唇が発達して生殖結節（陰核）を覆い始めている．

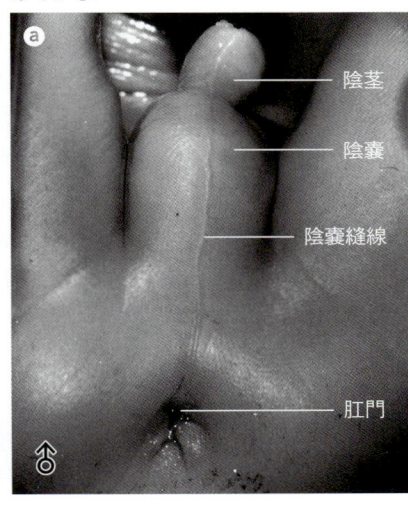
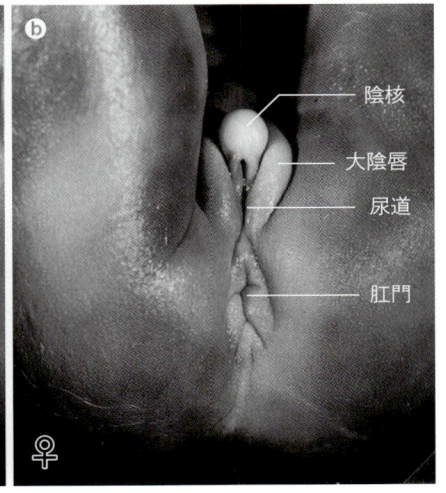

3 妊娠 5 か月（第 15 〜 18 週）

　妊娠が比較的安定する時期である．頭部と体幹が少しずつ丸みを帯びてくる（図7.7）．超音波画像によって，胎児が四肢や脊柱を曲げ伸ばしし，羊水中へ排尿するのが観察できる．母が胎児の動きを**胎動** quickening として初めて感じるのはこの時期である．5 か月後半には，外生殖器の分化が進み，熟練者が見ると超音波画像でも男女の判別が可能になる（図7.8）．

　全身に生毛（**胎児うぶ毛** lanugo）が生え，皮脂腺が分泌を開始する．皮脂腺の分泌物と剥脱した表皮細胞とが混ざり合ってチーズ様の**胎脂** vernix caseosa を形成し，これが胎児の皮膚を覆い始める．胎脂には胎児の柔らかい皮膚を保護し，羊膜などとの癒着を防ぐ役目がある．

　肝臓とともに脾臓でも造血が行われる．

4 妊娠 6 か月（第 19 〜 22 週）

　皮膚が厚みを増すが，まだ血管が透けて皮膚は赤く見える．第 20 週までに，眉毛（まゆげ），睫毛（まつげ），頭髪が認められる．顔面では，鼻孔が再び開く．

　妊娠 6 か月に肺で肺胞 II 型上皮細胞が分化し，リン脂質に富み界面活性作用をもつ**肺サーファクタント** pulmonary surfactant を産生し始める（☞ 175頁）．この時期より前に胎外に出た児は，肺サーファクタント

が少なく肺胞が膨らまないため生存する可能性は低いが，22週（最終月経齢）以降は十分な呼吸管理などを行えば生存する可能性が高くなる．したがって，産科臨床では，22週未満の娩出を**流産** abortion といい，22週以降の娩出を**出産** childbirth と定義する．なお，22週以降37週未満の分娩を早産という（図7.1 ☞ 70頁）．

> **MEMO 7.1** 　流産と出産
>
> 　わが国の産科臨床では，以前は24週未満（最終月経齢）の娩出を流産と定義していたが，医学の進歩によって妊娠22 〜 24週に出産した児も生存する可能性が高くなったため，現在は22週未満の娩出を流産としている．

5　妊娠7か月（第23 〜 26週）

　皮下脂肪が増えて皮膚のしわが少なくなり，体全体が丸みを増してくる（図7.9）．体毛が明瞭に認められる．眼瞼が再び開き，外耳道が開通する．男児では精巣が下降し始めているがまだ陰嚢内には達せず，女児では，大陰唇の発達が十分でないので陰核が露出して見える．

　多くの骨で骨化が進み，この時期までに骨髄が主要な造血の場となる．

6　妊娠8か月（第27 〜 30週）

　皮下脂肪がさらに増加し，体表で胎脂の厚みが増す．頭髪が長くなり，手の爪が伸びて指先にまで達する．男児では，精巣が鼡径管を通って陰嚢内へ下降する．

7　妊娠9か月（第31 〜 34週）

　皮膚の厚みが増して，皮膚の色調が薄くなる．うぶ毛は背部を除いて消失し始める．体重がさらに増加する．

8　妊娠10か月（第35 〜 38週）

　皮下脂肪が十分発達して，胎児の体が丸みを帯びている．男女いずれの胎児でも，乳房部がやや膨らんでいる．日本人の妊娠末期胎児の体重は平均 3,200 g である．

図7.9　妊娠第 24 週胎児（頭殿長 210 mm）

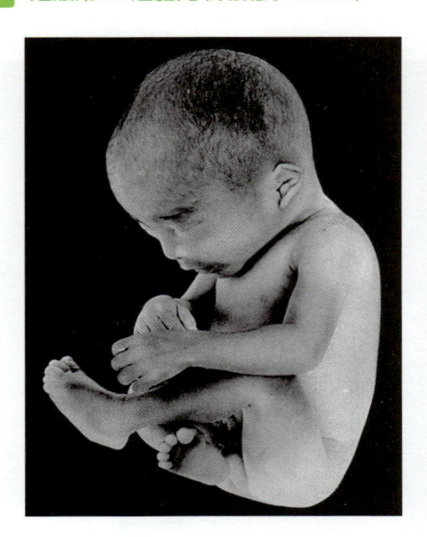

4　子宮内の胎児の位置

　子宮内での胎児の位置は，**胎位** fetal presentation, **胎向** fetal position, **胎勢** fetal attitude の3つで表され，臨床的に重要である．

　胎位は，胎児の長軸と子宮の長軸の関係をいう．胎児の長軸と子宮の縦軸が一致するものを**縦位** vertical (longitudinal) presentation，交差するものを**横位** transverse presentation，斜めに交わるものを**斜位** oblique presentation という．縦位には2通りあり，胎児の頭が下を向き子宮口の方にあるのを**頭位** cephalic presentation，逆に胎児の殿部や下肢が子宮口の方にあるのを**骨盤位** breech presentation とよぶ（図7.10）．第3三半期には，胎児の大多数が頭位をとっている．骨盤位は，いわゆる逆子（さかご）といわれる状態で，妊娠末期に5 〜 6%の頻度で見られる．骨盤位は，胎児の下肢の状態によって殿位，膝位，足位などに分類される（図7.11）．真の横位は少なく，

図7.10　正常な胎位（頭位）と骨盤位

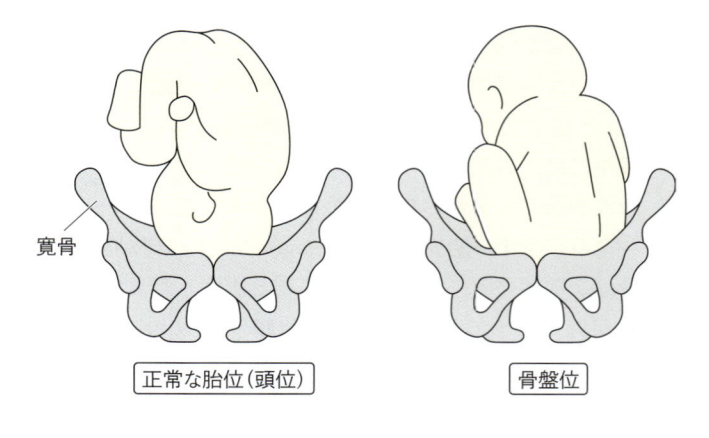

寛骨

正常な胎位（頭位）　　　　　骨盤位

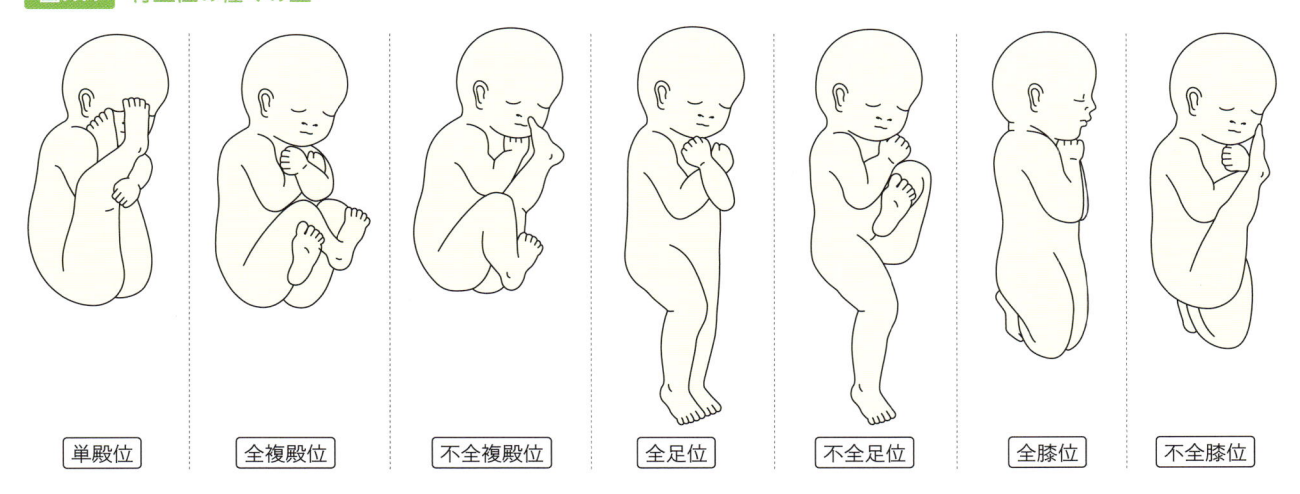

図7.11　骨盤位の種々の型

| 単殿位 | 全複殿位 | 不全複殿位 | 全足位 | 不全足位 | 全膝位 | 不全膝位 |

7

1%以下である．骨盤位，横位とも分娩が困難になるリスクが高く，その場合は帝王切開の適応になる．

　胎向は，胎児の背中（横位では頭）と母体との位置関係をいうもので，縦位では胎児の背中（横位では頭）が母体の左側に向くものを**第1胎向**といい，右側に向くものを**第2胎向**という．

　胎勢は，子宮内での胎児の姿勢を表すものである．正常の胎勢では，胎児の体は中等度に屈曲し，**屈曲位** flexion attitude をとる．すなわち，胎児は背中を丸め，顔はややうつ向き，オトガイが軽く胸に接している．上肢は肘を曲げて，左右の前腕が胸の前で交差する．下肢は股関節と膝関節が屈曲し，大腿が腹部に接している．足は背屈位で，しばしば両足が交差する．この胎勢では，胎児全体がほぼ卵円形になり，その体積が最も小さくなるような姿勢になっている．これに対し，頭部が胸壁から離れ背部が進展した姿勢を**反屈位** de-flexion（extension）attitude という．反屈位は，頭部・顔面の位置によって，頭頂位，前頭位，額位，顔位に分けられる．分娩の時にこのような胎勢であると，分娩が困難になることが多い．

5　分娩

　生存可能な胎児とその付属物が母体外へ出ることを**分娩** labor（delivery, parturition）といい，生育が可能な児の分娩を**出産** birth という．

　分娩に際しては，まず子宮筋の周期的な強い収縮が起こり，これによって胎児が産道の方へ押し出される．この子宮筋の収縮は比較的強い痛みを伴い，これを**陣痛** labor pain という．やがて**胎胞**（羊膜胞の一部が児頭に圧されて産道内へ膨隆するもの）が破れて羊水が流れ出し（**破水**），胎児が産道を押し広げながら通過して母体外へ出る（**図7.12**）．胎児が娩出されたあと，臍帯と胎盤が娩出される〔**後産**（あとざん）afterbirth〕．

　産道 birth canal は分娩の時に胎児が通る通路で，**軟産道** soft birth canal と**骨産道** bony birth canal からなる．軟産道は子宮下部，子宮頚，腟，外陰などの軟部組織によって，骨産道は骨盤によって形成される．

　分娩の経過は，分娩第1～第3期に分けられる．第1期（開口期）は分娩開始（陣痛発来）から子宮口全開大まで，第2期（娩出期）は子宮口全開大から胎児娩出まで，第3期は児の娩出から後産を娩出し終わるまでを指す（**図7.12**）．

MEMO 7.2　正期産と早産，過期産

　日本産科婦人科学会では，妊娠22週（最終月経齢）以後の胎児が母体外へ娩出されることを**分娩**と定義している．さらに，分娩をその妊娠の時期によって区分し，妊娠22週～36週の時期の分娩を**早産** premature labor，37週～41週に起こるものを**正期産（満期産）** full term labor，42週以後のものは**過期産** post-term labor という．

6　新生児

　22週（最終月経齢）以降に分娩によって母体の外に出た児を**新生児** neonate, newborn という．**新生児期** neonatal period, newborn period は，新生児が子宮外環境に適応しつつある期間のことで，WHO の定義では出生後28日間である．特に，生後7日齢未満の乳児を早期新生児とよぶ．新生児に何らかの問題がある場合は新生児期に発症したり発見されることが多く，また母児のふれあいが始まる時期であるので，臨床的に重要である．

図7.12　分娩の経過

分娩第1期には児頭が骨盤腔に固定されて子宮口が開大する（**ⓐⓑ**）．第2期には児頭が娩出され（**ⓒ**），児の体が回旋して娩出される（**ⓓ**）．第3期には胎盤などの後産が娩出されて子宮が収縮する（**ⓔⓕ**）．

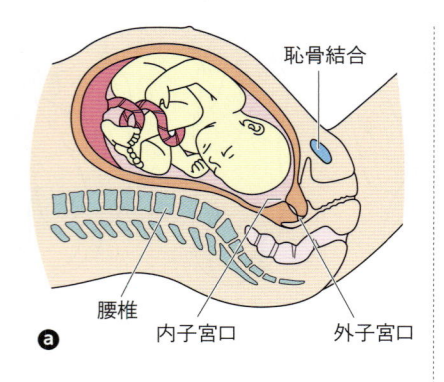
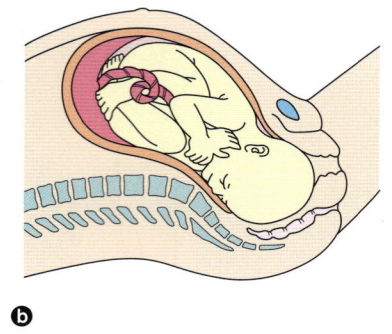
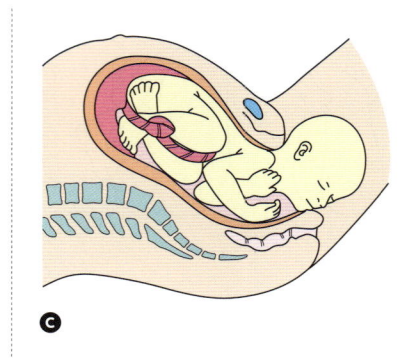

恥骨結合
腰椎
内子宮口　外子宮口
ⓐ　ⓑ　ⓒ

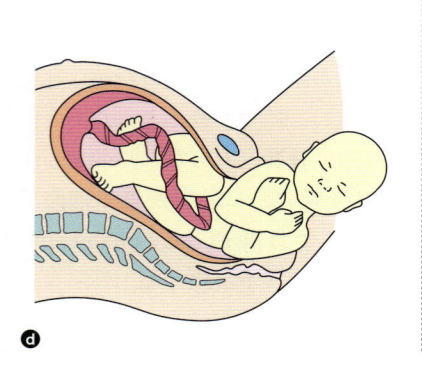
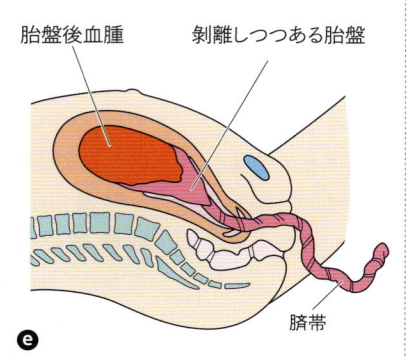
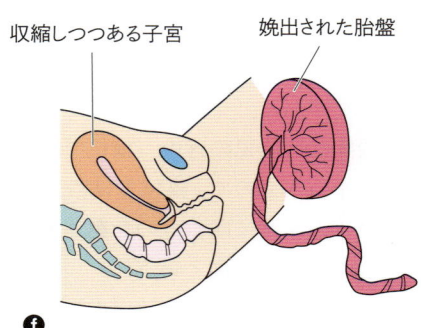

胎盤後血腫　剥離しつつある胎盤
収縮しつつある子宮　娩出された胎盤
臍帯
ⓓ　ⓔ　ⓕ

日本人新生児の身長は平均約 **50 cm**，体重は平均 **3,200 g** である．

日本産科婦人科学会では，出生体重 2,500 g 以下の新生児を**低出生体重児** low birth weight infant，1,500 g 以下の新生児を**極低出生体重児** very low birth weight infant，さらに 1,000 g 以下の新生児を**超極低出生体重児** extrermely low birth weight infant と定義している．

また，分娩時週数における標準体重に対して体重が 10～90 パーセンタイルの児を **appropriate for date（AFD）infant**，10 パーセンタイル未満の児を **small for date（SFD）intant**，90 パーセンタイル以上のものを **large for date（LFD）infant** とよぶ．出生体重は，過小でも過大でも，児が何らかの問題をもっているリスクが高くなる．

> **MEMO 7.3　胎児発育の人種差・時代差**
>
> 胎児・新生児の身長や体重は，人種や時代によって変化する．例えば，日本人の平均出生体重は，以前は 3,000 g であったが，現在は 3,200 g である．また，米国では平均出生体重は 3,400 g である．

> **MEMO 7.4　胎児発育不全（FGR）**
>
> 何らかの原因により子宮内での発育が障害され週数相当の

発育ができなかった状態を**胎児発育不全** fetal growth restriction（FGR）という．以前は子宮内発育遅延 intrauterine growth retardation（IUGR）とよばれていたが，現在は FGR に統一されている．日本産科婦人科学会の FGR の定義は，在胎期間別基準体重の−1.5 SD 未満とされている（米国，カナダ，英国では「基準値から 10 パーセンタイル未満」となっている）．FGR は，新生児死亡率が高く様々な合併症をもつリスクが高い．

> **MEMO 7.5　新生児死亡**
>
> 生後 28 日未満の死亡を**新生児死亡** neonatal death，生後 7 日未満の死亡を**早期新生児死亡** early neonatal death という．

> **MEMO 7.6　未熟児**
>
> 未熟児 premature infant というのは，身体の機能が子宮外での生活に耐えられるほど十分に発達していない新生児を指し，以前は在胎期間に関係なく体重が 2,500 g 以下のものを未熟児とよんでいた（1950 年の WHO の定義による）．しかし，正期産でも低体重の新生児があり，逆に早産で未熟でも体重が 2,500 g 以上あれば未熟児とはよばれないという問題があった．現在は，出生体重を指標として，small for date infant（SFD）などの語を用い，医学的には未熟児という語は用いられなくなっている．

新生児には，成人と異なる次のような身体的特徴がある．

- 頭部：他の身体部分に対する頭部の比率が大きく，身長の約 1/4 を占める（図7.4）．上下顎は生後に発達するため，頭部で顔の占める割合が小さい．鼻は幅が広い割に低く，副鼻腔は未発達である．外耳道があまり弯曲していない．
- 頚部：頚は短く，頚椎の前弯がない．
- 四肢：上肢と下肢の長さがほぼ等しい．
- 胸部：胸郭は高さに比して幅が広く，断面は円形に近い．心臓が相対的に大きい．胸腺も大きい（生後に退縮する）．
- 腹部内臓：虫垂が比較的大きく，直腸がやや長い．肝臓が大きい．副腎では胎生皮質が厚く，そのため副腎が大きい．
- 外陰部：陰茎，陰嚢，大陰唇，小陰唇，陰核などが比較的大きい．

> **MEMO 7.7　周生期と周生期医学**
>
> 妊娠 28 週から出生後 7 日（早期新生児期）までの出生前後の期間を**周生期** perinatal period という．産科では，母を主体にして**周産期**とよぶ．妊娠 28 週以後の死産と早期新生児死亡を合わせて**周産期死亡** perinatal death といい，出生数 1,000 に対する周産期死亡の数を周産期死亡率として表す．周産期死亡率は，母子保健の水準を表す重要な指標の 1 つである．周生期の胎児や新生児を対象とする医学が**周生期医学（周産期医学）** perinatal medicine であり，これは産科学と小児科学にまたがる領域である．

7　出生前診断

かつて子宮の内部は文字通りのブラックボックスであり，子宮内の胎児の状態は聴診や触診によって間接的に推定するしかなかった．しかし，1970 年代以降，様々な胎児診断法が開発され，それによって子宮内の胎児の状態をリアルタイムでモニターしたり，染色体異常や多くの遺伝病を妊娠の早期に診断することが可能になった．

出生前診断法は，方法や侵襲の程度によって次の 5 つに大別できる．

① 画像診断法（超音波，MRI，X 線）
② 胎児の細胞を採取して検査する方法（羊水穿刺，絨毛膜生検，臍帯血穿刺）
③ 母体血を使用して検査する方法
④ 胎児鏡を用いる方法
⑤ 体外受精した受精卵の 1 細胞を用いる方法（着床前診断）（☞ 34 頁，MEMO 3.12）

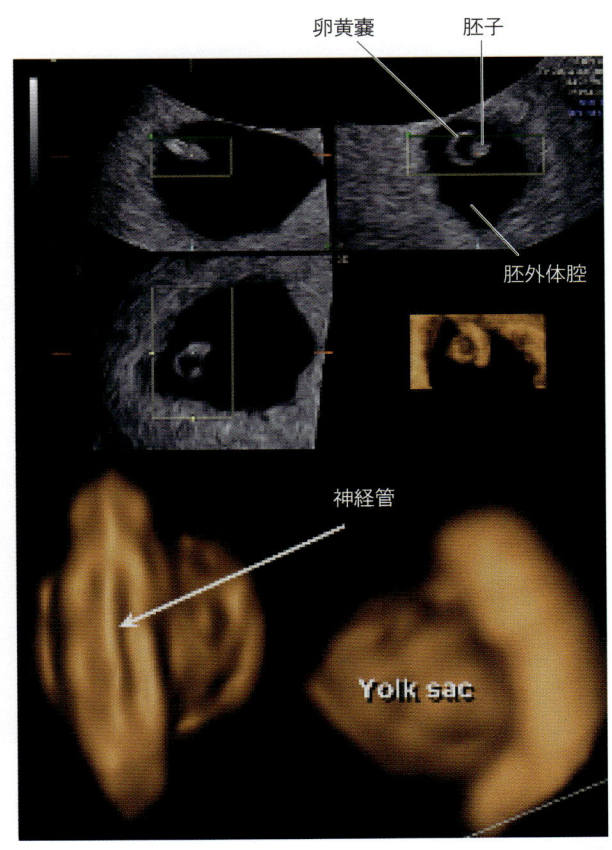

図7.13　子宮内の第 4 週胚子（頭殿長 5.5mm）の超音波断層像と，胚子と卵黄嚢の 3 次元画像

卵黄嚢　　胚子

胚外体腔

神経管

Yolk sac

（画像提供：夫律子博士）

そのうち，主なものについて以下に説明する．

1　超音波診断法

経腹壁的または経腟的に超音波エコー像によって胎児の状態を観察する**超音波診断法** ultrasonography は，母体と胎児に侵襲を加えないので簡便な診断法として産科臨床で広く用いられている．最近は機器の進歩によって体内の胎児と付属物のかなり細かい構造も観察可能になり，胎児の動きや心臓の拍動などをリアルタイムで観察できる（図7.13，図7.14，図7.15）．大きな外表奇形があれば診断可能であるが，正しい読影には熟練が必要である．5 か月半ば頃以降には，外生殖器の状態から性別を判定することが可能になるが，これも専門的な読影の知識がないと性別を誤ることがある．

2　羊水穿刺

妊婦の羊水を採取し，羊水とそこに浮遊する細胞を調べる**羊水穿刺** amniocentesis は 1970 年代から広く行われ，胎児の染色体や遺伝子の異常を確定診断する

図7.14 子宮内の第8週胚子の超音波断層像（矢状断面）

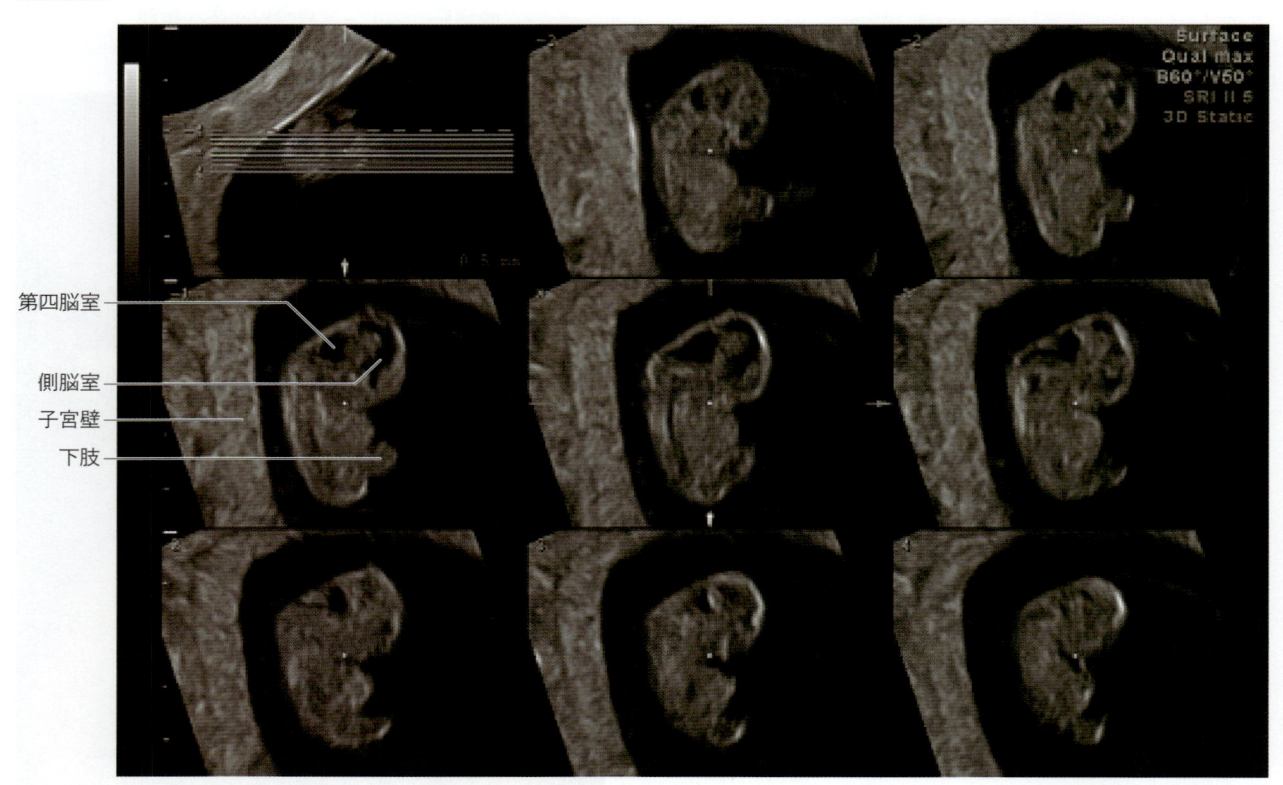

第四脳室
側脳室
子宮壁
下肢

（画像提供：夫律子博士）

図7.15 子宮内の第13，15，16週胎児の脊柱を示す超音波画像

第13週　第15週　第16週

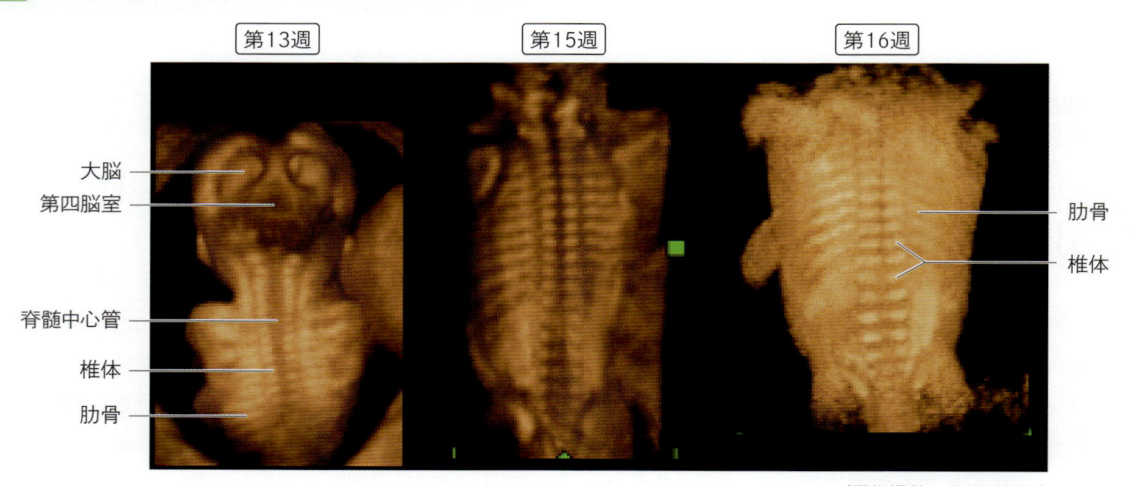

大脳
第四脳室
脊髄中心管
椎体
肋骨

肋骨
椎体

（画像提供：夫律子博士）

方法として用いられてきた（図7.16）. 超音波ガイド下に妊婦の腹壁から注射器の針を刺して，羊水を20〜30 ml 採取する. 妊娠14週（最終月経齢）以前は羊水量が少なく胎児を傷つけたりするリスクがあるので，一般には15〜18週に行われる.

羊水中に浮遊している細胞はすべて胎児由来であるので，それらの細胞を培養して染色体やDNAを分析する. また，胎児に神経管奇形などがある場合は羊水中のα-フェトプロテイン（AFP）の量が上昇するので，そのような異常の存在が疑われる場合はAFP値を測定する. なお，羊水穿刺によって胎児を傷つけたり流産を誘発するリスクが0.2〜0.5％あるので，異常児出産のリスクがそれよりも大きい場合に羊水穿刺の適応があるとされる.

3　絨毛生検

羊水検査が可能なのは妊娠4か月であるが，より早期に胎児の細胞を採取して診断するのが望ましいこともある. **絨毛生検** chorionic villus sampling（CVS）は

図7.16　羊水穿刺

超音波ガイド下に羊水を採取し，羊水と羊水中に浮遊する胎児細胞を調べる．

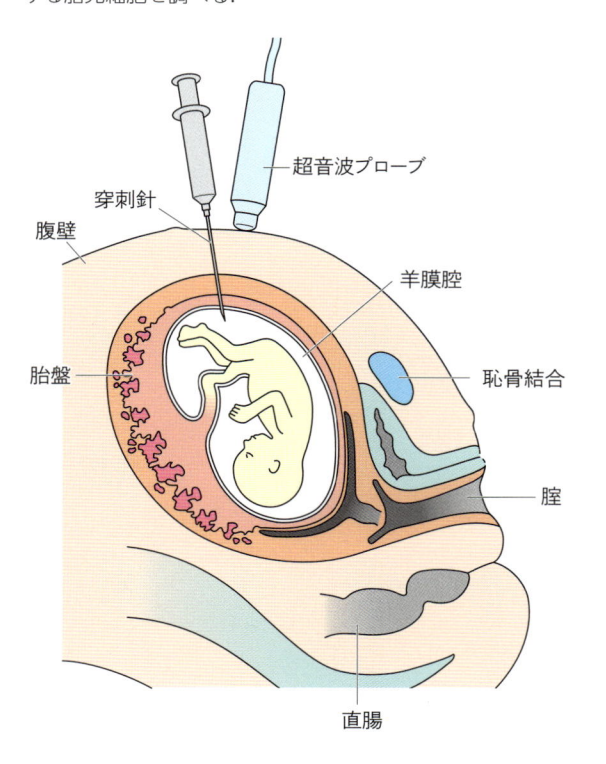

図7.17　絨毛生検

胎盤周辺部の絨毛を採取して，胎児細胞を調べる．経頸管法（ⓐ）と経腹壁法（ⓑ）がある．

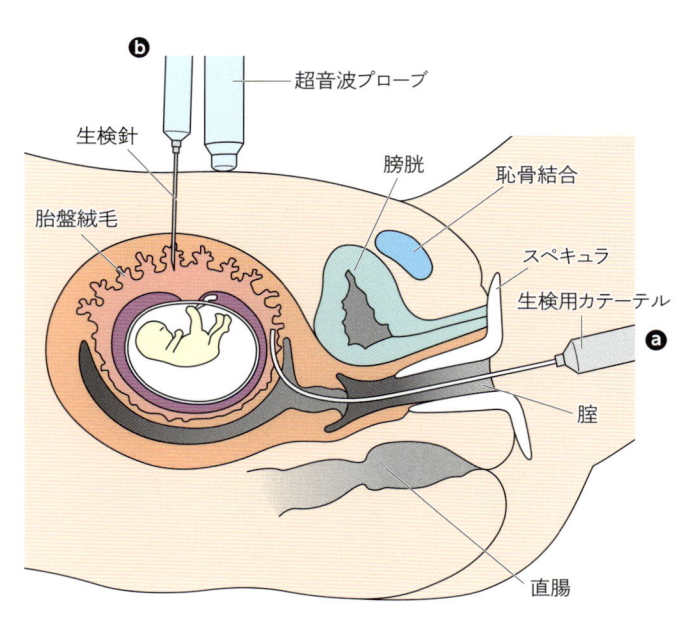

胎盤絨毛の一部を採取して調べる方法で，妊娠 8 〜 12 週に行うことが可能である．この方法では，超音波ガイド下に生検針などで絨毛膜の一部を採取してその細胞を調べるが，経頸管的ルートと経腹壁的ルートがある（図7.17）．羊水穿刺に比べて早い時期に行うので，流産や胎児を損傷するリスクが高く，熟練した施設でも流産率は約 2％である．

4　母体血を用いる検査

母体血中にある胎児由来遺伝子（**細胞フリー DNA** cell-free DNA）を調べることにより，胎児の性別，Rh 血液型，単一遺伝子病や染色体異常などを診断しようとするものである．2011 年より胎児の 21 トリソミー（ダウン症候群），18 トリソミー，13 トリソミーが商業ベースで診断されるようになった．ただし，トリソミー 21 の陽性的中率は 30％程度とのデータもあるため，確定診断ではなくスクリーニング検査と位置づけられる．この検査は，妊婦に対する侵襲が少なく，妊娠早期にも行えることから，安易な実施が増えれば，不確実な診断に基づき中絶を選ぶ妊婦が増えることなどが危惧される．こうした理由から，日本産科婦人科学会は 2012 年 12 月に**新型出生前診断**に関する指針案を出し，新型診断を行う医療機関には，臨床遺伝専門医の

資格をもつ医師が常勤することや，患者の意思決定を支援するカウンセリングを実施することなど，厳しい条件を求めている．

類似の検査に，**母体血清マーカーテスト**がある．これは，母体血中の α FP，hCG，unconjugated estriol（uE3）を測る**トリプルマーカーテスト**，それに inhibin A を加えた**クアトロテスト** quadruplet test などで，それらの数値に基づいてダウン症やその他のトリソミーの確率（理論値）を算出するものである．こうした検査も染色体異常や遺伝子異常の確定診断法ではなく，また，結果の数字が妊婦に正しく理解されにくいことなどから，適用にあたっては慎重な配慮が必要である．

5　胎児鏡（子宮内内視鏡）

胎児鏡 fetoscopy は，経腹壁的にファイバースコープを羊水腔へ入れ，胎児の状態を直接観察する方法であり，必要があれば胎児組織を採取したり，子宮内手術を行うこともできる．しかし，他の出生前診断法に比べて胎児を障害したり流産を起こしたりするリスクが高いので，特殊な場合に限ってのみ用いられる．

6 その他の胎児観察法

　第2三半期以降の胎児について必要がある場合には，X線撮影，コンピュータ断層撮影 computed-tomography（CT），磁気共鳴画像撮影 magnetic resonance（MR）imaging などが行われることがある．ただし，放射線や磁気を用いること，静止画像であることなどの理由から，一般的な胎児診断法とはいえない．

復習問題

1 受精後胎齢と最終月経齢の間には平均してどれだけの差があるか．
　ⓐ4日　ⓑ7日　ⓒ10日　ⓓ14日　ⓔ21日

2 ヒトの妊娠期間（受精から出生まで）は平均どれだけか．
　ⓐ28週間　ⓑ34週間　ⓒ38週間　ⓓ40週間　ⓔ44週間

3 外生殖器から性別の判定が可能になるのはどの時期か．
　ⓐ妊娠3か月終わり　ⓑ妊娠5か月　ⓒ妊娠7か月　ⓓ妊娠9か月　ⓔ新生児期

4 第2三半期の胎児について，正しくないのはどれか．
　ⓐ頭部の大きさが全身の1/3〜1/2を占める　ⓑ体毛が生える　ⓒ母親が胎動を感じる　ⓓ体表を胎脂が覆う　ⓔ羊水中に排尿するのは異常である

5 子宮内の胎児の正常な胎位と胎勢はどれか．
　ⓐ頭位，屈曲位　ⓑ頭位，背屈位　ⓒ骨盤位，屈曲位　ⓓ骨盤位，背屈位　ⓔ骨盤位，反屈位

6 わが国では，どの時期までの娩出を流産と定義するか（最終月経齢）．
　ⓐ20週未満　ⓑ22週未満　ⓒ24週未満　ⓓ26週未満　ⓔ28週未満

7 正期産新生児の平均的な身長と体重はどれか．
　ⓐ40cm，2800g　ⓑ45cm，3000g　ⓒ50cm，3200g　ⓓ55cm，3400g　ⓔ60cm，3600g

8 肺胞Ⅱ型細胞が分化するのはどの時期か．
　ⓐ妊娠3か月　ⓑ妊娠4か月　ⓒ妊娠6か月　ⓓ妊娠8か月　ⓔ新生児期

9 胎児の羊水診断について正しいのはどれか．
　ⓐ妊娠2か月から可能である　ⓑ流産のリスクが約10％ある
　ⓒ染色体異常を診断できるが，遺伝子診断はできない　ⓓ35歳以上の妊婦は羊水穿刺の適応がない
　ⓔ羊水中には母体の細胞は浮遊していない

10 胎児の染色体異常や遺伝子異常の確定診断に用いられるのはどれか．
　ⓐ超音波診断　ⓑ羊水診断　ⓒ母体血清マーカーテスト　ⓓ胎児CT　ⓔ胎児MRI

☞ 解答は250頁

chapter

8

本章の内容

1 絨毛膜と胎盤絨毛
2 脱落膜の形成
3 胎盤の機能
4 妊娠末期の胎盤
5 臍帯
6 羊膜と羊水
7 卵黄嚢と尿膜
8 多胎妊娠

胎盤と胎膜

キーワード

栄養膜
卵黄嚢
絨毛膜
基底脱落膜
被包脱落膜
壁側脱落膜
羊膜
羊水
臍帯
尿膜
胎盤
胎盤関門
多胎
双胎
結合双胎

Summary

　胚子または胎児と母体組織の間に介在し，または胚子・胎児を包む膜性組織を胎膜（胎児膜）と総称する．胎膜には，卵黄嚢，絨毛膜，羊膜，尿膜などがあり，広義には臍帯も胎膜に含まれる．胎膜組織は，胎生期の栄養，ガス交換，老廃物貯蔵などを担うが，一部は消化管や泌尿器などの器官形成にも関与する．

Point

● 着床後，栄養膜が内方の栄養膜細胞層と外方の栄養膜合胞体層に分かれる．栄養膜合胞体層の中にできた腔隙に子宮内膜の母体血が流入し，子宮胎盤循環が始まる．

● 卵黄嚢は第1三半期終わり頃までに消失するが，卵黄嚢壁に初期の血島ができて造血が始まり，また，原始生殖細胞も卵黄嚢壁に発生する．また，卵黄嚢の一部が胚子の体内に取り込まれて消化管上皮に分化する．

● 絨毛膜は，子宮壁に密着した有毛部と胚子（胎児）を覆う無毛部に分かれる．

● 着床部位の子宮内膜は脱落膜となり，基底脱落膜，被包脱落膜，壁側脱落膜に分かれる．基底脱落膜とそれに接する絨毛膜有毛部が胎盤を形成する．

● 胎盤は，母体と胚子（胎児）の間のガス交換，水・電解質・栄養・老廃物などの物質輸送，物質代謝，ホルモン産生などを担う．

● 胎盤の物質透過には選択性があり，その機能を「胎盤関門」という．胎盤関門の透過性は，物質の分子量，イオン化や蛋白結合の状態などに左右される．

● 胚子（胎児）は羊膜とその中の羊水に包まれる．羊水は胚子（胎児）を保護し，胎内での運動を可能にしている．また，胎児が羊水を飲み込むことによって，肺の成熟が促進される．

● 2つ以上の個体が同時に胎内にある妊娠を多胎妊娠という．双胎には，一卵性双胎と二卵性双胎がある．

本章で扱う発生の流れ

受精後 7 日頃	栄養膜細胞層と栄養膜合胞体層が形成される. 羊膜腔ができる.
8 〜 9 日頃	胚が完全に子宮内膜に埋没し,着床が完了する. 栄養膜合胞体層が着床した胚全体を包む. 栄養膜合胞体層に腔隙が生じる. 一次卵黄嚢ができる.
9 〜 10 日頃	栄養膜細胞層の内方に胚外中胚葉が形成され始める.胚盤葉下層（下胚盤葉）の細胞が胚外中胚葉の内面に沿って広がり.球形の一次卵黄嚢を作る. 栄養膜細胞層の中に腔隙ができる.
第 2 週後半	胚外中胚葉の中に胚外体腔（後の絨毛膜腔）ができ,胚盤葉下層の細胞に囲まれた腔は二次卵黄嚢となる. 栄養膜合胞体層にできた腔隙に母体血が流入し,子宮—胎盤循環が始まる. 胚盤が中胚葉性の付着茎（後の臍帯）によって絨毛膜につながる.
第 1 三半期後半	胚子とそれを包む羊膜腔,胚外体腔（絨毛膜腔）が絨毛膜に包まれ,絨毛膜は子宮の脱落膜に接している
第 2 三半期初め	胎嚢が大きくなり,子宮腔が狭くなってくる.基底脱落膜に接する絨毛膜有毛部が発達し,脱落膜とともに胎盤を形成する.胎盤と反対側の絨毛は退化し,絨毛膜無毛部となる.卵黄嚢が消失する.
妊娠後半期	胎児と羊膜腔が大きくなり,被包脱落膜と壁側脱落膜が接して,本来の子宮腔が消失する.

胚子・胎児は胎内でいくつかの組織に保護されて育ち，また母体とつながって胎内生活に必要な栄養や酸素の摂取，ガス交換，排泄などを行っている．胚子・胎児に付属し，またそれらの発育を支えるこれらの膜性または上皮性の組織を**胎膜（胎児膜）** fetal membranes と総称する．胎膜には，絨毛膜，羊膜，卵黄嚢，尿膜などが含まれる．絨毛膜は母体側の組織である脱落膜とともに胎盤を構成する．厳密には「膜」でない臍帯も，広義の胎膜に含まれる．卵生動物における栄養器官としての卵黄嚢，老廃物貯留器官としての尿膜などの役割は哺乳類では小さいかほとんどないが，これらの胎生器官が内臓や血管の形成にも関与するので，胎膜の形成と分化は器官形成にとっても重要である．

1 絨毛膜と胎盤絨毛

胎盤 placenta は，胚子・胎児の呼吸，栄養，排泄を担い胚子・胎児の発育を支えるとともに，妊娠の維持に必要なホルモンを産生する器官である．胎盤は妊娠4か月頃に形成され，その後，胎児の発育に伴ってその大きさを増し，機能的にも発達していく．

受精後第2週に，胚盤胞が着床した部位で栄養膜が発達していく（☞38〜41頁）．栄養膜は外層の栄養膜合胞体層と内層の栄養膜細胞層に分化し，第2週後半になると，栄養膜合胞体層にできたすき間（腔隙）に子宮血管の血流が流れ込み，母体—胎盤循環が始まる（図8.1，図8.2）．13〜15日には，栄養膜が腔隙の中で細かく枝分かれしてくる（図8.3）．これは，栄養膜細胞層を芯にしてその周りを合胞体層が覆った柱状の構

8

図8.1 初期の母体—胎盤循環（受精後第2〜3週）

栄養膜が細胞層と合胞体層に分かれ，栄養膜腔隙ができてくる（**ⓐ**）．
栄養膜腔隙へ母体血が流入すると，胎盤循環が始まる（**ⓑ**）．

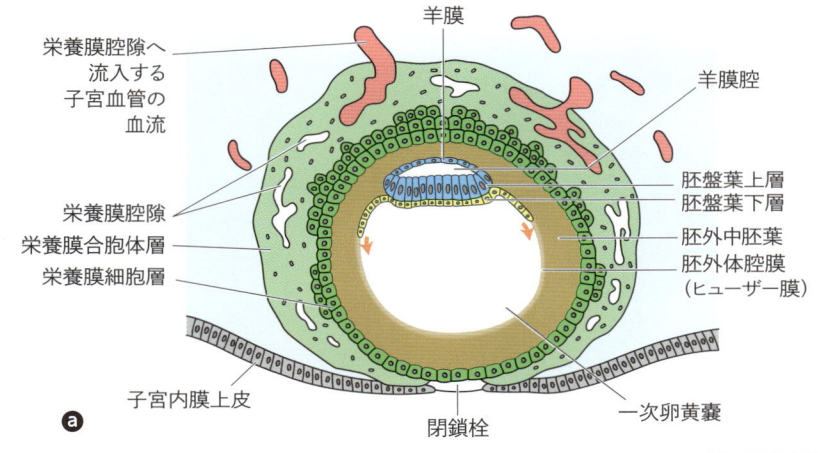

栄養膜腔隙へ流入する子宮血管の血流
羊膜
羊膜腔
栄養膜腔隙
栄養膜合胞体層
栄養膜細胞層
胚盤葉上層
胚盤葉下層
胚外中胚葉
胚外体腔膜（ヒューザー膜）
子宮内膜上皮
閉鎖栓
一次卵黄嚢

ⓐ

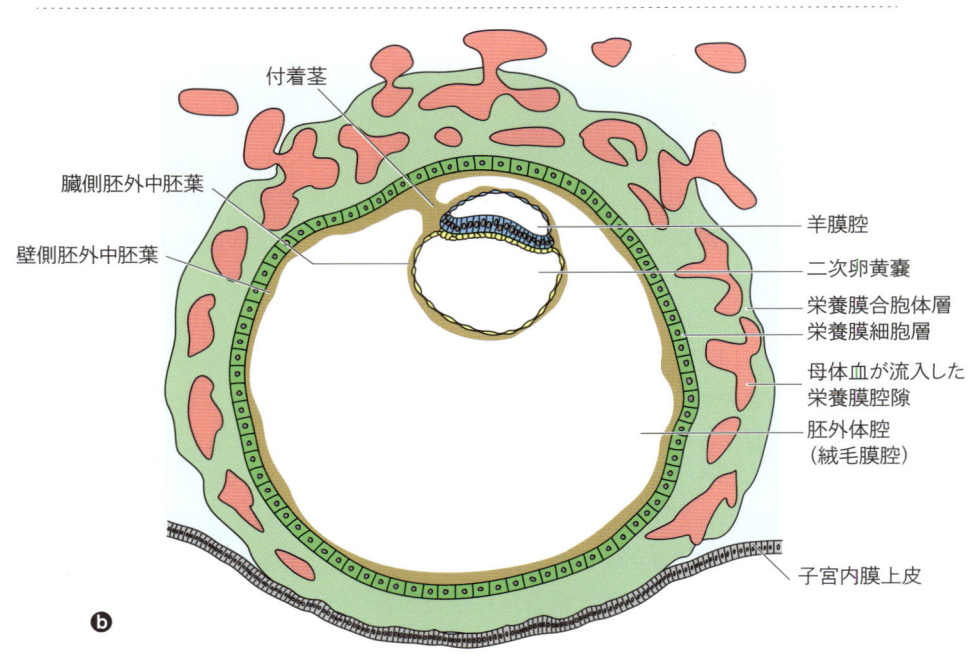

付着茎
臓側胚外中胚葉
壁側胚外中胚葉
羊膜腔
二次卵黄嚢
栄養膜合胞体層
栄養膜細胞層
母体血が流入した栄養膜腔隙
胚外体腔（絨毛膜腔）
子宮内膜上皮

ⓑ

図8.2 受精後 16 日胚と
着床部位の組織像

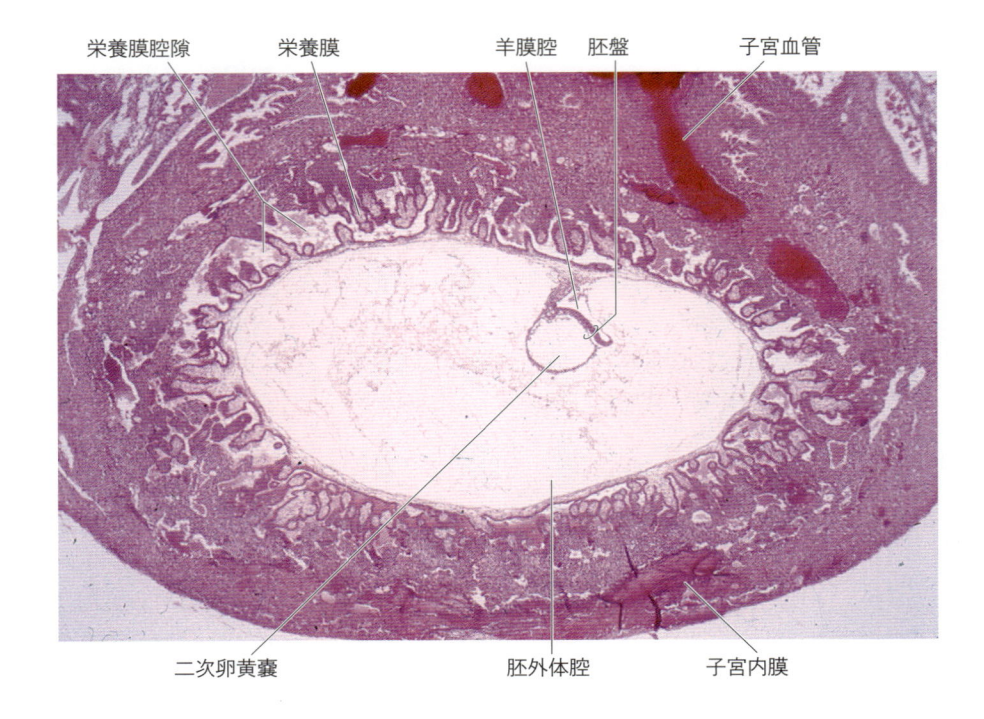

栄養膜腔隙　栄養膜　羊膜腔　胚盤　子宮血管

二次卵黄嚢　　　　胚外体腔　　　子宮内膜

図8.3 絨毛および絨毛間腔の形成と絨毛間腔へ流入する子宮の血流

子宮のらせん動脈から勢いよく噴出した動脈血が，絨毛樹を洗うようにして絨毛間腔を流れ，辺縁部の子宮静脈へ還流する．

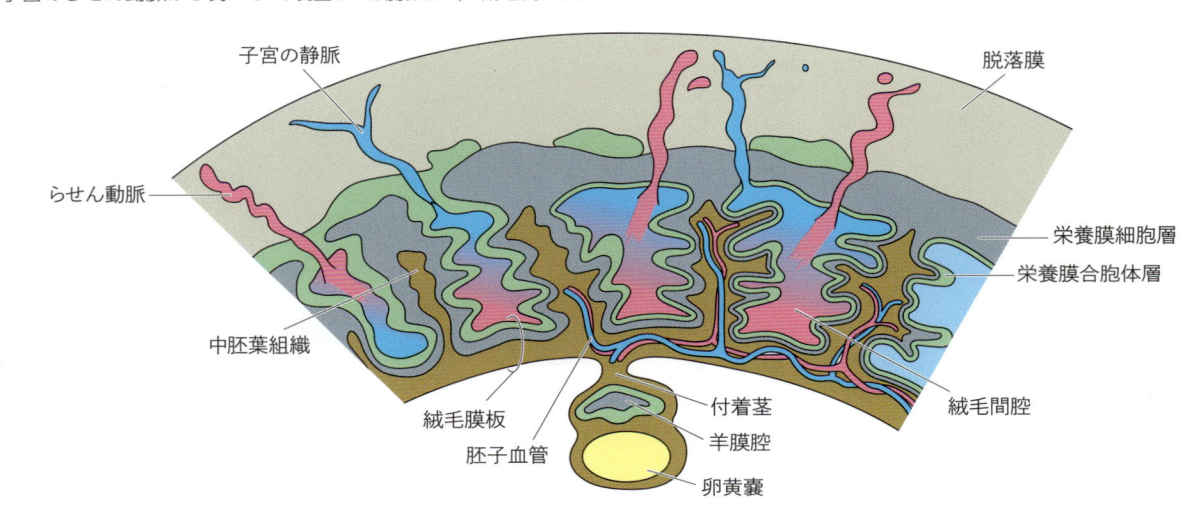

子宮の静脈　　　　　　　　　　　　　　脱落膜

らせん動脈　　　　　　　　　　　　栄養膜細胞層
　　　　　　　　　　　　　　　　　栄養膜合胞体層

中胚葉組織
絨毛膜板　　　付着茎　　　　　絨毛間腔
胚子血管　　　羊膜腔
　　　　　　卵黄嚢

造物で，枝分かれして絨毯の毛のように見えるので**絨毛** chorionic villus とよばれる．このように栄養膜の2層からなる絨毛を**一次絨毛** primary chorionic villus という（**図8.4ⓐ**）．こうした絨毛の分化は，胚子と胚外体腔を包む栄養膜の全周で起こり，このようになった球状の構造物を**絨毛膜** chorion という（**図8.5**）．絨毛膜胞は胚外中胚葉の層に裏打ちされているので，この中胚葉とそれに接する栄養膜でできる組織を**絨毛膜板** chorionic plate という（**図8.3**）．

絨毛はさらに枝分かれして長くなり，第3週には，絨毛の芯に絨毛膜板からの胚外中胚葉が進入する．こうして中胚葉，栄養膜細胞層，栄養膜合胞体層の3層になった絨毛を**二次絨毛** secondary chorionic villus

という（**図8.4ⓑ**）．さらに，中胚葉の中に胚子の毛細血管が入り込んでくると，これを**三次絨毛** tertiary chorionic villus とよぶ（**図8.4ⓒ**）．

絨毛と絨毛の間が**絨毛間腔** intervillous space である．これは栄養膜腔隙に当たり，母体血で満たされている．絨毛間腔には子宮粘膜のらせん動脈が直接開いており，そこから噴出した母体側の血液が絨毛を洗うようにして流れ，やはり絨毛間腔に開いている子宮の静脈へ出ていく（**図8.3**）．

絨毛は，初め絨毛膜の全周を覆っている（**図8.5**）が，妊娠の進行とともに部位による差が生じてくる．すなわち，胚子極側では絨毛が発育を続けて密になり**絨毛膜有毛部** chorion frondosum となるのに対し，それ以

図8.4 胎盤絨毛の発達

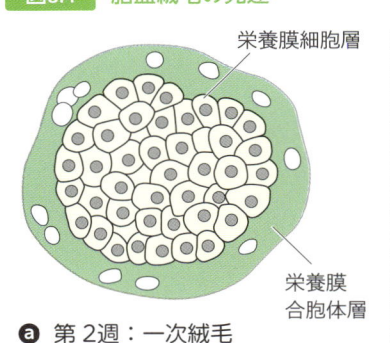
栄養膜細胞層
栄養膜合胞体層
ⓐ 第2週：一次絨毛

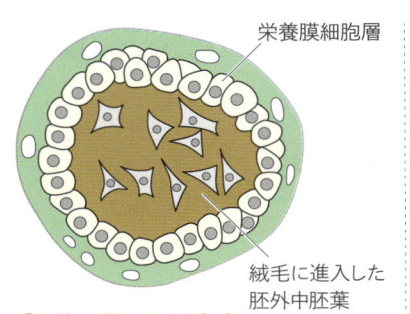
栄養膜細胞層
絨毛に進入した胚外中胚葉
ⓑ 第3週：二次絨毛

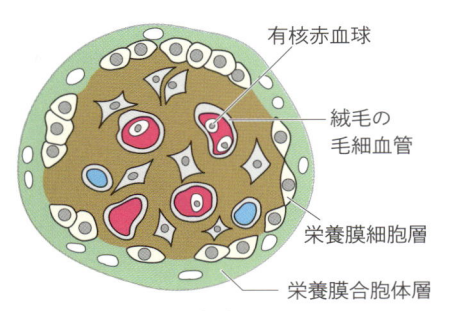
有核赤血球
絨毛の毛細血管
栄養膜細胞層
栄養膜合胞体層
ⓒ 第4週：三次絨毛

図8.5 第5週胚子（CS14）と卵黄嚢を包む絨毛膜

全周に絨毛が密に存在する.

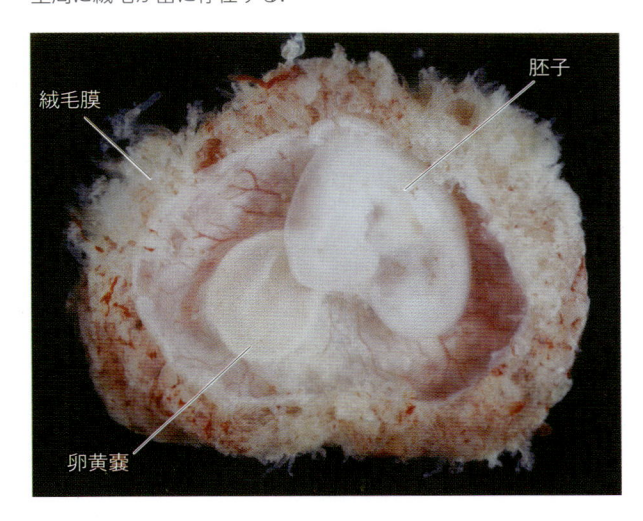
絨毛膜
胚子
卵黄嚢

外の大部分では，絨毛膜胞が大きくなるのに伴って絨毛膜表面の絨毛が退行・消失して**絨毛膜無毛部** chorion laeve となる（図8.6，図8.7）．こうして絨毛膜の機能は絨毛膜有毛部に限局し，この部分が胎盤の胎児部を形成する.

MEMO 8.1 ラングハンス細胞

絨毛の構造は，スイスの病理学者ラングハンス Theodor Langhans（1839～1915）によって明らかにされた．そのため，栄養膜細胞層の細胞は**ラングハンス細胞** Langhans' cell とよばれる．ラングハンス細胞は初期には盛んに分裂増殖するが，4か月以後は次第に減少し，妊娠末期にはほとんど見られなくなる.

---

2 脱落膜の形成

着床が起こると，その部位の子宮内膜が浮腫状になるとともに，子宮内膜間質細胞の細胞質にグリコーゲンや脂肪が貯留し細胞が大型化する．さらに，内膜の静脈洞に血液が貯留して拡張する．このような子宮内

膜機能層の変化は黄体から分泌されるプロゲステロンの作用によって起こり，着床に伴ってできるこの組織を**脱落膜** decidua，その変化を脱落膜化または**脱落膜反応** decidual reaction という．脱落膜化は着床部位から始まり，急激に子宮内膜全体に及ぶ.

脱落膜は，胚子との位置関係によって次の3つの部分に分けられる（図8.6）.

①**基底脱落膜** decidua basalis：着床した胚盤胞や胚子の深部に当たる子宮内膜の部分．この部分と絨毛膜有毛部が一緒になって胎盤を作る.

②**被包脱落膜** decidua capsularis：絨毛膜腔を覆う子宮内膜の部分．内方が絨毛膜無毛部に接し，胚子・胎児の発育に伴って子宮腔内へ盛り上がっていく.

③**壁側脱落膜** decidua parietalis：基底脱落膜と被包脱落膜以外の部分．胎盤形成部位の対側にある子宮内膜の部位.

MEMO 8.2 脱落膜

脱落膜は，分娩に際して子宮組織から剥がれて子宮腔外に排出されるので，この名がある.

胎児が成長するにつれて，被包脱落膜は子宮腔内へ膨らむように大きくなっていき，やがて壁側脱落膜に押しつけられて両者が癒着する（図8.6ⓒ）．これによって4か月以後，本来の子宮腔がほとんど消失し，羊膜腔が子宮内容の大部分を占めることになる.

妊娠が進むと基底脱落膜の絨毛が発達し，枝の多い樹木のようになる（図8.7，図8.8）．このようになった組織を**絨毛樹** villous tree といい，樹木の幹に当たる部分を**幹絨毛** stem villus とよぶ．一部の幹絨毛は梁柱状になって栄養膜細胞層殻と絨毛膜板を連結し，それによって絨毛膜が脱落膜から剥がれにくくなる．こうした梁柱状の絨毛を**付着絨毛** anchoring villus という（図8.8）.

8

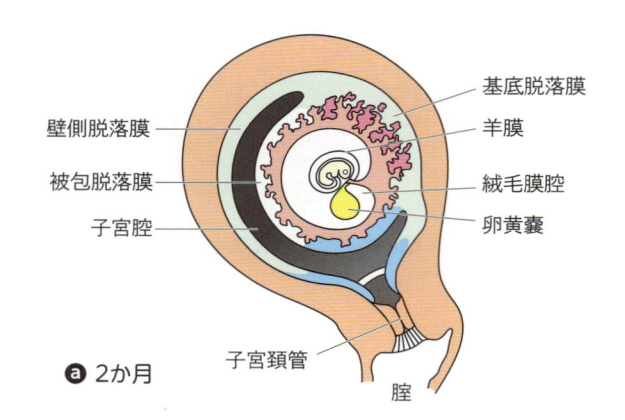

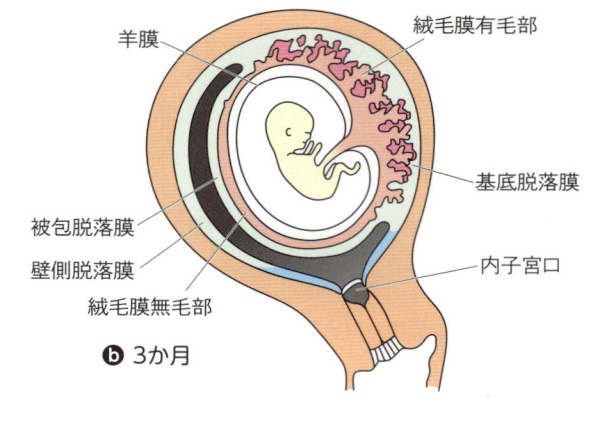

図8.6 脱落膜の分化と，羊膜腔の発達による子宮腔の変化

初め，絨毛膜の全周を絨毛が覆うが（ⓐ），羊膜腔が拡大して被包脱落膜が伸展するとその側の絨毛が退化消失して絨毛膜無毛部となる（ⓑ）．さらに羊膜腔が大きくなると被包脱落膜が壁側脱落膜と密着して，元の子宮腔が消失する（ⓒ）．

ⓐ 2か月
ⓑ 3か月

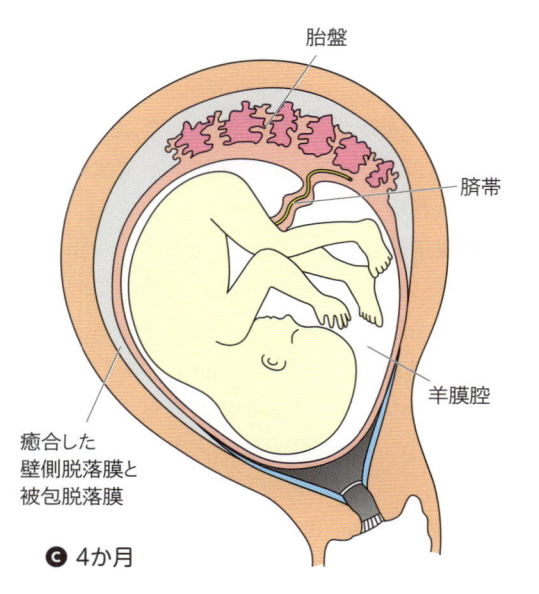

ⓒ 4か月

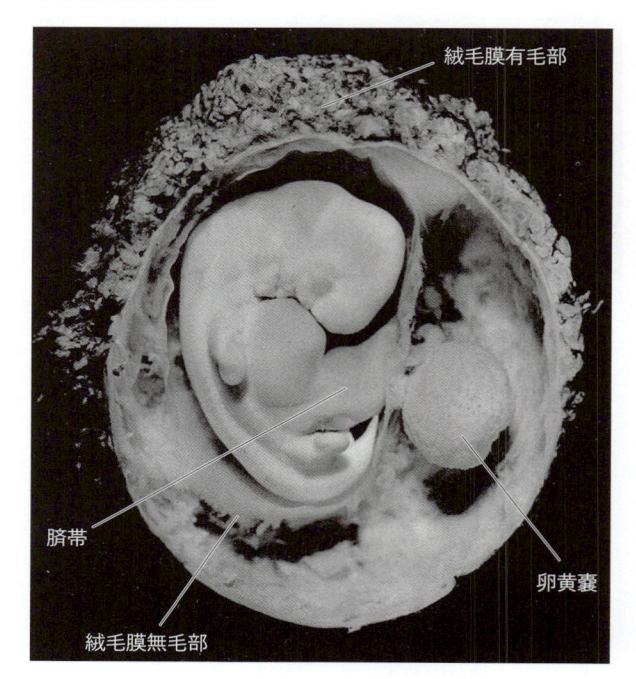

図8.7 第6週後半の胚子とその絨毛膜

臍帯側（胚子極）の絨毛（写真の上方部分）が発達しているが（絨毛膜有毛部），反対側の絨毛（下方部分）は退化して消失しつつある（絨毛膜無毛部）．

　第2三半期には，基底脱落膜とそれに対応する絨毛膜有毛部が円盤状の胎盤を形成する．したがって，胎盤を形成する基底脱落膜を**胎盤母体部** maternal placenta，絨毛膜有毛部を**胎盤胎児部** fetal placenta という．

　成熟した胎盤では，絨毛膜板に絨毛樹が10〜20本生えたような状態になっている．一方，脱落膜側からは絨毛樹を囲む土手のように脱落膜組織が突出している．これは侵食されずに残った子宮内膜組織で，**胎盤中隔** placental septum とよぶ（図8.8）．胎盤中隔は絨毛膜板までは届かない不完全な仕切りであるが，これに対応して胎盤の母体面が十数個の区画に分かれる．これを**胎盤葉** placental lobe とよぶ（図8.9）．胎盤中隔があるために，らせん動脈からの血流が絨毛表面に均等かつ効率的に流れる．

3 胎盤の機能

　胎盤は胚子・胎児の発育を支える重要な器官であり，ガス・栄養などの物質輸送，物質代謝，内分泌などの機能を果たす．

図8.8 絨毛樹と胎盤中隔

絨毛間腔で絨毛樹が細かく枝分かれし，その中の胎児側血管と絨毛間腔を流れる母体血との間で物質交換が行われる．

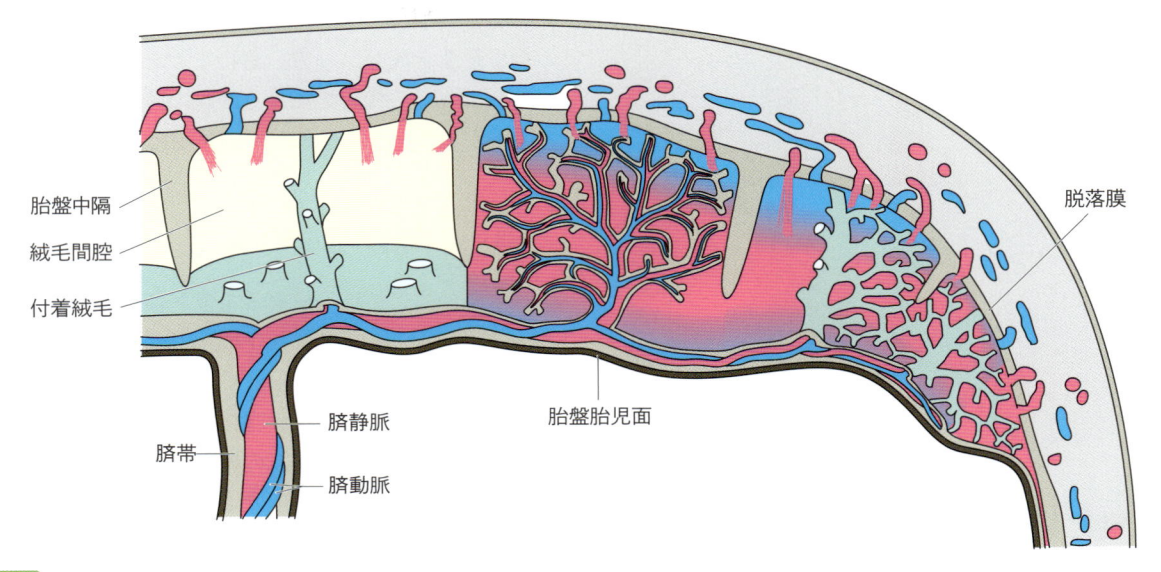

胎盤中隔
絨毛間腔
付着絨毛
脐静脈
脐帯
脐動脈
胎盤胎児面
脱落膜

図8.9 妊娠末期の胎盤

胎児面（**ⓐ**）は羊膜に覆われ光沢があり中央近くに脐帯が付着している．母体面（**ⓑ**）は十数個の胎盤葉に分かれている．

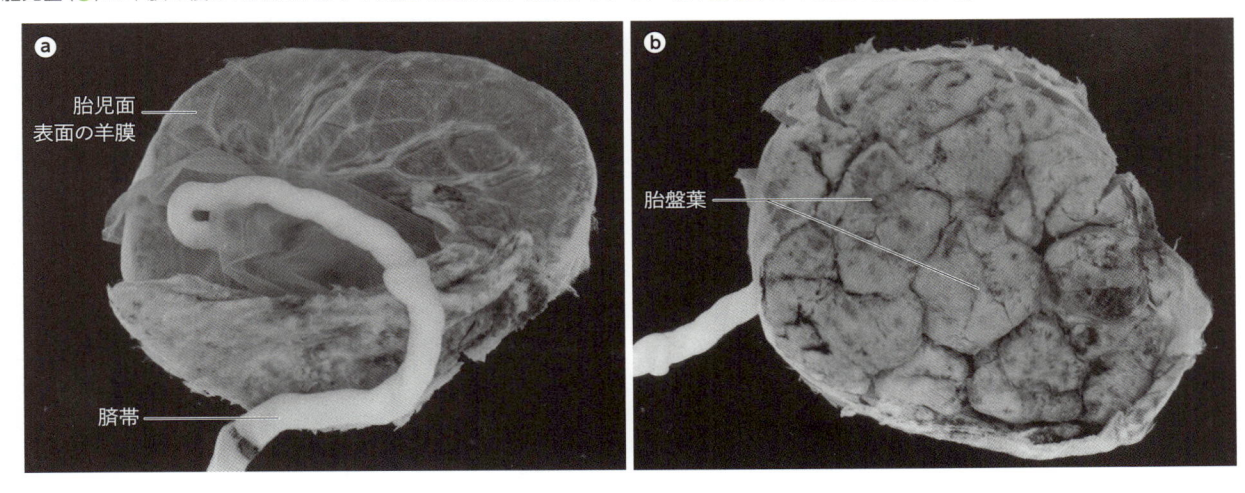

ⓐ
胎児面
表面の羊膜
脐帯

ⓑ
胎盤葉

1　物質輸送

　母体血と胎児血は，胎盤を介してガス，栄養，老廃物などを交換する．胎児の血液と母体の血液は細胞や結合組織の層によって隔てられているので，両者が混じり合うことはない．それらの組織は，母体側から胎児側に向かって順に，①栄養膜合胞体層，②栄養膜細胞層，③栄養膜の基底膜，④絨毛の結合組織，⑤毛細血管の基底膜，⑥毛細血管の内皮となる（図8.4**ⓒ**）．このように母体血と胎児血を隔てている組織を総称して**胎盤膜** placental membrane という．

　酸素や炭酸ガス，電解質，水分などの低分子物質は，拡散の法則に従い両者の血液内の濃度勾配に応じて胎盤膜を通過するが，蛋白などの高分子物質は能動輸送や飲作用 pinocytosis によって移動するので，その通

過に選択性がある．このように選択的に物質を透過させる胎盤の組織を**胎盤関門** placental barrier とよぶ（図8.10）．胎盤関門を構成する上記①〜⑥の組織は，妊娠の初期には完全で，それによって胚子が守られているが，妊娠時期が進むと栄養膜細胞層や結合組織が徐々に薄くなり，第3三半期の頃には毛細血管と栄養膜合胞体層がほとんど密着するような形になって，胎盤関門の透過性が著しく亢進する．妊娠前半には胎児は胎盤膜によって有害物質から守られているが，妊娠後半期になると胎盤の物質透過性が亢進して物質交換が促進され，これが胎児の発育にとって好都合に働くと考えられる．

図8.10 胎盤における物質輸送と胎盤関門

胎児血と母体血の間では絨毛膜の上皮や中胚葉を介して物質が移行する．この物質輸送には選択性があり，これを胎盤関門とよぶ．

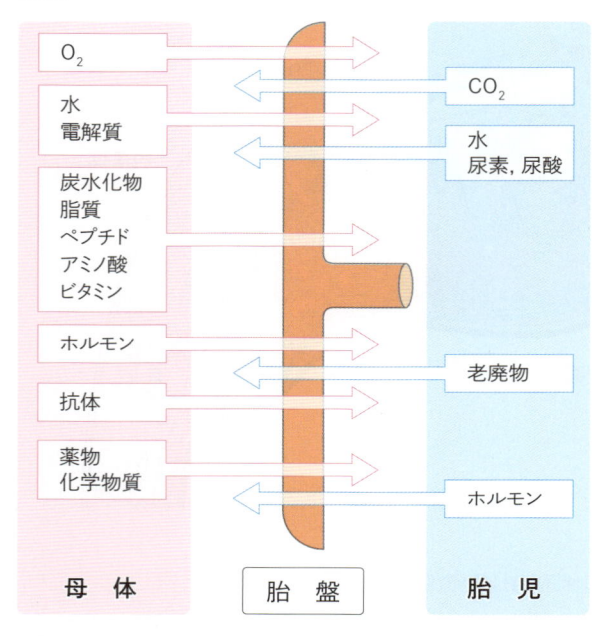

O₂		

母体　胎盤　胎児

MEMO 8.3 高分子物質の胎盤透過

　蛋白の胎盤透過には選択性が働いている．一般に，分子量が小さく，脂溶性が高く，蛋白結合能が小さい物質ほど胎盤関門を通過しやすい．例えば，抗体蛋白である IgG は母体側からも胎児側からも胎盤関門を通過するが，分子量の大きい IgM は通過できない．IgG が胎盤を通過することは重要で，これによって，胎児は母の免疫グロブリンをもらい受け，受動免疫を獲得する．ただし，Rh 不適合があるような時には，この IgG の胎盤通過が仇となり，Rh 抗原に対する抗体が胎児に移行して胎児の赤血球が破壊され，**胎児赤芽球症** erythroblastosis fetalis を引き起こす原因となる．

　ホルモンのうち胎盤を通過するのは，サイロキシン（甲状腺ホルモン）など少数である．ペプチドホルモンであるインスリンは，胎盤関門を通過しない．

　胎盤関門はまた，病原体に対する障壁の役割も果たす．細菌（バクテリア）はふつう胎盤を通過しないが，ウイルスは自由に胎盤を透過するので，風疹ウイルス，サイトメガロウイルスなどに抗体をもたない妊婦が初感染すると，ウイルスが胚子・胎児に移行して先天異常や胎内死亡の原因になることがある．

　多くの薬剤や環境化学物質，アルコールなどは，容易に胎盤を通過して胎児に移行すると考えてよい．薬剤によっては胎児に重大な障害を引き起こすものがあるので，特に胚子の器官形成期に当たる妊娠3か月頃までに医薬品などを摂取する場合は，催奇形性などの発生毒性がないかについて注意を払う必要がある（☞ 102 頁，106 頁）．

2　物質代謝

　胎盤組織は，グリコーゲン，脂肪酸，コレステロールなどを合成し，一方，薬物などを分解する働きがある．こうした代謝機能は，妊娠の時期によってかなりの差がある．

3　胎盤のホルモン産生

　胎盤で産生される主なホルモンには，プロゲステロン，ヒト絨毛性ゴナドトロピン（hCG），ヒト胎盤性ラクトゲン human placental lactogen（HPL）などがあり，その多くは栄養膜合胞体層で合成される．

　プロゲステロンは妊娠の維持に必須で，妊娠3か月頃までは卵巣の黄体から分泌されるものが主体をなすが，それ以後は胎盤がその産生の主役となる．hCG は黄体形成ホルモン（LH）と卵胞刺激ホルモン（FSH）の作用を有し，やはり妊娠の維持にとって重要である．hCG は着床後間もなく妊婦の尿中に排泄されてくるので，尿中 hCG 値が妊娠の早期診断に用いられる．HPL は成長ホルモンやプロラクチンと類似の構造をもつホルモンで，母体の血糖値を上げて胎児に糖が安定して供給されるようにする働きがあるとされる．このホルモンは妊娠の初期から妊婦の血中に現れ次第に増えるので，胎盤機能の指標として用いられる．

　胎盤からは，これらのほかにエストロゲン，男性ホルモン，副腎皮質ホルモンなども分泌される．

4　妊娠末期の胎盤

　成熟胎盤は，直径 15 ～ 20 cm，厚さ約 3 cm で，厚いホットケーキのような円盤状をしている（**図8.9**）．重さは 500 ～ 600 g である．

　臍帯と胎盤は胎児の分娩に続いて娩出される．壁側脱落膜，被包脱落膜とそれに付着した羊膜は胎盤に引っ張られ，子宮の収縮に伴って子宮の外に出てくる．いわゆる「**後産（あとざん）**afterbirth」というのは，胎盤とこれらの胎児付属物を合わせたものを指す（図7.12 ☞ 78 頁）．

　娩出された胎盤の子宮壁に接していた面を母体面といい，その暗赤色の表面は十数個の胎盤葉に分かれている（**図8.9 ❺**）．この反対側は羊膜腔に向かっていた面で胎児面といい，その表面に羊膜が密着している（**図8.9 ⓐ**）．

　通常，胎児面の中央またはその周辺に臍帯が付着し

ている．臍帯の付着部位は，胎盤の中央部が20％，側方が75％，辺縁部が5％である．

　妊娠末期になると胎盤に種々の老廃性変化が生じてくる．その主なものは，絨毛表面へのフィブリン様物質（類線維素）fibrinoid の沈着，これによる絨毛間腔の閉塞，絨毛内の血管の閉塞性の変化ないしは梗塞による壊死巣の出現，石灰の沈着などであるが，広範囲に及ぶものでなければ，ふつう病的な意義は少ない．

> **MEMO 8.4　胎盤の異常**
>
> 　胎盤には，形態の異常と位置の異常がある．臨床上特に重要なのは，位置異常のうちの**前置胎盤**である（図8.11）．前置胎盤は着床位置が異常に低いために起こるもので，胎盤が発育するとその一部が内子宮口にかかり，分娩時に頚管が拡大するとそこから大出血を起こし，また胎児娩出の妨げとなる．したがって，前置胎盤は多くの場合，帝王切開の適応となる．
>
> 　胎盤の形態異常には，**膜状胎盤**（胎盤が全体的に薄く，子宮壁の大部分に広がってついているようなもの），**分葉胎盤**（胎盤が2個または3個に分葉しているもの），**副胎盤**（主胎盤のほかに完全に分離した小さい胎盤組織が形成されたもの），**有窓胎盤**（胎盤の一部が欠損して窓のように見えるもの）などがある．
>
> 　臍帯が胎盤を外れた羊膜部分に付着することがある．これを**卵膜付着** velamentous insertion といい，児頭などの圧迫によって胎児の血流が途絶したり，分娩時に出血したりするリスクが高くなる．

絨毛を結ぶ血管で，臍動脈は胚子・胎児の内腸骨動脈から起こって胎盤へ向かい，臍静脈は胎盤からの血液を胚子・胎児の静脈管へ運ぶ．胎生期には胎盤でガス交換が行われるので，臍動脈には酸素分圧の低い血液が，臍静脈には酸素分圧の高い血液が流れている（図8.12，図12.22ⓐ　☞149頁）．

　臍帯を作る組織は胚外中胚葉に由来する膠様組織（結合組織の一種）で，**ワルトン軟肉** Wharton's jelly とよばれる（図8.12）．ワルトン軟肉はこんにゃくのように弾性に富む組織で，臍帯が曲がったり圧迫されても容易に中の血管が閉塞しないようになっている．臍帯の表面は羊膜上皮に覆われている．

　羊膜腔が大きくなって羊膜が臍帯の表面と胎盤の表面を覆うようになると，尿膜管（およびこれに付属する血管）と卵黄腸管がこの中に包み込まれ，臍帯の一部となる．

> **MEMO 8.5　臍帯血を用いる医療**
>
> 　臍帯血の中には造血幹細胞が多く含まれていることから，白血病や再生不良性貧血の患者に治療目的で投与されることがある（**臍帯血移植** cord blood transplantation）．この目的で臍帯血の採取，保存，供給，データ管理などを行う「臍帯血バンク」も設置されている．また，脳性麻痺などの患者に自己臍帯血を投与して病気の進行を予防する臨床研究も行われている．

5　臍帯

　臍帯 umbilical cord は胚子・胎児と胎盤をつなぐひも状の構造物で，正期産児における長さは約50 cm，直径は約2 cm である．臍帯の中には，2本の**臍動脈**と1本の**臍静脈**がある．これらは，胚子・胎児と胎盤

6　羊膜と羊水

　受精後7〜8日頃，胚盤の外胚葉の背側部に羊膜腔が発生する（図4.1　☞38頁）．羊膜腔を取り囲むのは扁平な1層の細胞からなる羊膜上皮である．羊膜上皮とこれを裏打ちする胚外中胚葉を合わせて**羊膜** amnion

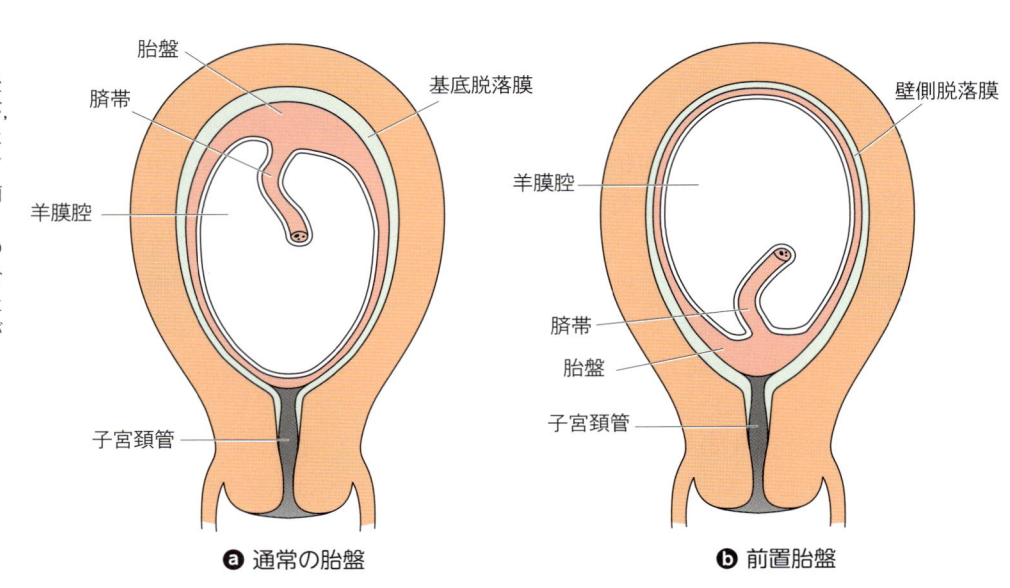

図8.11　前置胎盤

通常の胎盤（ⓐ）は子宮の後壁または前壁に付着するが，前置胎盤（ⓑ）は全部または一部が内子宮口にかかっている（全前置胎盤，部分前置胎盤，辺縁前置胎盤）．前置胎盤があると，胎児の嫡出を妨げるとともに，分娩時に内子宮口が開大した際に大出血を起こすことがある．

ⓐ 通常の胎盤　　　　ⓑ 前置胎盤

（ⓐ：胎盤，臍帯，基底脱落膜，羊膜腔，子宮頚管　ⓑ：壁側脱落膜，羊膜腔，臍帯，胎盤，子宮頚管）

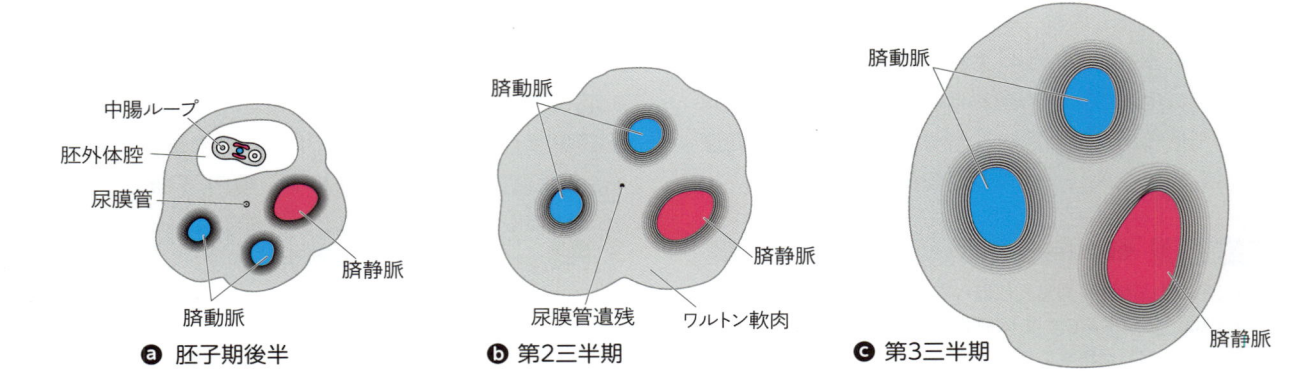

図8.12 妊娠各時期の臍帯の断面

臍帯には2本の臍動脈と1本の臍静脈があり，前者には胎児から胎盤へ向かう酸素分圧の低い血液が，後者には胎盤でガス交換を受けた酸素分圧の高い血液が流れる．胚子期終わりに臍帯内の胚外体腔で長さを増していた腸管（ⓐ）は，4か月半ばまでに腹腔へ戻る．

中腸ループ
胚外体腔
尿膜管
臍動脈
臍静脈
ⓐ 胚子期後半

臍動脈
臍静脈
尿膜管遺残
ワルトン軟肉
ⓑ 第2三半期

臍動脈
臍静脈
ⓒ 第3三半期

図8.13 尿膜の発生と分化

尿膜は卵黄嚢の尾方端近くにできるが，やがて臍帯内へ取り込まれ消退していく．

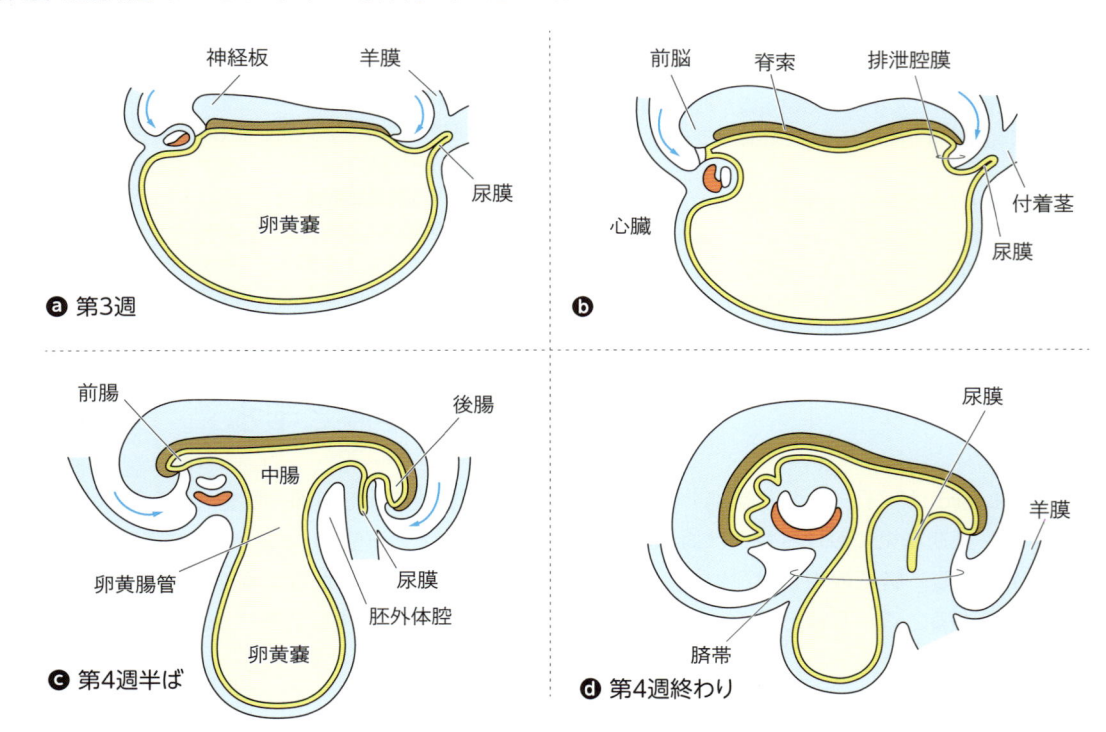

神経板　羊膜
卵黄嚢
尿膜
ⓐ 第3週

前脳　脊索　排泄腔膜
心臓
付着茎
尿膜
ⓑ

前腸　後腸
中腸
卵黄腸管
尿膜
胚外体腔
卵黄嚢
ⓒ 第4週半ば

尿膜
羊膜
臍帯
ⓓ 第4週終わり

とよぶ．胚子が発育するにつれて羊膜腔が拡大していき，妊娠2か月頃からは羊膜腔が胚子を包み込むようになる（図8.13）．さらに羊膜腔が大きくなると絨毛膜腔全体を占めるようになり，第2三半期以降は子宮腔全体が実質的に羊膜腔によって占められる（図8.6）．

羊膜腔は**羊水** amniotic fluid で充たされている．これは水様透明の液体で，羊膜上皮から分泌された液体，母体の血漿に由来する成分，胎児の尿などが混ざったものである．羊水量は第20週には約350 ml，その後徐々に増加して第32〜36週には700〜1000 mlに達し，妊娠末期には500 mlに減少する．

羊水には，胚子を保護するクッションや温度維持の

ほか，胚子が羊膜に癒着するのを防ぐ働きがある．また，胎児は羊水中で活発に四肢などを動かし，これが運動機能の発達を促す．さらに，胎児は妊娠4か月頃から盛んに羊水を飲み込み，嚥下された羊水は肺や腸から吸収されて血流に入る．羊水を飲み込むことによって胎児の肺組織の成熟が促進される．腎機能が発達してくると胎児は尿を排泄し，これも羊水の成分となる．

羊水は約3時間ごとに入れ替わり，妊娠末期には胎児は1日400 mlもの羊水を飲むとされる．

胎児に食道閉鎖があったり，無脳児などで嚥下障害があると，胎児が羊水を飲まないため，**羊水過多** polyhydramnios となる．また，胎児に腎無形成や尿路閉鎖があると，尿量が減少して羊水量が異常に少なくなる（**羊水過少** oligohydramnios）．その場合は，胎児が圧迫されて胎内運動が制限されるため，特有の顔貌を呈し肢位が異常となる（**ポッター連鎖** Potter sequence）．このような胎児では，羊水の嚥下量が少なくなるため，肺も低形成となる．

羊膜の一部が損傷して紐状（索状物）となることがあり，このような異常構造物を**羊膜索** amniotic band という．羊膜索が胎児の頭部・顔面・体幹・四肢などに絡み付いたり癒着したりして胎児に奇形を起こしたものを**羊膜索症候群** amniotic band syndrome という（図9.2 ☞98頁）．羊膜の機械的損傷によって起こると考えられるが，その原因については不明な点が多い．

7 卵黄嚢と尿膜

第4週頃までは胚子に対して**卵黄嚢**が比較的大きいが，胚子が屈曲する際に二次卵黄嚢の胚子に近い部分が胚子の中に取り込まれて原始腸管となり，後に消化管などの上皮に分化する（図6.6 ☞61頁）．第10週頃までに卵黄嚢が小さくなり，やがて消失する．

卵黄嚢は，消化管の形成にあずかるほかに，次のような役割をもつ．

- 発生のごく初期に，卵黄血管を介して胚子へ栄養を供給する．
- 第3週頃に卵黄嚢壁で血島ができ，血球と血管が新生する（図5.15 ☞54頁，図5.16 ☞55頁）．
- 第3週に，卵黄嚢壁の内胚葉上皮に原始生殖細胞が現れ，これらが性腺原基へ遊走する（図2.5 ☞16頁）．

尿膜（管） allantois は，卵黄嚢後上壁の上皮が付着茎の中へ憩室状に突出したもので，発生の第3週に出現する（図8.13）．ヒトでは尿膜そのものの機能はほとんどないが，尿膜壁の中胚葉中に形成される尿膜血管から臍動静脈ができ，初期に尿膜壁で一過性に造血が行われるとされる．尿膜の近位端は排泄腔につながり，これは後に閉鎖して，その遺残は生後に膀胱尖から臍へ伸びる**正中臍索** median umbilical ligament として認められる．

爬虫類や鳥類では，卵黄嚢が卵黄を蓄え，それが胚子が発育するための栄養となるが，哺乳類ではほとんど卵黄がないので栄養器官としての役割は小さい．また，爬虫類や鳥類では尿膜は尿膜嚢とよばれる大きな袋状をなし，生まれるまでの老廃物を貯蔵し周囲とのガス交換にも関与する．ヒトの卵黄嚢や尿膜は一過性または痕跡的な器官であるが，上述のように発生初期に血管などの発生に関与する．

8 多胎妊娠

母親が2個体以上の胎児を同時に妊娠している場合，それを**多胎妊娠** multiple pregnancy という．胎児の数によって，**双胎** twin，**3胎（品胎）** triplet，**4胎** quadruplet，**5胎** quintuplet などとよぶ．多胎のうち最も頻度が高いのは双胎で，4胎以上はまれである．自然妊娠で起こる多胎の頻度は，双胎妊娠が80例に1例，3胎妊娠が80^2例に1例，4胎妊娠が80^3例に1例程度とされる．ただし，近年は体外受精による多胎妊娠が増えている．胎児の数が増すほど，胎内死亡や早産のリスクが高くなり，分娩時に母体の負担が増す．

1 多胎妊娠の卵性

多胎のもとになった受精卵の数によって，**一卵性多胎** monozygotic multiple pregnancy と**多卵性多胎** polyzygotic（fraternal）multiple pregnancy が区別される．一卵性多胎は，1個の受精卵から2個以上の胚子が発生したものである．2細胞期以後の発生初期に，何らかの原因によって受精卵が分割し，それぞれが独立した個体になって発育したものと考えられるが，原因や分割の機序はよくわかっていない．一卵性の場合には，胎児は遺伝学的に全く等しい性質をもつ．これに対して，多卵性多胎は，2個以上の受精卵のそれぞれが個体となったものである．自然妊娠の場合は複数の卵子が排卵されたために起こることが多いが，体外受精などで複数の受精卵を子宮内に戻すと多胎の頻度が高くなる．多卵性の胎児同士は，遺伝学的には兄弟姉妹と同じ関係になる．

2 多胎妊娠の卵性診断

卵性 zygosity の鑑別は，胎膜の構成の状態と胎児の示す形質の類似性から推定される．双胎の場合を例にとると，胎児の性が異なっていれば確実に二卵性である．一方，両胎児が共通の羊膜に包まれていれば一卵

性の可能性が高い．一方，絨毛膜を共有するか否かは，卵性の指標としては不確実である．現在は，遺伝子を調べて卵性診断を行うのが普通である．

MEMO 8.9 結合双胎（接着双胎）

一卵性双胎ができる過程で2個体が完全に分離しなかった場合には，体の一部が結合した**結合双胎（接着双胎）**conjoined twin となる．結合双胎は，対称性結合双胎と非対称性結合双胎に分けられる．**対称性結合双胎** equal conjoined twin は，2つの個体が結合面を境にして互いに対称的（鏡像的）となった双胎である．これには，結合している部位によって，**頭蓋結合体** craniopagus，**頭胸結合体** cepholothoracopagus，**胸結合体** thoracopagus，**殿結合体** ischiopagus などがある（図8.14）．非対称性結合双胎 unequal conjoined twin というのは，結合双胎が互いに対称でないもので，多くの場合，片方の胎児に発育障害がある．結合双生児は，数万出産に1例の割合で見られる．

MEMO 8.10 双胎間輸血症候群

一卵性双胎の場合，両者の胎盤血管に吻合ができると，一児の血液が他児の循環系に流れ込んで片方の胎児が貧血状になり，その発育が極端に障害されることがある．このような病態を**双胎間輸血症候群** twin-twin（twin-to-twin）transfusion syndrome という．極端な場合には，障害された側の胎児の心臓および頭部を含む上半身が形成されず，無心体 acardiacus とよばれる異常（**無心症** acardia）を呈する．

図8.14 結合双胎
ⓐ 頭胸結合体．
ⓑ 胸殿結合体．

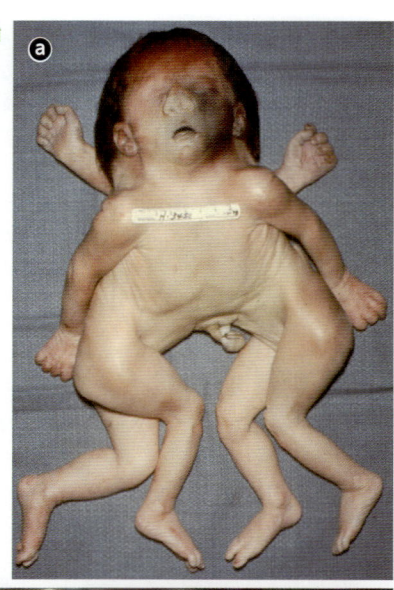
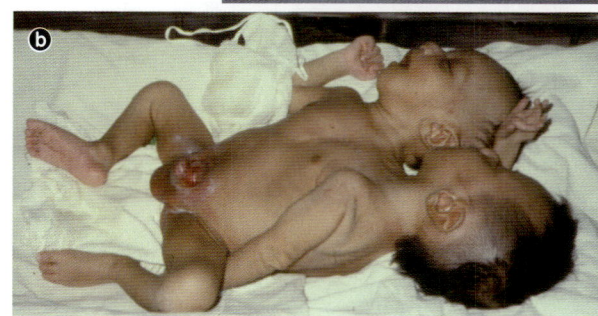

復習問題

1 絨毛膜の構成に関与するのはどれか．
ⓐ基底脱落膜　ⓑ被包脱落膜　ⓒ胚内中胚葉　ⓓ栄養膜合胞体層　ⓔ卵黄嚢上皮

2 胎盤を構成するのはどれか．
ⓐ被包脱落膜と絨毛膜有毛部　ⓑ被包脱落膜と絨毛膜無毛部　ⓒ壁側脱落膜と絨毛膜有毛部　ⓓ壁側脱落膜と絨毛膜無毛部　ⓔ基底脱落膜と絨毛膜有毛部

3 第2三半期の胎盤で，母体血と直接接する組織はどれか．
ⓐ胎児血管内皮細胞　ⓑ栄養膜細胞層　ⓒ栄養膜合胞体層　ⓓ卵黄嚢上皮　ⓔ尿膜上皮

4 脱落膜について正しいのはどれか．
ⓐ脱落膜化は胚が子宮腔へ到達する前に始まる　ⓑプロラクチンが脱落膜化を起こす　ⓒ基底脱落膜と被包脱落膜に囲まれた腔が子宮腔である　ⓓ壁側脱落膜が胎盤の一部になる　ⓔ脱落膜細胞はグリコーゲンを含む大型の細胞である

5 胎盤関門について正しくないのはどれか．
ⓐ妊娠時期が進むにつれて透過性が悪くなる　ⓑ分子量の小さい物質ほど通りやすい　ⓒ脂溶性の高い物質ほど通りやすい　ⓓインスリンは通過しない　ⓔアルコールは容易に通過する

6 胎盤で産生されるホルモンはどれか．
ⓐサイロキシン　ⓑオキシトシン　ⓒアドレナリン　ⓓプロスタグランディン　ⓔヒト絨毛性ゴナドトロピン

7 臍帯内を走る血管について正しいのはどれか．
ⓐ1本の臍動脈と1本の臍静脈　ⓑ2本の臍動脈と1本の臍静脈　ⓒ1本の臍動脈と2本の臍静脈　ⓓ2本の臍動脈と2本の臍静脈　ⓔ動脈と静脈があるが数は一定しない

8 胎盤について正しくないのはどれか．
ⓐ母体血と胎児血は混ざり合わない　ⓑ胎盤の胎児面の表面は羊膜に覆われている　ⓒ臍動脈には酸素分圧の低い血液，臍静脈には酸素分圧の高い血液が流れる　ⓓ妊娠末期の胎盤に胎盤葉が見られるのは異常である　ⓔ前置胎盤は分娩の障害となることが多い

9 羊水について正しくないのはどれか．
ⓐ正常な羊水は透明である　ⓑ羊水量は妊娠の進行と共に増え妊娠末期に最も多くなる　ⓒ胎児が羊水中へ排尿するのは異常ではない　ⓓ羊水量が少ないと胎児の肺の形成が妨げられる　ⓔ羊水中には母体の細胞は浮遊していない

10 広義の「胎膜（胎児膜）」に含まれないのはどれか．
ⓐ卵黄嚢　ⓑ絨毛膜　ⓒ排泄腔膜　ⓓ尿膜　ⓔ羊膜

☞ 解答は 250 頁

chapter

9

発生異常

本章の内容

1 発生異常の種類
2 発生異常の頻度
3 先天奇形の病理発生
4 発生異常の原因
5 先天異常の原因の多様性
6 先天異常の治療
7 先天異常の予防

キーワード

先天奇形
胎生期死亡（子宮内死亡）
精神発達遅滞
複合奇形
常染色体優性（顕性）遺伝
常染色体劣性（潜性）遺伝
伴性遺伝
インプリンティング異常
染色体異常
催奇形要因
奇形発生の臨界期
多因子遺伝
ポリジーン遺伝
胎児治療
葉酸

Summary

　出生時に認められる，または出生前の原因によって生後に起こる形態的または機能的な異常を，発生異常または先天異常と総称する．新生児の約3％が何らかの異常または疾患をもって生まれてくる．発生異常の原因は，遺伝的原因（遺伝子異常や染色体異常），環境要因，そして遺伝と環境の複合的原因（多因子遺伝）である．受精卵や発生初期の胚子には高頻度に異常が認められるが，異常胚の多くは胎生期の間に子宮内で死亡し，自然流産に終わる．

Point

- 発生異常の表れ方には，胎生期死亡（子宮内死亡），先天奇形，発育遅滞，身体機能や知能の障害がある
- 出生児の約3％が，何らかの発生異常をもっている．また，出生後一定期間が経ってから明らかになる内臓異常や精神発達遅滞も少なくない．
- 先天奇形は，その病理発生に基づいて，奇形，破壊，変形に分けられる．
- 2つ以上の奇形が共存する複合奇形は，その病理発生や相互の因果関係によって，連鎖，症候群，連合に分けられる．
- 発生異常の原因には，遺伝的原因（遺伝子異常，染色体異常），環境要因，多因子遺伝（複数の遺伝子と環境要因の複合的作用による）がある．
- 奇形の原因になる環境要因を「催奇形要因」という．
- 胚子は，受精後第3〜8週の時期に催奇形要因に対する感受性が高く，奇形が発生しやすい．この時期を「奇形発生の臨界期」という．
- 多くの発生異常，特に比較的頻度の高い発生異常（common malformation）は，原因が一様でないものが多い．
- 特定の遺伝子異常によって起こる異常も，その表現型や重症度は様々である．
- 女性が妊娠前，妊娠中に葉酸を摂取することによって，児における神経管奇形の発症リスクを下げることができる．

本章で扱う発生の流れ

発生段階		起こり得る発生異常

配偶子形成 — 遺伝子異常 染色体異常

受精

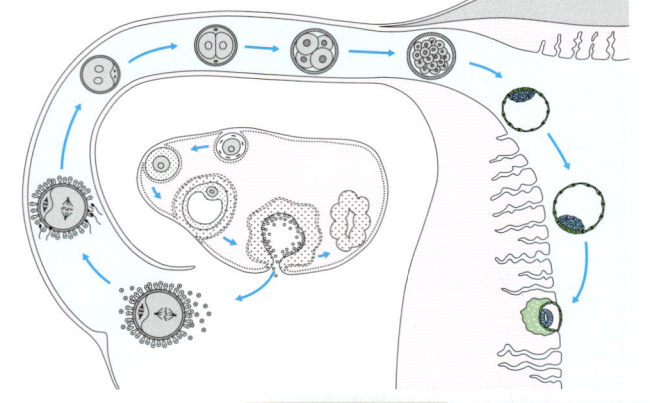

着床前期 — インプリンティング異常

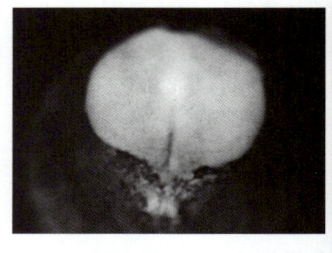 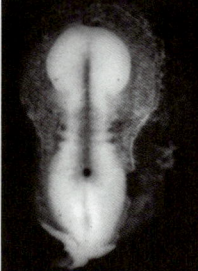 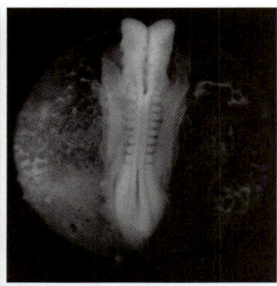

初期発生 — 胎内死亡

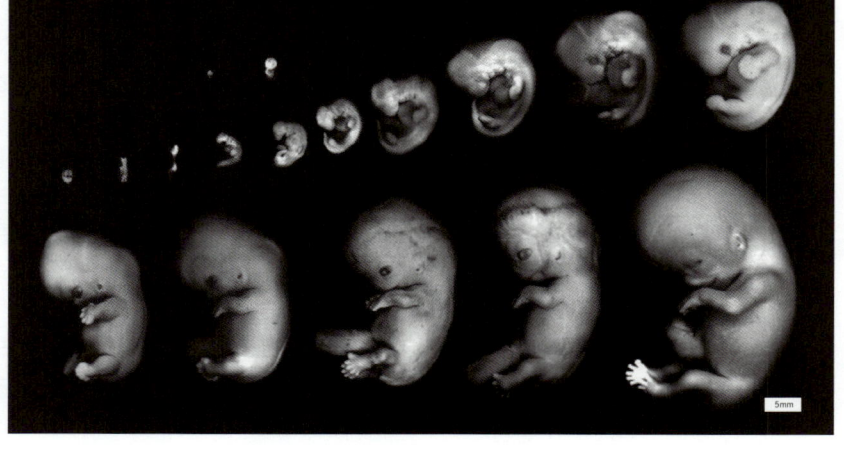

器官形成期 — 奇形 胎内死亡

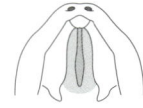 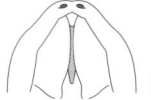 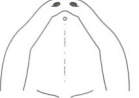 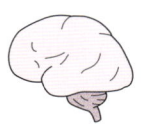 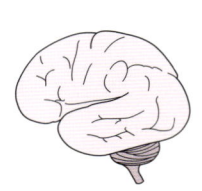

胎児期 — 奇形 組織分化異常

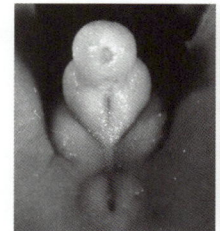 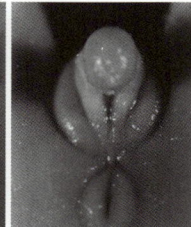 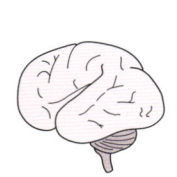 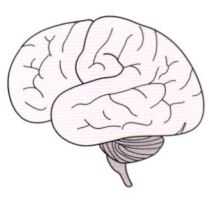

周生期 — 機能異常

新生児の約3%が何らかの形態的・機能的な異常をもって生まれてくる．また，胎生期や周生期の原因がもとで生後に障害が現れることもある．このような生まれつきの異常または出生前の原因によって起こる疾患を，**発生異常** developmental abnormality，または**先天異常** congenital anomaly, birth defect とよぶ．発生異常を対象として研究する学問が**先天異常学** teratology，形態的な発生異常を扱う臨床分野が**臨床奇形学** clinical teratology, dysmorphology である．

1　発生異常の種類

発生異常のうちで最も目立つのが，**先天奇形** congenital malformation である．このほか，発生異常の表れ方には，**胎生期死亡**（子宮内死亡）prenatal or intrauterine death，**発育遅滞** growth retardation，**身体機能や知能の障害** functional and mental disturbance などがある．

①**先天奇形**：肉眼的な形態異常をいう．先天奇形のうち，直接生存を脅かしたり，美容上あるいは機能的に重大な障害を来すものを**重度奇形**（**大奇形**ともいう）major malformation とよぶ．無脳症 anencephaly，口唇口蓋裂 cleft lip and palate，四肢奇形 limb malformation などがその例で，その多くは器官形成の障害によって起こる（図9.1）．
これに対し，正常とはいい難いが，生存や生活にさほど重大な障害とはならない形態異常を**軽度奇形**（**小奇形**）minor malformation として区別する．軽度奇形は，集団中に比較的しばしば（数パーセントまでの頻度で）見られ，その例としては，耳介の変形，二分口蓋垂 bifid uvula，皮膚のくぼみ dimple，軽度の先天性母斑 congenital nevus などがある．

②**胎生期死亡**（子宮内死亡）：妊娠中に子宮内で死

亡することで，**流産** abortion または**死産** stillbirth となる（☞76頁，MEMO7.1）．

③**発育遅滞**：一般の児よりも有意に発育が遅い状態で，内臓や身体機能の障害を伴うことが少なくない．

④**身体機能や知能の障害**：神経機能やホルモン分泌の異常，精神発達の遅れなどで，重症度は様々である．

機能的な障害や代謝異常などは，出生時には気づかれず生後一定期間が経ってから症状が現れてくるものも少なくない．また，一部の腫瘍も出生前の原因によって起こることがある（奇形腫など）．

> **MEMO 9.1　ヒトの自然流産頻度**
>
> 臨床的には，全妊娠の 10 ～ 15% が自然流産に終わる．しかし，hCG による着床後早期の妊娠診断が可能になったことにより，実際にはそれよりも高い頻度でヒト胚が妊娠中に死亡していることが明らかになった．血清 hCG 陽性妊娠を追跡した結果，約30% が胎内で死亡し，そのうち 20 ～ 40% は着床後早期に死亡するため，妊婦自身が妊娠にも流産にも気づいていないと考えられる (Wilcox ら，1988；Zinaman ら，1996)．さらに，着床前に死亡し，または着床しない受精卵もあることから，ヒトの受精卵のうち出生に至るのは三分の一程度と推定される．

2　発生異常の頻度

一般に，新生児の 1 ～ 1.5% が何らかの肉眼的な異常をもって生まれてくる．ただし，出生直後には内臓の異常や染色体異常の多くが気づかれず，また，機能や知能の異常は時間経過とともに現れてくるものが多いため，生後一定期間が経ってから調べるとその頻度が上昇する．生後 1 年頃までに，約3% の児に形態的または機能的な異常が見つかる．また，学童期に詳しく調べると，重度奇形と軽度奇形を合わせた頻度が 7 ～ 10% に達するとの報告もある．

図9.1　ヒトの先天奇形の例
ⓐ単眼症．ⓑ無脳症（脳膜瘤を合併）．ⓒ口唇口蓋裂．ⓓ多指．

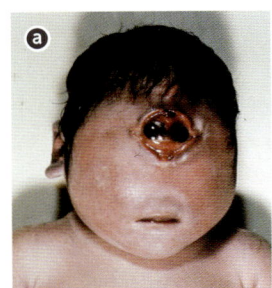
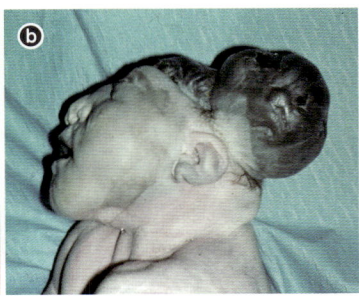
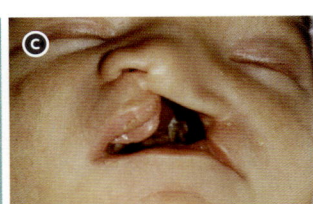
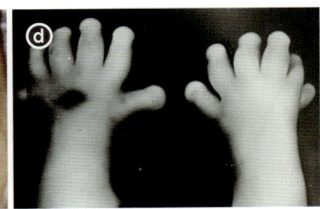

3　先天奇形の病理発生

　先天奇形は，その成り立ち（病理発生）に基づいて，以下のように分類できる．

①**奇形 malformation**：器官形成の異常によって生じた，器官，器官の一部，または体の大きな部分の形態的異常．神経管奇形 neural tube defect，全前脳胞症 holoprosencephaly，多指症 polydactyly，心室中隔欠損 ventral septal defect など（**図9.1**）．

②**破壊 disruption**：いったん正常に形成された器官や組織が，子宮内での二次的な原因（圧迫などの機械的な原因，出血など）によって破壊あるいは障害されたもの．羊膜の一部が胎児の体に癒着して腹壁や四肢などを障害する羊膜索症候群 amniotic band syndrome（**図9.2**）など．

③**変形 deformation**：子宮内での機械的な外力による圧迫・牽引などによって起こった，体またはその一部の変形や位置異常．子宮奇形や子宮筋腫，羊水過少などに随伴することがある（**図9.3**，**表9.2**）．頭部顔面や四肢に起こることが多く，生後，時間経過とともに軽快または自然治癒していくものも少なくない．

④**異形成 dysplasia**：組織形成が正常に行われないために生じる，骨や皮膚の組織形成異常（骨形成不全，外胚葉異形成など）や局所の血管腫など．

表9.1　**発生の各時期における外表異常胚子・胎児の頻度**

妊娠週	全外表奇形胚子／胎児	神経管奇形	全前脳胞症	口唇裂	多指
第5週初め	9.6%	1.3%	3.1%	—	—
第6週初め	9.2%	1.1%	2.9%	—	—
第7週初め	8.5%	1.0%	2.3%	1.9%	1.0%
第8週初め	7.5%	0.9%	1.8%	1.8%	0.9%
第9週初め	5.3%	0.3%	0.8%	1.4%	0.9%
第13週初め	2.8%	0.1%	0.3%	0.6%	0.1%
第17週初め	1.5%	0.1%	0.01%	0.2%	0.1%
新生児	1.0%	0.08%	0.01%	0.17%	0.09%

(Shiota, 2021)

図9.2　**羊膜索症候群**

羊膜索(破れたり傷ついた羊膜の一部がヒモ状になったもの)が胎児の頭部，顔面，体幹などに癒着し，頭蓋顔面裂，腹壁裂，四肢の異常屈曲が見られる．

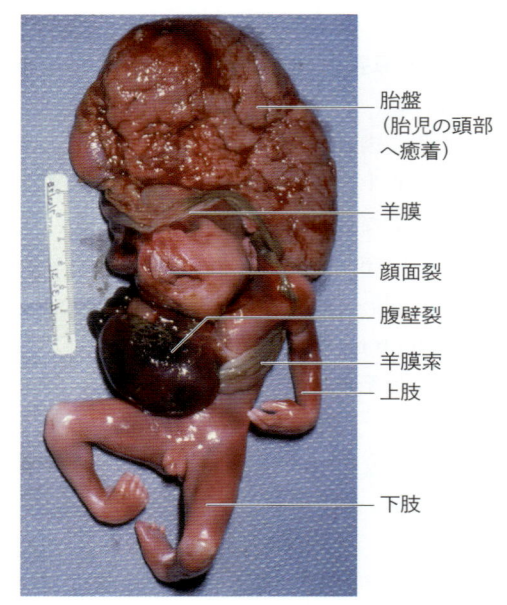

胎盤（胎児の頭部へ癒着）
羊膜
顔面裂
腹壁裂
羊膜索
上肢
下肢

(画像提供：T.H. Shepard 博士)

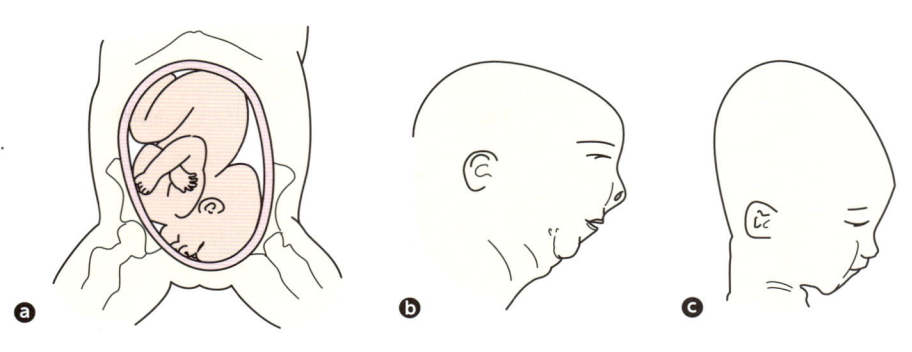

図9.3

**子宮内での圧迫による
頭部の変形**

ⓐ異常胎位（顔面位）による顔面の圧迫.
ⓑ小さい下顎と扁平な鼻.
ⓒ長い頭部.

表9.2 先天性変形の例

頭部・顔面	出産時の圧迫による頭頂部の変形 変形性長頭 変形性斜頭 斜頚性斜頭 拘束性頭蓋骨癒合症 ポッター顔貌 鼻の変形 耳の変形 非対称下顎 斜頚　　　　　　　　　　など
体幹	鳩胸 漏斗胸 側弯 胸郭拘束性肺低形成　　　　など
四肢	橈骨頭転位 拘束性橈骨神経麻痺 股関節脱臼 膝反張 脛骨捻転 坐骨神経圧迫による麻痺 ポッター四肢 関節拘縮 内反足　　　　　　　　　　など

**図9.4 羊水過少の原因と胎児に対する影響
（ポッター連鎖）**

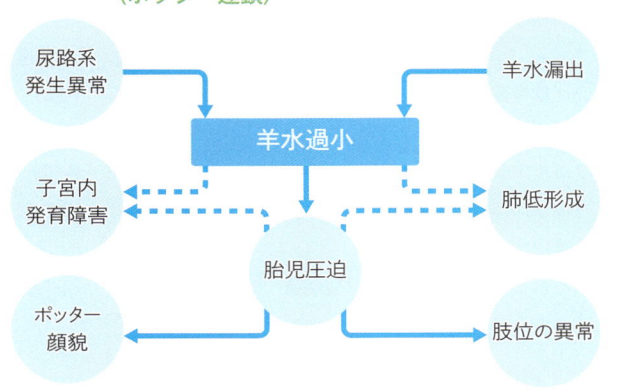

matosis（フォン・レックリングハウゼン病 von Recklinghausen disease），家族性アミロイドーシス familial amyloidosis など，臨床的に重要な疾患もある.

ⓑ 常染色体劣性（潜性）遺伝疾患
autosomal recessive inheritant disease

　父母からきた対立遺伝子対の双方に同じ遺伝子変異が重なった（ホモ接合になった）ために起こる疾患で，性別に関係なく起こる. 白皮症 albinism，下垂体性小人症 pituitary dwarfism など形態異常を伴う疾患のほかに，代謝酵素の異常や欠損による先天性代謝異常症 inborn error of metabolism（フェニルケトン尿症 phenylketonuria，ホモシスチン尿症 homocystenemia など）が多いのが特徴である. 一般に，劣性（潜性）遺伝病は，優性（顕性）遺伝病に比べて重症で直接生存に関わる異常が多い（表9.4）.

ⓒ 伴性遺伝疾患 X-linked genetic disease

　通常男児のみに発病する. 一般には母が保因者であり，その母から生まれた男児の半数に病気が起きる. 血友病 hemophilia や筋ジストロフィ（デュシェンヌ型）Duchenne-type muscular dystrophy などがあるが，奇形症状を呈するものは多くない.

4　発生異常の原因

1　単一遺伝子の異常 single gene defect

　単一遺伝子の異常によって起こる発生異常. 優性（顕性）遺伝，劣性（潜性）遺伝，伴性遺伝のいずれかの遺伝様式をとる. 近年，従来から知られていた単一遺伝子異常疾患で，DNA解析によって原因遺伝子が特定される例が増えている.

ⓐ 常染色体優性（顕性）遺伝疾患
autosomal dominant inheritant disease

　異常ヘモグロビン血症 abnormal hemoglobinemia や鎌状赤血球症 sickle cell anemia のように，分子や細胞の構造異常を主とするものと，骨格系統などに形態異常（奇形）を伴うものがある（表9.3）. 小児期あるいは成人になってから発症するハンチントン舞踏病 Huntington chorea，神経線維腫 neurofibro-

表9.3 形態異常を伴う常染色体優性（顕性）遺伝疾患の例

疾患	遺伝子座	原因遺伝子	臨床症状
軟骨形成不全	4p16.3	FGFR3	四肢短縮型小人症
マルファン症候群	15q21.1	FBN1	くも指症，細く長い四肢，水晶体亜脱臼，僧帽弁逸脱症
アペール症候群	10q26	FGFR2	頭蓋骨早期癒合，尖頭，合指
クルーゾン症候群	10q25-26	FGFR2	頭蓋骨早期癒合，顔面骨低形成，眼球突出
ホルト-オラム症候群	12q24.1	TBX5	心臓奇形，上肢形成不全
トリーチャー-コリンズ症候群	5q32-33	TCOF1	下顎低形成，耳介低位
フォン・レックリングハウゼン症候群	17q11.2	NF1	神経線維腫，皮膚カフェオーレ斑
ワールデンブルグ症候群	2q35	PAX3	先天性難聴，部分的白皮

表9.4 形態異常を伴う常染色体劣性（潜性）遺伝疾患の例

疾患	遺伝子座	原因遺伝子	臨床症状
点状軟骨異形成症	6q22-24	PEX7	長骨骨端の点状石灰化，四肢短縮
ブルーム症候群	15q26.1	BLM	低身長，日光過敏症
ウェルナー症候群	8p12-11.2	WRN	小人症，皮膚・爪萎縮，白内障
カルタジェナー症候群	14q32	DNECL	内臓逆位，線毛異常
妖精症（Donahue）	19p13.2	INSR	眼球突出，小下顎，早期死亡
スミス-レムリー-オーピッツ症候群	7q32	DHCR7	成長障害，小頭，精神発達遅滞，コレステロール代謝異常

MEMO 9.5 優性（顕性）遺伝疾患の発症様式

優性（顕性）遺伝様式をとる遺伝疾患は，親のいずれかが患者である場合は，その子の半数へ直接伝わる．しかし，重症の優性（顕性）遺伝疾患の子供が全く健康な両親から突発的に生まれてくることが実際には珍しくない．こうした例の多くは，生殖細胞が作られる過程で新たに起きた遺伝子突然変異によると考えてよい．**新生突然変異** de novo mutation はいろいろな原因で起こるが，軟骨異栄養症，マルファン症候群などの原因となる優性突然変異は，父年齢が極端に高い場合（55 歳以上）に発生率が高くなる．これは，高年齢男性では幹細胞である A 型精祖細胞がそれだけ多く細胞分裂を経てきたので，遺伝子突然変異の起きるリスクが高くなるためと考えられる．

MEMO 9.6 劣性（潜性）遺伝疾患

劣性（潜性）遺伝疾患の変異は，対立遺伝子対の片方にあっても何らの症状も現さないので，ふつう劣性（潜性）遺伝疾患の子供は見かけ上正常な両親（保因者 carrier）から突然生まれてくる．劣性（潜性）遺伝疾患の変異遺伝子は集団中に一定の頻度で存在するので，たまたま両親がともに保因者であった場合にホモ接合の患児が生まれる．劣性（潜性）遺伝疾患の患者はその両親が近親婚であることが少なくないが，この場合は，共通の祖先がもっていた変異遺伝子が近親婚によってホモ接合になった可能性が高い．

MEMO 9.7 「優性遺伝」「劣性遺伝」の用語について

メンデル遺伝学では，遺伝形質の表れやすさを示す dominant に「優性」，recessive に「劣性」という訳語が当てられてきたが，これらの日本語には優れている，劣っているという語感があり誤解されやすいことから，日本遺伝学会では，

「優性」を「顕性」，「劣性」を「潜性」と用語を変更することを決めた．また，variation の訳語の 1 つだった「変異」を「多様性」とすることにした（2017 年 9 月）．

2 ゲノムインプリンティングの異常

DNA 配列そのものには異常がないが，遺伝子の発現が影響を受けて発生が障害されるために起こる異常である．ある種の遺伝子は，一対のアレルのうち，父または母由来の遺伝子だけが発現し，他方がメチル化などを受けて不活化しているものがある（**インプリント遺伝子** imprinted gene）（☞ 22 頁）．何らかの原因によって**遺伝子インプリンティング** genomic imprinting に異常が起こると，先天異常の原因になることがある．その例が**ベックウィズ・ビーデマン症候群** Beckwith-Wiedemann syndrome や**プラダー・ウィリ症候群** Prader-Willi syndrome，**アンジェルマン症候群** Angelman syndrome などである（**図9.5**）．遺伝子配列そのものには異常がないこうした疾患は，**エピジェネティック** epigenetic な異常とよばれる．

体外受精などの生殖補助医療によって生まれた児ではインプリンティング異常のリスクが高まることがわかっており，胚培養などの影響が示唆されている．

図9.5 ゲノムインプリンティングの異常

ⓐ ベックウィズ・ビーデマン症候群 (BWS).
ⓑ プラダー・ウィリ症候群 (PWS).
ⓒ アンジェルマン症候群 (AS).
BWS は，巨舌，臍帯ヘルニア，過成長などを主徴とし，11p15.5 に原因遺伝子座位がある．PWS は，肥満，筋力低下，発達障害を，AS は多動，笑い発作，発達障害などを主徴とする．

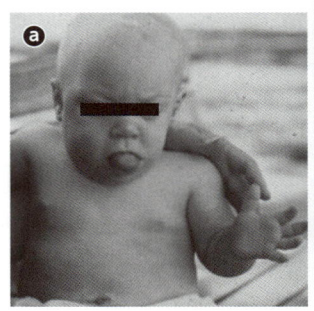
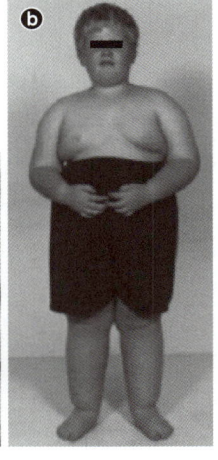
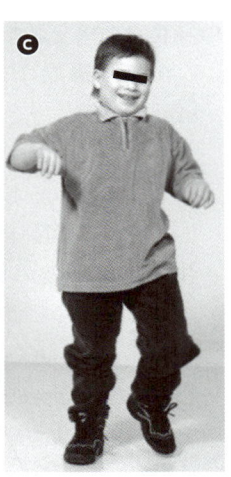

（画像提供：J.M. Opitz 博士）

MEMO 9.8 プラダー・ウィリ症候群 (PWS) と
アンジェルマン症候群 (AS)

PWS と AS は臨床的には全く別の疾患であるが，分子遺伝学的にはともに 15q11-q13 に責任遺伝子座位がある．分子遺伝学的研究によって，PWS は父性アレルのインプリント遺伝子の，AS は母性アレルのインプリント遺伝子の機能喪失によって発症することが明らかになった．なお，これらの疾患は，インプリント異常のほかに，染色体微細欠失，片親性ダイソミー（染色体またはその一部を両親の片方のみから 2 つ受け継いだもの）によっても起こる．

3　染色体異常

新生児の約 0.6％が**染色体異常** chromosomal aberration をもって生まれてくる．その約 1/3 は，染色体の転座 translocation などいわゆる平衡型の構造異常であるため見かけ上は正常児と差がないが，残り 2/3 は何らかの身体・精神の異常を伴う．

染色体異常は，それぞれの種類に特徴的な臨床症状を呈し，疾患単位をなすものが多い．染色体異常症候群の多くに共通して見られる症状としては，①身体発育不全，②精神発達遅滞，③多発奇形，④皮膚紋理 dermatoglyphics の異常などがある．

ⓐ 染色体の数的異常

染色体数が正常でない**数的染色体異常** aneuploidy は，配偶子形成時の**染色体不分離** nondisjunction が原因で起こることが最も多い．

染色体の不分離が原因で，ある染色体を 3 本もつ個体が生じた場合，これを**トリソミー** trisomy という（☞21頁，MEMO 2.8；22頁，図2.15）．ダウン症 Down syndrome は第 21 番染色体を 3 本もつ 21 トリソミーで，13 トリソミー（パトー症候群 Patau syndrome），18 トリソミー（エドワーズ症候群 Ed-

wards syndrome）などとともに，新生児にしばしば見られる．性染色体のトリソミーには，47,XXY（クラインフェルター症候群 Klinefelter syndrome）や 47,XXX（トリプル X 症候群，トリソミー X）がある．

MEMO 9.9 モノソミー

染色体不分離が起こると，その相同染色体を 2 本もつ配偶子とそれを欠く配偶子ができるので，後者が受精すると，その染色体を 1 本しかもたない個体ができる．これを**モノソミー** monosomy という（図9.6）．常染色体モノソミーの個体は受精後早い時期に死亡するため，新生児中にはほとんど見つからない．ただし，X 染色体のモノソミー（45,X，ターナー症候群 Turner syndrome）は，約 5,000 出生に 1 例の割合で見つかる．

MEMO 9.10 染色体異常と母年齢

ダウン症などトリソミー型染色体異常の発生は，母年齢と強く相関し，特に母が 35 歳以上になると発生率が指数関数的に増加する（表9.5）．卵母細胞は生後には新しく作られないため，母年齢の上昇とともに卵細胞が老化し，減数分裂の過程で不分離が起こりやすくなる．ただし，親が染色体転座の保因者であるために起こる部分トリソミーは，親の年齢とは無関係に発生する．

高齢の母はダウン症児を産むリスクが高いが，実際には，ダウン症児の 80％は 35 歳未満の母から生まれている．

表9.5 母年齢とダウン症の発生率

母年齢	全出生児中の頻度	ダウン症児を生んだ母からの再発率
20 ～ 24	1/1500	1/500
25 ～ 29	1/1100	1/400
30 ～ 34	1/800	1/300
35 ～ 39	1/300	1/100
40 ～ 44	1/80	1/30
45 ～ 49	1/40	1/10

❺ 染色体の構造異常

　配偶子形成などの過程で染色体の構造に断裂break が生じ，それが原因で染色体異常が起こることがある．ある染色体の一部が失われた場合，それを**欠失** deletion といい，欠失部分の部位や大きさに応じて種々の臨床症状を現す．また，断裂した染色体の一部が他の染色体にくっついたものを**転座**translocation とよぶ．2本の染色体の間で，それらの一部ずつが互いに転座を起こした場合は，これを**相互転座** reciprocal translocation という．相互転座をもつ個体は，細胞内の遺伝子総量が変わらないため本人の表現形は一般に正常であるが，その子供に部分トリソミーや部分モノソミーが起こる可能性がある（図9.6）．

4　環境要因

　妊娠中の母体に及んだ外因や特定の化学物質が発生異常の原因となることがある．これらの原因を**催奇形因子** teratogen とよぶ．これまでに確認されているヒトの催奇形因子には，母体の異常（疾病），感染，子宮内の機械的要因，物理的原因（放射線・高温），化学物質（医薬品や環境化学物質）などがある（表9.6，TOPICS ☞ 104 頁）．

　先天異常児のうち，明らかに環境因子が原因で起こったと考えられるものは 10%未満であり，さらに，医薬品や環境化学物質などによるものは先天異常児全体の 1%程度と推定される（表9.7）．しかし，いったんサリドマイド事件のようなことが起こると大きな問題になり，またこのグループに属する異常は妊娠中または妊娠前からの注意によって確実に予防することが可能であるので，正しい理解と女性に対する啓発が必要である．

> **MEMO 9.11** **サリドマイド事件**
>
> 　環境要因，中でも医薬品がヒトで奇形の原因になることを一般に広く認識させたのは，1959 〜 62 年に旧西ドイツ，日本などで起こったサリドマイド事件である．この未曾有の医療事故により，わが国で 1 千人近く，全世界で約 1 万人のサリドマイド奇形児が生まれたと推定されている（図9.7，図9.8）．サリドマイド事件を契機として，化学物質の催奇形作用 teratogenicity が注目されるようになり，こうした事故の再発を未然に防ぐ目的で，現在は，新たに開発される医薬品などについて，臨床使用の前に実験動物を用いた生殖発生毒性試験を行うことが義務づけられている（前臨床試験）．

> **MEMO 9.12** **催奇形物質の作用閾値（しきい値）**
>
> 　催奇形物質には，それ以上の用量で奇形が起こる**閾値**（しきい値）threshold がある．それ以下の用量では，一般に胚子・胎児は障害を受けないとされる．ただし，閾値のない催奇形物質もあるので注意が必要である（☞ 105 頁，MEMO 9.13）．

図9.6 **相互転座保因者の生殖細胞と子に起こる染色体の異常**

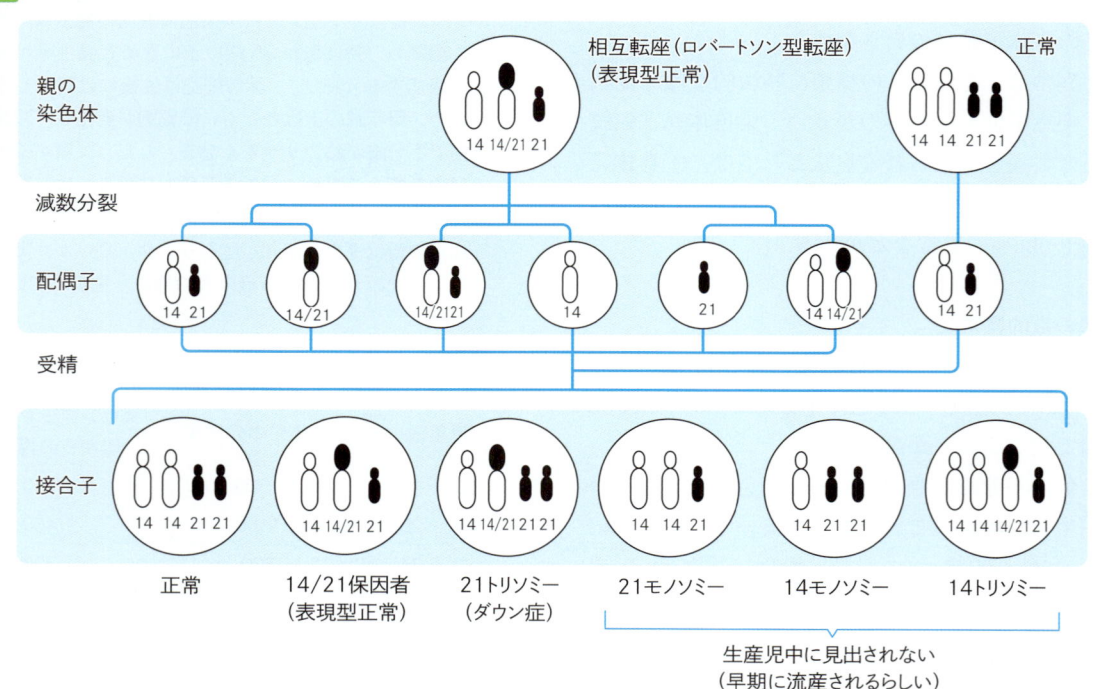

表9.6 ヒトで催奇形作用または胎児毒性が確認された外因と誘発される異常

催奇形要因		誘発される主な異常
母体要因	甲状腺機能低下 (クレチン病)	精神発達遅滞, 子宮内死亡
	糖尿病	様々な先天奇形の頻度が上昇
	フェニルケトン尿症	精神発達遅滞
	男性化ホルモン分泌腫瘍	女性外生殖器男性化 (陰核肥大, 陰唇癒合など)
感染	風疹ウイルス	先天性白内障, 先天性難聴, 心臓奇形
	サイトメガロウイルス	小頭症, 精神発達遅滞, 胎内死亡
	単純ヘルペスウイルス	小頭症, 小眼球症
	水痘／帯状疱疹ウイルス	皮膚の瘢痕, 水頭症, 小頭症, 小眼球症
	ベネズエラ脳炎ウイルス	小頭症, 小眼球症, 水頭症
	パルボウイルス B19	胎児水腫, 胎内死亡
	HIV ウイルス	発育障害, 小頭症, 特有の顔貌異常
	ジカウイルス	小頭症
	トキソプラズマ	水頭症, 小頭症, 大脳皮質石灰化, 小眼球症
	梅毒	水頭症, 精神発達遅滞, 歯や骨の形成障害
子宮内の機械的原因	羊膜索・臍帯による絞扼	絞扼輪症候群, 羊膜索症候群 (四肢切断奇形, 顔面異常など)
	子宮奇形, 子宮発育不全	圧迫による顔面・四肢などの変形
物理的要因	放射線	小頭症, 精神発達遅滞, 小眼球症
	高温	神経管奇形, 小頭症, 精神発達遅滞
薬剤・環境化学物質	アルコール (エタノール)	特有の顔貌 (胎児性アルコール症候群), 精神発達遅滞
	男性化ホルモン	女性生殖器男性化 (陰核肥大, 陰唇癒合など)
	抗悪性腫瘍剤 (アミノプテリン, マイレランなど)	中枢神経系奇形, 骨格奇形
	クマリン誘導体 (ワルファリン)	鼻骨低形成, 点状骨端症
	抗甲状腺剤 (ヨード剤, プロピルウラシルなど)	頭皮欠損, 消化管奇形, 臍帯ヘルニア
	テトラサイクリン	歯のエナメル質低形成, 歯の着色, 骨格発達遅滞
	ストレプトマイシン	聴覚障害, 第8脳神経の障害
	サリドマイド	四肢減形成奇形 (アザラシ肢症), 心臓奇形
	抗けいれん薬 (フェニトイン, トリメタジオン, バルプロ酸など)	神経管奇形, 心臓奇形, 口唇口蓋裂, 指骨低形成
	非ステロイド系抗炎症薬 (NSAIDs)	胎児循環持続症
	アンギオテンシン転換酵素 (ACE) 阻害薬	子宮内発育障害, 頭蓋奇形, 肺低形成, 胎内死亡
	ジエチルスチルベストロール (DES)	子宮・卵管・膣上部の奇形, 思春期以降に腟癌
	レチノイン酸 (ビタミン A 誘導体)	外耳奇形, 口蓋裂, 心臓奇形
	メチル水銀	脳性麻痺様の重度神経障害 (胎児性水俣病)
	ポリ塩化ビフェニル (PCB)	皮膚の色素沈着, 発達障害 (新生児油症)
	コカイン	子宮内発育遅延, 小頭症, 子宮内死亡, 生後の行動異常

表9.7 ヒトの先天異常の原因

単一遺伝子の異常		15 〜 20%
染色体異常		5 〜 10%
環境要因 (外因)	母体要因	3 〜 4%
	感染	2 〜 3%
	子宮内機械的原因	1 〜 2%
	化学物質, 放射線, 高温	< 1%
その他	多因子遺伝	60 〜 65%
	不明の原因	

図9.7

サリドマイドによる
上肢の減形成奇形
(アザラシ肢症)

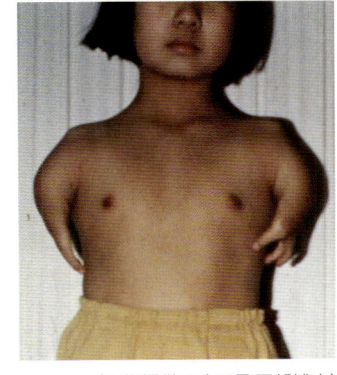

(画像提供：木田盈四郎博士)

図9.8 旧西ドイツにおけるサリドマイド奇形の発生とサリドマイド販売量

○…○　サリドマイド販売量 (1961 年 1 月を 100 としたもの).
●―●　サリドマイド奇形の発生数 (1961 年 10 月を 100 としたもの).
両者の曲線はほぼ 9 か月のずれをもって並行している (Lenz, 1984).

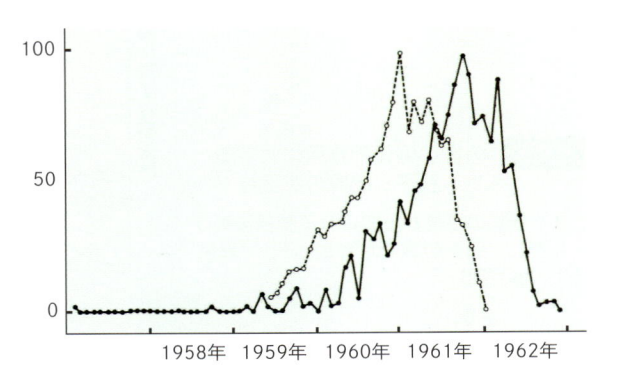

Topics　主な催奇形要因

母体要因

● **母の糖尿病**：1型糖尿病 type-1 diabetes mellitus（インスリン依存性）は，若年女性にも発症する．血糖値の高い妊婦から生まれた児の先天異常頻度は健康な女性の児の3〜4倍であり，様々な型の異常が増加する．また，巨大児出産や新生児死亡のリスクも高くなる．妊娠前から血糖値を適切にコントロールすることにより，異常児出産のリスクを下げることができる．

感染

● **風疹ウイルス**：風疹ウイルス rubella virus に抗体を持たない女性が妊娠初期に感染すると，先天性白内障，心臓奇形，難聴を3主徴とする **先天性風疹症候群** congenital rubella syndrome（CRS）の児が生まれることがある．妊娠1〜2か月に初感染した場合，CRS のリスクは35〜50％になるとの疫学データがある．ワクチン接種によって風疹感染と CRS の発生を予防できるが，わが国では周期的に風疹の流行が起こっている．

● **サイトメガロウイルス**：サイトメガロウイルス cytomegalovirus が胎児の脳や眼に感染すると，水頭症，知的障害，視覚障害などが起こる．また，流死産のリスクも高くなる．日本では，成人女性の約7割が抗体を有している．

● **水痘／帯状疱疹ウイルス**：妊婦が水痘／帯状疱疹を発症した場合，児に四肢皮膚瘢痕，小眼球症，小頭症，水頭症などを伴う **先天性水痘症候群** congenital varicella syndrome（CVS）のほか，早産，子宮内発育不全，周産期水痘が発症することがある．原因は，水痘／帯状疱疹ウイルス varicella zoster virus（VZV）である．ただし，成人の抗体保有率は90％以上で，妊婦が VZV に初感染する頻度は 0.07〜0.1％とまれである．

● **ジカウイルス**：ジカウイルス Zika virus は，ウガンダのジカで発見されたウイルスであるが，2013年以降，南太平洋諸島やブラジルをはじめとする南米大陸で，感染した妊婦から小頭症児が生まれて注目されるようになった．蚊によって媒介される．

● **トキソプラズマ**：トキソプラズマ toxoplasma は寄生性の原虫であり，調理不十分な肉や猫の糞から感染する．妊婦が感染してトキソプラズマが胎児に移行すると，その10〜15％に **先天性トキソプラズマ症** congenital toxoplasmosis が起こる．重篤な場合，脳の石灰化，小頭，水頭などが起こる．

物理的要因

● **放射線**：電離放射線 ionizing radiation は DNA を損傷する変異原 mutagen であり，増殖が盛んな胚子・胎児の細胞が影響を受けやすい．広島，長崎の胎内被爆者に流死産，小頭，精神発達遅滞などが起こっており，被曝時の胎齢，被曝線量と異常の型，重症度の間に密接な関連がある（☞ 204頁，MEMO 16.5）．診断用の放射線被曝で先天異常が増えるとのエビデンスはないが，妊娠中の被曝は可能な限り避けるべきである．

● **高温**：妊娠初期に高体温（39℃以上）が一定期間持続すると，その児に神経管閉鎖障害（無脳症など），小眼球症，精神発達遅滞などの起こるリスクが高まる．ただし，通常の入浴などでは，そのようなリスクはないと考えられる．

薬剤

● **サリドマイド**：サリドマイド thalidomide は，睡眠薬，つわりの薬として1950年代後半から処方されたが，1961〜63年に西ドイツ，日本などで，四肢の短縮を主徴とするまれな奇形（**アザラシ肢症** phocomelia）が

ⓐ 誘発奇形発生の臨界期

催奇形要因が発育中の胚子・胎児に作用した場合，奇形が起こるか否か，またどのような型の奇形が起こるかは，それが及んだ時点における胚子・胎児の発生段階に依存し，異常の型ごとにそれが誘発される時期（**臨界期** critical period）が決まっている．先天奇形の臨界期は，一般に当該器官原基の形成期に相当し，ヒトの場合，それはおおむね受精後第3〜8週（妊娠2〜3か月）に当たり，それより早い時期，遅い時期では奇形発生のリスクは小さくなる（図9.9）．

しかし，器官によっては長い時間にわたって分化

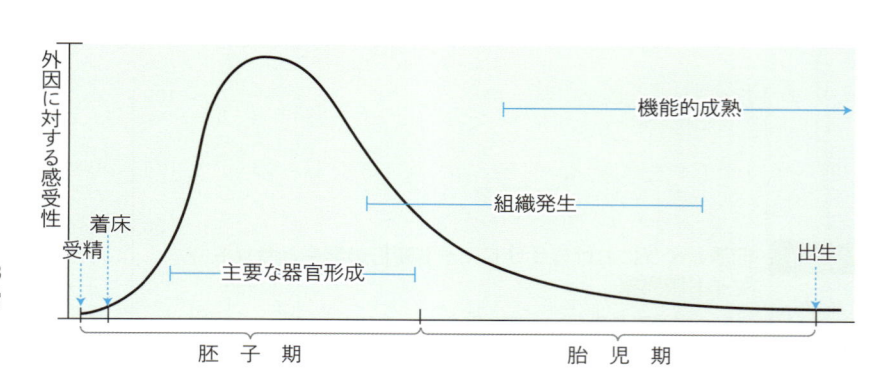

図9.9　外因の催奇形作用に対するヒト胚子と胎児の感受性

主要な器官の原基が形成される受精後第3〜8週に，胚子の感受性が最も高い（異常発生の臨界期）．

多発し，妊娠初期における母親のサリドマイド服用がその原因であることが判明した（☞ 102 頁，MEMO 9.11；図9.7，図9.8）．その後，臨床使用は停止されていたが，サリドマイドに TNF-α 産生抑制や血管新生抑制などの作用があることからハンセン病，多発性骨髄腫などに対する有効性が認められ，現在は厳密な管理のもとで限定的に使用されることがある．

● ワルファリン：抗凝固薬ワルファリン warfarin は胎盤を通過し，軟骨形成の異常（鼻骨形成不全，点状骨端異形成など）や胎児死亡，新生児死亡を起こすリスクがある．このため，妊娠中は胎盤を透過しないヘパリンに切り替えて治療を行う．

● 抗けいれん薬：抗けいれん薬（抗てんかん薬）のジフェニルヒダントイン diphenylhydantoin，トリメタジオン trimethadione，バルプロ酸 valproic acid は，唇裂，口蓋裂をはじめとする奇形を増加させる．バルプロ酸は，心臓奇形，神経管閉鎖障害（二分脊椎など）のリスクを高める（☞ 106 頁，MEMO 9.14）．

● 非ステロイド系抗炎症薬（NSAIDs）：非ステロイド系抗炎症薬 non-steroidal anti-inflammatory drugs（NSAIDs）を妊娠中に内服または坐剤として使用すると，胎児の腎機能が障害され，乏尿，羊水量減少が起こることがある．また，妊娠後期に使用した場合，胎児動脈管の早期閉鎖が起こり，出生後に動脈管開存や遷延性肺高血圧が起こる．したがって，妊娠後期の使用は禁忌とされる．

● アンギオテンシン転換酵素（ACE）阻害薬：降圧剤の一種であるアンギオテンシン転換酵素阻害薬 angiotensin-converting enzyme（ACE）inhibitor は，妊娠中期～末期に投与された場合に，胎児・新生児死亡，羊水過少，胎児・新生児の腎不全，頭蓋骨形成不全などが生じることがある．また，妊娠初期に投与された妊婦群で，

児の奇形の相対リスクが上昇したとの報告がある．

● ジエチルスチルベストロール：合成エストロゲンであるジエチルスチルベストロール diethylstilbesterol（DES）は，1940 ～ 70 年に流産防止剤として広く使用された．胎生期にこの薬剤に曝露された女性に，思春期以降に膣および子宮の腺癌が発生すること（経胎盤発癌 transplacental carcinogenesis）が明らかとなり，現在は妊娠中の使用は禁止されている．

● レチノイン酸：ビタミン A の代謝産物であるレチノイン酸 retinoic acid は，皮膚疾患の治療薬として用いられるが，妊婦が過剰摂取すると児に先天異常が起こるリスクが増す．ビタミン A は脂溶性で体内に蓄積するので，妊娠中にはサプリメント等による過剰摂取を避けなければならない．

環境化学物質

● メチル水銀：1950 年代後半に起こった水俣病では，メチル水銀 methylmercury に汚染された魚介類を摂取した妊婦から生まれた児が重篤な精神発達障害や運動機能異常を発症した（胎児性水俣病 fetal Minamata disease）．メチル水銀が濃縮して胎児に蓄積し，特に中枢神経系に重篤な障害をもたらしたものである．

● ポリ塩化ビフェニル：ポリ塩化ビフェニル polychlorobiphenyl（PCB）に汚染された食用油による健康被害（カネミ油症）が 1968 年に起こったが，胎生期に胎盤を通して PCB に汚染された児に皮膚の色素沈着，低体重，流早産などが発生した（胎児油症 fetal Yusho）．

その他

● アルコール（エタノール）：☞ MEMO 9.13

が進むものがあり，例えば脳の場合，小頭症の臨界期は胎生 5 ～ 20 週，脳の組織発生異常は妊娠後半から周生期にかけてリスクがある．また，外生殖器の分化は 4 ～ 5 か月に起こるので，その時期に妊婦に投与された性ホルモン剤などの影響が及ぶと胎児に性分化異常が起こる原因になることがある．さらに，降圧剤の一種であるアンギオテンシン変換酵素 angiotensin converting enzyme（ACE）阻害薬が胎児の乏尿を引き起こして二次的に頭蓋骨の低形成や四肢の拘縮を誘発したり，第 3 三半期に投与された非ステロイド系抗炎症薬（NSAIDs）が胎児動脈管に作用し生後に胎児循環持続症を起こすことがあるので，注意が必要である（☞ TOPICS）．

> **MEMO 9.13　胎児性アルコール症候群**
>
> アルコールは低分子量で，容易に胎盤関門を通過して胚子・胎児に到達する．妊婦が妊娠初期にアルコールを摂取すると，その児に顔面正中部の形成異常（低い鼻，不明瞭な人中など），精神発達遅滞などを主徴とする異常が起こり，これを胎児性アルコール症候群 fetal alcohol syndrome（FAS）という．また，胎生期に受けたアルコールの影響による生後の発育，知能や行動の障害を胎児性アルコールスペクトラム障害 fetal alcohol spectrum disorder（FASD）と総称する．妊娠後半，新生児期のアルコール摂取も，脳の発育などに影響を及ぼす可能性がある．米国では，学童期の児童の 1 ～ 5％に FASD の症状が見られるとの報告があり，アルコールが精神発達遅滞，知的障害の主要な原因の 1 つとされている．妊婦，授乳婦のアルコール摂取についての安全量（ここまでは安全という量）はなく，妊娠中，授乳中，および妊娠の可能性がある女性は飲酒してはならないとされている．

❺ 医薬品の催奇形作用

　医薬品については，ヒトで催奇形作用をもつことが明らかなものの種類は限られているので，それ以外の医薬品を妊娠中に摂取したからといって直ちに胚子・胎児への影響を心配する必要はない．しかし，胚子・胎児の細胞は活発に増殖しており各種の外因に対して感受性が高いので，妊娠中には不必要な化学物質などの摂取は避けるのが賢明といえる．

　動物実験や疫学調査で生殖発生毒性が認められた医薬品については，**添付文書**にその旨が記載されている．

　妊娠中に摂取した医薬品の影響を心配して妊婦が相談に訪れた場合には，添付文書の記載内容や医薬品情報を調べるとともに，必要な場合には専門家の意見を求めるのがよい（わが国では，国立成育医療研究センター「妊婦と薬情報センター」などが情報提供と相談に応じている）．

> **MEMO 9.14　妊婦の治療と薬物の催奇形作用**
>
> 　医薬品の中には，発生毒性（催奇形性）があるにもかかわらず妊婦に投与される薬剤もある．例えば，抗けいれん薬の中には胎児に口蓋裂などの異常を起こすものがあるが，挙児を希望するてんかん患者の妊婦にはその薬剤のリスクについて十分なインフォームドコンセントを行った上で投薬される．その理由は，てんかんの発作によって胎児が死亡するリスクが薬剤によって形態異常の発生するリスク（〜 10 ％）よりも大きいこと，起こり得る異常（口蓋裂など）が生後に治療可能で知能などに影響がないものが多い，などである．
>
> 　生殖発生毒性があるかそれが疑われる薬剤を治療目的で妊婦または妊娠している可能性のある婦人に投薬する必要が生じた場合には，患者に対してその使用の必要性とリスクについて十分なインフォームドコンセントを行うとともに，添付文書の指示に従い，危険の高い臨界期をなるべく避けて投与するように考慮しなければならない．

5　多因子遺伝による先天異常

　先天異常児の半数以上では，染色体，家族歴，母の妊娠中の生活歴などを詳細に調べても，遺伝や環境要因のうちから特定の原因が見つかることはない．口唇口蓋裂，心臓奇形，鼠径ヘルニアなどの比較的頻度の高い先天異常は，患者に染色体異常も見つからず，また家族内の出現パターンも単純なメンデル遺伝には合わないことが多い．このような異常には，一般に次のような共通点が見られる．

①単一遺伝子による遺伝病に比べて発生頻度が高く，一般に 0.1 ％（1,000 人に 1 人）またはそれ以上に見られる．

②患者の家系内における発生頻度は，一般集団中の頻度よりも高いが，優性遺伝病，劣性遺伝病の再発率に比べるとはるかに低い．

③近親者における再発率 recurrence risk は血縁の濃さと相関するが，患者からの遺伝的近縁度が下がるにつれて再発率は急激に低下する．

④一卵性双生児間での一致率（8 〜 40 ％）は二卵性双生児間の一致率（1 〜 5 ％）に比べて有意に高いが，100 ％よりはずっと低い（メンデル遺伝病の場合，遺伝子構成が同一の一卵性双生児における一致率はほぼ 100 ％である）．

⑤親が近親婚の場合に発生頻度が上昇する．

⑥発生頻度に男女差の認められるものがあり，例えば先天性股関節脱臼は女児に多く，幽門狭窄は男児に多い．

⑦居住地，季節，社会経済的要因などにより発生率が変動することがある．

　こうした特徴をもつ先天異常は，単純な遺伝や単一の環境条件でその原因を説明することは不可能であり，複数の同義遺伝子（**ポリジーン** polygene）が複数の環境因子とともに働いてその異常を起こしていると考えるとよく説明がつく．このような現れ方をする遺伝様式を**多因子遺伝** multifactorial inheritance または**ポリジーン遺伝** polygenic inheritance という．

多因子遺伝のしきい説

　多因子遺伝の疾患では，異常の起こりやすさを規定する遺伝的素因が集団内で連続的に分布しており，一定のしきい値を超えた個体が異常形質を示すと考える．言い換えれば，ポリジーンによって規定される異常の起こりやすさ（**易罹病性** liability）は連続的に分布しているが，表現型は正常か異常かという不連続的な現れ方をする（**図9.10**）．この多因子遺伝のしきい説は，ありふれた先天奇形の発生をよく説明するだけでなく，高血圧症，動脈硬化，糖尿病などの多くの生活習慣病の発症様式にもよく当てはまることが知られている．

> **MEMO 9.15　多因子遺伝病の再発危険率**
>
> 　多因子遺伝形式をとる発生異常は，単純遺伝形質のように理論的に再発危険率を計算することが難しい．一般には，集団中の多数例についての調査結果に基づく**経験的再発危険率** empirical recurrence risk が遺伝相談において用いられる．

図9.10 多因子遺伝のしきい形質を説明する図

異常を起こしやすい遺伝的素因(易罹病性)は集団中で連続的に正規分布するが,一定のしきい値を超えた集団で異常が発症する.
患者が出た家系(点線)では一般集団よりも遺伝的素因が強く,異常となる者の割合が増える.

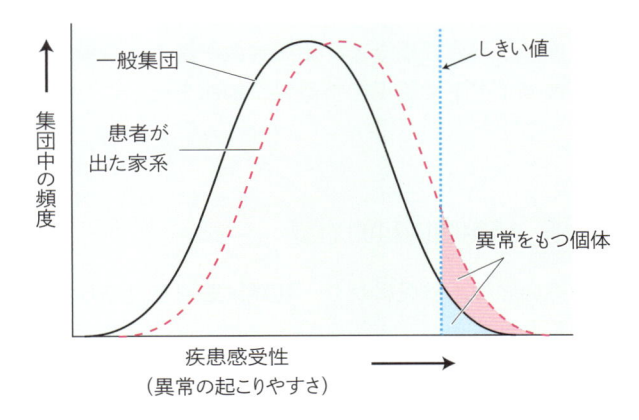

5 先天異常の原因の多様性

先天異常の原因は,上述のように遺伝,環境,多因子遺伝に分けることができるが,個々の発生異常について見ると,その成因が一様ではない疾患が多い.また,最近の遺伝子解析によって,従来多因子遺伝と考えられていた先天奇形の中に,実際には単一遺伝子の変異によって起こっている症例が少なからず同定され,同一疾患の中にも多様な遺伝子の異常が見つかっている.

全前脳胞症 holoprosencephaly(HPE)は,脳の正中部の器官形成が不十分で脳の奇形と特徴的な頭部顔面奇形を主徴とする先天異常である(図9.11).多数の全前脳胞症患者の遺伝子解析によって,Hedgehogカスケードに関連する様々な遺伝子の異常が見つかっている(表9.8).さらに,いくつかの環境要因(糖尿病,アルコール,レチノイン酸)も全前脳胞症の原因にな

図9.11 全前脳胞症(HPE)

ⓐ全前脳胞症の第7週胚子.ⓑ ⓐの脳の再構築像.ⓒ第7週の正常胚子.ⓓ ⓒの脳の再構築像.
全前脳胞症では前脳の正中部の構造が正常に形成されず,脳が左右に分かれない.また,眼球癒合,象鼻など特有の顔面異常を呈する.

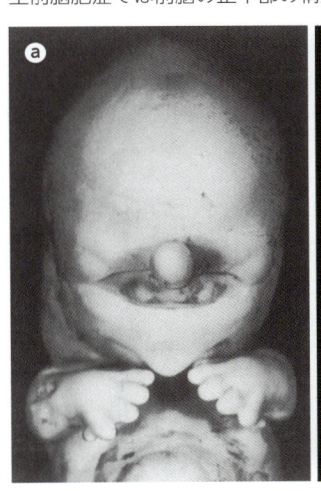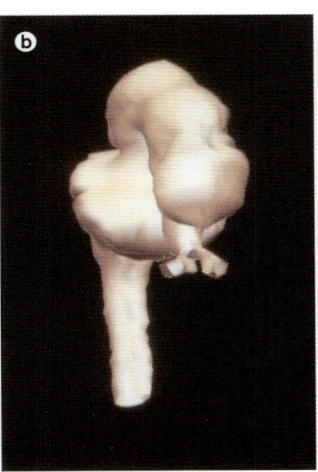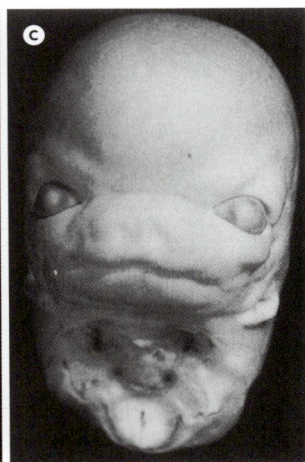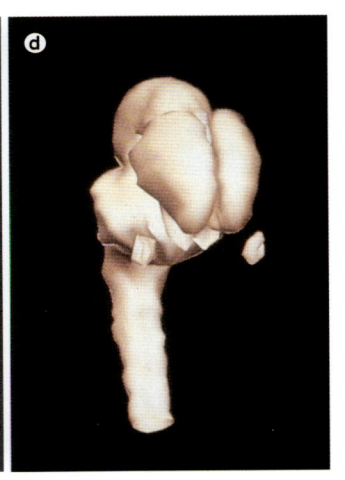

表9.8 ヒトの全前脳胞症(HPE)患者で同定された遺伝子異常の例

変異を起こした遺伝子	染色体上の位置	臨床症状	患者中の頻度
SHH	7q36	重症から軽症まで多様	家族例の17%,孤発例の3.7%
ZIC2	13q32	重篤な脳奇形	3〜4%
		顔面正常または軽度異常	
SIX3	2q21	多様	1.3%
TGIF	18q11.3	多様	1.5%
PTCH	9q22.3	多様	まれ(4例).*PTCH*の異常は母斑性基底細胞癌にしばしば見つかる
GLI2	2q14	多様	1.8%
FAST1	8q24.3	多様	ミスセンス変異
TDGF1	3p21-p23	多様	0.5%
DHCR7	11q12-q13	HPE様顔貌	スミス-レムリ-オーピッツ症候群患者の2〜4%

ることが明らかになっている.

　口唇口蓋裂患者の遺伝子解析から，PAX3，IRF6，FGFR1，MSX1 など様々な遺伝子の変異が見つかっている.　一方，レチノイン酸，抗けいれん薬などが口唇口蓋裂発症のリスクを高めることがわかっている.

　頭蓋骨が早期に癒合して脳や顔面の発育が障害される**頭蓋骨早期癒合症** craniosynostosis にはいくつかの疾患単位（症候群など）があるが，その多くが線維芽細胞増殖因子受容体（fibroblast growth factor receptor, FGFR）の遺伝子異常によって起こることが判明している（**表10.2** ☞ 123頁）.　頭蓋骨癒合症の患者の遺伝子解析から，次のことが明らかになっている.

①臨床上 1 つの症候群の原因となる遺伝子異常が 1 種類ではない.

②特定の遺伝子異常やアミノ基置換が，臨床的に異なる複数の疾患単位（例えばアペール症候群 Apert syndrome，クルーゾン症候群 Crouzon syndrome，ファイファー症候群 Pfeiffer syndrome）の原因になっている.

　すなわち，多くの先天異常は，その原因が単一でなく（**heterogeneous**），また特定の遺伝子変異が起こった場合も，その表現型や重症度にかなりの幅がある（**variable**）.　これは，形態形成過程には多くの遺伝子が関与し，その過程でいろんな環境条件の影響を受けるためである.

6　先天異常の治療

1　外科的治療

　出生時に見られる肉眼的奇形に対しては，新生児期またはその後の適切な時期に外科的に修復が行われる.　それには，小児外科，消化器外科，心臓血管外科，泌尿器外科，整形外科，形成外科など多くの診療科が関係する.

2　胎児手術

　出生前診断によって肉眼的奇形が見つかった場合，**胎児手術** fetal surgery を行うことがある.　妊娠子宮を開いて胎児を手術する直視下手術と，子宮を開かずに内視鏡的に手術を行う胎児内視鏡手術がある.　横隔膜ヘルニア，心臓奇形，神経管奇形などが胎児手術の適応となる.　例えば，脊髄髄膜瘤を胎児期に手術した場合，生後の手術に比べて瘢痕形成，水頭症などの合併，神経機能障害などが軽度になるという利点がある.

　ただし，胎児手術は母体の負担が大きく，胎児死亡や早産のリスクも小さくないので，必要性とリスクを十分検討した上で熟練した施設で行う必要がある.

3　胎児輸血

　血液型不適合妊娠などで胎児貧血が起こった場合，超音波ガイド下で胎児の臍静脈に輸血を行うことがある.

4　経胎盤内科的治療

　胎児頻脈性不整脈に対し，妊婦に薬剤を投与して治療が行われる.

5　養育

　先天異常を持って生まれた児には，病態に応じたリハビリや生活支援を行うことが重要である.　また，染色体異常やその他の精神発達障害を持つ児に対し，病状を改善させるため，または病態の進行を予防するための養育が行われる.

7　先天異常の予防

　生まれつきの異常は新生児の数パーセントに見られ，その多くは遺伝と環境要因の複合的な原因によって起こっている.　生まれつきの異常の多くは，決して特定の人だけに発症するのではなく，すべての人間が多かれ少なかれそのリスクをもっている.　言い換えれば，発生異常のリスクは人類（他の生物も）が集団として負っているものであり，障害をもって生まれてきた人々を社会全体で支えていくことが重要である.

　一方で，障害をもって生まれる人をできるだけ減らそうという活動もあり，妊娠前の遺伝相談，妊婦の生活指導（禁酒や栄養指導など）や服薬相談などが行われる.

　水溶性ビタミンの一種である**葉酸** folic acid を妊娠前～妊娠初期に摂取することにより神経管奇形（神経管閉鎖障害）の発生リスクが低減することが，英国，米国，中国などでの疫学研究と介入臨床研究で示されている（MRC Vitamin Study Research Group, 1991; Berry ら，1999 など）.　こうしたことから，食品中に葉酸を添加したり，若い女性に葉酸サプリメント摂取を奨励している国が少なくない.　わが国では，厚生省

（当時）が 2000 年に，妊娠を計画している女性が栄養補助食品によって葉酸を摂取することを奨励する通達（平成 12 年児母第 72 号）を出したが，妊娠女性の葉酸サプリメント摂取率は 10 ～ 20% に留まっている．日本先天異常学会は 2017 年に声明文を発表し，その中で「妊娠を計画する女性，妊娠が考えられる女性は，妊娠前 4 週から妊娠 12 週まで葉酸サプリメント 0.4 mg/ 日を摂取することで，お子さんに神経管閉鎖障害が起きる可能性が減少します」と述べている．

復習問題

1 生まれつきの異常の原因として最も多いものはどれか．
　ⓐ染色体異常　ⓑ単一遺伝子の変異　ⓒ妊婦の感染　ⓓ妊娠中の医薬品　ⓔ多因子遺伝

2 次のうち，劣性（潜性）遺伝様式を示す先天異常はどれか．
　ⓐフォン・レックリングハウゼン病　ⓑフェニルケトン尿症　ⓒマルファン症候群　ⓓクルーゾン症候群
　ⓔアンジェルマン症候群

3 次のうち，染色体数が正常よりも少ない疾患はどれか．
　ⓐターナー症候群　ⓑクラインフェルター症候群　ⓒブルーム症候群　ⓓエドワーズ症候群　ⓔダウン症

4 次のうち，ゲノムインプリンティングの異常によって起こる疾患はどれか．
　ⓐスミス・レムリ・オーピッツ症候群　ⓑパトー症候群　ⓒベックウィズ・ビーデマン症候群　ⓓディジョージ症候群　ⓔホルト・オラム症候群

5 催奇形性をもつ外因に対して胚子・胎児が最も感受性が高い時期はどれか．
　ⓐ受精～着床の間　ⓑ受精後第 2 週　ⓒ受精後第 3 ～ 8 週　ⓓ受精後第 8 ～ 12 週　ⓔ第 2 三半期

6 妊婦が服用した場合に，四肢の短い先天奇形（アザラシ肢症）の原因になるものはどれか．
　ⓐアスピリン　ⓑヒスタミン　ⓒフェニトイン　ⓓサリドマイド　ⓔレチノイン酸

7 妊婦が摂取すると，顔面の異常や精神発達遅滞の原因になることが明らかになっているものはどれか．
　ⓐアルコール　ⓑたばこ　ⓒコーヒー　ⓓカロチン　ⓔカテキン

8 妊婦が感染した場合に，児に先天性白内障，難聴，心臓奇形などが起こるものはどれか．
　ⓐインフルエンザ　ⓑ風疹　ⓒヘルペス　ⓓアデノウイルス　ⓔトキソプラズマ

9 いったん形成された構造が「破壊」されて起こる異常はどれか．
　ⓐアペール症候群　ⓑワールデンブルグ症候群　ⓒファンコーニ症候群　ⓓレット症候群　ⓔ羊膜索症候群

10 妊婦が摂取すると先天異常の発症を予防できることから，多くの国で妊婦に対して推奨されているものはどれか．
　ⓐレチノイン酸　ⓑビタミン C　ⓒヨード　ⓓ亜鉛　ⓔ葉酸

☞ 解答は 250 頁

chapter 10

運動器系（骨格と筋）

本章の内容

1　骨格系の発生
2　筋の発生

キーワード

間葉
間葉凝集
軟骨化中心
軟骨芽細胞
破軟骨細胞
骨芽細胞
破骨細胞
膜性骨化（膜内骨化）
軟骨内骨化
骨年齢
軟骨無形成症
サリドマイド
MyoD
上分節（軸上部）
下分節（軸下部）
後頭筋板
耳前筋板

Summary

　骨格系を作る軟骨と骨，および骨格筋は，間葉細胞から発生する．間葉細胞は，胚子の上皮組織と上皮組織の間に存在する非上皮性の未分化な細胞で，間葉細胞と間質からなる未分化な胎生結合組織を間葉とよぶ．間葉細胞は中胚葉由来のものが多いが，頭頚部に現れる間葉の多くは神経堤に由来する外胚葉性の組織で，これらから頭頚部の骨格や筋の多くができる．

　胎生期に現れる軟骨は，そのまま成体の軟骨になるもののほか，蝶下顎靭帯や茎突舌骨靭帯などの靭帯となるもの，骨組織に分化するものがある．

　骨は，膜性骨化（膜内骨化）と軟骨内骨化の 2 つの様式で形成される．前者は，結合組織の中に直接骨組織が形成されるもので，頭蓋底以外の頭蓋骨と鎖骨がこの骨化様式でできる．軟骨内骨化は，いったん軟骨性の原基が形成され，それが順次吸収されて骨組織に置き換わるもので，体幹や四肢のほとんどの骨がこの様式で骨化する．

　体幹の骨格筋の多くは沿軸中胚葉，特に体節の筋板やソミトメア（体節分節）に由来する．頭頚部の骨格筋は，咽頭弓の間葉から発生する外胚葉由来のものが多い．心筋や消化器・呼吸器の平滑筋は臓側中胚葉から，血管平滑筋や立毛筋などの平滑筋は局所の中胚葉から発生する．

Point

- 軟骨が形成される際には，まず間葉凝集が起こり，その中心部（軟骨化中心）の細胞が軟骨芽細胞に分化して周囲の細胞間隙に軟骨基質と膠原細線維を分泌する．軟骨化中心は第 5 週頃から出現する．
- 骨組織が形成される際には，間葉由来の骨芽細胞が細胞間基質にリン酸カルシウムを主体とする骨基質を沈着していく．骨芽細胞は骨基質の中に閉じ込められて骨細胞となる．
- 骨が形成される際には，骨芽細胞が骨基質を沈着する一方で，破骨細胞が骨質の一部を吸収していくことにより，骨髄腔が広くなり，また骨の形態が整っていく．すなわち，骨芽細胞と破骨細胞が協調的に働くことによって，骨が成長しつつ骨吸収を行って形を整えていくリモデリングが進む．
- 成長中の長骨では，骨幹端の増殖帯で軟骨細胞が盛んに増殖し，これによって骨が長くなっていく．増殖帯の軟骨細胞は 25 歳頃までに消失し，これで長骨の成長が止まる．

本章で扱う発生の流れ

	体幹の骨格	四肢	骨格筋
第4週	椎板の細胞が脊索の周囲へ集まる.	上肢芽と下肢芽. 腕神経叢の形成. 上肢に外胚葉頂堤.	体節の筋板が分化.
第5週	椎体と肋骨突起の原基. 後頭筋板が互いに癒合.	手板と足板. 下肢に外胚葉頂堤. 上下肢へ神経が進入. 上腕骨，橈骨，尺骨，大腿骨等の原基の軟骨化が始まる.	筋板が上分節と下分節に分かれて遊走していく.
第6週	すべての肋骨原基形成. 椎体と後頭骨原基が軟骨化 椎弓と肋骨の軟骨化始まる. 第1，第2咽頭弓軟骨出現.	手根骨，足根骨，中手骨，中足骨等の原基の軟骨化始まる.	
第7週		指骨原基の軟骨化が進む. 股関節，膝関節の形成が始まる. 上下肢に靭帯の原基が出現. 上腕骨，橈骨，尺骨，大腿骨等の骨化始まる.	
第8週	膜性頭蓋骨の骨化. 軟骨性の椎体原基33〜34個.	主要な関節で関節腔ができる.	

骨格系 skeletal system を作る軟骨と骨および骨格筋は，いずれも**間葉細胞** mesenchymal cell（☞48頁，MEMO 5.2）から発生する．間葉細胞は，胚子の上皮組織と上皮組織の間に存在する非上皮性の未分化な細胞で，形は不整形で多くの突起をもっている．間葉細胞同士は突起を介して互いにつながり合っているが，細胞の間には無構造の細胞間質が豊富に存在するので，細胞は疎に見える．このような未分化な胎生結合組織を**間葉** mesenchyme とよぶ．間葉細胞は，中胚葉由来のものが多いが，頭頸部に現れる間葉細胞の多くは神経堤に由来し，したがって外胚葉性である．

1 骨格系の発生

1 軟骨の発生

軟骨が形成される場所では，初め間葉細胞が増殖し集積する（**図10.1**）．この現象を**間葉凝集** mesenchymal condensation といい，特に細胞密度の高いその中心部を**軟骨化中心** chondrification center とよぶ．軟骨化中心は第5週頃から出現する．軟骨化中心の間葉細胞は，次第に突起を失って，円形の**軟骨芽細胞** chondroblast に分化し，細胞間隙に軟骨基質（プロテオグリカンを多く含む）と膠原細線維を分泌する．このような初期の軟骨組織を，**前軟骨** precartilage とよぶ．軟骨芽細胞は，増殖を続けながら，**軟骨細胞** chondrocyte に分化する．また，軟骨原基を取り囲む間葉は，膜性の結合組織となり**軟骨膜** perichondrium に分化する．

軟骨原基は，2つの機序によって大きくなる．その1つは，軟骨原基内での軟骨細胞の増殖と軟骨基質の蓄積によるもので，これを**間質性成長** interstitial growth という．発生が進むと，軟骨を包む軟骨膜の**線維芽細胞** fibroblast の一部が軟骨細胞に分化し，この細胞が軟骨基質や線維成分を作ることによって，既存の軟骨の表層に新たに軟骨組織を付け加えていく．これを**付加成長** appositional growth という．

胎生期に現れる軟骨の運命には，次の3つがある．

①そのまま，体の軟骨になる．この種の軟骨には，鼻，外耳，喉頭，気管，関節，椎間円板などの軟骨がある．完成した軟骨は，軟骨基質と線維成分の組成により，組織学的に硝子軟骨 hyaline cartilage，弾性軟骨 elastic cartilage，線維軟骨 fibrocartilage の3種類に分類される．

②蝶下顎靭帯，茎突舌骨靭帯などの靭帯となる（☞221頁）．

③骨組織に置き換わる．

軟骨発生の分子機構

軟骨形成に関わる転写因子に **Sox** ファミリーがある．間葉が凝集して軟骨の原基が形成される際に Sox9 が発現し，また Sox9 のノックアウトマウスでは軟骨ができず致死性となることから，間葉から軟骨芽細胞への分化決定に Sox9 が必須であると考えられる．また，Sox9 の下流にある Sox5，Sox6 も軟骨細胞の分化や軟骨基質の産生にあずかっている（**図10.2**）．

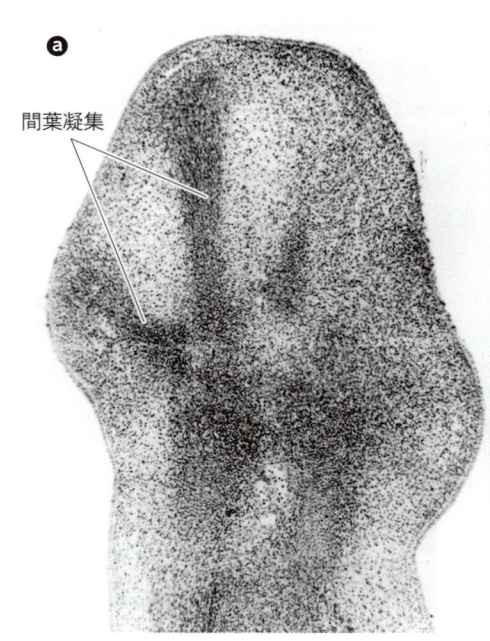
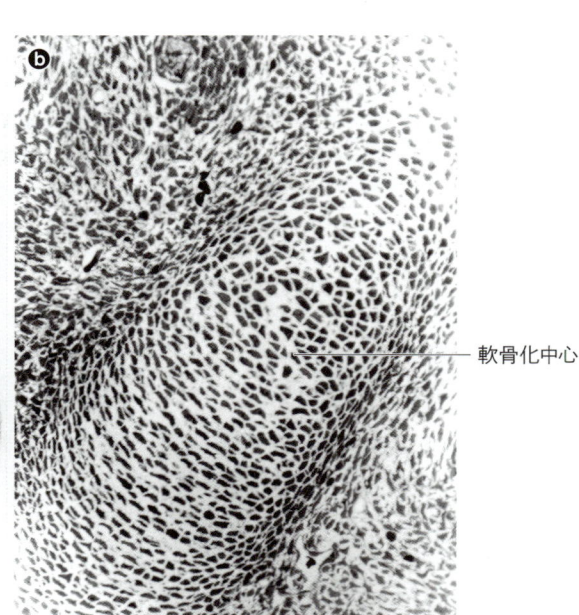

図10.1

上肢芽の間葉凝集（マウス）

ⓐ上肢芽の断面．指骨ができる部位に間葉細胞が集まっている．
ⓑ間葉細胞が軟骨芽細胞に分化し，軟骨化中心で軟骨の分化が始まっている．

間葉凝集

軟骨化中心

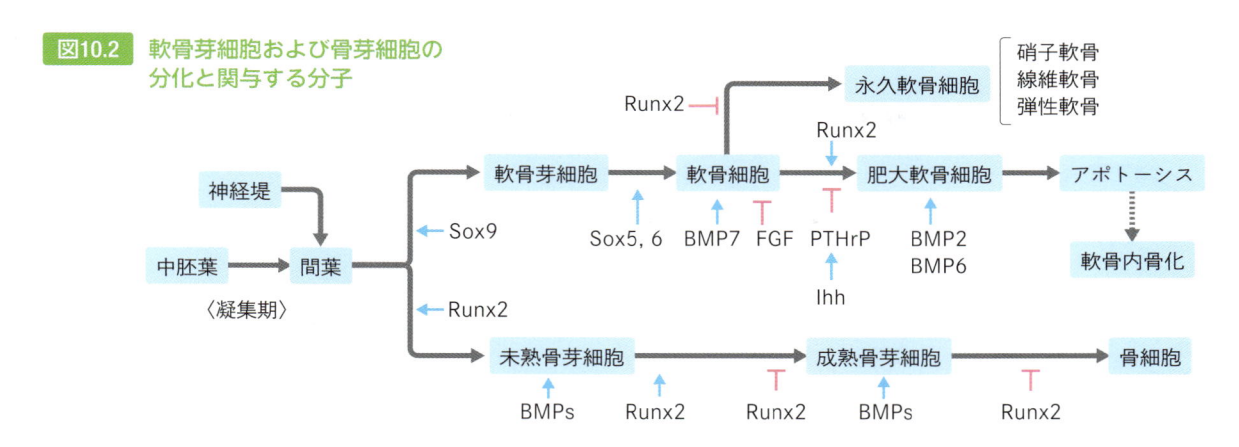

図10.2　軟骨芽細胞および骨芽細胞の分化と関与する分子

2　骨の発生

骨も間葉細胞から形成される．骨組織が形成される際には，間葉由来の骨芽細胞によって，膠原線維や細胞間基質にリン酸カルシウムを主体とする無機質（**骨基質** bone matrix）が沈着されていく．この過程を**骨化** ossification という．骨化の様式には，**膜性骨化（膜内骨化）** intramembranous ossification と**軟骨内骨化** endochondral ossification の 2 通りがある．前者は，結合組織の中に直接骨組織が形成されるもので，頭蓋底以外の頭蓋骨と鎖骨に見られる．軟骨内骨化は，いったん軟骨性の原基が形成され，それが順次吸収されて骨組織に置き換わるもので，上記以外の多数の骨，すなわち体幹や四肢のほとんどの骨がこの様式で骨化する．いずれの骨化様式においても，骨組織を作るのは間葉由来の**骨芽細胞** osteoblast である．

ⓐ 膜性骨化（膜内骨化）

頭蓋冠を作る扁平骨，顔面の骨，鎖骨などがこの様式で形成される．まず，膠原線維の線維束に沿って間葉細胞が密集して膜状となり，そこへ血管が進入してくる（**図10.3ⓐ**）．凝集した間葉細胞の一部が骨芽細胞に分化し，それが膠原線維を含む**類骨** osteoid とよばれる膠様物質を分泌する．さらに，ここにリン酸カルシウムを主成分とする石灰塩が沈着して骨基質となる．こうして形成された骨基質は針状の結晶様を呈し，これを**一次骨** primary bone という．石灰化が起こると，骨芽細胞は互いに突起でつながったまま骨基質の中に閉じ込められ，**骨細胞** osteocyte となる．初め海綿状で隙間が多かった骨基質は，中心部から次第に充実性の固い組織になるとともに，骨化部が周辺へ広がっていく（**図10.3ⓑ**）．また，骨組織を取り巻く間葉細胞は，骨膜を形成する．このようにしてできた骨を**膜性骨** membranous bone とよぶ．

膜性骨の表面近くは緻密骨からなるが，中心部では骨組織の吸収と付加が起こり海綿骨となる．骨基質の吸収は，**破骨細胞** osteoclast によって行われる．破骨細胞は 20 ～ 100 μm の大きさの多核の巨細胞で，マクロファージ由来と考えられる．その活動は，**上皮小体ホルモン**によって促進され，**カルシトニン**によって抑制される．骨が形成されたり成長してい

図10.3　頭頂骨原基における膜性骨化

ⓐ第 8 週胚子．膠原線維の中で間葉細胞が骨芽細胞に分化し，骨基質を沈着していく．
ⓑ第 11 週胎児．骨化部周囲の骨芽細胞が骨基質を付加し，骨が広く厚くなっていく．

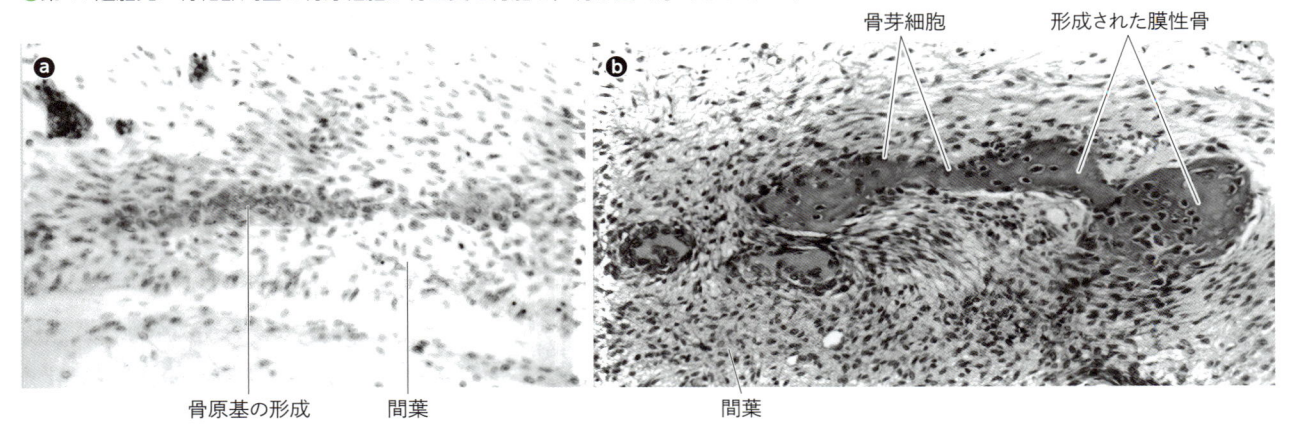

図10.4 新生児の頭蓋

頭蓋骨同士が結合組織の膜でつながり，特に広い部分が泉門として認められる.

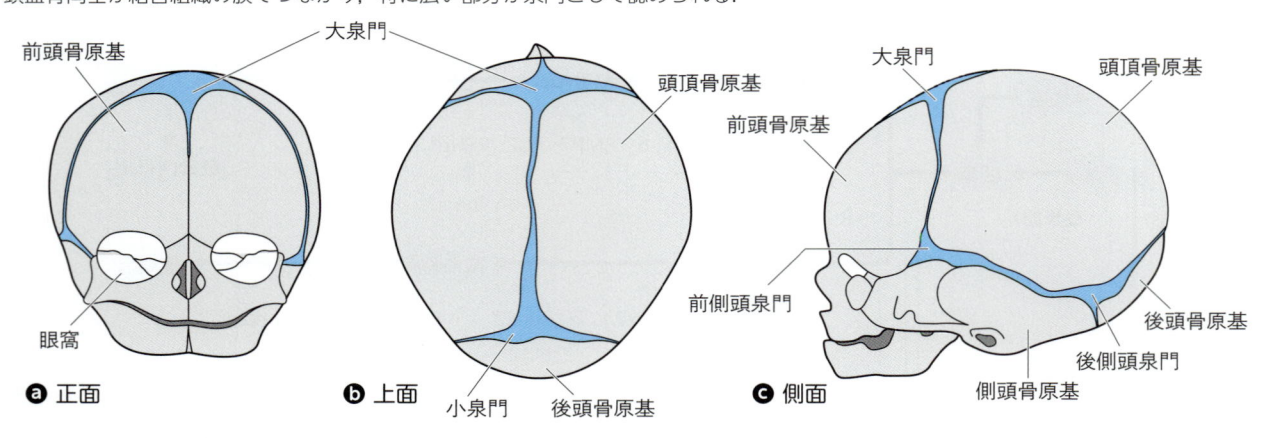

ⓐ 正面　　　ⓑ 上面　　　ⓒ 側面

く際には，骨芽細胞と破骨細胞が協調的に働くことによって，骨が成長しつつ骨吸収を行って形を整えていく．これを骨の "**リモデリング** remodeling" とよぶ.

MEMO 10.1　頭蓋の泉門

　頭蓋冠は，胎児期に膜性骨化によって骨化が始まるが，出生時にはまだ各骨が互いに結合せず，骨と骨の間に未骨化の結合組織の膜があって骨同士をつないでいる（図10.4）．特に，**大泉門** anterior fontanelle と**小泉門** posterior fontanelle の部分では，骨と骨（頭頂骨と前頭骨，および頭頂骨と後頭骨）の間が広く開いており，小泉門は生後約6か月，大泉門は生後約1年半頃にようやく骨縫合によって閉じる．このように出生時には頭蓋間の骨化がまだ完成していないので，出産時に児頭が産道を通る際に頭が変形して娩出を助け，また，周生期における急速な脳の発達を妨げないという点で重要である.

MEMO 10.2　頭蓋骨早期癒合症

　頭蓋骨の縫合が異常に早く癒合してしまう疾患を総称して**頭蓋骨早期癒合症** craniosynostosis とよぶ．これには**アペール症候群** Apert syndrome，**クルーゾン症候群** Crouzon syndrome，**ファイファー症候群** Pfeiffer syndrome などがあり，優性（顕性）遺伝するものが少なくない．頭蓋骨早期癒合症の患者では，脳の発育が阻害され，特有の顔面症状を呈するものが多い．なお，これらの症候群の多くは，線維芽細胞増殖因子受容体 FGF receptor（FGFR）遺伝子の異常によって起こる（表10.2）.

ⓑ 軟骨内骨化

　膜性骨以外の骨は，間葉から分化した軟骨によって骨格の原基が作られ，これが骨組織に置換されることによって骨が形成される．胎生第6週を過ぎた頃から，硝子軟骨の骨格原基が順次形成されてくる（図10.5）．これらの軟骨は，ほぼ将来の骨に近い形態を示し，周囲を軟骨膜で覆われている.

　軟骨性の骨原基では，軟骨細胞が盛んに分裂・増

図10.5 第7週胚子の前腕骨・手根骨・中手骨の軟骨性原基

将来の上肢の各骨に対応した軟骨性原基が形成されている.

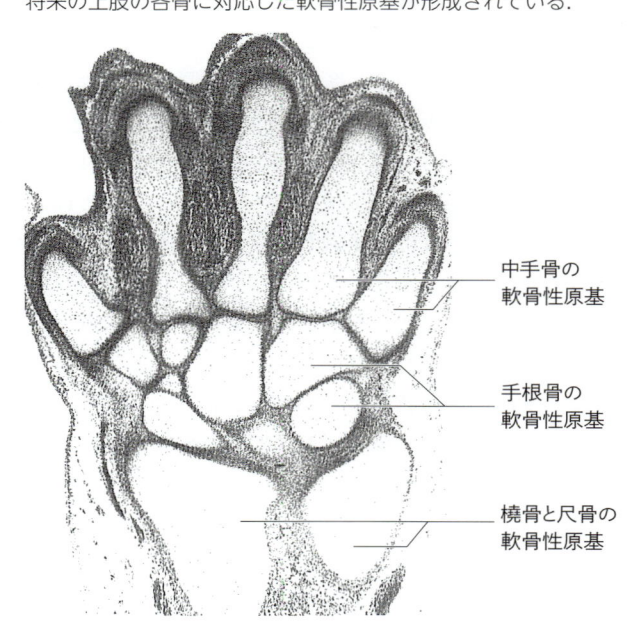

中手骨の軟骨性原基

手根骨の軟骨性原基

橈骨と尺骨の軟骨性原基

殖して長さと太さを増していくが，やがて，将来骨幹となる部位に**一次骨化中心** primary ossification center が現れる．ここには血管が進入し，骨芽細胞が現れて骨化が始まり，骨全体に拡がっていく（図10.6）.

　成長中の長骨では，将来の骨端線に当たる**骨幹端** metaphysis で軟骨細胞が盛んに増殖して新しい軟骨組織を作っている（**増殖軟骨帯** zone of proliferating cartilage）．作られた軟骨細胞は規則正しく柱状に配列して，骨幹部の方へ送り出されていく（図10.6，図10.7）.

　やがて軟骨細胞の細胞質にグリコーゲンが蓄積して膨化し，**肥大軟骨細胞** hypertrophic chondrocyte となる（図10.7ⓑ）．この細胞はアルカリホスファタ

図10.6 長骨における軟骨内骨化の過程を示す模式図

軟骨でできた骨格の原基(灰色)に骨芽細胞によって骨基質(黒色)が形成される．増殖軟骨帯で軟骨細胞が増殖して骨が長くなるとともに，骨膜での骨化によって骨が太くなっていく．その一方で，破骨細胞が骨組織を侵食し骨髄腔が広くなっていく．

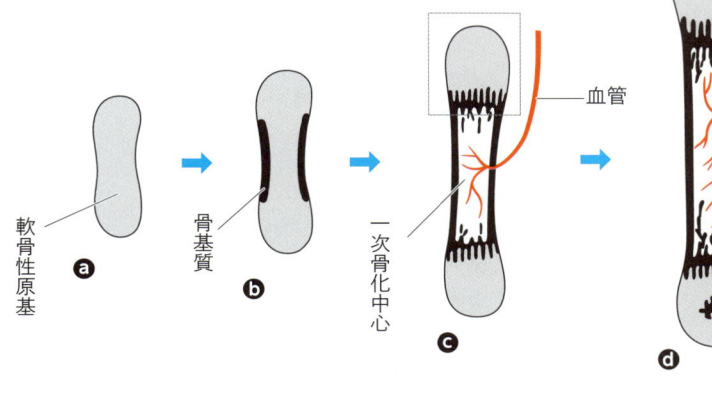
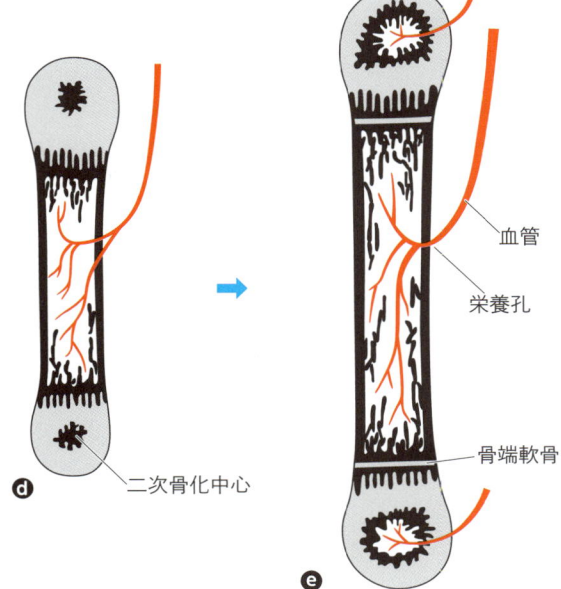

図10.7

胎児の指骨における軟骨内骨化

増殖層で増殖した軟骨細胞が肥大しそれが次第に吸収されたあと，骨芽細胞が骨基質を沈着していく．
一方，破骨細胞が骨組織の一部を侵食して骨髄腔を拡げていく．
ⓐ図10.6ⓒの枠内の組織像．
ⓑ ⓐの枠内の強拡大像．

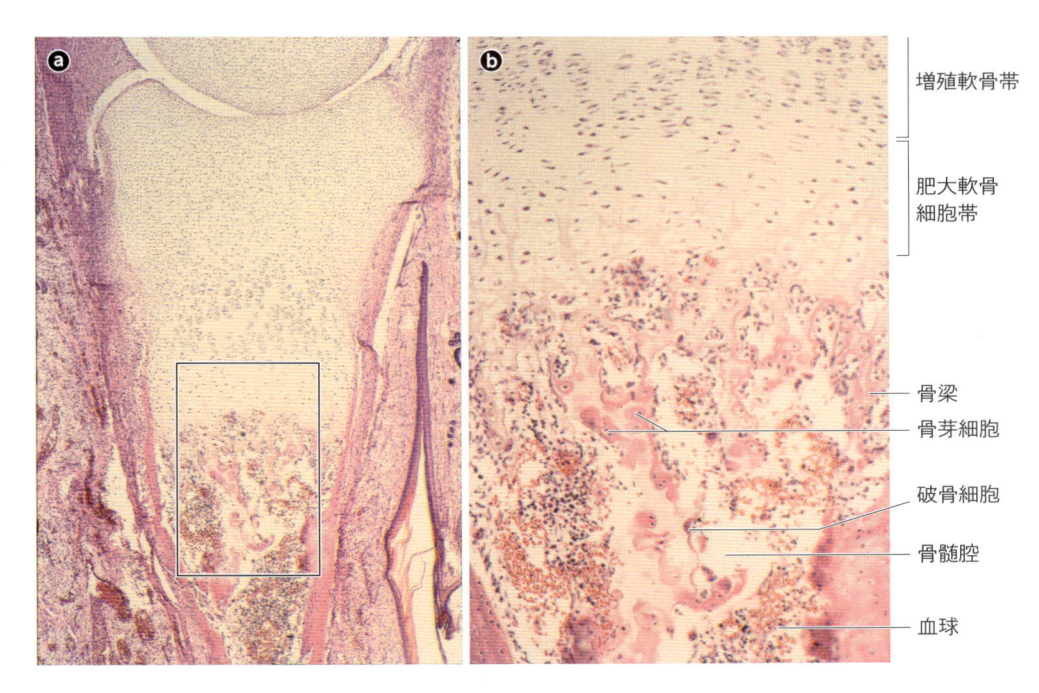

ーゼ活性を示し，軟骨基質の吸収に関与するマトリックスメタロプロテイナーゼ matrix metalloproteinase や骨化に関わる X 型コラーゲンなどを基質へ分泌する．膨化した軟骨細胞はやがて空胞化し，変性して死滅する．死滅した軟骨細胞や周囲の軟骨基質は**破軟骨細胞** chondroclast によって吸収され，そこにできた腔間に毛細血管に富んだ間葉組織が進入してくる．こうしてできた小さな空洞を**一次小腔**または**一次髄腔** primary（bone）marrow cavity とよぶ．進入した間葉細胞の一部が骨芽細胞に分化し，それらが一次小腔の中でⅠ型コラーゲンやオステオカルシン osteocalcin を含む骨基質を分泌して骨組

織を作っていく．

　こうしてできる骨組織は，初め梁柱状を呈しているが，互いに融合して海綿状となる（**図10.6ⓔ**）．胎生期に見られるこのような骨組織の構造を**一次骨小柱** primary trabecula とよぶ．その後，一次骨小柱の多くが吸収されて骨髄腔ができ，拡がっていく．この過程でも，骨芽細胞と破骨細胞の協調的な働きによって骨梁や骨髄腔の構造が形成されていく．

　一方，長骨周囲の骨膜では，内面に向かって結合組織細胞から骨芽細胞が生じ，骨幹を取り巻く円筒状の骨組織を形成する（**図10.6ⓑ**）．これは，骨膜部の細胞から直接骨組織が形成されるので，膜性骨化

である．この円筒状の骨組織は，新たな骨組織の付加によって次第に厚くなり，その結果，長骨が太くなっていくが，同時に骨髄腔側では破骨細胞による骨質の吸収が進むので，骨髄腔も拡がっていく．

骨化に伴ってできた骨髄腔には，間葉系の細胞から分化した**骨髄組織**が発生する．骨髄の中には，未分化間葉細胞のほかに造血幹細胞と，それから分化した赤血球，顆粒白血球，巨核球に至る各種の血球系細胞が存在する．成熟した血球は毛細血管内皮を通って血流中に入り，また巨核球の細胞質の一部は細かくちぎれて血小板となる．

出生時に，多くの長骨の骨幹で骨化が始まっているが，長骨両端の骨端は，まだ軟骨の状態に留まっている．骨端では，毛細血管に富んだ間葉組織が生後に進入して骨化が始まる．これを**二次骨化中心** secondary ossification center という（図10.6**d e**）．二次骨化中心における骨化の様式は一次骨化中心におけるそれと同様である．ヒトの主な骨の軟骨化中心と一次骨化中心の発現時期を表に示す（表10.1）．

MEMO 10.3　骨年齢

　成長期には，一次骨化中心と二次骨化中心にはさまれた骨幹と骨端の境界部に軟骨組織が残存する．これが**骨端板** epiphyseal plate（**成長板** growth plate）であり，成長期の間はここで軟骨細胞が増殖し続けて順次骨組織に置換され，それによって長骨の長さが増していく．骨端板での軟骨細胞の増殖は，成長ホルモンや性ホルモンの影響を受ける．ほぼ25歳頃までに，全身の骨で骨端部の軟骨が消失し，骨端板が骨に置き換わる．これを**骨端線閉鎖** fusion of epiphyseal line といい，これ以後身長は伸びなくなる．小児では，レントゲン像から骨端板などの骨化の進行度を診断してこれを成長の指標とすることがあり，これを**骨年齢** bone age という．

ⓒ 骨形成の分子機構

長管骨の原基における軟骨細胞の増殖ならびに骨化過程に，**インディアンヘッジホッグ** Indian hedge-hog（Ihh）が必要である．また，Ihh は上皮小体ホルモン関連蛋白（PTHrP）を介して軟骨細胞の成熟を抑制している（図10.2）．軟骨が形成される部位では**骨形成因子** bone morphogenetic protein（BMP）が発現し，骨端軟骨の増殖層には BMP7 が，肥大軟骨細胞層には BMP2，BMP6 が発現する．これらは骨端軟骨の維持に働いていると考えられている．軟骨形成の際に働くサイトカインに**線維芽細胞増殖因子** fibroblast growth factor（FGF）があり，その受容体（レセプター）FGF receptor（FGFR）の働きも重要である．軟骨内骨化においては増殖軟骨層でFGFR3 が，前肥大軟骨層と肥大軟骨層で FGFR1

表10.1　ヒト胚子・胎児における主要な骨の軟骨化中心と一次骨化中心の発現時期（受精後胎齢）

	軟骨・骨	軟骨化中心（週）	一次骨化中心（週）
頭蓋	メッケル軟骨	8〜9	
	下顎骨		9
	上顎骨		9〜10
	前顎骨		9〜10
	口蓋骨		10
	前頭骨		10
	側頭鱗		10〜11
	上後頭骨	9〜10	10〜11
	頭頂骨		10〜11
	蝶形骨大翼	9〜10	11
	側後頭骨	9〜10	11
	底後頭骨		11〜12
	蝶形骨小翼		12〜13
	底蝶形骨		12〜13
	岩様部		14〜15
	耳小骨		15〜18
	舌骨（大角）		19〜
脊柱と胸部	頚椎椎体		12〜16
	胸椎椎体		11〜13
	腰椎椎体		11〜12
	仙椎		11〜17
	肋骨	5〜8	10〜12
	胸骨柄		15〜
	胸骨体		16〜
上肢骨	鎖骨		9
	肩甲骨	5〜7	10〜11
	上腕骨	5〜6	9〜10
	橈骨・尺骨	5〜6	9〜10
	手根骨	5〜8	生後
	中手骨	5〜7	11〜12
	基節骨	5〜7	11〜12
	中節骨	5〜8	12〜15
	末節骨	5〜8	10〜12
下肢骨	寛骨	5〜7	
	腸骨		10〜11
	坐骨		14〜16
	恥骨		18〜20
	大腿骨	5〜7	9〜11
	脛骨		9〜11
	腓骨	5〜7	10〜11
	踵骨	5〜7	17〜
	距骨	6〜7	34〜
	中足骨	5〜7	11〜12
	第1〜2基節骨	5〜7	12〜15
	中節骨	5〜8	15〜28
	末節骨	5〜8	10〜17

（西村，田中 1973，Tanaka 1976 より改変）

が，また軟骨膜においては FGFR2 が発現する．軟骨細胞に対して BMP が促進的に，FGF が抑制的に働き，両者のバランスによって軟骨の形成や再生が調節されていると考えられる．

MEMO 10.4 遺伝子異常と骨・軟骨の形成不全

FGFR3 の点突然変異が起こると軟骨の成長が阻害されて**軟骨無形成症** achondroplasia が起こるが，同じ遺伝子の欠失変異を実験的に起こした動物では，軟骨の増殖が過剰になり四肢が異常に長くなる．こうした事実から，FGF は軟骨細胞の増殖と成熟をともに制御していると考えられる．

骨が形成される際に，BMP2, 4, 5, 6, 7 が，骨膜や骨幹部，骨端軟骨およびその周辺の膜などでそれぞれ時期特異的，部位特異的に発現することから，BMP ファミリーが骨形成に特異的な役割を果たしていることが示唆される．しかし，BMP2, 4 の欠失マウスが発生早期に死亡するほかは，特定の BMP が欠失しても特異的な骨系統の異常が観察されないので，BMP ファミリーが互いに相補的な役割を果たしていると推定される．

膜内骨化において，間葉細胞が骨芽細胞に分化する際に **Runx2**（**Cbfa1**）が必須である（図10.2）．Runx2 はショウジョウバエのペアルール遺伝子 runt にホモロジーをもつ転写因子で，その変異は膜内骨化を障害し，**鎖骨頭蓋骨異形成症** cleidocranial dysostosis の原因となる．

MEMO 10.5 軟骨無形成症

軟骨無形成症は，四肢短縮型小人症（手足が短いため背が大きくならない）のうち最も発生頻度が高い先天性疾患で，1 万〜2.5 万出生に 1 人の割合で生まれる．主な症状は低身長で，頭囲が大きく鼻の部分が低く脊柱の彎曲が強いという特徴が見られる．FGF 受容体 3（FGFR3）の遺伝子異常のため，骨端板などの成長軟骨が正常に形成されず，長骨が伸びない．優性（顕性）遺伝様式をとる．

3 主な骨格の発生

全身の骨格は，体幹の**軸骨格** axial skeleton と**体肢（付属肢）骨格** appendicular skeleton に分けられる．軸骨格は脊柱，肋骨，胸骨および頭蓋からなる．

ⓐ 脊柱の発生

椎骨は体節由来の椎板が分化してできる．第 4 週頃に椎板の細胞が体節から遊走して脊索の周囲と神経管の周囲に集まる（図10.8）．

脊索の周囲を取り囲む椎板の細胞から脊椎の椎体が形成される．各分節の椎板は，頭方の約半分が疎な細胞集団，尾方半分が密な細胞集団となって，両者に見かけ上の差が生じてくる（図10.9）．両者の境界では，尾方細胞集団の一部が線維軟骨に分化して

図10.8 第 5 週胚子の胸部横断面

椎板の細胞が体節から遊走し脊索の周囲へ集まっている．

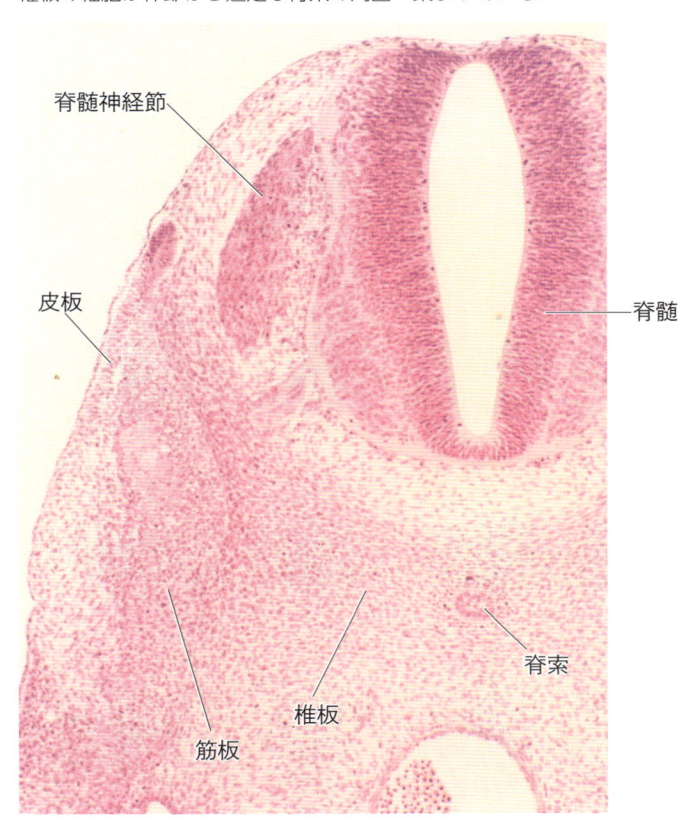

脊髄神経節

皮板

脊髄

脊索

椎板

筋板

椎間円板となる．椎板の尾方部分は，その下位の椎板の頭方半と一緒になって椎体原基（**間葉性椎心** mesenchymal centrum）を形成する．すなわち，体節の分節がそのまま椎骨の各分節になるのではなく，各体節に由来する椎板の軟骨成分が頭方と尾方に二分され，それぞれ隣接する上下の椎板の各半分と一緒になって椎骨を形作るのである．この現象を，体節の**再分節化** resegmentation という．

間葉性椎心はやがて軟骨化し（図10.10），さらにその中に骨化中心が現れて骨となる（図10.11）．なお，神経管を取り囲む椎弓の原基では左右にそれぞれ骨化中心ができる．椎体と椎弓の骨化部は出生時にはまだ軟骨でつながっており，椎骨の完全な骨化は 3 〜 5 歳に完成する．

MEMO 10.6 脊索と椎骨

椎板細胞が体軸に沿って凝集しまっすぐな脊柱を形成する上で，脊索はそのガイドの役割を果たす重要な構造物であるが（図10.10），椎骨原基が骨化するのに伴って脊索は消失し，椎骨にはその痕跡も残らない．わずかに椎間円板の中心にその組織が遺残し，それが成体で**髄核** nucleus pulposus として認められる（図10.9）．

図10.9　体節の再分節化による椎骨の形成

各体節の成分が頭方と尾方の 2 つに分かれ，それぞれがその上位と下位の体節の半分ずつと一緒になって椎体を形成する．尾方成分の頭方成分は椎間円板になる．

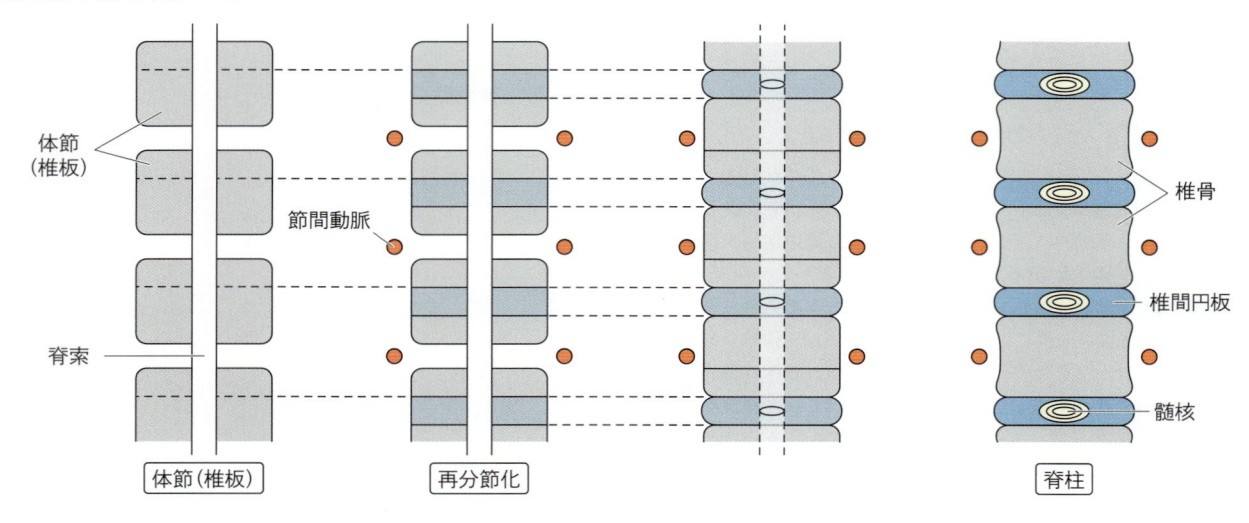

図10.10　第 6 週胚子の脊柱原基（矢状断面）

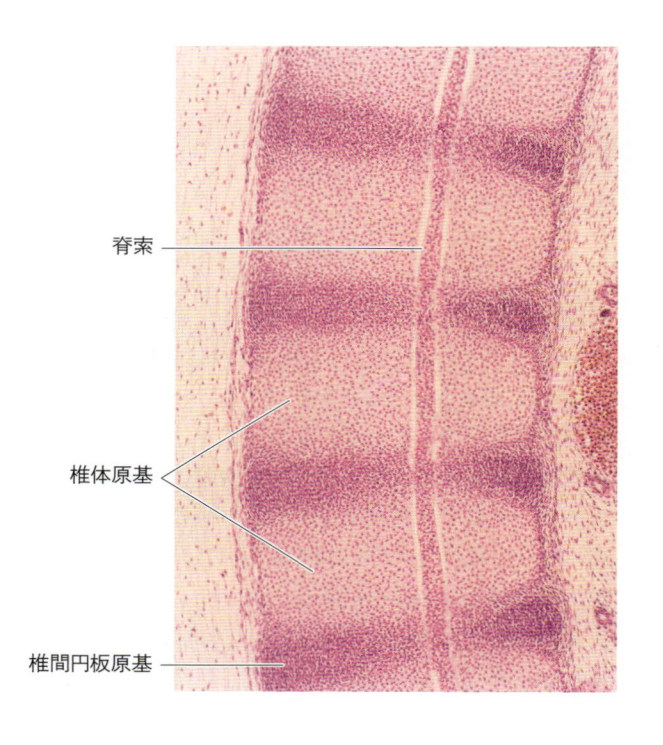

図10.11　第 13 週胎児の椎体原基における骨化中心の出現（前頭断面）

軟骨性の椎体原基の中に骨化中心ができて，椎体が形成される．脊索の一部が残って椎間円板の髄核になる．

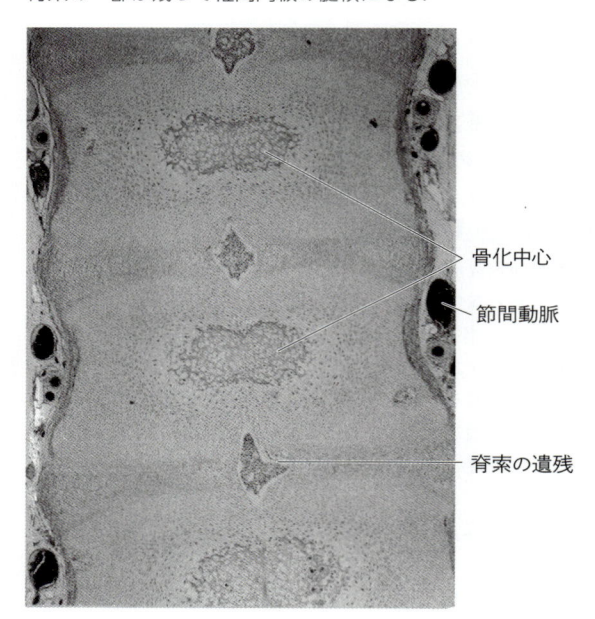

MEMO 10.7　節間動脈

　胚子の体節と体節の間に**節間動脈**が進入する．その後，体節の再分節化が起こるため，脊柱が形成された後は椎体のまん中の高さを節間動脈が走行するようになる（図10.9）．

❺ 肋骨の発生

　肋骨は椎体原基の外側に位置する椎板由来の間葉からできる．椎体の左右で凝集した椎板は外側へ伸びて肋骨突起を形成し，胸部ではこれが体壁に沿って伸びて肋骨になる．胸椎以外の椎骨では肋骨突起が椎骨に癒合し，腰椎では肋骨突起，仙骨では外側仙骨稜となる．頚椎では肋骨突起に相当する構造物は短く，横突起の一部となる．肋骨の骨化中心はまず肋骨角の付近に生じ，それが拡がっていくが，胸骨に近い腹側端は骨化せず，肋軟骨として残る．

　椎骨と同様，1 本の肋骨は，上下 2 つの椎板の尾方半分と頭方半分が一緒になって形成される．ただし，肋骨の近位部では上下の椎板からできる部分が明瞭に分かれているが，遠位部へいくに従って両者の細胞が混ざり合う．

MEMO 10.8　ホメオティック遺伝子

　脊柱を構成する椎骨や肋骨は，それぞれの位置（高さ）によって固有の大きさと形態をもっている．これは，体節が形成される際に各体節に固有の形質（位置価）が決定されるためであり，その分化はホメオティック遺伝子によって制御されている（☞4頁）．

ⓒ 頭蓋の発生

　頭蓋は，頭部神経管（脳胞）を取り囲む間葉から発生し，脳を容れてこれを保護する**神経頭蓋（脳頭蓋）**neurocranium と，口腔・咽頭などを取り囲む**内臓頭蓋**viscerocranium に分けられる．神経頭蓋は，頭蓋底と頭蓋冠からなる．神経頭蓋，内臓頭蓋ともに，膜性骨化によりできる部分と軟骨内骨化によりできる部分がある．頭頚部の骨格の発生については第17章（☞224頁）で詳しく述べる．

ⓓ 体肢の発生

　四肢の原基は，第4週終わりから第5週初めにかけて，体壁側方の小隆起として発生する．上肢芽は，第4週後半に第8～10体節の高さに発生し，下肢芽はこれより2～3日遅れて第24～29体節の高さに発生する（図10.12ⓐ）．上肢と下肢はほぼ同様の発生様式をとるが，下肢では上肢より数日遅れて発生が進行する（図10.12，図10.13）．初期の肢芽では，側板中胚葉と体節に由来する未分化間葉組織を外胚葉性の表皮外胚葉が覆っている．間葉細胞が盛んに増殖して肢芽が伸びていくが，やがて肢芽先端部の表皮外胚葉が局所的に肥厚する．これが**外胚葉頂堤** apical ectodermal ridge（AER）とよばれる構造で，以後の肢芽，特に指原基の発生に重要な役割を果たすと考えられている（図10.14）．

　初めヘラ状であった肢芽は，やがて遠位部がしゃもじの様に拡がり，その部は**手板** hand plate および**足板** foot plate とよばれる（図10.12ⓑ）．この頃より，肢芽の中では，将来の四肢骨の部位に相当して間葉が凝集し，やがてそこに軟骨が形成され，さら

図10.12　ヒト胚子における上下肢の発育と分化

ⓐ第4週．ⓑ第6週．ⓒ第7週．

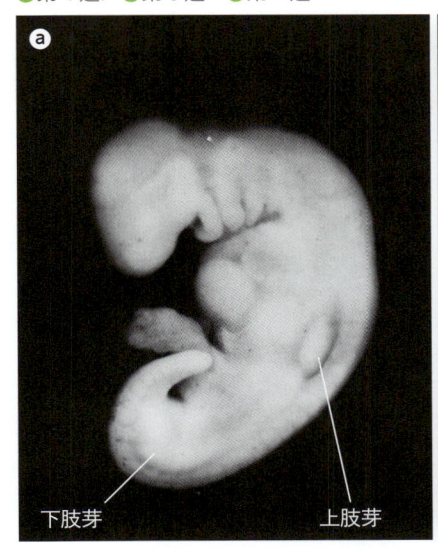
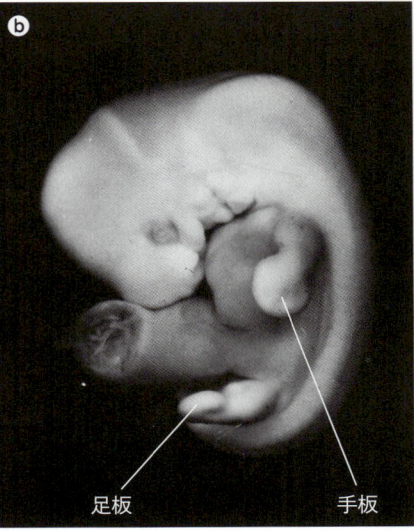
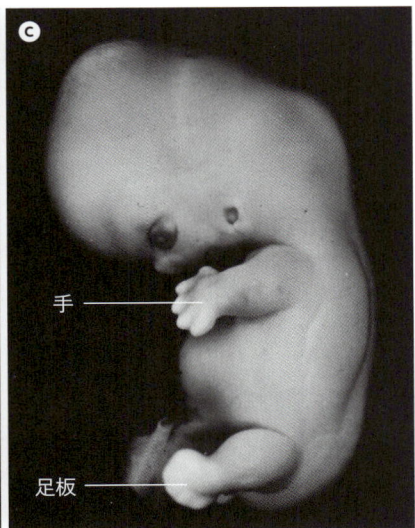

下肢芽　　上肢芽　　足板　　手板　　手　　足板

図10.13　ヒト胚子における上下肢の発育を示すコンピュータグラフィックス画像

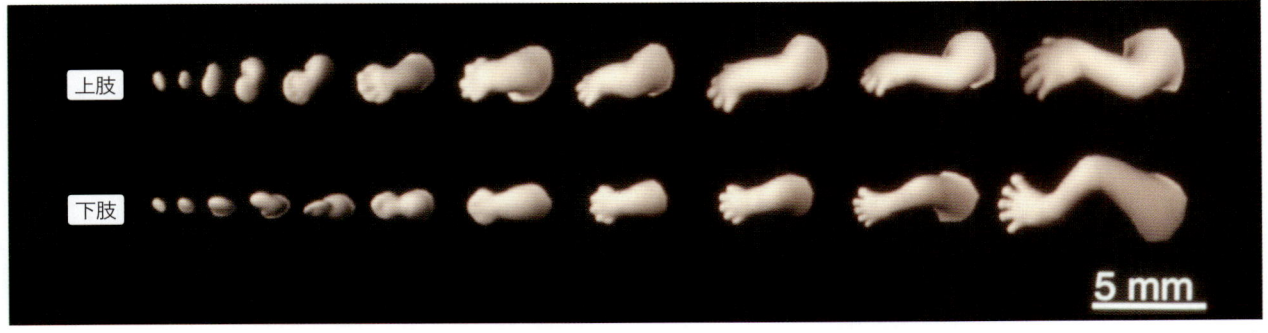

上肢　　下肢　　5 mm

（画像提供：京都大学学術情報メディアセンター）

図10.14 ヒト胚子上肢芽の外胚葉頂堤（AER）

肢芽の中では，間葉細胞が増殖して肢芽が大きくなっていく．肢芽の先端に外胚葉頂堤（AER）が形成され，これが肢芽や指の形成を制御する．

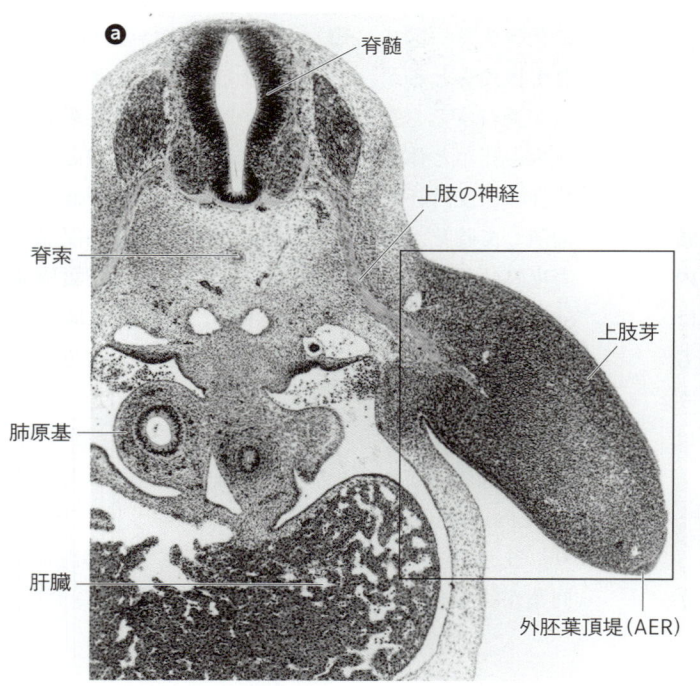
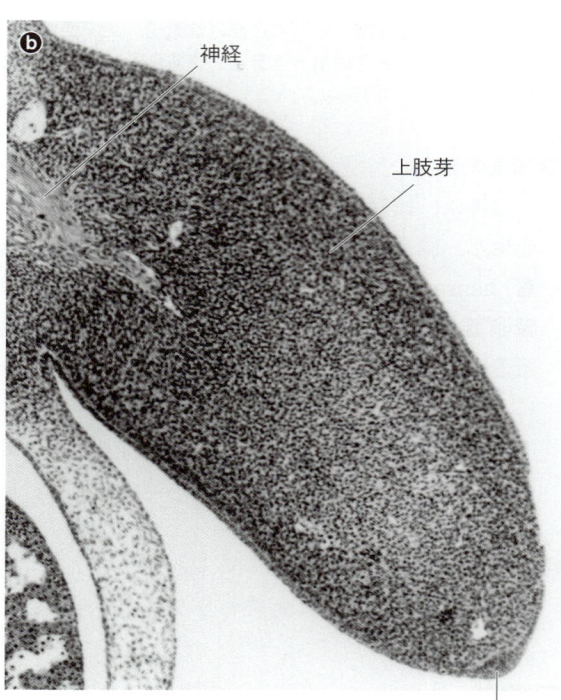

には骨化して四肢骨となる（図10.1，図10.5）．指骨の原基となる間葉凝集は，膨隆して外表から**指放線** digital ray として認められるが，これが遠位に向かって伸び，指が形成されていく（図10.12**c**）．

　四肢では，第6週頃に軟骨化が，第9週以降に骨化が始まる（表10.1）．手根骨は，第7週に軟骨性の原基が形成されるが，骨化するのは生後になってからである．

> **MEMO 10.9　指の形成とアポトーシス**
>
> 　手板と足板では，指と指の間に表皮と間葉でできた指間組織が水かきのように存在する．やがて，指骨の軟骨原基が長くなるとともに，指間部の間葉の一部が細胞死（**アポトーシス**）に陥ることによって指間部の陥凹（**指間陥凹** interdigital notch）が深くなり，指が分離していく（図10.15）．発生中の指間部に見られるこのような細胞死は，遺伝的にプログラムされた細胞死（**プログラム細胞死** programmed cell death）の例として挙げられる．

4　関節の発生

　関節の発生は，第6〜8週に始まる．軟骨性骨原基同士の間にあって将来関節となる部位には，初め均質な間葉組織が存在するが，これを**中間帯** intermediate zone とよぶ（図10.19）．やがて，中間帯の周辺部に小さな裂隙が生じ，これが中間帯中央部にも拡がってひ

図10.15 マウス肢芽の指間部にみられる細胞死（アポトーシス）

点状に濃く染まっているのがアポトーシスに陥った細胞．ナイルブルー染色．

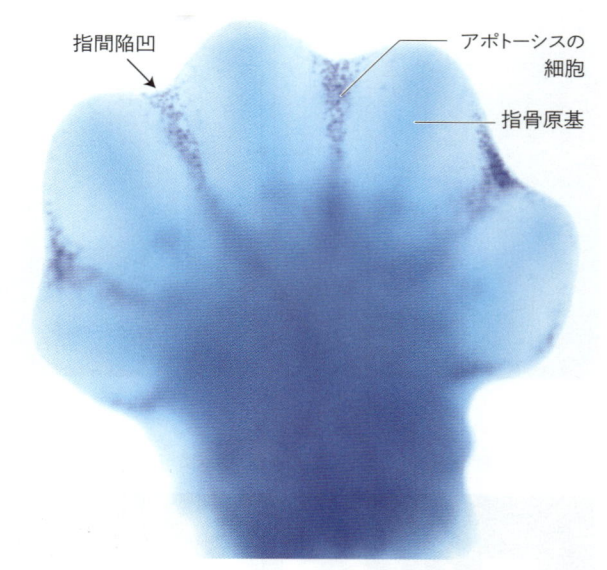

（画像提供：木村澄子博士）

とつながりの関節腔ができる．骨原基先端に近い中間帯組織は，滑膜になる．一部の関節では，中間帯中央部の組織が残存し，関節円板や関節半月，または関節内靭帯を形成する．関節によっては，中間帯の中に関節腔が形成されず，そこの間葉組織が軟骨や強靭結合

Topics　**四肢発生のメカニズム**

　四肢の発生には，細胞の増殖と分化，組織間相互作用，パターン形成など様々な発生現象が関与する．発生初期の肢芽には**近位遠位軸** proximodistal axis，**前後（頭尾）軸** anteroposterior（craniocaudal）axis，**背腹軸** dorsoventral axis があり（図10.16），それぞれの分化がいくつかの遺伝子群によって支配されている．

　肢芽発生の初期段階に，肢芽領域の側板中胚葉に FGF10 が発現する（図10.17）．FGF10 はその表層の表皮に働きかけ，その結果，表皮が肥厚して AER となる．AER によって肢芽の背側と腹側が境される．AER の細胞は FGF8 を分泌し，肢芽後半部（**極性化活性域** ZPA，後述）の間葉がこれに反応して Sonic hedgehog（Shh）蛋白を分泌する．さらに，Shh がその表層にある肢芽後方部の AER に作用し，そこで FGF4 遺伝子が活性化される．AER に発現する FGF ファミリーが深部の間葉に作用して増殖を促進する．一方，AER には BMP2，4，7 も発現するが，これらは間葉細胞の増殖を制御するとされる．AER 直下の間葉組織は**進行帯** progress zone とよばれ，ここでは Hox 遺伝子が部位特異的・時期特異的な発現パターンを示す．これによって細胞が位置価の決定を受け，近位から遠位にかけての構造が順次形成されていく（図10.18）．

　四肢の前後（頭尾）軸を決めるのは**極性化活性域** zone of polarizing activity（ZPA）である．ZPA は肢芽後方部位の上皮下にある一群の間葉細胞で，ニワトリ胚で ZPA の組織を肢芽の前方（頭方）部に移植すると後方の構造（III-IV 指）が鏡像的に形成されることから，ZPA は肢芽を後方化する役割を担っていると考えられる．

　肢芽の背腹軸の決定に関わる分子として Wnt7a が知られている．これは肢芽の背側外胚葉に発現し，背側中胚葉での Lmx1b（別名 Lim1）の発現を制御していると考えられる．Wnt7a を腹側外胚葉にも強制発現させると，腹側中胚葉に Lmx1b が発現し，腹側が背側化した肢（double dorsal）が形成される．また，Lmx1b が欠失したヒトやマウスの個体では肢の背側が腹側化し，爪や膝蓋骨が形成されない（爪・膝蓋骨症候群 nail-patella syndrome）．なお，初期の肢芽の腹側外胚葉には，engrailed-1（En-1）遺伝子が発現しており，これが肢芽の腹側が背側化するのを抑制している．腹側外胚葉に En-1 が発現しないと，異所性に Wnt7a が発現し肢の両面が背側化する．

図10.16　肢原基の 3 つの軸

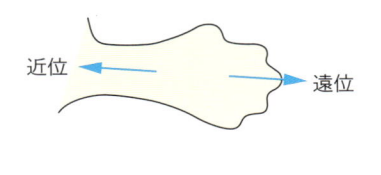
ⓐ 近位遠位軸

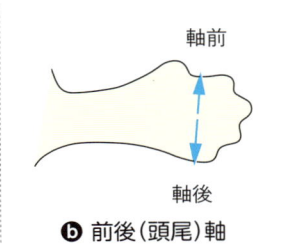
ⓑ 前後（頭尾）軸

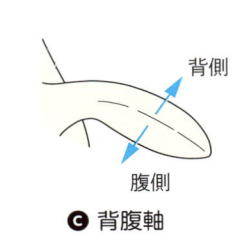
ⓒ 背腹軸

図10.17　初期の肢芽における遺伝子発現とそれらの相互作用

図10.18　肢原基の発育に伴う Hox 遺伝子の発現とそれらの支配を受けて形成される骨格

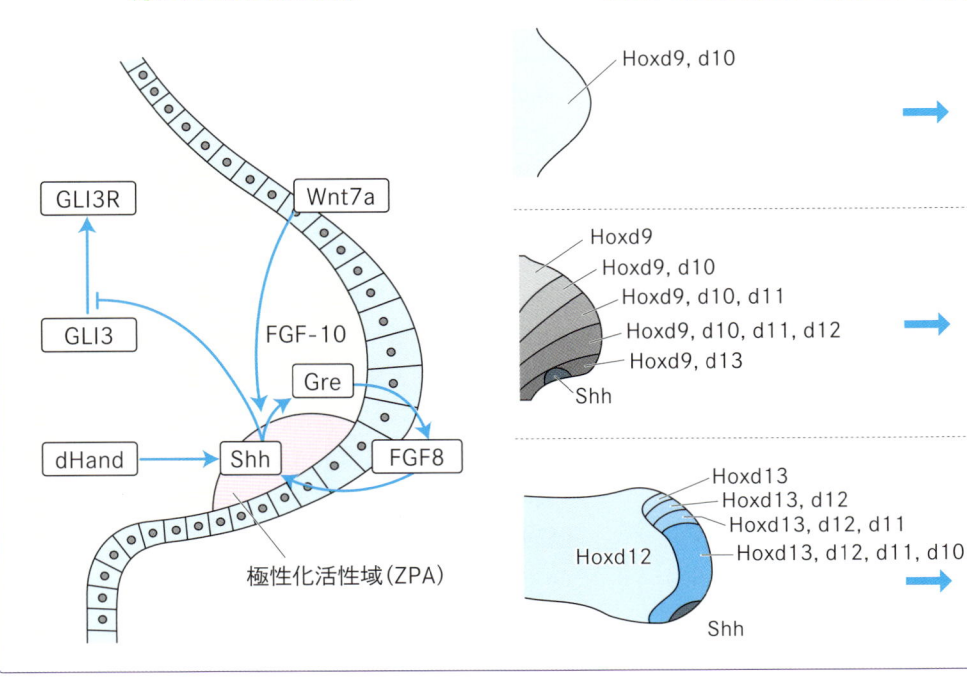

図10.19 第7週胚子の下肢帯と下肢骨の軟骨性原基

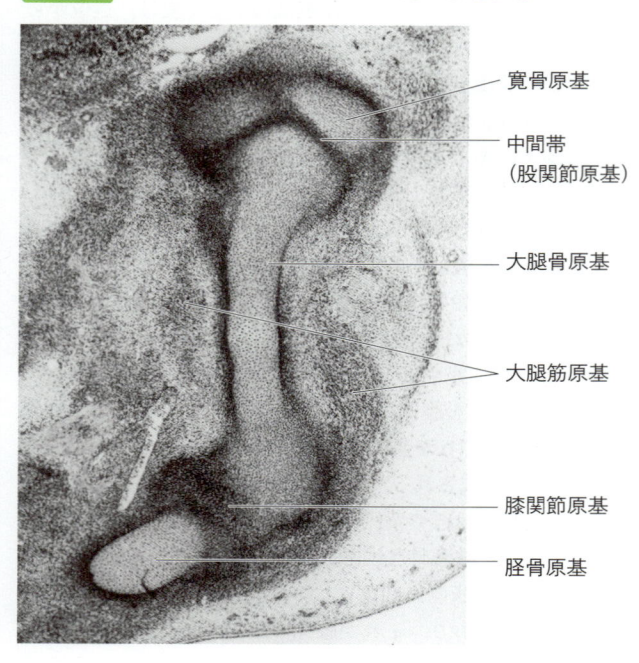

寛骨原基

中間帯
（股関節原基）

大腿骨原基

大腿筋原基

膝関節原基

脛骨原基

組織に分化して，軟骨結合 synchondrosis や靱帯結合 syndesmosis となる．

中間帯の周囲を取り巻く間葉は血管に富み，やがて多量の膠原線維が作られて線維性関節包や靱帯となる．

> **MEMO 10.10　関節強直症**
>
> 関節腔の形成には，アポトーシスによる細胞死などが関与すると考えられるが，胎内における胎児の動きも重要である．羊水過少症や神経系の異常などで胎児の運動が障害されると，関節の発生が障害され，関節の運動が制限される**関節強直症** arthrogryposis となることがある．

5　骨格系の発生異常

骨格系の系統疾患には単一の遺伝子の異常によって起こるものが比較的多く，責任遺伝子も同定されてきている（表10.2）．一方，環境要因によって起こるものもあり，その代表例がサリドマイドによる「**アザラシ肢奇形** phocomelia」（図9.7 ☞ 103頁）である．また，形成中の四肢に羊膜が巻き付いたり血液循環が悪くなると，遠位部が切断されたり低形成となり，また肢位の異常が起こることがある（☞ 羊膜索症候群，98頁，図9.2）．

2　筋の発生

骨格筋，心筋，平滑筋は，いずれも間葉から発生する．体幹の骨格筋の多くは沿軸中胚葉，特に体節の筋板やソミトメア（体節分節）somitomere に由来する

が，頭頚部の骨格筋には咽頭弓の間葉から発生する外胚葉由来のものが多い．心筋や消化器・呼吸器の平滑筋は，側板中胚葉（臓側板）から生じる．血管平滑筋や立毛筋などの平滑筋は，局所の中胚葉から発生する．

筋は，胚子期のかなり早い時期に基本的なパターンが形成される．胚子全体の成長に伴って筋肉の長さと太さが増していくが，これは，筋線維の周縁にある外套細胞(衛星細胞)が分裂して筋線維に融合していくことにより行われる．また，筋節がつながることによって筋線維が長くなっていく．筋は胎児期の初期から収縮能力をもつが，生後にかけて生理的に成熟していく．

1　筋分化の分子機構

間葉細胞から筋芽細胞，筋細胞（筋管）へと分化していく過程で重要な働きをする分子群が，転写因子である MyoD ファミリーである．**MyoD** は骨格筋の分化に中心的な働きをする遺伝子であり，同じファミリーに属する分子として **myogenin**，**Myf5**，**MRF4** などが同定されている．このうち，Myf5 と MyoD は筋前駆細胞から筋芽細胞への運命決定とその維持に関与し，myogenin と MRF4 が筋芽細胞から筋管への最終分化を誘導すると考えられている（図10.20）．なお，間葉細胞から筋芽細胞が分化する際に体節で発現する **Pax3** が Myf5/MyoD を活性化することがわかっている．

2　骨格筋

ⓐ 体幹の筋

体幹の筋は体節の筋板から発生する．筋板の細胞群は，体節外へ遊走していく時に，背側の小部分である**上分節（軸上部）** epimere (hyperaxial division) と腹外側へ向かう**下分節（軸下部）** hypomere (hypaxial division) に分かれる（図10.21）．前者は体幹の伸筋群を，後者は体幹の屈筋群を形成する．屈筋群は3層に分かれ，胸壁では，外肋間筋／内肋間筋／最内肋間筋・胸横筋に，腹壁では，外腹斜筋／内腹斜筋／腹横筋となる．胸部では肋骨があるために分節的構造を保っているが，腹部では複数の体節に由来する筋が癒合して大きい筋を形成する．上分節由来の筋は脊髄神経後枝の，下分節由来の筋は脊髄神経前枝の支配を受ける．

表10.2　主な先天性骨系統疾患と責任遺伝子の例

責任遺伝子	疾患名
1　骨軟骨の ECM 成分をコードする遺伝子	
COL1A1，A2	骨形成不全症 osteogenesis imperfecta（MIM1205150，1206160 ほか）
COL2A1	軟骨無発生症Ⅱ型 achondrogenesis typeⅡ（Langer-Saldino 骨異形成症，MIM200610），家族性変形性関節症 familial osteoarthritis（遅発性脊椎骨端異形成症）など
COL9A2	リビング型多発性骨端異形成症 multiple epiphyseal dysplasia Ribbing type（MIM100204）
COL10A1	シュミット型骨幹端異形成症 Shcmid metaphyseal chondrodysplasia（MIM156500）
COL11A1，A2	スティックラー症候群 Stickler syndrome（MIM184840）など
COMP	多発性骨端異形成症フェアバンクス型 multiple epiphyseal dysplasia Faribanks type（MIM132400）など
2　骨軟骨の ECM 成分の代謝に関わる分子をコードする遺伝子	
ARSE	伴性劣性型点状軟骨異形成症 X-linked recessive chondrodysplasia punctata（MIM302950）
Cathepsin K	濃化異骨症 pycnodysostosis（MIM265800）
DTDST	捻曲性骨異形成症 diastrophic dysplasia（MIM222600），軟骨無発生症 IB 型 achondrogenesis type IB（MIM200600）など
PEX	低リン血症性くる病 X-linked hypophosphatemic rickets（MIM307800）
TNSLAP	低ホスファターゼ症 hypophosphatasia（MIM146300，241500 ほか）
3　骨格形成に関わる増殖因子やそのレセプターをコードする遺伝子	
CDMP1	グレーベ軟骨異形成症 chondrodysplasia Grebe type（MIM200700）ほか
EDA	減汗性外胚葉異形成症 X-linked hypohidrotic ectodermal dysplasia（MIM305100）
FGFR1	ファイファー症候群 Pfeiffer syndrome（MIM101600）
FGFR2	クルーゾン症候群 Crouzon syndrome（MIM123500），アペール症候群 Apert syndrome（MIM101200），ジャクソン・ワイス症候群 Jackson-Weiss syndrome（MIM123150），ファイファー症候群（MIM101600）
FGFR3	軟骨無形成症 achondroplasia（MIM100800），クルーゾン症候群（MIM123500），致死性骨異形成症 thanatophoric dysplasia（MIM187600）など
PTH/PTHrP R	ジャンセン型骨幹端異形成症 Jansen-type metaphyseal chondrodysplasia（MIM156400）
4　骨格形成に関わる転写因子をコードする遺伝子	
GLI3	グレイグ症候群 Greig syndrome（MIM175700），パリスター・ホール症候群 Pallister-Hall syndrome（MIM146510），A 型軸後性多指（趾）症 postaxial polydactyly type A（MIM174200）
HOXA13	手，足，性器症候群 hand-foot-genital syndrome（MIM140000）
HOXD13	Ⅱ型多合指（趾）症 type II syndactyly/synpolydactyly（MIM18600）
MSX1（HOX7）	家族性歯牙無発生症 familial tooth agenesis（MIM106600）
MSX2（CBFA1）	頭蓋縫合早期癒合症 Boston 型 craniosynostosis Boston type（MIM123101）
Runx2	鎖骨頭蓋骨異形成症 cleidocranial dysostosis（MIM119600）
SALL1	タウンズ・ブロックス症候群 Townes-Brocks syndrome（MIM107480）
SOX9	屈曲肢異形成症 campomelic dysplasia（MIM211970）
TBX3	尺骨乳房症候群 ulnar-mammary syndrome（MIM181450）
TBX5	ホルト−オラム症候群 Holt-Oram syndrome（MIM142900）
TWIST	ゼーツレーコッツェン症候群 Saethre-Chotzen syndrome（MIM101400）

MIM：Mendelian Inheritance in Man（McKusick）

図10.20　筋細胞の分化とその支配遺伝子

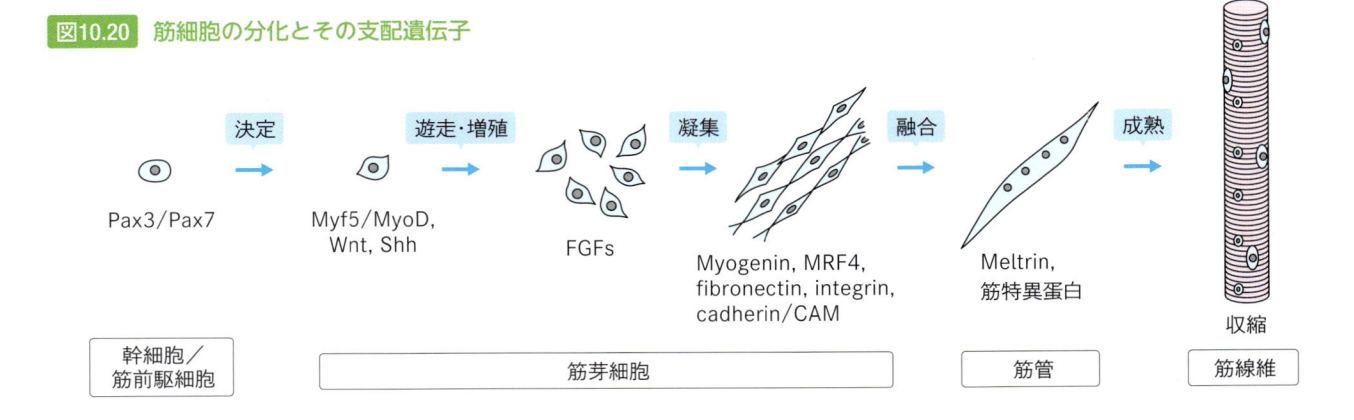

決定 → 遊走・増殖 → 凝集 → 融合 → 成熟

Pax3/Pax7　Myf5/MyoD, Wnt, Shh　FGFs　Myogenin, MRF4, fibronectin, integrin, cadherin/CAM　Meltrin, 筋特異蛋白　収縮

幹細胞／筋前駆細胞　筋芽細胞　筋管　筋線維

図10.21 体節の筋板から発生した上分節と下分節の筋の分化

体幹の筋を作る筋板は上分節（軸上部）と下分節（軸下部）に分かれ、前者は体幹の伸筋群を、後者は屈筋群を作る。

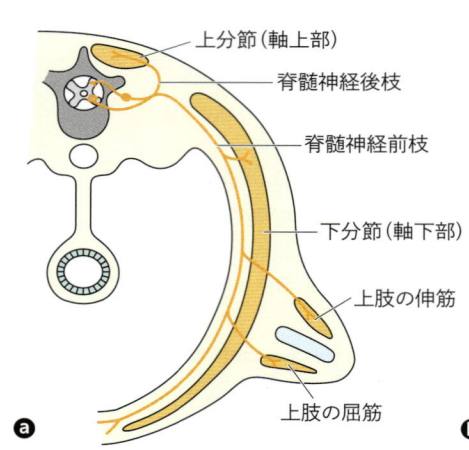

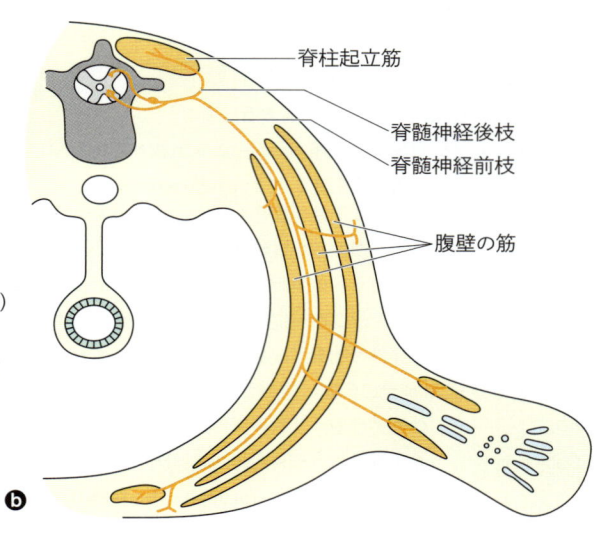

一部の骨格筋は、原基が形成された後にその位置が移動する。例えば、上下の後鋸筋は、上分節由来である脊柱起立筋の背方にあるが、下分節由来の筋であり、脊髄神経前枝の支配を受ける。また、肋骨挙筋は、肉眼解剖学的には肋間筋などと同じ深胸筋群に分類されるが、発生学的には固有背筋と同じ上分節由来の筋であり、支配神経は脊髄神経後枝である。

❺ 四肢の筋

四肢の筋を作る筋原細胞は、体節の筋板から初期の肢芽内へ遊走し、肢芽の伸長とともに肢芽内で増殖していく。四肢の骨格を作る間葉細胞が凝集するのに続いて、その周囲で筋原細胞が凝集して2つの大きな筋肉群、すなわち伸筋群と屈筋群の原基を形成する（図10.19）。このような筋発生の初期段階に、筋細胞が融合して各筋の原基が形成される。上肢と上肢帯の筋は第3頚分節～第2胸分節の、下肢と下肢帯の筋は第2腰分節～第3仙分節の筋板から形成される。

四肢の筋は、従来、側板中胚葉由来の間葉が肢芽組織内に進入して筋芽細胞に分化すると考えられていた。しかし、鳥類や両生類を用いた実験によって、四肢の筋も体節に由来することが明らかにされた。また、体節由来の筋の腱や靭帯は、筋板に隣接する椎板の細胞から分化し、転写因子 Scleraxis（Scx）がその分化を制御する。

体節の筋板の細胞は、神経管に近い内側部分の細胞（**軸近筋芽細胞** primaxial myoblast）と外側部分の細胞（**軸遠筋芽細胞** abaxial myoblast）で分化運命が異なる。前者の細胞では、神経管からのWntシグナルと底板からの低濃度Shhによって Pax3 が誘導され、Myf5 さらに Myogenin、MRF4 が発現して筋細胞に分化し、深背筋になる。後者の細

胞では、外胚葉からの Wnt シグナルと、側板中胚葉からの BMP による抑制によって MyoD が誘導され、さらに Myogenin、MRF4、MRF5 が発現して四肢と腹壁の筋に分化する。

❸ 頭頚部の筋

頭頚部の筋は、**後頭筋板** occipital myotome、**耳前筋板** preotic myotome、**咽頭弓間葉**のいずれかに由来する（図10.22）。後頭部には4対の体節が形成されるが、最も頭方の一対は早期に消失し、残る3対の体節から後頭筋板が形成される。後頭筋板の下分節から舌筋が分化し、その支配神経である舌下神経の支配を受ける。耳前筋板は、耳の前（眼の後方）に3対形成されるもので、外眼筋がこれから形成され、各筋板の支配神経である動眼神経、滑車神経、外転神経の支配を受ける。咽頭弓間葉に由来する筋の詳細については、第17章で述べる（☞ 221頁）。

❹ 骨格筋の発生異常

骨格筋の変異や欠損、付着部位の異常は、まれではない。骨格筋の形や位置、付着部位などが正常の状態から外れていることが時々（数パーセントまでの頻度で）見つかり、これを筋の破格（変異）variation という。骨格筋が複雑な癒合や遊走の過程を経て形成されるため、こうしたことが起こるのであろう。

3　心筋

心筋は横紋筋であるが、心筋細胞は臓側中胚葉から発生し、胎生期におけるその発生様式は骨格筋のそれと大きく異なる。心筋組織の発生については、第12章（☞ 136頁）で述べる。

図10.22 骨格筋の原基と分化を示す模式図

体幹と四肢の筋は体節の筋板から，頭頚部の筋は後頭筋板，耳前筋板，咽頭弓間葉から発生する．

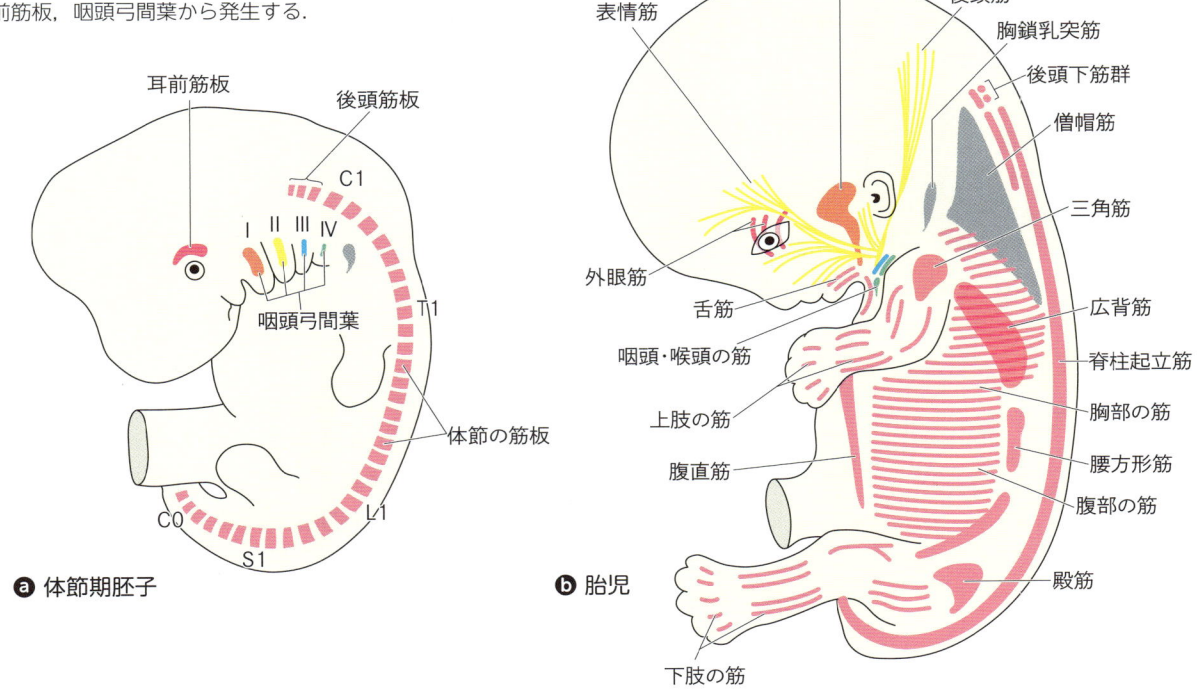

ⓐ 体節期胚子　　　　　ⓑ 胎児

10

4　平滑筋

　消化管，気管・気管支の壁の平滑筋は大部分が臓側板中胚葉から分化し，尿管，精管，卵管，子宮の壁の平滑筋は中間中胚葉から分化する．体幹，四肢の末梢血管の平滑筋は血管周囲の間葉から発生するが，頭頚部の血管壁の平滑筋は神経堤由来である．なお，眼の毛様体筋，瞳孔括約筋は，眼杯の辺縁につながる神経外胚葉からできる．平滑筋細胞の分化の詳細についてはまだ不明な点が多い．

復習問題

1　間葉細胞について正しいのはどれか．
ⓐ球形の細胞である　ⓑ細胞間基質が少ない　ⓒ多分化能をもつ　ⓓ神経組織に分化する　ⓔ内胚葉性のものがある

2　膜性骨化によってできる骨はどれか．
ⓐ椎骨の椎弓　ⓑ鎖骨　ⓒ肋骨　ⓓ胸骨　ⓔ肩甲骨

3　頭部の骨格の発生について正しくないのはどれか．
ⓐ頭蓋冠の骨は膜性骨化によってできる　ⓑ大泉門も小泉門も生後に閉鎖する　ⓒ小泉門は大泉門よりも早く閉鎖する　ⓓ内臓頭蓋は膜性骨化によってできるものと軟骨内骨化によってできるものがある　ⓔアペール症候群は泉門の閉鎖が遅延する疾患である

4　骨化について正しいのはどれか．
ⓐ骨芽細胞はマクロファージ由来である　ⓑ破骨細胞は多核である　ⓒ骨芽細胞はカルシトニンを分泌する　ⓓ破骨細胞は骨芽細胞を貪食する　ⓔ破骨細胞は軟骨内骨化に関与するが，膜内骨化には関与しない

5　長骨の発生について正しいのはどれか．
ⓐ軟骨性の原基は線維軟骨でできる　ⓑ骨端板の軟骨は20歳までにすべて骨に置き換わる　ⓒ骨端部の骨化中心を一次骨化中心という　ⓓ骨幹の骨膜部で骨形成が行われる　ⓔ骨髄腔ができた後に血管が進入する

6　椎骨の発生について正しいのはどれか．
ⓐ脊索の細胞が分化して椎体を形成する　ⓑ椎体は軟骨内骨化，椎弓は膜内骨化によってできる　ⓒ各体節の細胞がそれぞれ一個の椎体を形成する　ⓓ椎間円板は体節と体節の間の間葉から分化する　ⓔ椎体の骨化中心は胎児期に現れる

7　外胚葉頂堤はどこの発生過程に現れるか．
ⓐ頭蓋　ⓑ下顎　ⓒ上肢　ⓓ肋骨　ⓔ脊柱

8　筋前駆細胞から筋芽細胞への分化運命決定を担う遺伝子はどれか．
ⓐFGF　ⓑFGFR　ⓒBMP　ⓓSox　ⓔMyoD

9　体節由来の筋でないのはどれか．
ⓐ咀嚼筋　ⓑ脊柱起立筋　ⓒ肋間筋　ⓓ上肢の筋　ⓔ下肢の筋

10　頭蓋骨早期癒合の原因で最も多いのはどの遺伝子の異常か．
ⓐFGF　ⓑFGFR　ⓒHOX　ⓓMSX　ⓔSHH

☞ 解答は250頁

chapter 11

体腔と漿膜

本章の内容

1. 体腔の発生
2. 胚内体腔の分割
3. 横隔膜の発生

キーワード

中皮
胚内体腔
心膜腹膜管
胸膜心膜ヒダ
横中隔
胸膜腹膜ヒダ
横隔膜ヘルニア

Summary

　第4週初めまでに胚内中胚葉の中に馬蹄形の腔（胚内体腔）ができ，これが体腔（心膜腔，胸膜腔，腹膜腔）の原基になる．胚子の屈曲が始まると，原始体腔の頭方端がくびれて心膜腔となり，これが腹側から心臓を包む．原始体腔の左右の尾方部分から，胸膜腔と腹膜腔ができる．

　第4週に，腹側から板状の中胚葉組織が背側へ向かって発達し，左右の体腔を胸膜腔と腹膜腔に分割する．この板状の中胚葉組織が横中隔で，横隔膜の主要部分を形成する．肺や消化腺（肝臓，膵臓等）の内臓器官が発生する際には，体腔の中へ原始腸管の壁が膨出し，それを覆う漿膜が胸膜または腹膜の臓側葉となり，臓側葉と体腔壁の壁側葉をつなぐ部分から間膜ができる．

Point

- 第3週に胚内中胚葉の中に孤立性の腔が発生し，それらがひとつながりになって馬蹄形の胚内体腔ができる．
- 胚内体腔の尾方端は初め胚外体腔とつながっているが，胚子の屈曲に伴って胚外体腔との連絡を失い，閉じた体腔となる．
- 胚子が屈曲する際に，胚内体腔の頭方端の部分がくびれて原始心膜腔（将来の心膜腔）となり，その尾方の左右の体腔から将来の胸膜腔と腹膜腔ができる．
- 第4週に腹方の中胚葉組織（横中隔）が板状に背方へ伸び，体腔を胸膜腔と腹膜腔に分割する．横中隔が横隔膜の主要部分を形成する．
- 横隔膜の形成には，横中隔のほか，胸膜腹膜ヒダ，背側食道間膜，体腔壁の一部も関与する．

本章で扱う発生の流れ

第4週	馬蹄形の胚内体腔が形成される. 胚内体腔の尾方の脚は胚外体腔と交通している.

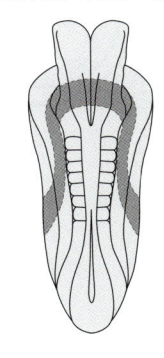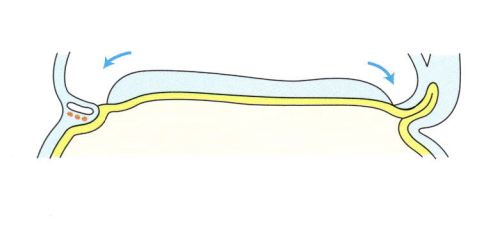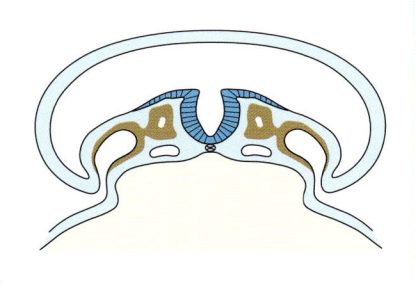

第5週	胚子の屈曲に伴い将来の心膜腔が胸膜腔と分離され，また，胚内体腔と胚外体腔の交通がなくなる.

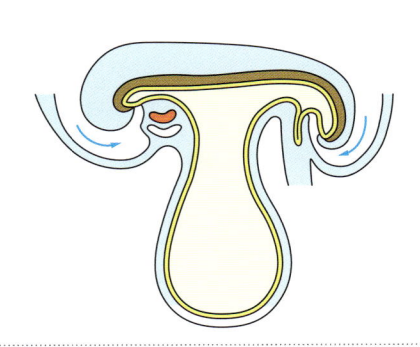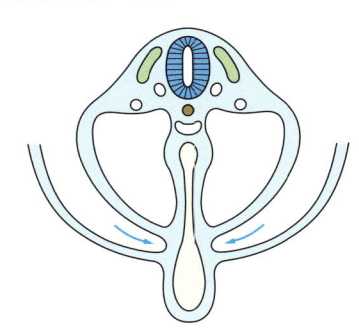

第6週	胚内体腔が閉じた腔となる. 横中隔が発生し，横隔膜の形成が始まる.

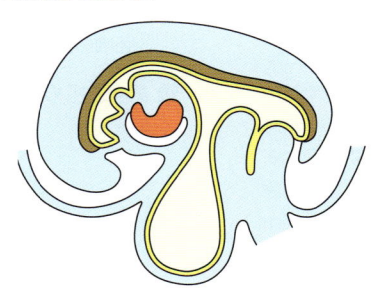

第7週	横中隔が発達し，胸腔と腹腔を分割していく.

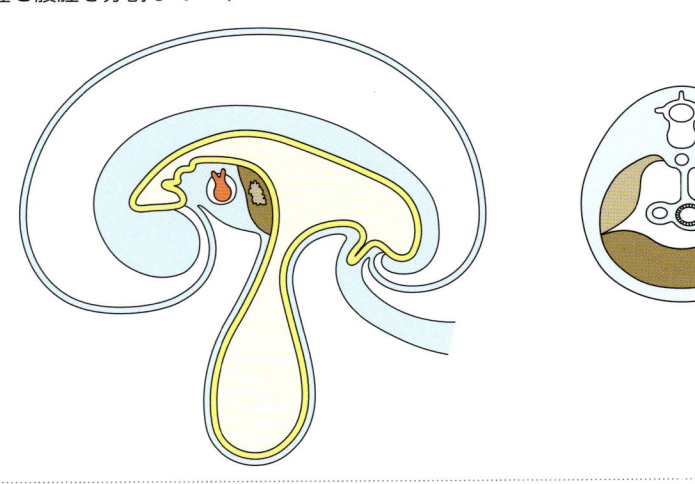

第8週	心膜腔，胸膜腔，腹腔がそれぞれ独立した腔となる.

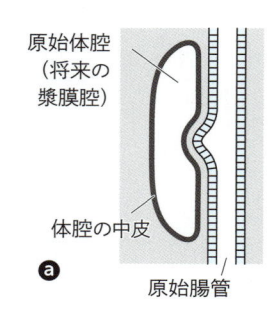
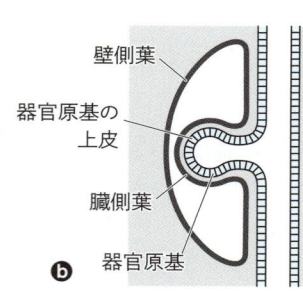
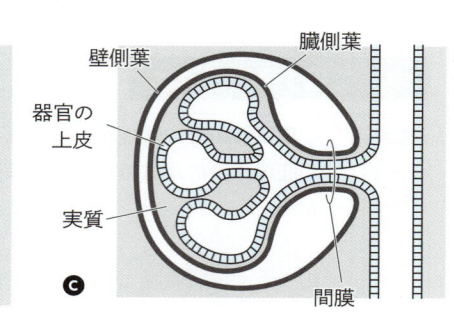

図11.1

体腔内への内臓原基の発生と漿膜の関係

体腔内へ膨出した原始腸管上皮は体腔上皮に覆われ，それが胸膜や腹膜の臓側葉となる．器官内の内胚葉上皮は腺上皮などになる．

（図11.1aの図内）
原始体腔（将来の漿膜腔）
体腔の中皮
原始腸管

（図11.1bの図内）
壁側葉
器官原基の上皮
臓側葉
器官原基

（図11.1cの図内）
臓側葉
壁側葉
器官の上皮
実質
間膜

体腔 body cavity は，体内にあってその中に内臓を入れている腔所で，一般に**心膜腔**，**胸膜腔**，**腹膜腔**を指す．成体ではこれらはそれぞれ完全に閉じた腔をなし，各体腔壁の表面とその中にある内臓の表面は**漿膜**で覆われている．心腔の漿膜は**漿膜性心膜**，胸膜腔と腹膜腔の漿膜はそれぞれ**胸膜**，**腹膜**とよばれる．これらの漿膜は，中胚葉に由来する上皮である．中胚葉に由来するこのような上皮を**中皮** mesothelium と総称する．漿膜腔内には少量の**漿液**があり，これが内臓同士または内臓と体腔壁との摩擦を軽減する潤滑油のような役目を果たしている．

体腔内で内臓器官が発生する時には，体腔の壁から器官原基が袋状に胸腔または腹腔内へ膨らみ出して大きくなる（図11.1）．その時に器官原基が表面を漿膜に覆われて大きくなるので，漿膜は体腔壁の内面を覆う**壁側葉**と内臓の表面を覆う**臓側葉**に分かれる．

MEMO 11.1　間膜

漿膜の臓側葉と壁側葉の移行部では，二葉の漿膜が重なったように見えるところができる（図11.1**c**）．このような構造を**間膜**とよぶ．例えば，胃の部分にある間膜は**胃間膜** mesogastrium（前胃間膜と後胃間膜），腸にある間膜は**腸間膜** mesentery，肺にある間膜は**肺間膜** pulmonary ligament とよばれる．間膜を作る二葉の漿膜の間には少量の結合組織があり，そこを内臓に出入りする血管や神経が通る．

1　体腔の発生

体腔は，初め胚内中胚葉の中に生じる孤立性の細胞間隙として発生する．第3週末までに側板中胚葉の間葉内に小さい間隙が多数生じ，それらが互いに融合して，頭尾方向に長い腔（将来の胸膜腔と腹膜腔）が体の左右に形成される（図11.2**a**）．同時に，胚盤頭方の心臓形成領域においても，心内膜筒の背側の中胚葉内に同様の腔隙（**原始心膜腔** primitive pericardial cavity）ができ，それが左右の体腔管とつながると，ここに馬蹄形をしたひと続きの体腔ができる（図11.3）．これが，**胚内体腔** intraembryonic coelom である．

図11.2　発生に伴う側板と体腔の変化

羊膜腔が大きくなって胚子の体を側方から包み込むと，胚子の体内に馬蹄形の胚内体腔ができ，卵黄嚢の一部が胚子内へ取り込まれて原始腸管ができる．

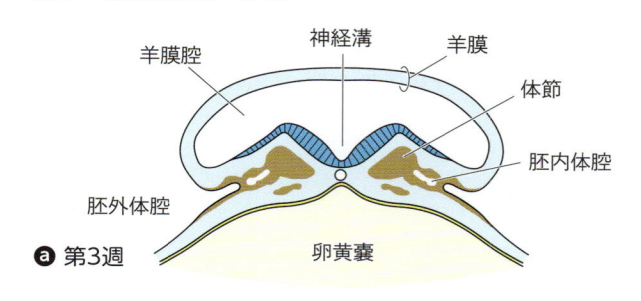

（図aラベル）
神経溝　羊膜
羊膜腔　体節
胚外体腔　胚内体腔
卵黄嚢
a 第3週

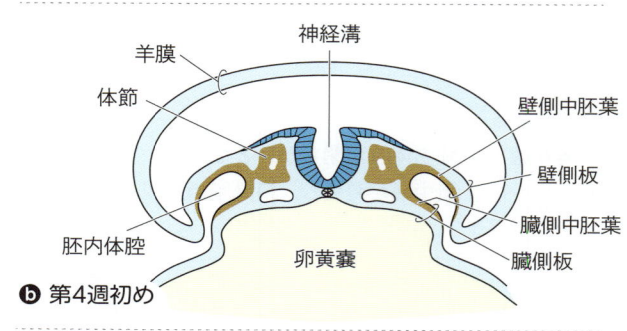

（図bラベル）
神経溝
羊膜　壁側中胚葉
体節　壁側板
胚内体腔　臓側中胚葉
卵黄嚢　臓側板
b 第4週初め

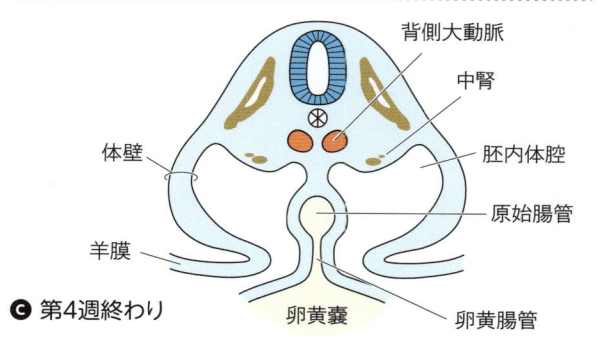

（図cラベル）
背側大動脈
中腎
体壁　胚内体腔
羊膜　原始腸管
卵黄嚢　卵黄腸管
c 第4週終わり

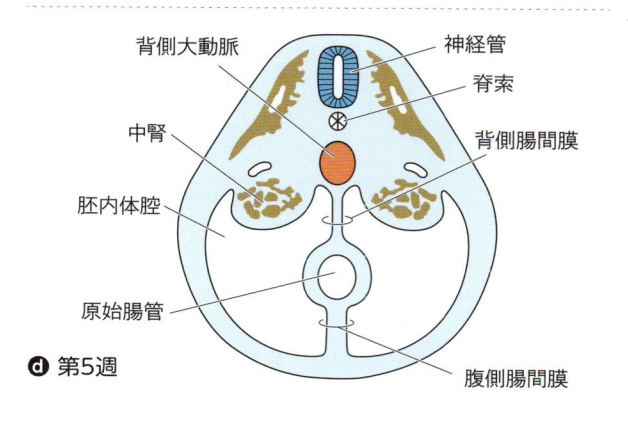

（図dラベル）
背側大動脈　神経管
脊索
中腎　背側腸間膜
胚内体腔
原始腸管
腹側腸間膜
d 第5週

11

図11.3

初期胚子の胚内中胚葉の中にできる胚内体腔

馬蹄形で，左右の尾方端が胚外体腔に開いている．

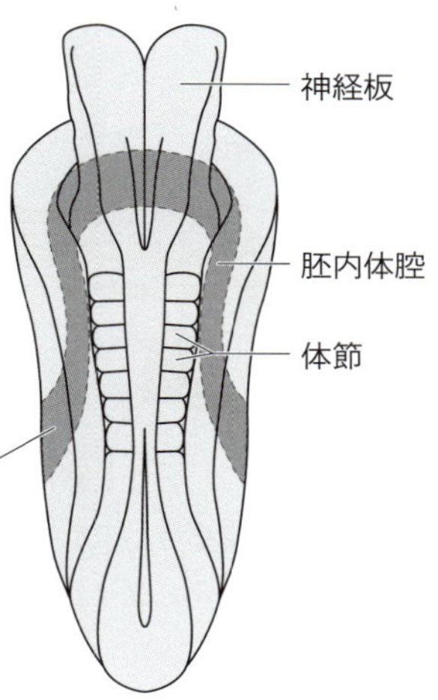

（図中ラベル）神経板／胚内体腔／体節／胚内体腔の尾方端が胚外体腔と交通している

胚内体腔の左右の脚（尾方端）は，外側へ開いて胚外体腔と交通する．この高さで胚子の横断面を見ると，側板中胚葉は胚内体腔を挟んで，背側と腹側の二葉に分かれている（図11.2**ⓑⓒ**）．前者を**壁側中胚葉** somatic mesoderm layer，後者を**臓側中胚葉** splanchnic mesoderm layer とよぶ．壁側中胚葉とその外方の表皮外胚葉を合わせて**壁側板** somatopleure，臓側中胚葉とそれを裏打ちする内胚葉を合わせて**臓側板** splanchnopleure という（図11.2**ⓑ**）．臓側中胚葉は卵黄嚢壁の中胚葉に続き，原始腸管の管腔周囲を覆って消化管壁などの結合組織，血管などを作るとともに，その上皮成分（中皮）が胸膜または腹膜の**臓側葉** visceral layer になる．壁側中胚葉は，体腔の壁（**壁側葉** parietal layer）になる．

胚内体腔は，前述のように尾方端が胚外体腔に広く開いた馬蹄形をしているが，胚子が屈曲する過程で，胚子の体が頭尾方向と左右から羊膜腔に包み込まれるようにして円筒形になるので，胚内体腔と胚外体腔の交通部が付着茎（臍帯）の部位で収束して狭くなる（図11.2**ⓒ**）．なお，胚子が屈曲する際に卵黄嚢の一部が胚子体内へ取り込まれて**原始腸管** primitive gut ができる．

第7〜9週に臍帯内の胚外体腔の中へ出て長さを増していた腸管の部分（**生理的臍帯ヘルニア**）が第10週頃に腹腔内へ戻ると，間もなく卵黄腸管が閉じ，それに伴って胚内体腔と胚外体腔も連絡を断って，ここに閉じた体腔ができる（図11.2**ⓓ**）．

MEMO 11.2　腹壁裂

腹壁の一部またはかなりの部分が欠損した先天異常を**腹壁裂**または**腹壁破裂** gastroschisis といい，多くの場合そこから腹部内臓が脱出している．これは，胚子が屈曲する時に頭尾および左右から付着茎（臍帯）を包み込む組織に欠損があるために起こる．発生頻度は約1万出生に1例である．

なお，いったん正常に形成された腹壁が羊膜索などによって二次的に破壊され腹壁破裂となることもある（☞ 98 頁）．

2　胚内体腔の分割

胸部内臓と腹部内臓が発生し，体腔内にいくつかの仕切りの組織ができることによって，ひと続きの腔である胚内体腔が区分され，心膜腔，胸膜腔，腹膜腔ができる．

胚子頭方の心臓形成領域では，第3週終わりまでに心臓の原基である原始心筒が発生し，原始心筒の背側に馬蹄形をした胚内体腔の頭方部分（**原始心膜腔**）ができる（図11.4**ⓐ**）．第4週初めに胚子の屈曲が始まり，頭屈によって頭部が腹側へ向かって前屈してくると，原始心膜腔が，頭方から腹側へ屈曲して胸部へ移動し心筒の腹側に来て，腹方から心臓を包み込むような格好になる（図11.4**ⓑⓒ**）．これに伴い，原始心膜腔と左右の体腔の間がくびれて狭くなる．この部分を**心膜腹膜管** pericardiacoperitoneal canal といい，この部位が将来の**胸膜腔** pleural cavity に，それよりも尾方のやや広い体腔が**腹膜腔** peritoneal cavity になる（図11.5）．

心膜腹膜管の部位では，前腸の一部から左右一対の

図11.4　胚子の屈曲に伴う心臓原基と体腔の移動

初め胚子の頭方に発生した胚内体腔の頭方部分（原始心膜腔）は，胚子の屈曲（青い矢印）に伴って腹側へ移動し，心臓原基の腹方へくる．

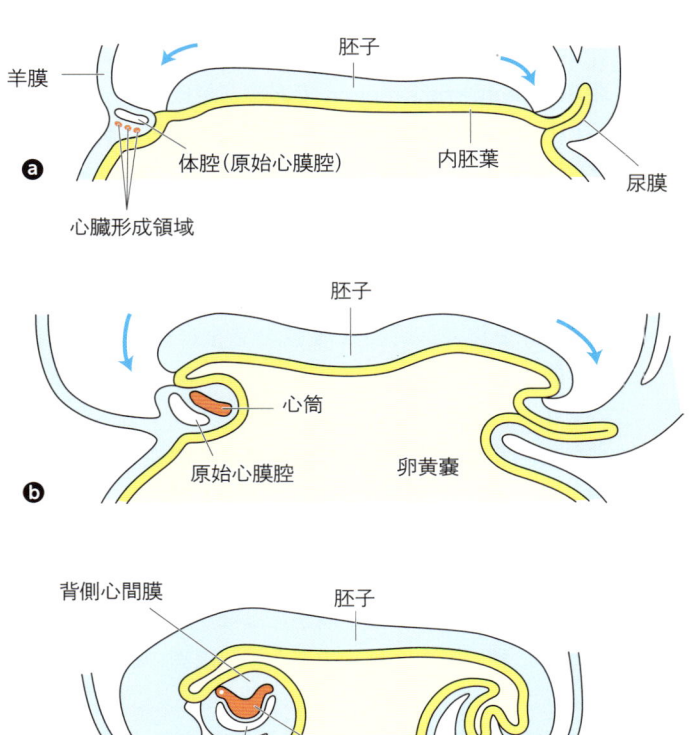

（図中ラベル ⓐ）羊膜／胚子／体腔（原始心膜腔）／内胚葉／尿膜／心臓形成領域

（図中ラベル ⓑ）胚子／心筒／原始心膜腔／卵黄嚢

（図中ラベル ⓒ）背側心間膜／胚子／心筒／心膜腔

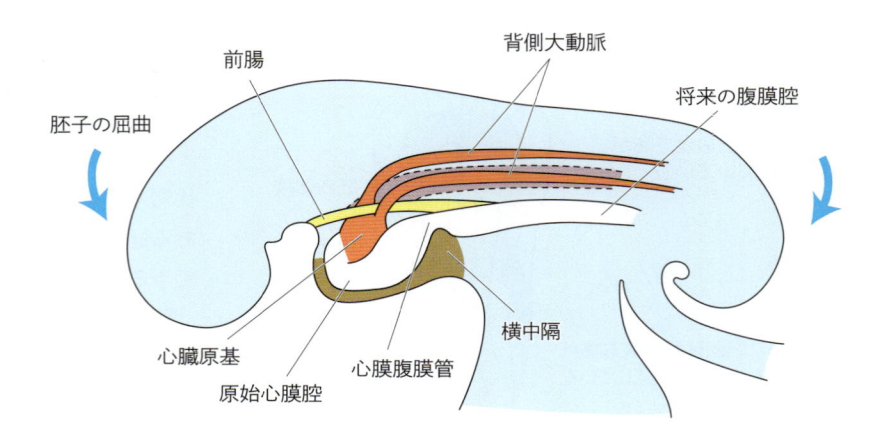

図11.5 体腔の分割
胚内体腔の頭方端部分は，胚子の屈曲に伴って腹方へ曲がり，心臓原基を腹側から包み込むようになる．その尾方で体腔がくびれて細くなり，ここが心膜腹膜管となる．

肺の原基（**肺芽** lung bud または**気管支芽** bronchial bud）が体腔に向かって膨らみ出し，やがて体腔を押し広げるように大きくなっていく（☞171頁，172頁）．その時，総主静脈と横隔神経を覆う左右の体腔上皮のヒダ（**胸膜心膜ヒダ** pleuropericardial fold）が互いに癒合して，原始心膜腔をそれ以外の体腔から分離する．この腔は左右から心臓を包むようにして背側へ向かって拡がり，**心膜腔** pericardial cavity となる．

3 横隔膜の発生

心膜腔が分離された後も，胸部と腹部の体腔は互いに交通を保っている．第3週終わりから第4週にかけて，心臓原基の尾方で，腹方の体腔内壁から背方へ向かって板状の中胚葉性組織が発達してくる．これが**横中隔** septum transversum である（図11.6）．一方，左右の体腔の後外側壁からは，内側に向かって**胸膜腹膜ヒダ** pleuroperitoneal fold が伸びてくる（図11.7**a**）．その結果，心膜腹膜管の尾方部分が胸膜腹膜ヒダと横中隔に囲まれて狭くなる．やがて，横中隔と胸膜腹膜ヒダの遊離縁が背側食道間膜と癒合して**横隔膜** diaphragm を作り，胸腔と腹腔を完全に分離する（図11.7**b**）．

その後，肺の発育に伴って胸腔が外側下方へ拡大していく過程で，胸膜腹膜に続く体壁の組織も横隔膜に取り込まれてその一部となる（図11.7**c**）．このように，横隔膜は，横中隔，胸膜腹膜，背側食道間膜および体壁の中胚葉というそれぞれ由来を異にする組織によって形成される．横中隔からは腱中心，背側食道間膜からは横隔膜の背側正中部と横隔膜脚の筋線維ができる．

横中隔の中胚葉組織内では肝臓の原基（**肝芽** liver bud）が発生する（図11.6**b**）．肝臓は胚子期に急速に大きさを増して造血の場となるので，横中隔の中に収

図11.6 横中隔の形成
心臓原基の尾方で，腹方から横中隔が発達し，体腔を胸膜腔と腹膜腔に分割する．横中隔の中に肝臓原基(肝芽)が発生する．

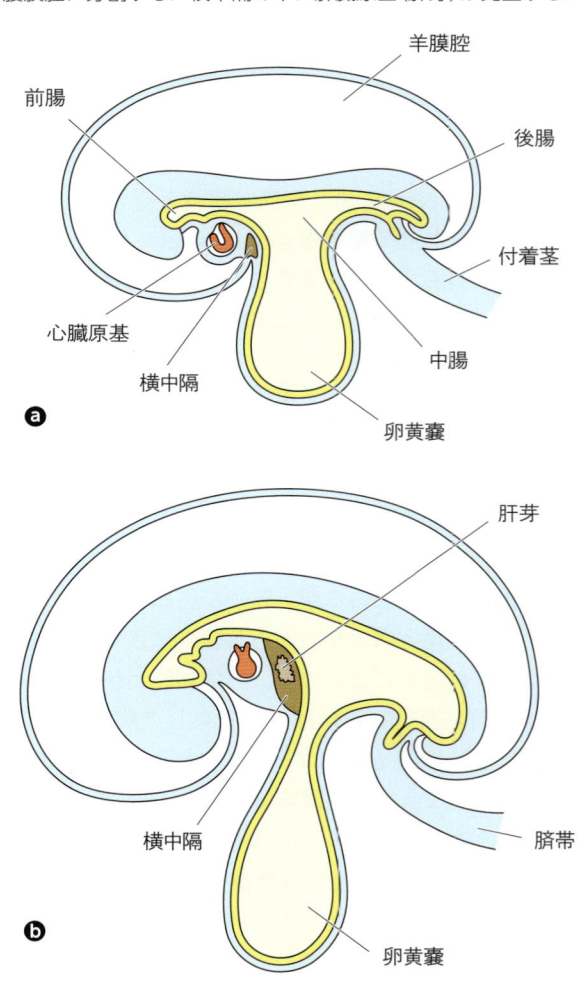

まりきらず，下方の腹腔内へ膨らみ出していく（図13.19 ☞165頁）．その結果，肝臓の大部分が横隔膜下面に続く腹膜に覆われるが，一部横隔膜と密接したままの部分が残る．この部位には腹膜がなく，この部分を肝臓の**無漿膜野** bare area という．

消化器系の発達に伴う腹膜と腸間膜の発生，腹膜腔

図11.7　**横隔膜の形成**

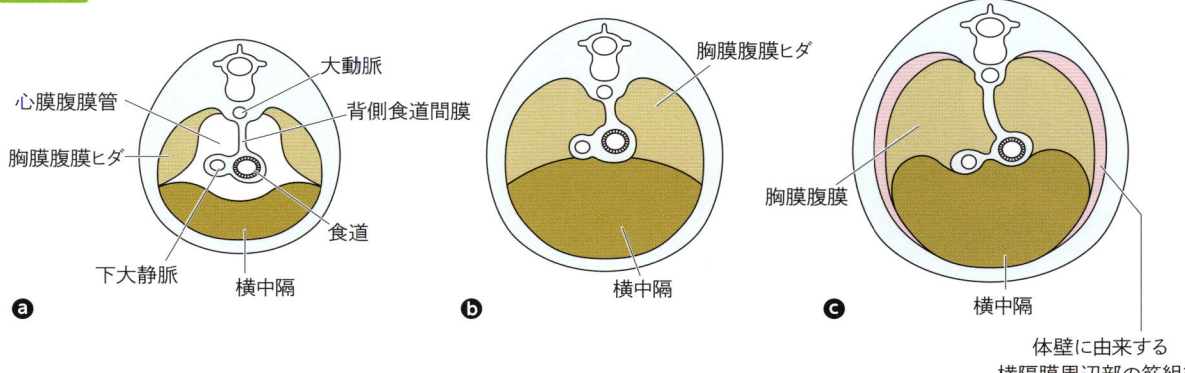

ⓐ　心膜腹膜管／大動脈／背側食道間膜／胸膜腹膜ヒダ／食道／下大静脈／横中隔

ⓑ　胸膜腹膜ヒダ／横中隔

ⓒ　胸膜腹膜／横中隔／体壁に由来する横隔膜周辺部の筋組織

の変化，ならびに肝臓発生の詳細については，第13章（☞ 158頁，159頁，165頁）で述べる．

MEMO 11.3　**横隔膜の位置変化と横隔神経の走行**

　横中隔は第3〜4頸部体節の高さに発生し，したがってそのレベルにある C3〜5 の頸神経前枝が水平に進入して横隔膜の支配神経（横隔神経 phrenic nerve）となる．その後，胸部内臓の発育につれて横隔膜が下降するので，横隔神経も胸腔内で下方に伸びて成人では 30 cm もの長さになる．

MEMO 11.4　**先天性横隔膜ヘルニア**

　横隔膜の欠損部または脆弱部を通って腹部内臓の一部が胸腔内へ脱出する先天異常を**先天性横隔膜ヘルニア** congenital diaphragmatic hernia という．胸膜腹膜ヒダの形成不全によって横隔膜の左後外側に起こるものが最も多く，これは臨床的に**ボホダレク孔ヘルニア** hernia through foramen of Bochdalek とよばれる．その他に，食道裂孔を通って胃の一部が胸腔内へ脱出する**食道裂孔ヘルニア** esophageal hernia，胸骨後部の胸肋裂孔で起こる**胸骨後ヘルニア** retrosternal hernia または**胸骨傍ヘルニア** parasternal hernia などがある．胎生期に横隔膜ヘルニアが起こると，脱出した内臓に障害が起こるほか，肺や心臓が圧迫されて，それらの位置異常や低形成の原因となる．

11

復習問題

1　胚内体腔について正しくないのはどれか．
　ⓐ胚内中胚葉の中にできる　ⓑ卵黄嚢腔と交通している　ⓒ胸膜腔，腹膜腔，心膜腔が胚内体腔からできる
　ⓓ胚外体腔と交通する時期がある　ⓔ横中隔によって胸膜腔と腹膜腔が分離される

2　横隔膜の形成に関与しないのはどれか．
　ⓐ横中隔　ⓑ食道間膜　ⓒ胸膜腹膜ヒダ　ⓓ胸膜心膜ヒダ　ⓔ体壁の筋組織

3　横隔膜の形成不全によって起こる先天異常はどれか．
　ⓐ幽門狭窄　ⓑ気管食道瘻　ⓒ食道裂孔ヘルニア　ⓓ先天性胆道閉鎖　ⓔメッケル憩室

4　横中隔の組織から発生するのはどれか．
　ⓐ肝臓　ⓑ膵臓　ⓒ脾臓　ⓓ十二指腸の筋　ⓔ腸間膜

5　横隔神経は脊髄のどの高さから起こるか．
　ⓐC3〜C5　ⓑT1〜T2　ⓒT5〜T6　ⓓT10〜T12　ⓔL1〜L2

☞ 解答は 250 頁

chapter 12

循環器系

本章の内容

1　初期の血管発生
2　心臓の形成
3　血管の発生
4　出生に伴う血行動態の変化
5　胎生期の造血
6　リンパ系の発生

キーワード

血島
血球芽細胞
内皮管
原始心筒
原始心房
原始心室
心球
大動脈嚢
心ループ
房室管
類洞
心内膜床
動脈幹腫脹
円錐（球）隆起
（心房の）一次中隔
（心房の）二次中隔
一次口
二次口
卵円孔
大動脈弓（咽頭弓動脈）
背側大動脈
総主静脈
前主静脈
後主静脈
上主静脈
下主静脈
心臓神経堤
動脈管
胎児型ヘモグロビン

Summary

　第2週終わり頃に卵黄嚢壁に血島が形成される．血島の細胞が血球と血管内皮に分化し，内皮管がつながって長くなり血管系が作られていく．第3週に，胚子頭方の心臓形成領域に心臓原基の細胞群が現れ，その左右から伸びた尾方部分が胚子の腹側で癒合して原始心筒が形成される．第4週になると，心筒が長くなるとともに屈曲して心ループを作る．原始心筒は，下方から順に，原始心房，原始心室，心球，大動脈嚢に区分される．その後，心ループが大きくなるとともに複雑な形態変化を経て，心臓が形成されていく．原始心房から左右の心房が，原始心室と心球近位部から心室ができる．さらに心室中隔と心房中隔が形成されて，第7週に4腔心となる．

　動脈系は，局所に発生した内皮管が太く長くなっていき，そこから末梢へ枝が出る．一方，静脈系は，いくつかの血管原基が発達しながら他の静脈と吻合し，また一部が消退することによって，静脈系が形成されていく．

Point

- 第2週胚子の卵黄嚢壁に血島が孤立性に現れ，その後，同様の血島が胚子の体にも発生し，それらがつながって原始毛細血管網ができる．血島の細胞から血球幹細胞と血管内皮ができ，血管周囲の間葉から血管の中膜，外膜，平滑筋が分化する．
- 心臓の原基は，胚子頭方の心臓形成領域に発生し，そこから左右にのびてできた内皮管が癒合して原始心筒が形成される．
- 原始心室の大部分が左心室になり，心球の近位部から右心室ができる．
- 心球と大動脈嚢の移行部が動脈幹となり，それが左右に分割されて大動脈と肺動脈幹ができる．
- 大動脈嚢の遠位部が分かれて咽頭弓動脈となり，咽頭弓へ入る．
- 心内膜から内腔へ向かって局所的に心内膜床が膨出し，これが心臓内腔や大血管の分割に関与する．
- 左右の心房の間に一次中隔と二次中隔が形成され，これらが心房中隔となる．二次中隔の一部は卵円孔として胎生期の間，閉じずに残り，これは生後に閉鎖する．
- 原始心室は，下方から発達してきた筋性中隔とその上方にできる膜性中隔によって左右の心室に分割される．
- 咽頭弓動脈は，複雑なリモデリングによって，頭頚部の主要動脈の形成に関与する．
- 出生を境に，全身の血液循環に大きな変化が起こる．それは，臍帯血管の閉鎖，動脈管の閉鎖，静脈管の閉鎖，心房中隔卵円孔の閉鎖などをふくむ．

本章で扱う発生の流れ

第3週	心臓形成領域で血島が形成され，血島の細胞は血球のもととなる造血幹細胞と血管内皮細胞に分化する． 初め孤立性にできた内皮管が互いにつながって，原始毛細血管網を形成する．	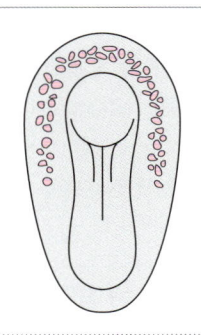
第4週	胚子の屈曲に伴い，左右の心内膜筒が正中部で癒合して原始心筒ができる． 心筒の拍動が始まる． 心ループの形成が始まる．	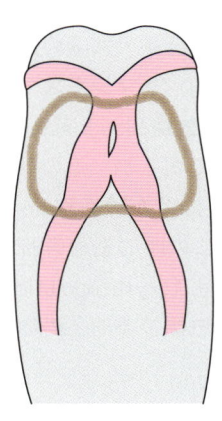 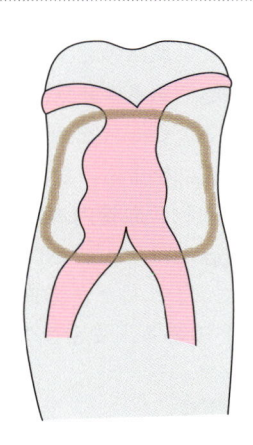
第5週	心ループが完成し，部位による差が表れる（原始心房，原始心室，心球，大動脈嚢）． 心臓内腔で心内膜床が発達し，心腔の分割が進む． 心房中隔，心室中隔の形成が始まる． 心筋層の形成が始まる．	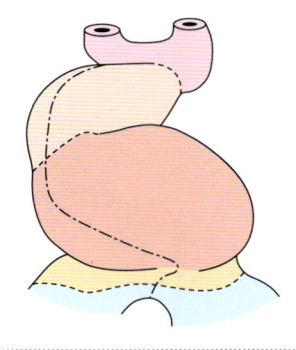 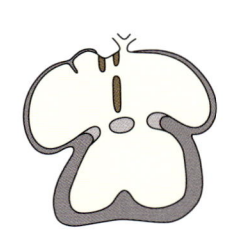 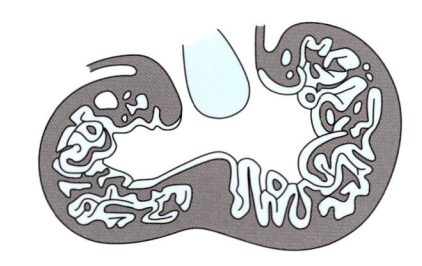
第6週	左右の房室管が分離される．	
第7週	心房中隔ができて左右の心房が区分される（卵円孔は開存している）． 筋性心室中隔が形成される． 大動脈と肺動脈幹が分離される．	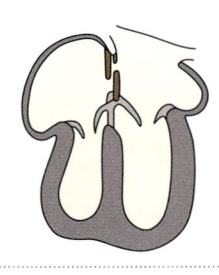 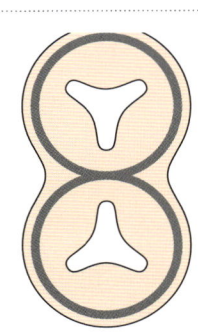
第8週	心室中隔が完成する．	
第9週以降	房室弁，半月弁が形成される．	

生体内で栄養と老廃物，O_2，CO_2 などの輸送を担う循環器系は，神経系の原基と並んで最も早い時期に出現し，複雑な分化と形態形成の過程を経て成熟に至る．また，出生を境に，胎盤に依存してきた胎児循環から肺呼吸に移行するので，この時に心臓と血液循環系にドラスティックな変化が起きる．心臓と血管系は発生異常の頻度が高く，その種類も多様である．

1　初期の血管発生

　血管と血球の発生は，血管内皮と血球系の共通の前駆細胞である中胚葉由来の**血管芽細胞（ヘマンギオブラスト）** hemangioblast が集合した**血島** blood island の形成に始まる．血島は細胞の集団であるが，その外層の細胞は**血管内皮**に，内部の細胞は**造血幹細胞** hematopoietic stem cell に分化する．この時の造血幹細胞は，ほとんどが赤血球を作る細胞（erythropoietic cell）である．受精後 13 日頃，まず原始線条期胚の卵黄嚢壁に，次いで絨毛膜と付着茎の間葉内に血島が出現し，嚢状の**内皮管** endothelial tube が散在性に形成されていく（図12.1，図12.2）．胚子の体内では，18 日頃に胚子頭方端の心臓形成領域と左右の臓側板の中胚葉内に血島が出現する．

　はじめ散在性に発生した原始血管（内皮管）は互いに吻合して血管となり，**原始毛細血管網** primitive capillary net を形成する（図12.2Ｃ）．この血管網は，発生の進行とともに血管の新生，出芽，分枝，退縮，局所の拡大を繰り返しながら全身の血管系を形成していく．これを血管の**リモデリング** remodeling という．

　血管内皮は血島の細胞から発生するが，血管壁の中膜（平滑筋）は，原始血管周囲の間葉細胞から分化する．第 4 週胚子の大動脈内皮の周囲には未分化な間葉細胞の集団が，また第 8 週では大動脈壁のほか末梢の動脈壁にも中膜の原基が認められる．静脈壁における中膜の形成はかなり遅く，胚子期終わりにおいても静脈壁は内皮のみで，中膜の原基はまだ形成されていない．

図12.1

22 日胚子の心内膜筒と卵黄嚢壁の血島

ⓐ 胚子の前腸部分を通る横断面．
ⓑ 卵黄嚢壁の強拡大像．多数の内皮管とその中に有核の血球芽細胞が認められる．

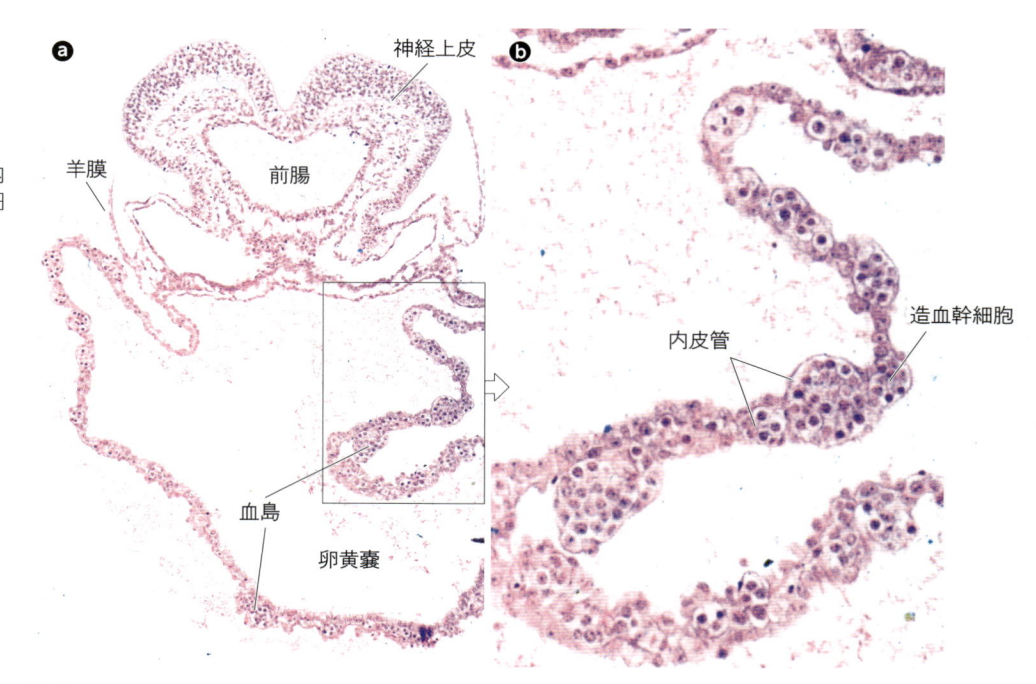

図12.2　血島，内皮管，血管の形成

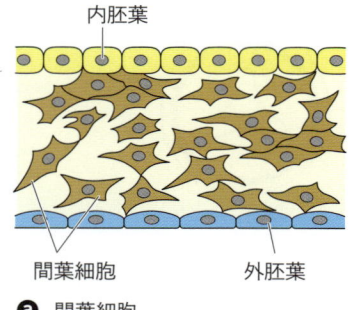

ⓐ　間葉細胞

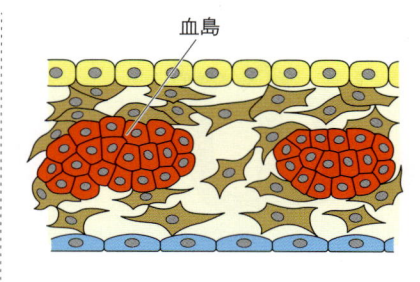

ⓑ 間葉細胞が局所的に凝集して血球芽細胞（ヘマンギオブラスト）に分化し，血島を形成する

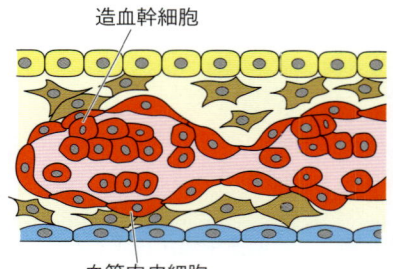

Ⓒ 血島の外方の細胞が血管内皮細胞に分化し，内皮管がつながって，血管が形成されていく

　血島の細胞から造血幹細胞と原始血管系が形成される. 血島の外方に位置する細胞から内皮管が形成される現象を**脈管形成** vasculogenesis, いったん形成された血管から芽が出て枝分かれするように新たな血管が作られていく現象を**血管新生** angiogenesis として区別する.

初期血管発生に関与する分子

　血球芽細胞から内皮管と造血幹細胞への分化が起こる時に, **血管内皮増殖因子** vascular endothelial growth factor（VEGF）とその受容体が重要な働きをする. 血島で VEGF の受容体である VEGFR-2（Flk-1）を発現した細胞は, そのリガンドである VEGF の作用を受けて血管内皮に分化する. 一方, 別の受容体 VEGFR-1（Flt-1）が欠損すると過剰増殖した異常血管が形成されることから, VEGFR-2（Flk-1）は血管形成に促進的に, VEGFR-1（Flt-1）は抑制的に働くと考えられている.

　血管新生の過程では, レセプター型チロシンキナーゼである **Tie**（tyrosin kinase with immunoglobulin-like and EGF-like domains）の働きが重要である. Tie には Tie-1 と Tie-2 があり, これらは血管内皮細胞に発現している. Tie のリガンドは**アンギオポエティン**（Ang1 ～ 4）である. Ang1 は Tie-2 に結合し, 血管新生に促進的に働く. Ang2 は血管の発芽 sprouting を起こす. アンギオポエティンまたは Tie-2 が欠損した動物では, 平滑筋のない異常な血管が形成される. その他にも, TGFβ ファミリーとその受容体も血管新生に関与することが知られている.

　動脈と静脈の分化には, **Notch** シグナルと**エフリン** ephrin およびその受容体が関与する. 初期の血管内皮細胞に Notch と Tgfβ/Alk1 が発現するとそれらの細胞は動脈に分化し, 発現しない細胞は静脈になる. やがて, 動脈の内皮細胞は Notch の下流にあるエフリン Ephrin B2 を, 静脈の内皮細胞はレセプター EphB4 を発現し, 動静脈の形成が進む.

2 心臓の形成

1 原始心筒の形成

　胚子内では, 心臓形成領域と臓側板内の内皮管が互いにつながり, 胚子の頭方腹側で原始心臓血管系が形成される. この血管系は, 初めは隙間の多いパッチワーク状を呈しているが, 間もなく太い H 字状の管となる（図12.3 **ⓐⓑ**）. これが心臓と大血管のもととなる構造物で, **心内膜筒** endocardial heart tube とよぶ. この原始血管系は, 頭方が動脈端, 尾方が静脈端で, 胚子内の血管系につながるほか, 卵黄動静脈, 臍動静脈, 左右の総主静脈とも連絡する.

　第 3 週後半から第 4 週にかけて胚子が屈曲する過程で, 左右の側板内に形成された原始血管が側屈によって腹側正中部に移動し, 互いに癒合して太くなる. これが心臓の原基である**原始心筒** primitive heart tube で, その後, 体の中心部で心筒がさらに太くかつ長くなっていく（図12.3 **ⓒⓓ**）. ほぼこの時期に心筒が拍動を開始する.

　心筒の原基は左右に一対形成されてそれらが正中で癒合して心筒ができると記載した書物が多いが, 実際には心臓形成領域にできる原始血管系（心筒の原基）が側板内の血管とつながり, 左右の側板が接近するのに伴って心筒が太く長くなっていくのである. 胚子の断面像で左右の側板内に内皮管が認められるので, 2 本の内皮管が癒合して 1 本になると解釈されたのであろう.

図12.3　原始心筒の形成

心臓形成領域と側板内にできた内皮管がつながって心内膜筒ができ, さらに左右の心内膜筒が癒合して原始心筒が形成される（第 2.5 ～ 3.5 週）.

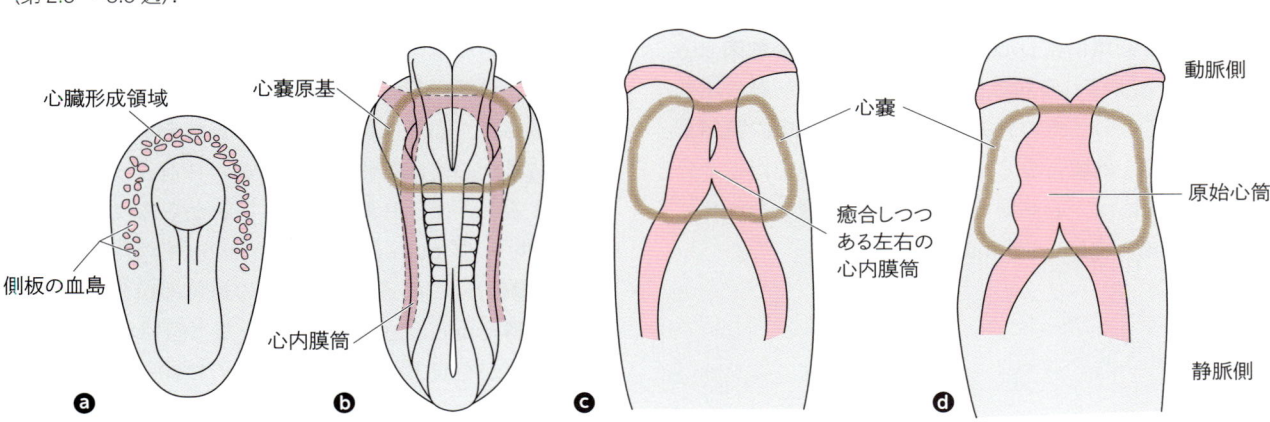

心臓形成領域　心嚢原基　心嚢　動脈側
側板の血島　心内膜筒　癒合しつつある左右の心内膜筒　原始心筒　静脈側
ⓐ　ⓑ　ⓒ　ⓓ

図12.4 胚子の屈曲と心筒および心膜腔の位置変化

胚子が頭尾方向へ屈曲すると，心臓の原基（心筒）が胚子胸部の腹方へ移動し（**ⓐⓑ**），はじめ心臓原基の背方にあった体腔が心臓の腹方から心筒を包んで心膜腔となる（**ⓒ**）．

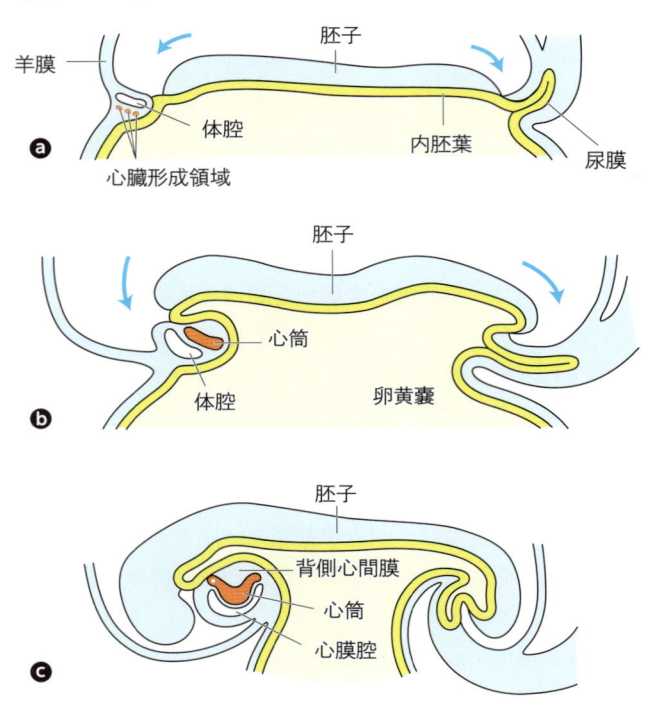

図12.5 24日胚子の心臓を通る横断面

心球と原始心室の心内膜下に心内膜ゼリー（心軟肉）が認められる．心筋層と心外膜の原基を併せて心筋外膜という．

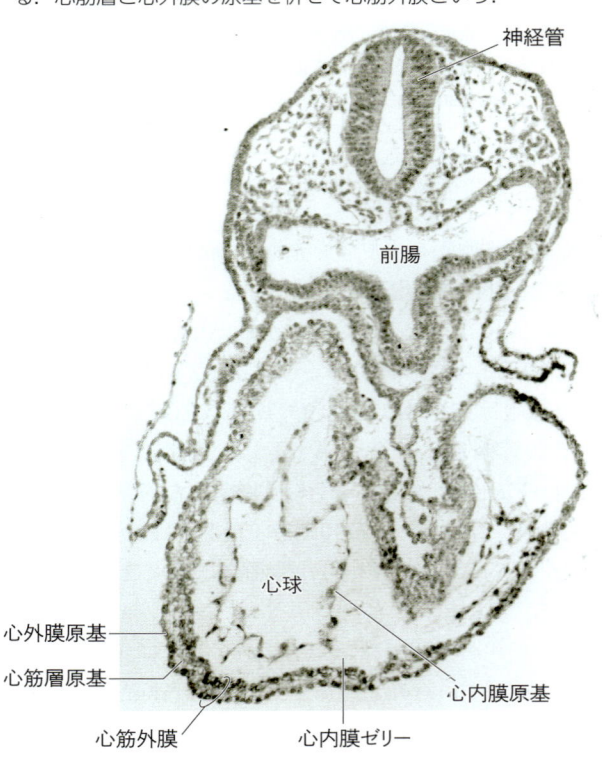

　心筒は，初め胚子頭方端の心臓形成領域に発生するが，胚子の頭方部が強く屈曲するのに伴い，胚子の胸部腹方へ移動する（図12.4）．心臓形成領域ではじめ心筒の背側にあった原始体腔の頭方端の部分（馬蹄形をした原始体腔の屈曲部）も，胚子の頭部が屈曲するのにつれて腹方へ移動し，心筒の腹方に位置するようになる．やがて体腔のこの部分は，胸膜心膜ヒダによって，それより尾方の体腔（左右の胸膜腔と腹膜腔）から分離され，独立した**心膜腔** pericardial cavity となる（図12.4**ⓒ**）．心膜腔は心筒を前方から左右に包み込むようにしてその背方へのび，心筒の背方で，**背側心間膜** dorsal mesocardium を作る．

　心筒と心膜腔上皮の臓側葉の間にある間葉からは，2層の構造が現れる．内方の厚い層はほとんど無細胞性で粘液多糖類に富む**心内膜ゼリー**または**心軟肉** cardiac jelly とよばれる組織で，外方の層は心筋層の原基である（図12.5）．その外方を囲む心膜腔上皮の臓側葉が，将来，心外膜となる．組織学的分化がまだ不十分なこの時期には，心筋層と心外膜になる層を合わせて**心筋外膜** myoepicardial mantle とよぶ．

2　心ループの形成

　22日頃までに単一の心筒が形成されるが，ほぼ同時に心筒の途中にくびれが生じる（図12.3ⓓ，図12.6ⓐ）．このくびれより尾方の部分が**原始心室** primitive ventricle，くびれより頭方の部分が**心球** bulbus cordis とよばれる．前者は将来左心室になり，後者から**動脈円錐** conus arteriosus と右心室の大部分が発生する．この時期の心筒を**球室筒** bulboventricular（heart）tube とよぶ．

　心球の頭方端はやや拡張した**大動脈嚢** aortic sac に続き，大動脈嚢の遠位部は左右に分かれて第1大動脈弓（第1咽頭弓動脈）first aortic arch（first branchial artery）となり，第1咽頭弓へ向かう．心室の尾方は左右の心房原基に続いている．ただし，この時期の心房は単一の腔で左右には分かれていない（図12.6ⓑ ⓒ）．

　このあと，心筒は急速に太さと長さを増してゆく．その結果，心筒は右側へ屈曲しながら前方（腹方）へ突出するように折れ曲がり，C字状から後にS字状の**球室ループ** bulboventricular loop を形作る（図12.6ⓑ ⓒ ⓓ）．この過程で，心球の遠位部が管状に伸びて**動脈幹** truncus arteriosus となる（図12.6ⓔ）．また，心ループが右腹方へ強く屈曲するのに伴って，第4週終わりまでに背側心間膜の中央部分が消失し，それま

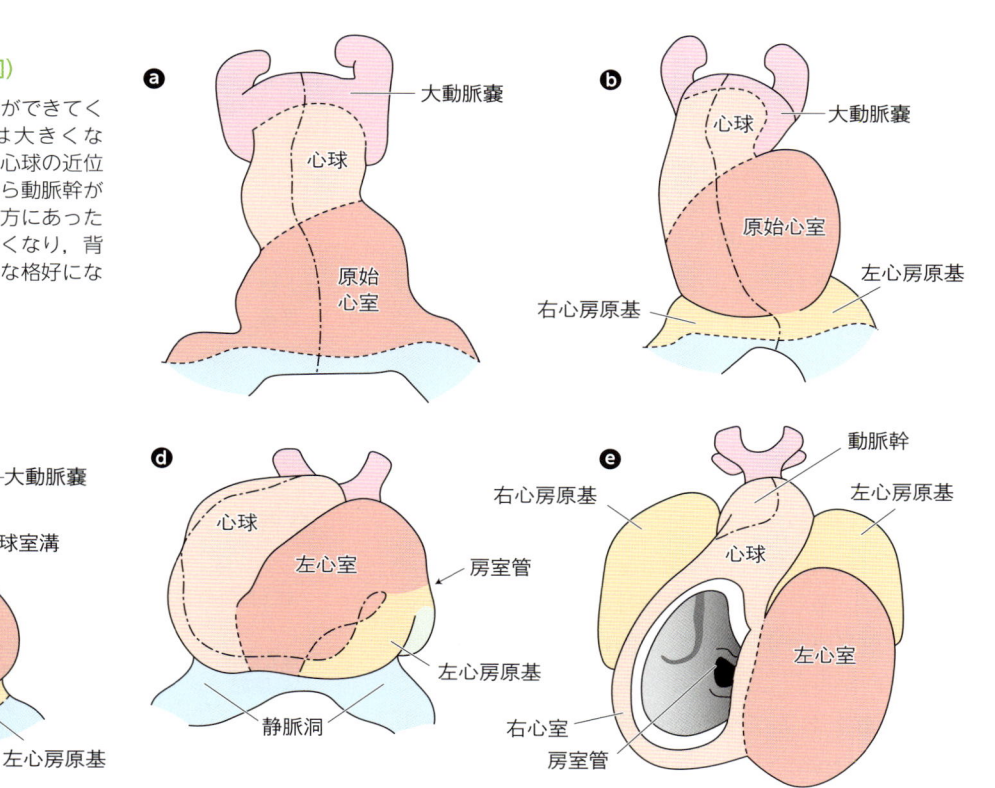

図12.6 心ループの形成
（前方から見た図）

球室筒がねじれて心臓の構造ができてくる（第4～5週）．原始心室は大きくなって左心室となり，右心室は心球の近位部からできる．心球遠位部から動脈幹が作られる．初め原始心室の尾方にあった心房原基は心室の後方で大きくなり，背方から動脈幹を包み込むような格好になる．

図中のラベル：
- a：大動脈嚢，心球，原始心室
- b：心球，大動脈嚢，原始心室，右心房原基，左心房原基
- c：大動脈嚢，心球，球室溝，原始心室，右心房原基，左心房原基
- d：心球，左心室，房室管，左心房原基，静脈洞
- e：動脈幹，右心房原基，左心房原基，心球，左心室，右心室，房室管

で心間膜によって隔てられていた心膜腔の左右背側部分が相互に交通する．これが，**心膜横洞** transverse sinus である．横洞の頭方と尾方にある背側心間膜は残存する．

MEMO 12.3　心ループ形成のメカニズム

　心筒の右方への屈曲は D ループ dextra loop とよばれる．心ループの発生メカニズムに関してはいくつかの仮説がある．
　①心筒の発育が心嚢のそれよりも早いために屈曲が起こるとする発育差説
　②血行力学的な作用によるとする血流説
　③周囲の組織や器官の発育によって屈曲が生じるとする組織相互作用説
　④心原基の左右の部分には初めから細胞密度に差があるとする説
　⑤心原基の左右の部分の細胞密度は同じであるがその発育能力に差があるとする説
　しかし，実験動物胎児の心筒を取り出して in vitro で培養しても C 字ループが形成されることや，心臓の原基では左右で遺伝子の発現パターンが異なることから，心ループの形成も心筒に発現する遺伝子によって制御されていると考えられる．

MEMO 12.4　心ループの形成異常

　心ループの発生異常としては，正常とは逆に左方に屈曲する **L ループ** sinistral loop がある．その場合，心臓は胸腔内で右に偏位して位置し，**右心症** dextrocardia とよばれる．心臓を含む全内臓器官が正常位と鏡像的関係にある場合は，これを **全内臓逆位** situs inversus totalis という．内臓逆位

の責任遺伝子として inv と iv がマウスで同定されている．ヒトでは，内臓逆位，気管支拡張，慢性副鼻腔炎を三主徴とする常染色体劣性遺伝性先天異常である**カルタゲナー症候群** Kartegener syndrome があり，これは発生初期における線毛の機能障害によって起こることがわかっている．

　また，初期の心臓発生過程で，心臓周囲組織の欠損やそれとの癒着などが原因となり，異常な部位に心臓が形成されたものを**心臓逸所症** ectopia cordis とよぶ．頚部，胸骨部，腹部などに見られることがある．

3　心室と心房の形成

　心筒が屈曲するのに伴って，心球と原始心室の移行部がくびれて**球室溝** bulboventricular groove ができる（図12.6c）．原始心室の大部分は左心室となり，第4週終わりから心球の近位部が次第に右前方へ向かって拡張し，これが右心室の原基となる（図12.6d e，図12.7）．すなわち，左心室は原始心室からでき，右心室の大部分は心球の近位約1/3の部位から発生する．これに伴って，球室溝が**室間溝**となる．

　第4週中頃まで，心房の原基である原始心房は単一の腔として原始心室の背側やや下方に位置しているが，球室筒が大きくなるのに伴って心房が心室の背側頭方へ発育拡張していき，その結果，心室の背側上方で心房が動脈幹を背方から包み込むような格好になる（図12.6e）．このようにして心室と心房がそれぞれ拡張する結果，両者の連結部が相対的に狭まって，**房室管** atrioventricular canal が形成される（図12.6e，図12.7）．

この時期，室間孔に近い部分の左右心室壁に，いくつかの微小な憩室が現れてくる．これは，心内膜が心内膜ゼリー内へ憩室状に陥入して心腔の容積を増していくものであり，後には心筋層へもそれらの憩室が拡がって**類洞** sinusoid となる（図12.8，図12.9）．

上記のようにして心房と心室が左右へ発達していく結果，第4週終わり頃までに，外形的にも4腔心の形態が明瞭になってくる．

4 心臓内腔の分割

ⓐ 動脈幹および心球の分割と動脈弁（半月弁）の形成

初期の動脈幹と心球では，内皮細胞（心内膜）と心筋細胞の間の層は心内膜ゼリーによって満たされているが，第5週初めに動脈幹の右上方と左下方の部分の心内膜ゼリー内で局所的に間葉細胞が増殖し，内腔に向かって土手状の膨らみ（隆起）を作る．これらを**右上**および**左下動脈幹腫脹** dextrosuperior and sinistroinferior truncal cushion とよぶ（図12.7ⓑ，図12.10ⓐ）．これらの腫脹は次第に大きくなり，第5週終わりまでにはそれぞれの腫脹の先端が互いに癒合して，動脈幹を縦方向の2つの管腔に分割する（図12.10ⓑⓒ）．こうしてできた2つの管腔が，将来，**大動脈**と**肺動脈幹**になる．

この時までに，大動脈嚢の遠位では**大動脈弓** aortic arch（**咽頭弓動脈** pharyngeal arch artery）が順次形成され，一部は消退していく．動脈幹腫脹の遠位端は，第4大動脈弓と第6大動脈弓を分けるように発達していく（大動脈弓の発生と分化については ☞ 138頁）．

> **MEMO 12.5**　胚子期の大動脈弓（咽頭弓動脈）
>
> ここでいう「大動脈弓」は，成人の大動脈弓と同一のものではなく，各咽頭弓へ入る動脈（咽頭弓動脈）の別名である．咽頭弓動脈は6対の咽頭弓に対応してできるが，第5咽頭弓動脈は痕跡的でほとんど形成されない．

動脈管腫脹の発現よりわずかに遅れて，心球の中央部（**心円錐**）の左腹側と右背側の壁が内腔に向かって隆起する．これらは**左腹方**および**右背方円錐（球）隆起** sinistroventral and dextrodorsal conal (bulbar) ridges とよばれる（図12.10ⓐ）．これらの隆起の先端が互いに癒合して心円錐を縦方向に二分し（**円錐中隔** conus septum），前外側部が右心室の，後内側部が左心室の流出路となる（図12.10ⓑ）．また，これらの隆起は遠位端（頭方）で左下および右上動脈幹腫脹に連続するが，動脈幹腫脹と円錐（球）

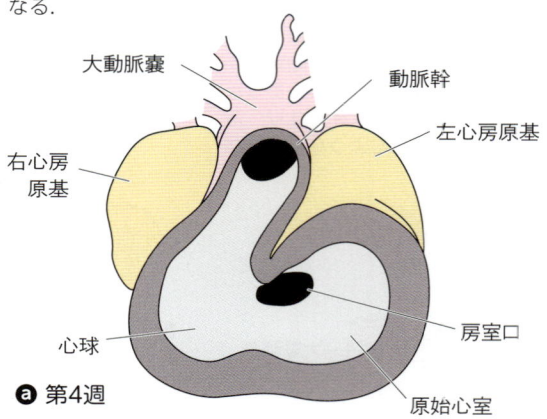

図12.7　**心球と原始心室の分化**

原始心室は左心室になり，心球の近位部から右心室ができる．球耳（室）棚，筋性心室中隔原基に挟まれた部分が一次室間孔となる．

ⓐ 第4週

ⓑ 第5週

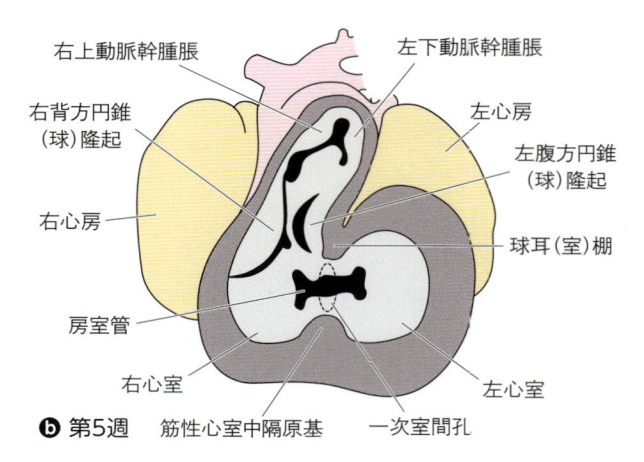

図12.8　**30日胚子の心臓**

心室壁に憩室ができている．房室口は，心内膜床によって狭くなっている．

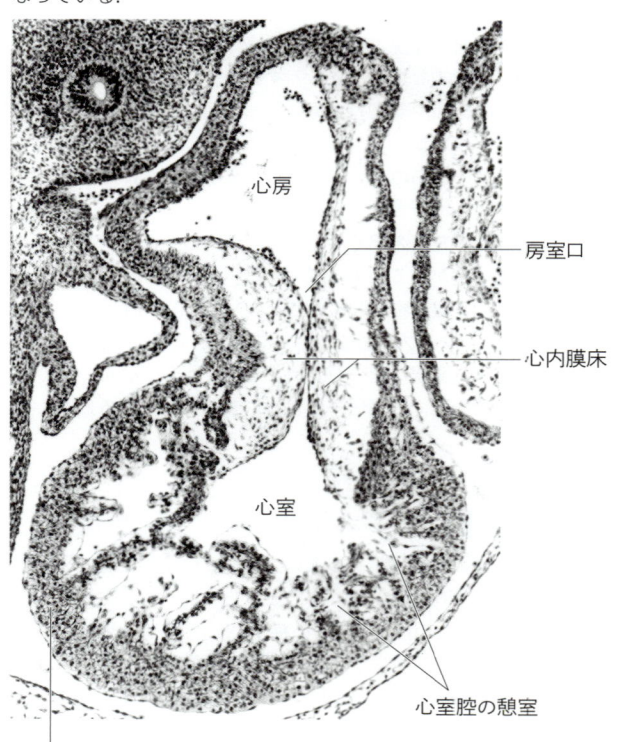

図12.9　心室壁の発達を示す模式図

心臓の発育につれて心室壁が厚くなり，心内膜が憩室状に心筋層へ進入して類洞を作る.

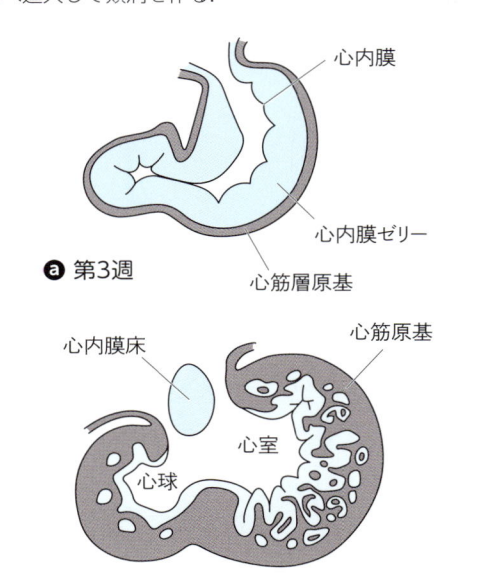

ⓐ 第3週

心内膜
心内膜ゼリー
心筋層原基

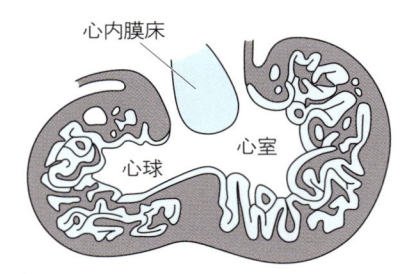

ⓑ 第4週

心内膜床
心筋原基
心室
心球

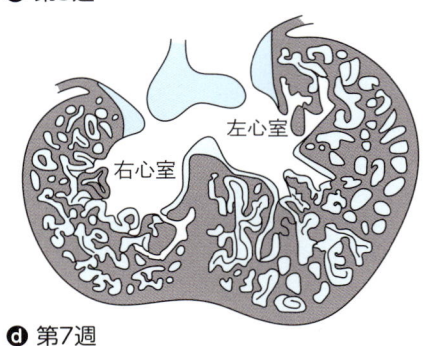

ⓒ 第5週

心内膜床
心室
心球

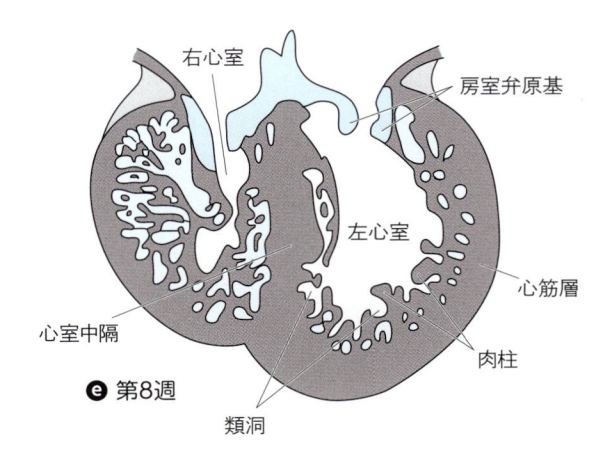

ⓓ 第7週

右心室
左心室

ⓔ 第8週

右心室
房室弁原基
左心室
心筋層
心室中隔
肉柱
類洞

図12.10　動脈幹，心球，心室の分割を示す模式図

大動脈嚢の内腔壁にできた2つの動脈幹腫脹と心球遠位部の2つの円錐（球）隆起が癒合してできた円錐中隔によって動脈幹が大動脈と肺動脈幹に分割される．円錐中隔下縁と筋性心室中隔の間の通路が二次室間孔となる.

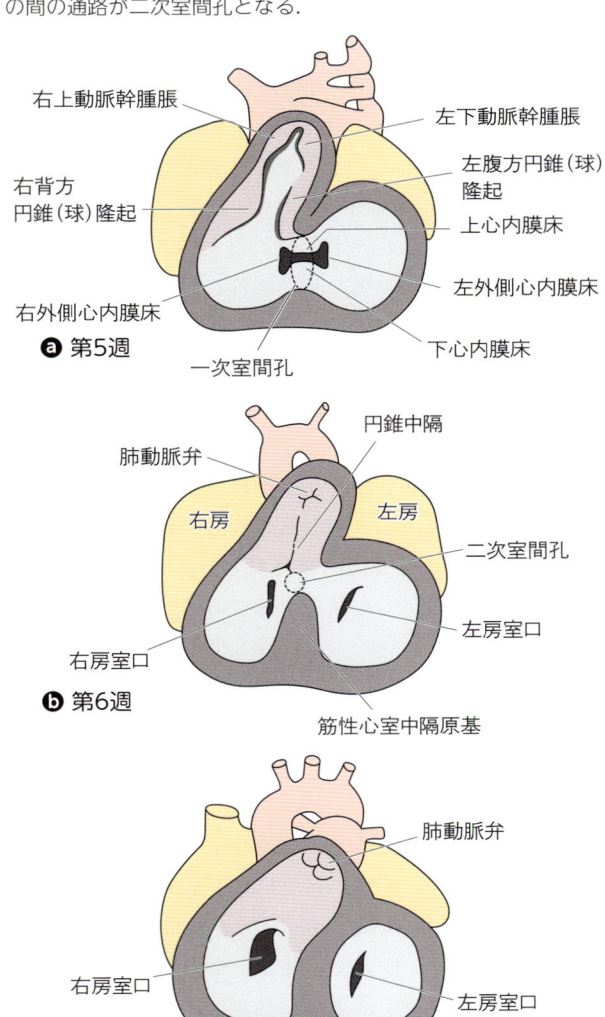

ⓐ 第5週

右上動脈幹腫脹
右背方円錐（球）隆起
右外側心内膜床
左下動脈幹腫脹
左腹方円錐（球）隆起
上心内膜床
左外側心内膜床
下心内膜床
一次室間孔

ⓑ 第6週

肺動脈弁
右房
左房
円錐中隔
二次室間孔
左房室口
右房室口
筋性心室中隔原基

ⓒ 第7週

肺動脈弁
右房室口
左房室口

隆起の位置が互いにずれているため，両者がつながってできる2つの血流路はらせん状になり，成体で見られる**大動脈**と**肺動脈幹**のらせん状の位置関係が成立する．こうして動脈幹と心円錐が分割される結果，左心室と大動脈，右心室と肺動脈幹の連絡が確立する.

　遠位では，心円錐の前外側部は肺動脈幹を通って第6動脈弓（将来の肺動脈）に，後内側部は大動脈を通って第4大動脈弓（将来成人の大動脈弓となる）に続く（**図12.17ⓑ**）．動脈管腫脹と円錐（球）隆起の形成・発達には，心臓神経堤細胞（☞144頁）の流入と分化が重要である.

MEMO 12.6 動脈幹腫脹と円錐（球）隆起

動脈幹腫脹と円錐（球）隆起は別個に発生するが，両者はつながって移行部が不明瞭になってくるので，両者を総称して **円錐動脈幹隆起** conotruncal ridge とよぶことがある．

動脈幹と心球が分割されないと大動脈と肺動脈が分離されない **総動脈幹［遺残］症** persistent truncus arteriosus となり，また大動脈・肺動脈と心腔との接続に異常が起こると各種の大血管起始異常の原因となる（☞ 144 頁，MEMO 12.12）．

動脈幹は，上述のように，右上および左下動脈幹腫脹によって大動脈と肺動脈幹に分割されるが，遠位部では 2 つの腫脹の間で大動脈と肺動脈の内壁からそれぞれ 1 個ずつの隆起（**間入弁腫脹** intercalated valve swelling）が内腔に向かって膨らみ出す（図12.11）．これらが大動脈の後半月弁および肺動脈の前半月弁の原基となり，大動脈と肺動脈の流出口には動脈幹腫脹によって形成されるそれぞれ 2 個の半月弁と合わせて 3 個の **半月弁** semilunar valve が形成される．やがて心球が退縮すると，これらの弁の位置が心室側に向かって下降していき，大動脈弁は左心室の，肺動脈弁は右心室の出口となる（図12.11 ⓒ）．半月弁の形成にも，神経堤細胞が関与する．

ⓑ 心室の分割

心筒の屈曲に伴って，原始心室（後の左心室）上壁の一部が内腔に突出したヒダを形成する．これを **球耳（室）棚** bulboauricular ledge とよぶ（図12.7ⓑ）．この球耳（室）棚とその前方，下方，および背方の心臓内壁によって囲まれた孔が **一次室間孔** primary interventricular foramen になる．

原始心室から発達した左心室と心球近位部からできた右心室が遠心性に拡大発育していくのと同時に，心室腔が心筋層の中へ多数の微小なポケットを作るようにして拡がっていき，心室内に **類洞** と **肉柱** trabeculae が形成される（図12.8，図12.9）．このようにして両心室の内腔が大きくなってくると，一次室間孔の下方部分で筋性心室中隔の原基が顕著になってくる（図12.9ⓓ，図12.10ⓑ）．心室がさらに発育すると肉柱組織の大部分は消失するが，残存した肉柱の一部が互いに癒合して **乳頭筋** pupillary muscle を形成し，房室弁に付着する．その一部が細くなって **腱索** chorda tendinea となる．

一方，円錐中隔の近位端が一次室間孔の右側に垂れ下がってくると，左右心室の間に，頭方を円錐中隔の下縁，前下方を筋性心室中隔上縁，背方を上下心内膜床右縁で囲まれた新たな通路ができる（図

図12.11 動脈幹の分割と半月弁の形成

動脈幹内壁にできた 2 つの動脈幹腫脹が動脈幹を大動脈と肺動脈幹に分離するとともに，間入弁腫脹とともに半月弁を形成する．

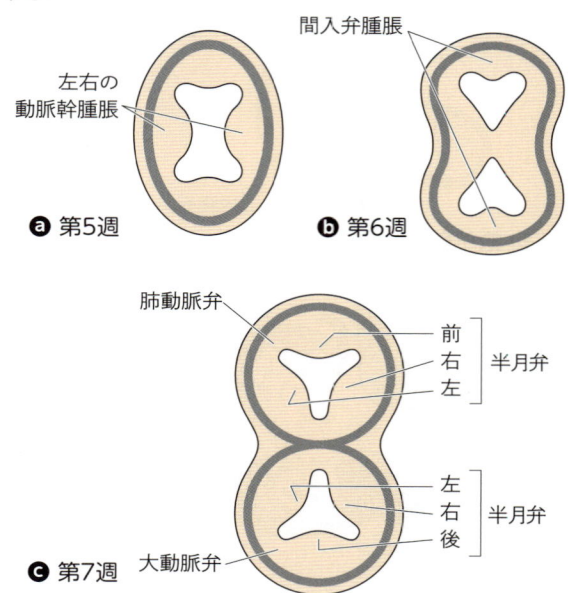

ⓐ 第5週　ⓑ 第6週　ⓒ 第7週

12.10ⓑ）．これが **二次室間孔** secondary interventricular foramen である．すなわち，一次室間孔がそのまま最終的な室間孔となるのではなく，円錐中隔の発生に伴って一次室間孔の右側に二次室間孔が新しく形成され，これが後の室間孔となるのである．一次室間孔の大部分は，左心室から大動脈への流出路（**大動脈前庭** aortic vestibule）となる．

MEMO 12.7 心内膜床

心臓や大血管の原基の内腔では，間葉細胞が局所的に増殖して限局性の高まりができる（図12.8，図12.12）．これを **心内膜床** endocardial cushion といい，心腔や大血管の分割に重要な役割を果たす．動脈幹腫脹，円錐隆起や心腔内の隆起が心内膜床によってできる．

二次室間孔を形成する組織の遊離縁が互いに接近し，特に心内膜床の間葉細胞が増殖することによって室間孔が狭くなってくる．さらに上方から心室中隔膜性部の室間部が形成され，室間孔が閉鎖されていく（図12.13）．最後には，右房室口の前縁と左室流出部（大動脈円錐）を交通する孔（**球耳管** bulboauricular channel）が残るが，これも周囲の間葉の増殖によって閉鎖し，膜性部の房室部となる．

MEMO 12.8 心室中隔欠損

心室中隔欠損 ventricular septal defect（VSD）は，先天性心臓奇形のうちで最も頻度の高いものの 1 つであり（1,000 出生あたり 2 ～ 3 例），欠損の部位によって膜性部欠

図12.12 第5週胚子の心臓に見られる心内膜床

胚子期の心臓では，心内膜下に心内膜ゼリーとよばれる膠様組織があり，その中に間葉細胞が入って心内膜床という膨らみを作る．心内膜床は，心腔や心臓流出路の分割に重要な役割を果たす．

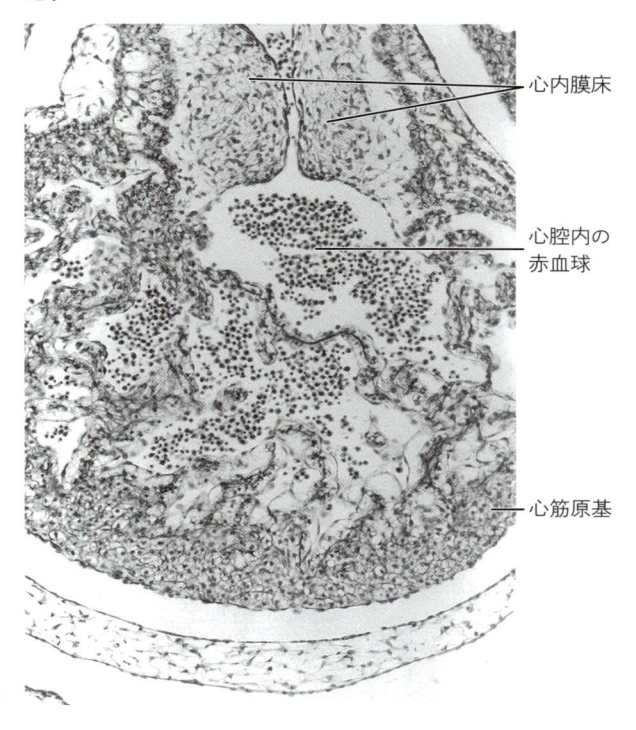

心内膜床

心腔内の赤血球

心筋原基

損 membranous VSD（70〜80％），筋性部欠損 muscular VSD（5〜20％），肺動脈弁下欠損 subarterial VSD（5〜10％），流入部欠損 inflow VSD（5〜8％）などに分けられる．左室から右室へ向かう短絡血流のため，右室圧負荷，右室肥大，肺高血圧が生じる．まれに，心室中隔の発育が極めて悪く1つの心室しかもたないように見える場合は，単心室 univentricular heart とよばれ，大血管異常などと合併して見られる．

⊙ 房室口の分割と房室弁の形成

　心房と原始心室を連絡する**房室管** atrioventricular canal の内腔は，初め内皮下の心内膜ゼリー様物質によって膨隆しているが，やがて腹側（上縁）と背側（下縁）に**上**（または**前**，**腹**）および**下**（または**後**，**背**）［房室］**心内膜床** superior and inferior

atrioventricular endocardial cushions ができる．

　初め，房室口は心房と原始心室（後の左心室）の間にのみ開いているが，次第に右方へ移動し，形も横に引き伸ばされた楕円形を呈するようになる（**図12.7**）．一次室間孔の上縁は球耳（室）棚によって形成されているため，房室口からの血流は直接右室へは流入しないが，やがて球耳（室）棚が消失することによって，円錐（球）ヒダの後内方部へ血液が流入するようになる．

　房室口が右方へ拡がるのと同時に左右の外側心内膜床が発達して，ここに房室弁の原基ができる（**図12.10ⓐ**）．次いで，上下の心内膜床が発育して中央部で互いに癒合し，房室口を左右に二分する（**図12.10ⓑ**）．癒合した心内膜床は，後方すなわち心房腔側に向かって膨らみ，その部分が後に心房一次中隔（**図12.13**）の自由縁と癒合する．

　左房室口では，上，下心内膜床が癒合して僧帽弁の前尖が，左外側心内膜床からその後尖が生じる．同時に，前後に2つの乳頭筋が形成される．成人心で見られる**交連尖** commissural cusp は，心内膜床の癒合が不十分なためにその一部が遺残したものである．

　三尖弁の形成はこれよりもやや遅れて始まり，中隔尖は下心内膜床から，前尖と後尖は右外側心内膜床から形成される．僧帽弁は第7週に形成されるが，三尖弁前尖の形成は遅く，第10〜12週でもまだ完成していない．

> **MEMO 12.9** 房室口の発生異常
>
> 　心内膜床の発育が不十分なために房室口が左右に分割されず単一の房室口として残った場合は，その程度によって**房室口遺残** persistent atrioventricular canal，**共通房室弁口** common atrioventricular orifice，**心内膜床欠損** endocardial cushion defect，**房室中隔欠損** atrioventricular septal defect などの異常となる．三尖弁と僧帽弁の狭窄 stenosis や閉鎖 atresia は，心内膜床の不均衡な分割，心筋細胞索の肉柱化の異常などによって起こると考えられている．

図12.13 心房中隔と心室中隔の形成

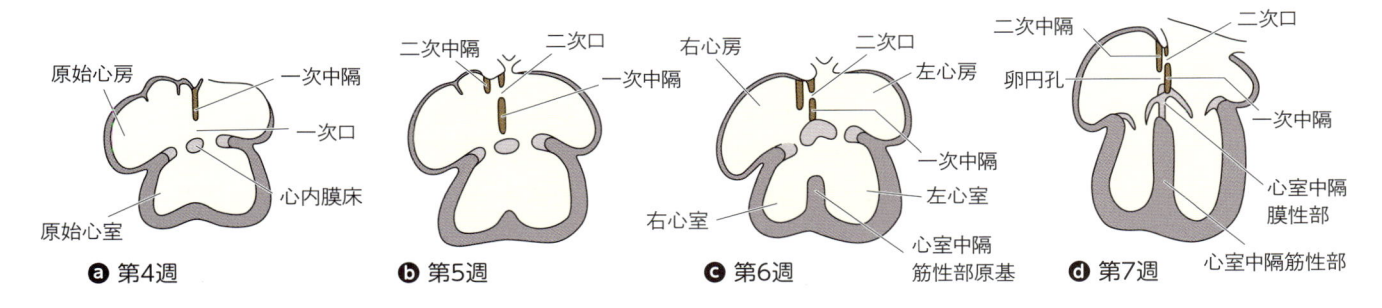

ⓐ 第4週　　　　ⓑ 第5週　　　　ⓒ 第6週　　　　ⓓ 第7週

図12.14 心房の一次中隔と二次中隔の形成と変化

中隔を右（将来の右心房側）から見た図.
一次中隔が後上方からできてくる（**ⓐ**）．その開口部（一次口）が閉じる前に，一次中隔に二次口が開く（**ⓑ**）．次いで，一次中隔の右側で腹側上方から二次中隔ができてくる（**ⓒ**）．二次中隔は完全には閉じず，開口部が卵円孔として残る（**ⓓⓔ**）.

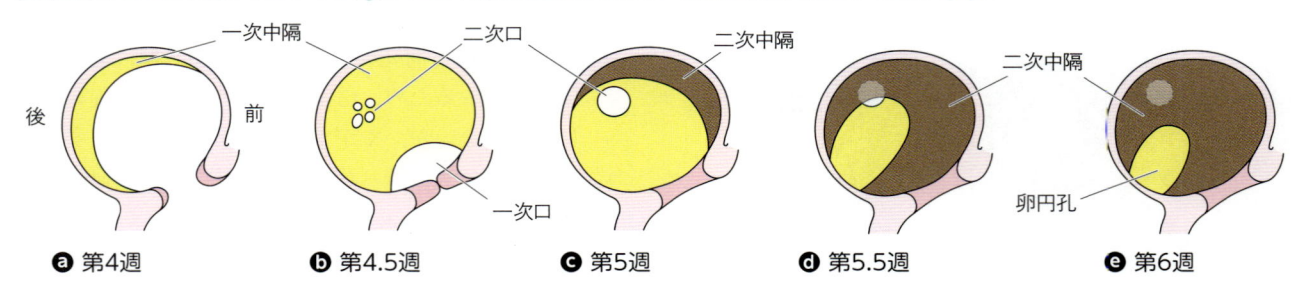

ⓐ 第4週　　ⓑ 第4.5週　　ⓒ 第5週　　ⓓ 第5.5週　　ⓔ 第6週

ⓓ 心房の分割

第4週頃から原始心室の背側上方で原始心房が左右へ膨らんでくる．これに伴い，正中部に近い部位で，原始心房の頭方背側から心房壁が鎌状のヒダとなって心房腔内へ鋭く張り出す．これが心房の**一次中隔** septum primum である（図12.13**ⓐ**，図12.14**ⓐ**）．一次中隔は前下方へ向かって発達し，その自由縁の両裾が房室口の心内膜床と連なると心房が左右に分けられるが，下方に孔が残る．これが，心房中隔の**一次口** ostium primum で，ここを通って血液が右心房から左心房へ流れる（図12.14**ⓑ**）．一次中隔はさらに房室管の方向へ伸び，第5週に一次口が閉じて，左右の心房が区分される．しかし，その直前に一次中隔の上部（頭背側隅）に小さい小孔が複数個生じ，間もなくそれらが癒合して1つの大きな孔（**二次口** ostium secundum）ができる．すなわち，一次口が閉じても左右の心房は二次口によって交通している（図12.13**ⓑ**，図12.14**ⓑⓒ**）.

一方，第5週末頃に一次中隔の右側で，腹側頭方の心房内腔壁から三日月形のヒダが洞房口の方に向かって張り出してくる．これが**二次中隔** septum secundum で，これが発達してくると一次中隔の二次口を右側から覆うようになる（図12.13**ⓑⓒ**，図12.14**ⓒ ⓓ**）．しかし，二次中隔は完全には閉鎖せず，下方に卵円形の開口部（**卵円孔** foramen ovale）が残る（図12.13**ⓓ**，図12.14**ⓔ**）．この結果，左右の心房は二次中隔の卵円孔と一次中隔の二次口によって交通するが，両者の位置がずれているため，一次中隔の残存部が卵円孔の弁の役目をする（図12.13**ⓓ**，図12.14**ⓔ**）．胎生期には大静脈から右心房に入る血液の大部分が卵円孔を通って左心房へ流入するが，出生後，肺循環が始まって左心房の内圧が上昇すると，一次中隔が二次中隔に押し付けられて両者が密着し，卵円孔が閉鎖する．これによって心房中隔が完全な隔壁となる.

MEMO 12.10 心房中隔の発生異常

心房中隔の形成に異常が生じると，**心房中隔欠損** atrial septal defect (ASD) となる．ASD は，1,000～2,000 出生に1例の頻度で見られる．ASD には，

①一次中隔の二次口のできる部位が異常であったりそれが大きすぎたりするため，卵円孔を覆うことができない
②二次中隔の発生異常のため卵円孔が異常に大きくなり，一次中隔が卵円孔を覆うことができない
③心内膜床の形成異常のため，一次口が開存する

などの型がある．左房から右房へ向かう短絡血流のため肺高血圧をもたらすことがあるが，開存部が大きくない場合は，無症状に近く学童期まで気づかれないことがある.

ⓔ 静脈洞の変化

体循環の血液が還流してくる静脈洞は，第4週頃まではほぼ左右対称で原始心房の中央部へ開口している．この時，静脈洞の**左角** left horn と**右角** right horn は，それぞれ内側から順に**卵黄静脈** vitelline vein（**臍腸間膜静脈** omphalomesenteric vein），**臍（尿膜管）静脈** umbilical（allantoic）vein，**総主静脈** common cardinal vein を受けている（図12.15**ⓐ**）．初め静脈洞と（原始）心房は明瞭には区分されていないが，心房と静脈洞が発達するのに伴い洞房口 sinoatrial orifice がはっきりしてくる.

やがて，左右の静脈系に吻合ができて前主静脈間交通が形成されると，左から右へ向かう血液のシャントが生じ，静脈洞と心房との交通は右角を通してのみ行われるようになる（☞ 143 頁）．このため，次第に右角が左角よりも大きくなり，洞房口も右方にかたよって位置するようになる（図12.15**ⓑⓒ**）．右角は上下方向に発達して大きくなり，右心房に取り込まれて，その壁の一部となる（図12.15**ⓓ**）．やがて，左側の臍静脈と卵黄静脈が閉鎖し，左側では総主静脈のみが残る．これは次第に細くなり，**マーシャル斜静脈** oblique vein of Marshall とよばれるが，ついには閉鎖して靱帯（**マーシャルの靱帯** ligament of Marshall）となる．左角と右角の間にあった静脈

図12.15　静脈洞と肺静脈の変化を示す模式図（後方から見た図）

静脈洞は，初め左右対称であるが，次第に右角が優位になり，左角は消退する．右角は右心房壁の一部を作る．肺静脈の近位部が心房壁へ取り込まれて左心房壁の一部となる．

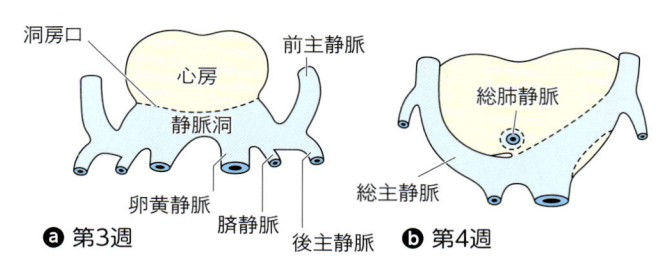
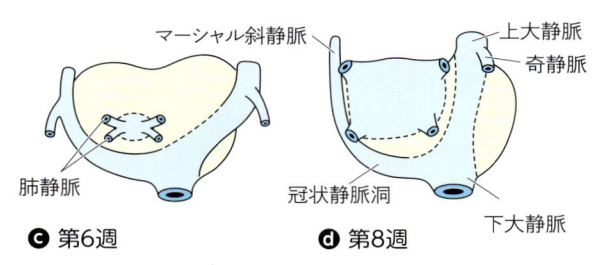

洞横行部 transverse portion と左角近位部は，**冠状静脈洞** coronary sinus となる．

ⓕ 肺静脈の発生

　第4週終わりまでに，心房一次中隔の左側で心房後壁の一部が後方へ突出し，その先が左右各2本に分かれて，肺原基の周囲にできた静脈叢と連絡する．これが**肺静脈** pulmonary vein の原基で，この時，心房と連絡しているのは1本の**総肺静脈** common pulmonary vein である（図12.15ⓑ）．やがて，総肺静脈と4本の肺静脈の近位部が拡張して，その部分が左房壁の一部として取り込まれるので，左房に直接4本の肺静脈が流れ込むようになる（図12.15ⓒⓓ）．原始心房に由来する部分は左心耳を形成し，その内腔壁は肉柱状を呈するが，肺静脈原基の近位部が吸収されてできた部分の心房内腔壁は成人の心臓でも平滑である．

ⓖ 冠状血管の発生

　心室が拡大し心室壁が形成される過程で**類洞**が深くなり，その盲端が心外膜下に伸びて互いに吻合する（図12.9，図12.16）．一方，静脈洞左角から血管内皮が萌出し，その先が心外膜下の原始毛細血管網とつながる．こうして静脈性の血管網が発達して心室のほぼ全面を覆い，心腔→類洞→毛細血管→静脈→静脈洞という循環路が成立する．

　冠状動脈は，第6週後半に，大動脈洞（バルサルバ洞）から，まず左に，続いて右に，動脈壁から芽が出るようにして現れる．いったん冠状動脈の原基が現れると，その後の発達は速く，また，それらは速やかに周辺の毛細血管網と吻合する．その後，管腔系の選択的な発達が起こり，次第に冠状血管系のパターンが形成されていく．第8週終わりまでに，心臓のほぼ全表面に冠状動脈系が形成される．

　心室壁が厚くなっていくのにつれて，心室壁の類洞は次第に細くなり，やがて閉鎖して冠状血管系と

図12.16　第8週胚子の心室壁

類洞が深くなり，互いに交通している．

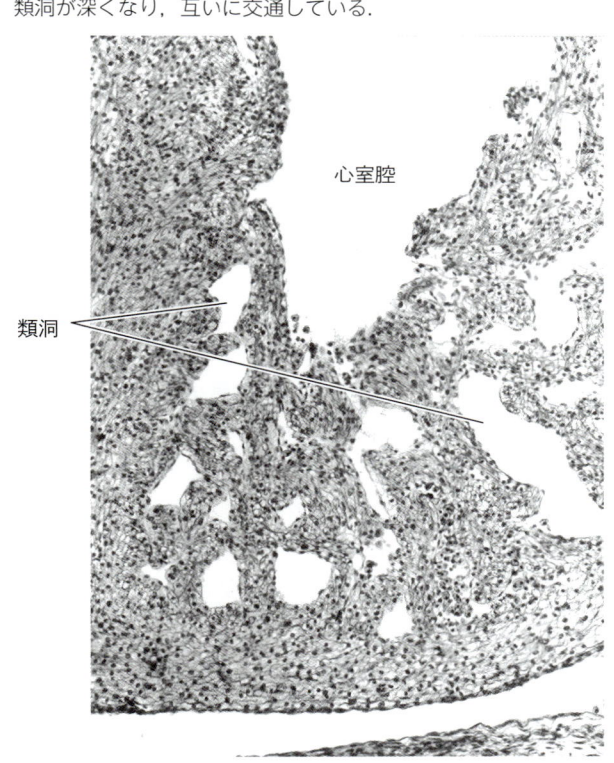

の連絡を失う．これにより，冠状動脈系から冠状静脈系への連絡が確立する．ただし，一部の血管は，その後も心腔との連絡を保つ（Vv. minimae）．

MEMO 12.11　冠状血管系の系統発生

　冠状血管系は進化の過程で比較的遅く現れたものである．比較解剖学的にみると，魚類と両生類では心筋層に毛細血管がほとんどなく，心室壁は海綿状を呈していて，そのすきまを通る血液によって養われる．爬虫類では，心室壁に内層と外層が区別でき，後者には毛細血管が分布するが，同時に内層の類洞とも盛んに交通している．これに対し，哺乳類と鳥類の心筋層は緻密で，冠状血管系は類洞とは交通をもたない．

ⓗ 刺激伝導系の発生

　原始心筒が形成されると間もなく，心筒に律動的な拍動が始まる．初めは原始心房がペースメーカー

として働くが，やがて静脈洞がその機能を引き継ぎ，その後次第に刺激伝導系が形成されていく．刺激伝導系を構成する特殊心筋の分化は胚子期前半から始まり，第5週中頃，静脈洞右角周壁の一部に肥厚した**洞房結節**の原基が現れる．

第5週胚子に房室結節と**房室束（ヒス束）**が，第15週胎児に**プルキンエ線維**が認められるとの報告がある．

5 心臓の発生と神経堤細胞

実験的にニワトリ胚の頭部神経堤の尾方部分を切除すると，心臓・大血管に様々な異常が誘発される．このことから，心臓・大血管の形成に神経堤細胞が必要であることがわかり，この部位の神経堤が**心臓神経堤** cardiac neural cret と名付けられた．

心臓神経堤の細胞は，咽頭弓の外胚葉と内胚葉が分泌する Fgf8 に誘引されて左右の咽頭弓に入り，大動脈弓（咽頭弓動脈）の内皮および大動脈と肺動脈幹の隔壁の形成に関与する（**図12.17**）．さらに，第3，4，6咽頭弓の組織に入って，甲状腺，上皮小体，胸腺の構成細胞へも分化する．なお，**頚動脈小体** carotid body も心臓神経堤の細胞からできる．

心臓神経堤の細胞やその遊走に異常が起こると，心臓流出路や心腔の隔壁の形成が障害され，**チャージ症候群** CHARGE syndrome，**ディジョージ症候群** Di-George syndrome，**ファロー四徴症** tetralogy of Fallot などの先天性心臓奇形が誘発される（**MEMO12.12**）．これらの疾患では，心臓大血管の異常に加えて，しばしば顎顔面や頚部の発生異常を合併するが，こうした複合奇形は神経堤細胞の異常によって起こると考えられる．

図12.17 心臓神経堤細胞の発生と遊走

後脳領域の神経堤細胞が第3，4，6咽頭弓動脈に沿って遊走し，円錐動脈管隆起などの形成（心臓流出路の形成）に関与する．

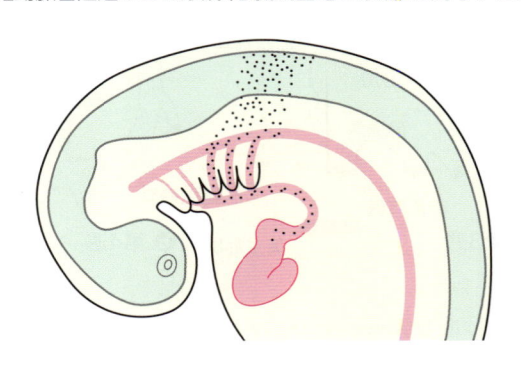

MEMO 12.12 心臓流出路の主な発生異常

総動脈幹［遺残］症

動脈幹内で動脈幹円錐（球）隆起が形成されないために大動脈と肺動脈幹が区分されない異常を**総動脈幹［遺残］症** persistent truncus arteriosus という（**図12.18ⓑ**）．心室中隔欠損（VSD）を合併し，肺動脈へ多量の血液が流入するために肺高血圧が起こる．1万人に1例ほどのまれな異常である．

大血管転位

大血管転位 transposition of great vessels は，右房と右室，左房と左室は正常に連続するが，右室から大動脈が，左室から肺動脈が起始する異常である（**図12.18ⓒ**）．体血流は酸素飽和度が低く，卵円孔開存や動脈管開存がないと生存が難しい．2,000出生に1例の頻度で見られる．動脈管を開存させるプロスタグランディンの投与と手術により治療する．

チャージ症候群

8番染色体 8q12.1 にある CHD7 遺伝子の変異により発症する異常で，網膜の部分欠損（コロボーマ）（C），心臓奇形（H），後鼻孔閉鎖（A），成長障害・発達の遅れ（R），外陰部低形成（G），耳奇形・難聴（E）を合併する．これらの異常は，神経堤細胞の機能異常によって起こると考えられる．心臓奇形は，動脈管開存，VSD，ASD，大動脈弁狭窄など多様である．1万～2万出生に1例の頻度で見られる．

図12.18 心臓流出路の発生異常

説明は MEMO12.12 を参照．RA：右心房，RV：右心室，LA：左心房，LV：左心室，AA：大動脈弓，PT：肺動脈幹，SVC：上大静脈，IVC：下大静脈

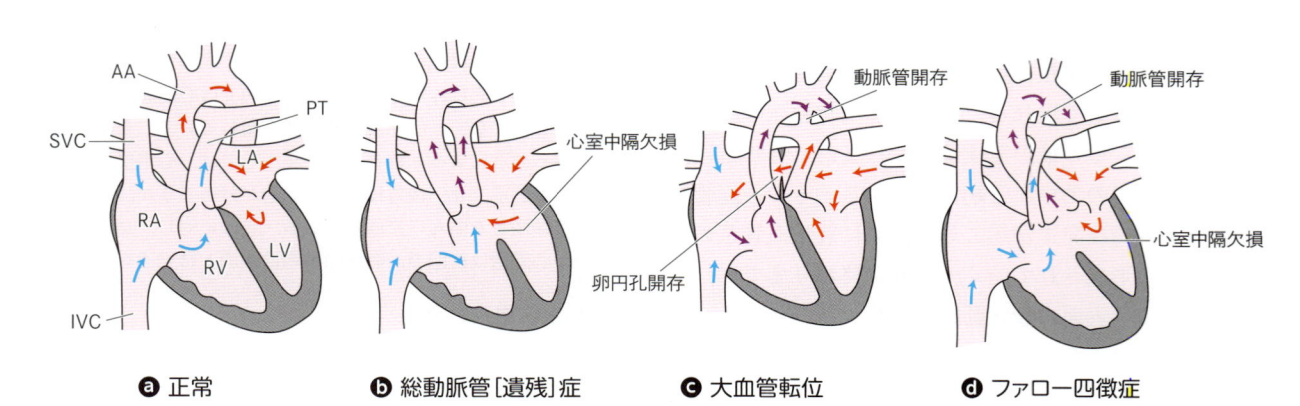

ⓐ 正常　　ⓑ 総動脈管［遺残］症　　ⓒ 大血管転位　　ⓓ ファロー四徴症

ディジョージ症候群

22q11.1 欠失症候群 22q11.1 deletion syndrome または口蓋帆心臓顔面症候群 velocardiofacial syndrome とも呼ばれ，22 番染色体 22q11.1 の微細欠失によって起こる．心臓奇形（総動脈幹症，ファロー四徴症，ASD または VSD など），精神発達遅滞，特徴的顔貌，口蓋裂・軟口蓋閉鎖不全，胸腺低形成・T 細胞異常による免疫不全，低カルシウム血症（上皮小体機能低下）などを主徴とする．

ファロー四徴症 tetralogy of Fallot

肺動脈に近い心室中隔漏斗部が前方（右室側）に偏位することにより VSD，**肺動脈狭窄** pulmonary stenosis (PS)，**大動脈騎乗** overriding aorta（大動脈起始部が心室中隔の上にまたがり，左右の心室からの血液が大動脈へ流入する），**右心室肥大**の 4 つが合併して起こる（図12.18**d**）．病理発生機序は不明であるが，二次心臓形成領域や心臓神経堤の細胞の機能異常によって起こると考えられる．

6 心臓形成に関与する分子

心臓形成領域で心臓原基が形成される際には，その直下の内胚葉が **BMP**，**FGF**，**Activin**，**Shh** などのシグナル分子を分泌し，これらが中胚葉細胞からの心臓形成を誘導する．BMP2 や FGF8 は中胚葉から心臓原基への細胞分化を誘導し，心臓前駆細胞には転写因子 **Nkx2.5** と **GATA** ファミリーが発現して，Nkx2.5 の下流遺伝子 **Mef2**，**Hand1** などが心臓の組織分化や心ループ形成に働く．

心筒のリモデリングの過程にも様々な分子が関与する．Hand1 は左心室に，**Hand2** は右心室に発現し，これらの分子の発現が阻害されたマウスでは心室の形成が悪くなる．また，**Tbx2**，Nkx2.5 が房室管の部域化に，**TGFβ**，BMP が内皮細胞から間葉細胞への転換に，**FGF** が心筋細胞の増殖に関与している．

また，前述のように心臓神経堤細胞の遊走には FGF8 が必要で，遊走してきた神経堤細胞は心臓形成領域で Goosecoid，Dlx2，Dlx3，Hand1，Hand2 などの遺伝子発現を制御することが示唆されている．

7 先天性心臓奇形患者に見られる遺伝子異常

先天性心疾患は新生児 100 人に 1 例と比較的高頻度に発生するが，多くの例で原因が特定できず，多因子性の異常（☞ 106 頁）と考えられている．しかし，一部の患者から特定の遺伝子変異が見つかっている．

ASD 患者から NKX2.5，GATA4 の変異が報告されている．**ヌーナン症候群** Noonan syndrome，**レオパード症候群** Leopard syndrome は，肺動脈狭窄，肥大型心筋症と他の外表奇形を合併する類似疾患であるが，これらの患者で RAS/MAPK シグナル伝達経路に関与する分子（PTPN11 など）の変異が見つかっているが，責任遺伝子の候補は複数示唆されている．その他にも，NODAL，TBX20，ZIC3，NOTCH などの遺伝子の変異が先天性心疾患の家系で同定されている．

3 血管の発生

1 動脈の発生

初期血管系が形成されるのと同様のプロセスによって，第 3 週胚子の背側に左右一対の動脈が形成される．これが**背側大動脈** dorsal aorta で，その頭方部が，大動脈嚢から出て左右の下顎を走る第 1 大動脈弓（第 1 咽頭弓動脈）につながる．これによって，心臓から大動脈へ出た血液が，咽頭弓動脈を通って背側大動脈へ流れ，胸腹部から尾方へ向かう．左右の背側大動脈は尾方で癒合して 1 本の動脈になり，尾方端は細くなって正中仙骨動脈として終わる．

a 大動脈弓（咽頭弓動脈）の発生と分化

大動脈弓（咽頭弓動脈）は，最初は左右 1 対で始まるが，順次数を増して最終的に第 6 対までの血管が形成される（図12.19**a**）．ただし，これらの血管は同時に存在することはなく，第 1，第 2 大動脈弓はごく早期に消退する（図12.19**b**）．また，第 5 大動脈弓は痕跡的で，きちんとした血管の形態をとらずに消えてしまう．

> **MEMO 12.13** **第 1，第 2 大動脈弓の運命**
>
> 顎動脈とアブミ骨動脈は，それぞれ第 1，第 2 大動脈弓からできた動脈である．

第 1，第 2 大動脈弓が退行すると，心臓から出た血液の多くが左第 4 大動脈弓を通って左背側大動脈へ流れるようになる．その結果，この経路が太くなり，成体に見られる大動脈弓と下行大動脈の最初の部分ができる（図12.19**b**）．

右の**第 4 大動脈弓**は右鎖骨下動脈の近位部に，それに続く右背側大動脈と第 7 節間動脈（体節と体節の間に分布する動脈）が右鎖骨下動脈の遠位部になる．これに対して，左鎖骨下動脈は，左の第 7 節間動脈だけからできる．

第 3 大動脈弓からは，総頚動脈と内頚動脈近位部ができる．内頚動脈の遠位部は，左右の背側大動脈の頭方部分からできる．

第 6 大動脈弓の近位部は，肺動脈幹と左右の肺動脈近位部になる．さらに，左第 6 大動脈弓の遠位部

12

図12.19 胚子の大動脈弓(咽頭弓動脈)の発生と分化(腹側から見た図)

ⓐ 大動脈嚢から出た血流は大動脈弓を通って背側大動脈へ流れる.実際には6対の大動脈弓が同時に存在することはない.第5大動脈弓はほとんど形成されない.

ⓑ 大動脈弓の変化を示す模式図.第1,第2,第5大動脈弓は消退する.右第6大動脈弓の遠位部は消失するが,左の遠位部は動脈管となる.

ⓒ 大動脈弓と関連の動脈からできた成人の血管.

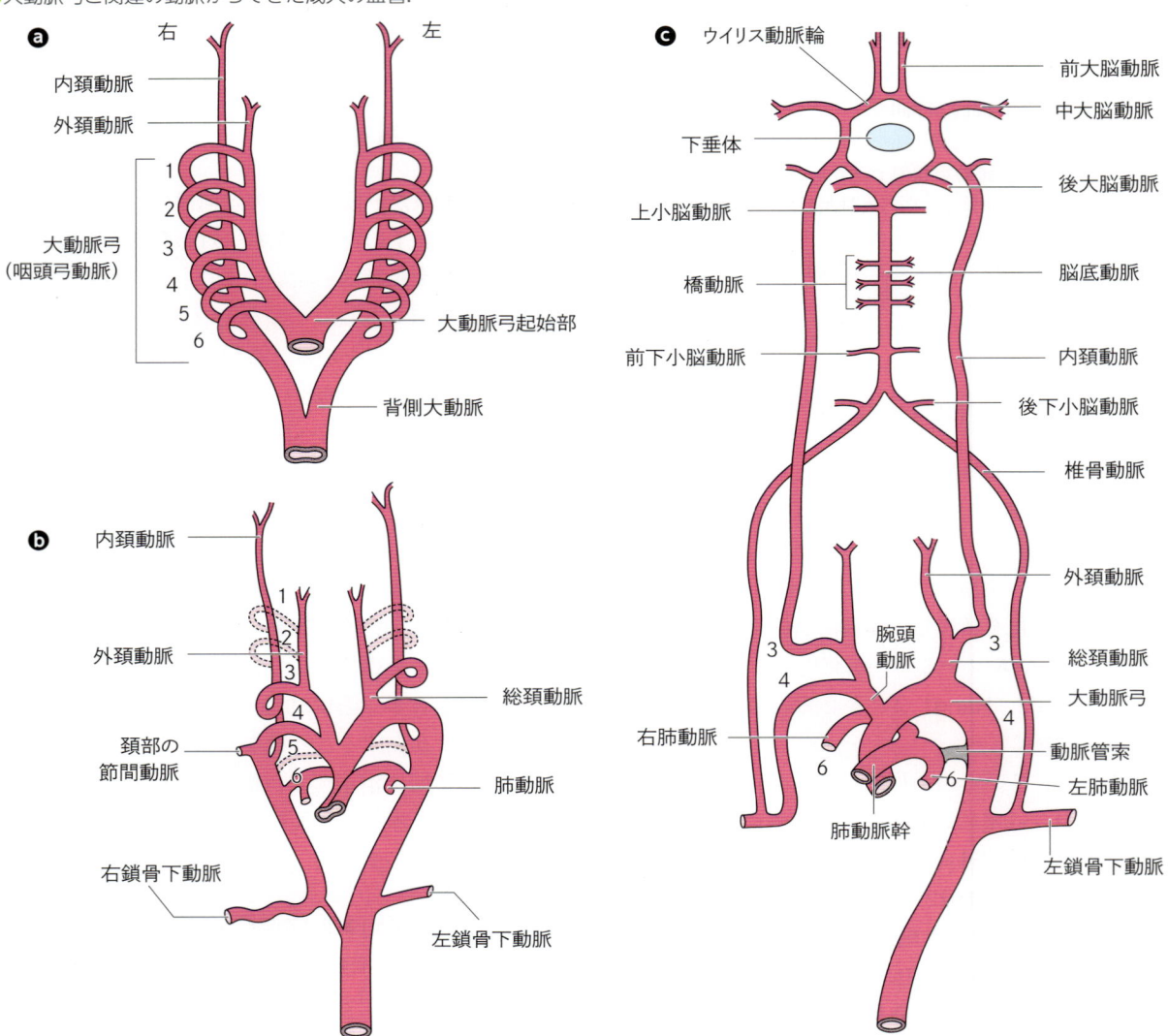

は**動脈管**として存続し左背側大動脈(将来の大動脈弓遠位部)と連絡する.右第6大動脈弓の遠位部は消失する.

MEMO 12.14 反回神経と血管の位置関係

迷走神経の枝である**反回神経**は,初め第6大動脈弓の下方を通って後方の喉頭へ達するが,その後,心臓と大血管の位置が相対的に下降するため,反回神経が大血管の後方で上方へ向かうようになる.さらに,右第6大動脈弓の遠位部が消失し,左第6大動脈弓が動脈管として残るため,右反回神経は右鎖骨下動脈の下を通り,左の反回神経は動脈管(生後は動脈管索)の下を通って上行し,喉頭へ向かう(図12.20).

ⓑ 背側大動脈の枝

背側大動脈からは,それぞれの体節に対応して,左右の背側枝(**背側節間動脈** dorsal intersegmental artery),左右の外側枝(**外側節間動脈** lateral intersegmental artery),1本の腹側枝(**腹側節間動脈** ventral intersegmental artery)が出て,体節と体節由来の組織を栄養する.

背側節間動脈はそれぞれ**前枝** anterior division と**後枝** posterior division に分かれ,前者は体壁に沿って腹側へ向かい,肋間動脈,腰動脈を形成する.第6節間動脈から鎖骨下動脈の基部ができる.後枝は,背側へ向かい,脊髄や背部の筋へ枝を出す.頚部の後枝は左右が吻合して上下につながり,椎骨動脈を

図12.20 反回神経と大血管との位置関係の変化

ⓐ迷走神経の枝である反回神経は，初め第6大動脈弓の下を通って背方の喉頭へ達する．
ⓑ右第6大動脈弓の遠位部が消失し，左第6大動脈弓が動脈管として残る．
ⓒしたがって，成人では反回神経の高さと血管との関係が左右で異なる．

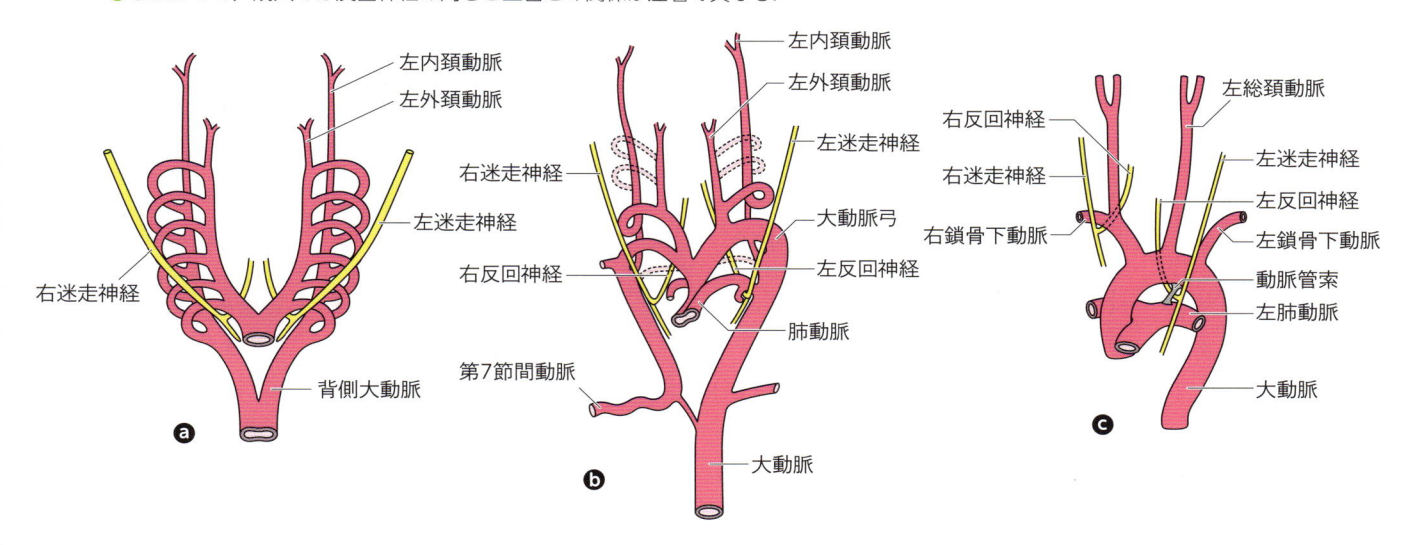

作る（図12.19ⓒ）．

外側枝は，中間中胚葉に分布し，そこから発生する前腎，中腎，後腎，副腎，生殖腺などを栄養する．発生の進行に伴って前腎，中腎が消退するとその動脈もなくなり，最終的には，横隔膜動脈，腎動脈，性腺動脈（精巣動脈，卵巣動脈）などとして残る．

腹側枝は，初め左右対をなして卵黄嚢，尿膜，絨毛膜へ血液を送る．卵黄嚢を栄養していた卵黄動脈は，原腸が形成されるとその動脈となり，後に消化管と消化腺を栄養する．食道には4，5本の食道動脈が分布するが，それ以下のレベルでは腸管の発育につれて上下の腹側枝が互いに吻合し，腹腔動脈，上腸間膜動脈，下腸間膜動脈となる．これらの動脈がそれぞれ，前腸，中腸，後腸の栄養動脈となる（MEMO13.1 ☞ 154頁）．

尾方では，1対の動脈が尿膜に沿って走り，付着茎を通って絨毛膜へ向かう．これが左右の**臍動脈**で，その近位部が内腸骨動脈と上膀胱動脈として残るが，遠位部は閉鎖して**臍動脈索** medial umbilical ligament になる（図12.20）．

2　静脈の発生

初期の静脈系として，第4週胚子に次の3対の静脈が発生する（図12.21ⓐ）．

①卵黄嚢からの血液を胚子に運ぶ左右の**卵黄静脈** vitelline vein．
②絨毛膜から酸素に富んだ血液を胚子に運ぶ左右の**臍静脈** umbilical vein．

③胚子の末梢から心臓へ血液を運ぶ左右の**総主静脈** common cardinal vein．

卵黄静脈は，卵黄嚢茎を通って胚子の体内へ入り，横中隔を貫いて静脈洞 sinus venosus へ注ぐ．左卵黄静脈は発達せずに消失するが，右卵黄静脈は横中隔内にできた肝臓原基の中の毛細血管網とつながり，肝臓内の類洞を流れるようになる．肝臓より尾方の卵黄静脈吻合網が単一の管となって，**門脈**を形成する．これによって，卵黄嚢に由来する消化器官からの静脈血が門脈を通って肝臓内を流れる．

臍静脈は，初め肝臓の左右を走行するが，肝臓が大きくなってくるのにつれて左臍静脈の頭方部分と右臍静脈が消失し，臍静脈は1本となる．残った左臍静脈への胎盤からの血流が増えてくるのに伴い，一部の血液を肝臓を通さずに下大静脈へ流すバイパス血管ができる．これが**静脈管** ductus venosus である．生後には左臍静脈と静脈管が閉じ，それぞれ**肝円索** ligamentum teres hepatis と**静脈管索** ligamentum venosum として残る．

主静脈系 cardinal system of veins が，胚子の主要な静脈系のもととなる．初め胚子の体内に左右1対の静脈ができ，頭側と尾側からの血液を心臓へ運ぶ（図12.21ⓐ）．頭側のものが**前主静脈** anterior cardinal vein，尾側のものが**後主静脈** posterior cardinal vein で，両者は心臓へ入る手前で合流して**総主静脈** common cardinal vein となり，静脈洞へ注ぐ．前主静脈は脳の静脈と硬膜静脈洞を作り，近位部が内頚静脈と鎖骨下静脈になる（図12.21ⓒ）．胚子期後半に左右の前主静脈が頚部で吻合し，血流が右側へ集まるようにな

図12.21 ヒト胚子における静脈系の発生（腹側から見た図）

主静脈，臍静脈，卵黄静脈からできた原始静脈系が吻合，偏位，消退を繰り返して，成人型の静脈系が形成されていく．

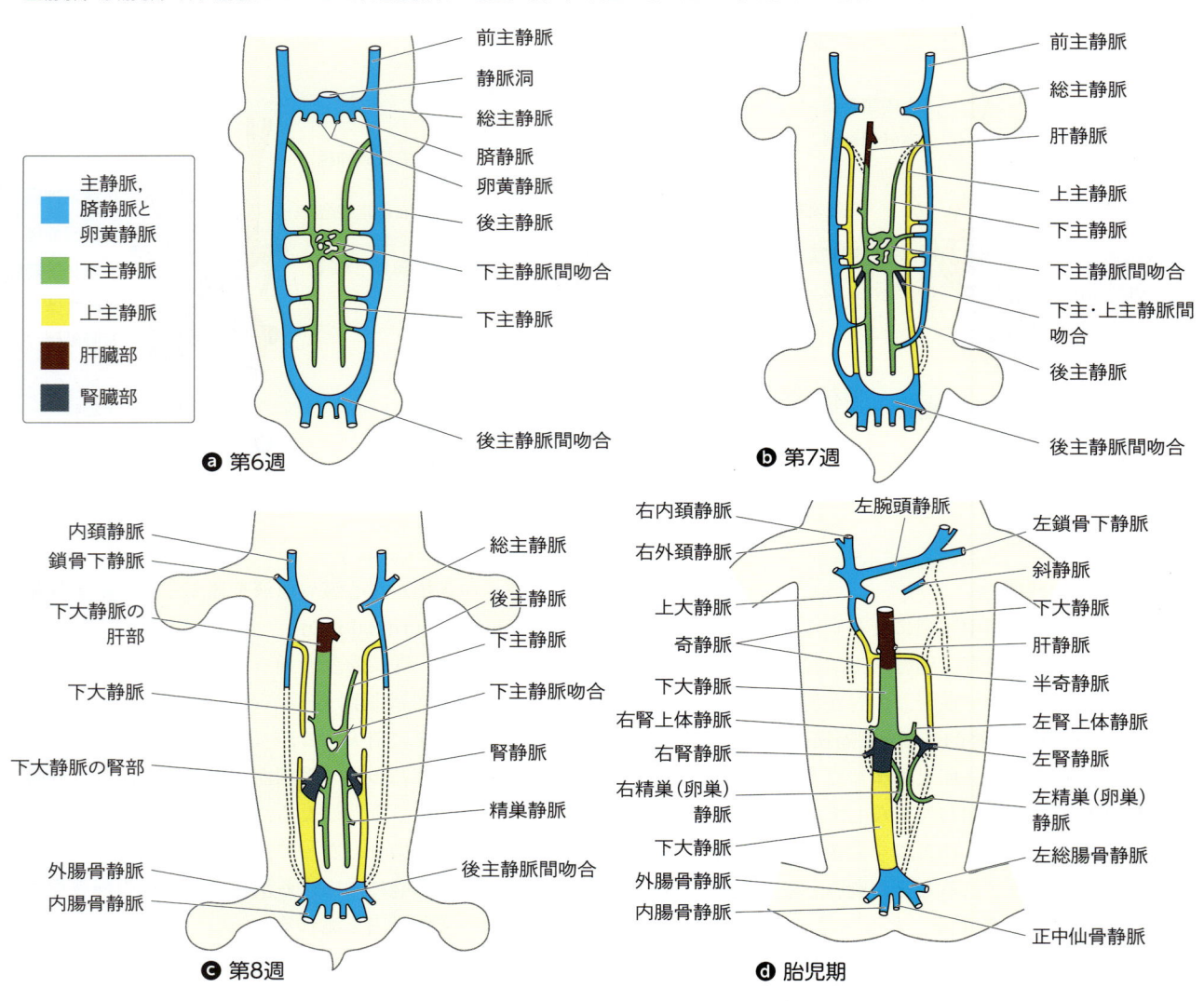

凡例：
- 主静脈，臍静脈と卵黄静脈
- 下主静脈
- 上主静脈
- 肝臓部
- 腎臓部

a 第6週
前主静脈／静脈洞／総主静脈／臍静脈／卵黄静脈／後主静脈／下主静脈間吻合／下主静脈／後主静脈間吻合

b 第7週
前主静脈／総主静脈／肝静脈／上主静脈／下主静脈／下主静脈間吻合／下主・上主静脈間吻合／後主静脈／後主静脈間吻合

c 第8週
内頸静脈／鎖骨下静脈／下大静脈の肝部／下大静脈／下大静脈の腎部／外腸骨静脈／内腸骨静脈／総主静脈／後主静脈／下主静脈／下主静脈吻合／腎静脈／精巣静脈／後主静脈間吻合

d 胎児期
右内頸静脈／右外頸静脈／上大静脈／奇静脈／下大静脈／右腎上体静脈／右腎静脈／右精巣（卵巣）静脈／下大静脈／外腸骨静脈／内腸骨静脈／左腕頭静脈／左鎖骨下静脈／斜静脈／下大静脈／肝静脈／半奇静脈／左腎上体静脈／左腎静脈／左精巣（卵巣）静脈／左総腸骨静脈／正中仙骨静脈

る．その結果，右の前主静脈と総主静脈が太くなって，これが上大静脈となる（図12.21**d**）．

左右の**後主静脈**は中腎の静脈として発生するが，中腎の退行とともに消失する（図12.21**c**）．ただし，尾方部分は残存して総腸骨静脈を作り，右側の頭方端が奇静脈の基部となる．

後主静脈とは別に，**下主静脈** subcardinal vein と**上主静脈** supracardinal vein が**後主静脈**と平行に左右で発生し，後主静脈に代わって静脈還流を担うようになる（図12.21**a b c**）．下主静脈が先に発生し，腎静脈，副腎静脈，性腺静脈（精巣静脈または卵巣静脈）を形成するが，左右の下主静脈間に吻合（**下主静脈間吻合** intersubcardinal anastomosis）ができると，還流される血液が右側に集まり，右の下主静脈が太くなって下大静脈となる（図12.21**c d**）．その近位部は**肝・下主静脈吻合** subcardiohepatic anastomosis を経由して右

卵黄静脈に由来する静脈につながり，心臓の静脈洞へ入る．**上主静脈**は最後に発生する主静脈であり，交感神経幹に平行にできて，後主静脈と連絡をもつ（図12.21**b**）．上主静脈は奇静脈系を作るとともに，右側の尾方が残って下大静脈の尾方部分となる（図12.21**c d**）．

このように，静脈系は器官発生と連動しながら，発生・吻合・消失の過程を経て非対称的な静脈系が形成されていく．したがって，成体における末梢静脈の走行には個体差（変異）が大きい．

> **MEMO 12.15 下大静脈の発生**
>
> 下大静脈の遠位部は，上主静脈ではなく後主静脈の尾方に発生する仙骨主静脈 sacrocardinal vein からできるとする説もある．

4 出生に伴う血行動態の変化

胚子・胎児は肺呼吸をせず，胎盤において母体血との間でガスと物質の交換を行う．したがって，胚子・胎児の体循環の血液の多くが臍動脈によって胎盤へ送られ，臍静脈によって還流する．**臍動脈**は，内腸骨動脈の枝で左右1対あり，体循環を経た血液を胎盤へ送る（**図12.22ⓐ**）．胎盤でガス交換を受けて酸素分圧が高くなった血液は，1本の**臍静脈**で胚子または胎児の体内へ戻る．還流したその血液の約半分は門脈へ入って肝臓内を流れるが，他の半分は肝臓を経由せず，静脈管を通って下大静脈へ流入する．上・下大静脈の血液は静脈洞から右心房へ入るが，胎生期には肺が膨れていないため，大部分の血液は肺循環へ向かわず，心房中隔の卵円孔を通って左心房へ流れる．右心室を経由して肺動脈へ入った血液の多くは，肺動脈と大動脈弓を連絡する**動脈管** ductus arteriosus（**ボタロー管**

Botallo duct）へ流れて，左心室からきた体循環に合流する．

出生とともに肺呼吸が始まると，右心室から肺へ大量の血液が流れるようになる．その結果，右心房圧が下がり，肺から還流する血液のために左心房圧が上昇するので，心房の一次中隔が二次中隔の卵円孔縁へ押し付けられ，心房中隔が閉鎖する（**図12.22ⓑ**）．ただし，心房中隔の器質的な閉鎖は生後1年くらいでようやく完了する．卵円孔のあった箇所は，成体では心房中隔の**卵円窩** fossa ovalis として認められる．

また，肺循環が始まることに伴って動脈管が収縮し，遂には閉じて**動脈管索** ligamentum arteriosum となる．

その他には，臍動脈の近位部が**上膀胱動脈** superior vesical artery として残るが，遠位部は閉じて**臍動脈索** medial umbilical ligament となる．臍静脈の体内部分は**肝円索** ligamentum teres hepatis となり，静脈管も閉鎖して**静脈管索** ligamentum venosum となる．

図12.22 胎生期と生後の血液循環

赤い矢印は酸素分圧の高い血液，青い矢印は酸素分圧の低い血液，紫の矢印はその中間的な酸素分圧の血液の流れを示す．
胎生期は胎盤でガス交換が行われる．出生時に胎盤循環がなくなると，臍動静脈，静脈管，動脈管などが閉じて遺残物として残る．

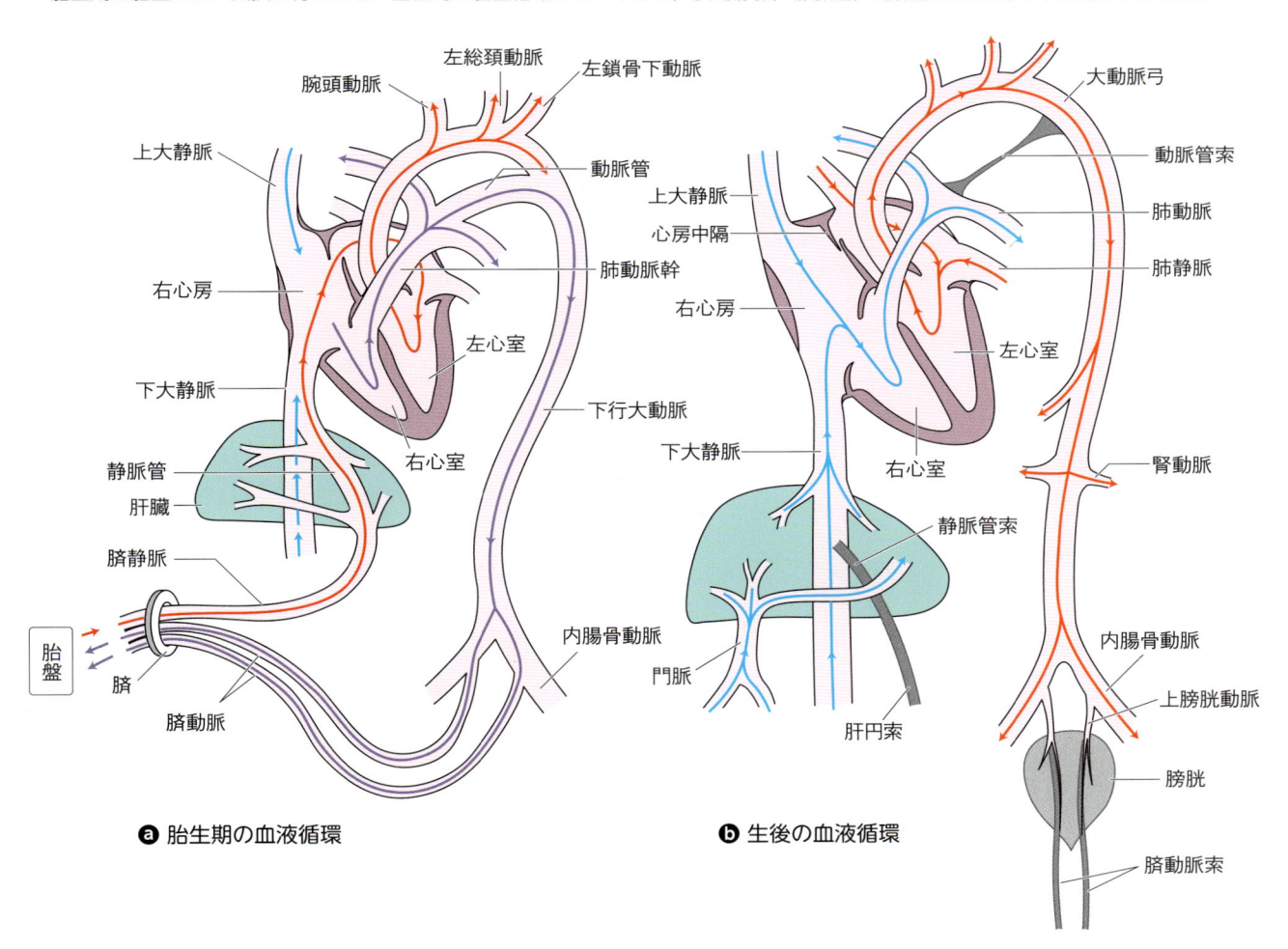

ⓐ 胎生期の血液循環　　ⓑ 生後の血液循環

前腹壁内面には，臍動脈索を覆う壁側腹膜が左右で膨隆して認められ，これを**内側臍ヒダ** medial umbilical fold という．ちなみに，**正中臍ヒダ** median umbilical fold は尿膜管の遺残物を，**外側臍ヒダ** lateral umbilical fold は下腹壁動静脈を覆う腹膜のヒダである．

出生を境に大動脈を流れる血液の酸素分圧が高くなると，動脈管壁の平滑筋が収縮して動脈管が狭くなり，生後数日の間に完全に閉鎖する．胎生期後半には**プロスタグランディン**が動脈管を開いた状態に維持しているが，血中の酸素分圧が上昇するとプロスタグランディンレベルが低下することが知られている．

消炎鎮痛薬にはプロスタグランディン合成阻害作用をもつものが少なくなく，妊娠末期に妊婦が服用すると胎児の動脈管が異常に収縮し，これによって生後の動脈管閉鎖が障害されることがある．その病態を**胎児循環持続症** persistent fetal circulation という．したがって，消炎鎮痛薬は，妊娠末期の妊婦への使用を禁忌としているものが多い．

先天性心疾患の1つに**動脈管開存** patent ductus arteriosus（PDA）がある．先天性心疾患の5〜7%を占め，上記のような薬剤のほか，自然発症的に起こるものも多い．インドメタシンなどの薬物治療によって効果が見られない場合には，外科的に動脈管を閉じる．

大動脈弓から下行大動脈へ移行するあたり（動脈管が大動脈へつながる部位の前後）で大動脈の内腔が異常に狭窄した異常を**大動脈縮窄症** coarctation of aorta という．動脈管壁の収縮組織が大動脈壁へ迷入したために動脈管壁が異常に収縮することによって起こると考えられている．下半身へ向かう血流が阻害されるため，上肢の高血圧，下半身の低血圧とチアノーゼが見られる．重症の場合は心不全症状を伴う．大動脈縮窄症の発生頻度は1万出生あたり3〜4例であるが，ターナー症候群（45,X）患者の約30%がこの異常を合併する．

図12.23　胎生期と生後の造血の場

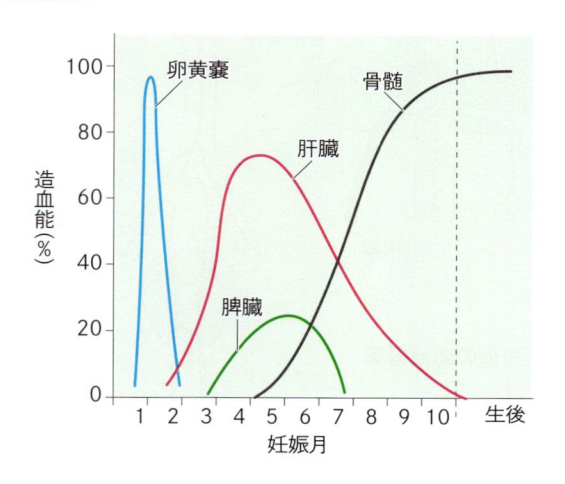

5　胎生期の造血

胚子における造血は，受精後第2週に卵黄嚢壁の**血島**で始まる（図12.1）．卵黄嚢は間もなく消退するが，第4〜5週には肝臓内に造血巣ができ，その後，**肝臓**が主な造血の場になる．肝臓での造血は4〜5か月に最も盛んで，6か月以降，主要な造血の場は**骨髄**に移る（図12.23）．第2三半期には，**脾臓**でも造血が行われる．生後は，**骨髄**が唯一の造血の場となる．

成人の赤血球は無核であるが，胚子・胎児の赤血球は大型の核をもっている．初め卵黄嚢で作られる胚子型赤血球は大型でヘモグロビンζ鎖とε鎖をもつが，この胚子型赤血球は第10週頃までに消失する．肝臓で生成される赤血球はα鎖とγ鎖をもつ**胎児型ヘモグロビン**（HbF）を含む．HbFは，成人型ヘモグロビン（HbA：α鎖とβ鎖をもつ）に比べて酸素親和性が高く，胎生期の低い酸素濃度下での酸素運搬に適している．出生時にはヘモグロビンの60〜80%がHbFであるが，生後，急速にHbAに置き換わる．生後数日のうちにHbFが急速に分解されるため，生理的な**新生児黄疸** neonatal jaundice が起こるが，ふつう7日頃までに自然に消失する．

生後の造血は，専ら骨髄で行われる．白血病などの血液疾患においては肝臓や脾臓で異常造血が行われることがあり，これを**髄外造血** extramedullary hematopoiesis という．

6　リンパ系の発生

リンパ管は，血管形成と同様の過程を経て中胚葉から形成されるが，その詳細については不明な点が多い．体の局所にリンパ嚢が形成され，それらがつながりながらリモデリングを受けて，全身のリンパ系ができていく．胎生第5週に，**頚リンパ嚢** jugular lymph sac が左右に形成され，上半身と上肢からのリンパを受ける．第6週以降，**腹膜後リンパ嚢** retroperitoneal lymph sac，**乳び槽** cysterna chyli，左右の**後リンパ嚢** posterior lymph sac，**胸管** thoracic duct などが順次形成されていく．リンパ管が分枝する箇所には，間葉細胞が進入して**リンパ節** lymph node を形成する．

第4週の終わりに小網の背側胃間膜の中に間葉の凝集が起こり，第5週にこれが**脾臓** spleen に分化する．したがって，脾臓は中胚葉由来の器官である．胃の背

側に発生した脾臓は，胃の回転と背側胃間膜の発達に伴って，胃の背側から左側へ位置を変える（図13.9 ☞ 159頁）．脾臓は，第14週頃まで専ら造血器官として働くが，第15～18週に組織分化が進み，Tリンパ球の前駆細胞が進入して白脾髄の形成が始まる．第23週以降にBリンパ球も進入する．

12

復習問題

1　胚子の心内膜筒について正しくないのはどれか．

　　ⓐ頭方が動脈側，尾方が静脈側である　ⓑ卵黄動静脈と連絡をもつ　ⓒ胚子期に拍動を開始する
　　ⓓ心球は原始心室の静脈側にできる　ⓔ背側に心間膜をもつ

2　心筒の心球から発生するのはどれか．

　　ⓐ右心房　ⓑ右心室　ⓒ左心房　ⓓ左心室　ⓔ静脈洞

3　心筒の原始心室から発生するものはどれか．

　　ⓐ右心室　ⓑ左心室　ⓒ右心室と左心室　ⓓ右心室と動脈幹　ⓔ左心室と動脈幹

4　心房の二次中隔に形成される開口部は何か．

　　ⓐ一次口　ⓑ二次口　ⓒ卵円孔　ⓓボホダレック孔　ⓔウィンスロー孔

5　第4大動脈弓（咽頭弓動脈）から形成されるのはどれか．

　　ⓐ右内頚動脈　ⓑ左内頚動脈　ⓒ右鎖骨下動脈　ⓓ左鎖骨下動脈　ⓔ動脈管

6　臍動脈について正しくないのはどれか．

　　ⓐ臍帯内に2本ある　ⓑ胎児から胎盤へ向かう血液を運ぶ　ⓒ酸素分圧の低い血液を運ぶ
　　ⓓ上膀胱動脈の形成に関与する　ⓔ生後は外側臍ヒダに覆われる

7　動脈管は胎生期に何と何を連絡するか．

　　ⓐ右心室と大動脈弓　ⓑ肺動脈と大動脈弓　ⓒ肺静脈と大動脈弓　ⓓ肺動脈と肺静脈　ⓔ上行大動脈と下行大動脈

8　胎生期に造血が行われないのはどこか．

　　ⓐ卵黄嚢　ⓑ原始心筒　ⓒ骨髄　ⓓ脾臓　ⓔ肝臓

9　肝円索は何の遺残物か．

　　ⓐ卵黄静脈　ⓑ上主静脈　ⓒ下主静脈　ⓓ後主静脈　ⓔ臍静脈

10　次の対応関係で正しくないのはどれか．

　　ⓐクルーゾン症候群－心室中隔欠損（VSD）　ⓑターナー症候群－大動脈縮窄症
　　ⓒマルファン症候群－僧帽弁逸脱症　ⓓディジョージ症候群－総動脈幹症　ⓔファロー四徴症－大動脈騎乗

☞ 解答は250頁

chapter 13

消化器系

本章の内容

1 消化管の初期発生
2 口腔の発生
3 咽頭の発生
4 食道の発生
5 胃の発生
6 十二指腸の発生
7 空腸，回腸，結腸の発生
8 膵臓の発生
9 肝臓と胆道の発生

キーワード

原始腸管
前腸
中腸
後腸
口咽頭膜（頬咽頭膜）
一次口蓋
二次口蓋
口蓋突起
無対舌結節
外側舌隆起
コプラ（結合節，底鰓節）
鰓下隆起
甲状舌管
喉頭気管憩室
腸管の生理的閉鎖
腸管ループ
尿直腸中隔
尿生殖膜
肛門膜
胎便
回腸憩室（メッケル憩室）
背側膵芽
腹側膵芽
肝芽（肝憩室）

Summary

　第 4 週に，胚子の体の屈曲に伴って卵黄嚢の一部が胚子体内へ取り込まれ，原始腸管（前腸，中腸，後腸）を形成する．前腸からは咽頭，喉頭，呼吸器系（気管，気管支，肺），食道から十二指腸上部の内腔上皮，膵臓や肝臓の腺上皮が，中腸からは大十二指腸乳頭以下の十二指腸から横行結腸近位部 2/3 までの上皮が，後腸からは横行結腸の遠位部 1/3 以下肛門までの内腔上皮が発生する．消化腺（唾液腺，肝臓，膵臓など）の内腔上皮は，一部を除き原始腸管の上皮，すなわち内胚葉から発生する．消化管の粘膜下組織，筋層，結合組織，血管などは，中胚葉由来の間葉から作られる．消化器に分布する自律神経は，神経堤細胞に由来する．

Point

- 第 4 週に，胚子の屈曲に伴って卵黄嚢の一部が胚子体内へ取り込まれ，原始腸管（前腸，中腸，後腸）を形成する．原始腸管は，第 5 週頃に卵黄嚢との連絡を絶ち，胚子の体内で独立した管となる．
- 原始腸管の前端に口咽頭膜が，後端に排泄腔膜ができる．前者は将来の口腔の部位に，後者は肛門と尿生殖器の開口部になる．口咽頭膜は第 4 週に，排泄腔膜の一部からできた肛門膜は第 9 週に破れ，腸管内腔が羊膜腔と交通する．
- 口蓋は，一次口蓋と左右の二次口蓋が癒合してでき，口蓋が完成することによって口腔と鼻腔が分離される．
- 消化管と消化腺の上皮は原始腸管由来の内胚葉からでき，粘膜下組織，筋層，結合組織，血管などは局所の中胚葉から作られる．
- 腸管が長くなるのにつれて，腹腔内で腸管ループが大きく回旋し，一時的に臍帯内で生理的臍帯ヘルニアを形成する．
- 膵臓は，十二指腸壁から膨出してできた腹側膵芽と背側膵芽が癒合してできる．
- 肝臓は，前腸下部の上皮が横中隔の中へ膨出し，横中隔の間葉組織とともに肝臓組織を形成する．

本章で扱う発生の流れ

第4週	胚子の屈曲に伴い，原始腸管ができる． 口咽頭膜が破れる． 舌の原基（無対舌結節，外側舌隆起）が発生する． 喉頭気管憩室が現れる． 胃の部分が膨らみ出す． 背側膵芽と腹側膵芽が発生する． 肝芽（肝憩室）が発生する．

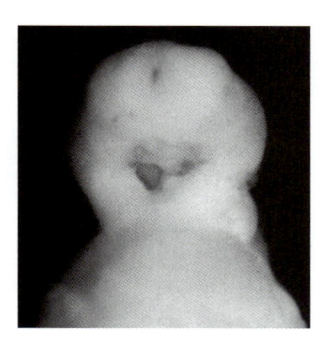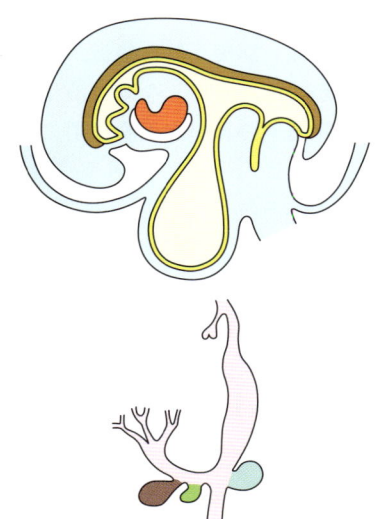

第5週	肝臓内で血島が発生する．
第6週	二次口蓋の口蓋突起が発生する． 十二指腸の部位で上皮が増殖し， 内腔が一時的に閉塞する． 背側膵芽と腹側膵芽が癒合する．

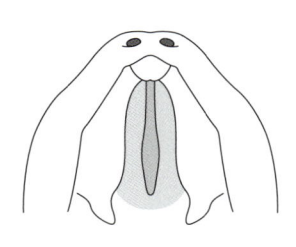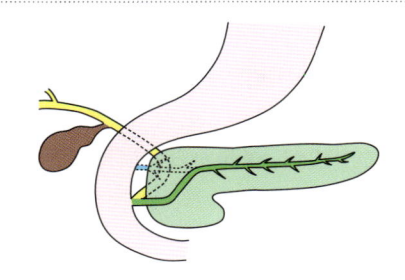

第7週	排泄腔が尿直腸中隔によって尿生殖洞と直腸に分離される． 腸管が長くなり，腸管ループの回旋が進む． 十二指腸の内腔が再疎通する．

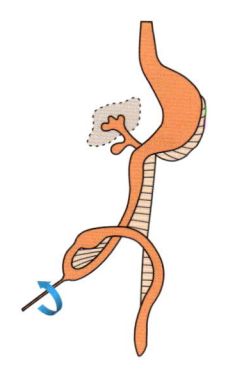

第9〜10週	口蓋突起の癒合が始まる．

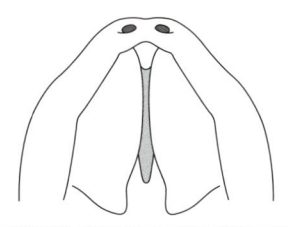

第12週	口蓋突起の癒合が完了する．

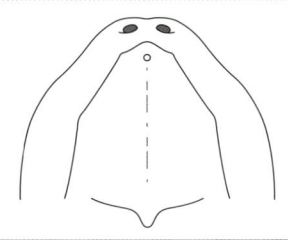

口から肛門までの消化管とそれに付属する消化腺（唾液腺，肝臓，膵臓など）の内腔上皮は，一部を除き卵黄嚢の上皮，すなわち内胚葉から発生する．一方，粘膜下組織，筋層，結合組織，血管などは中胚葉由来の間葉から作られる．なお，消化器に分布する自律神経は外胚葉性の神経堤細胞に由来する．

1 消化管の初期発生

第4週頃，胚子の体の屈曲に伴って，卵黄嚢の一部が胚子の体内へ取り込まれ，**原始腸管**になる（**図13.1**）．原始腸管のうち卵黄嚢に開く部分が中腸，それよりも頭方の部分が前腸で，前腸の前端は表皮外胚葉に接して口咽頭膜を作る．後腸は中腸よりも尾方の部分で，尾端は排泄腔膜である．

前腸からは咽頭，喉頭，呼吸器系（気管，気管支，肺），食道，胃，十二指腸上部の上皮と，膵臓や肝臓の腺上皮が，**中腸**からは大十二指腸乳頭以下の十二指腸，空腸，回腸，盲腸，虫垂，上行結腸，横行結腸の近位2/3の上皮が，**後腸**からは横行結腸の遠位1/3，下行結腸，直腸，肛門の一部の上皮が発生する．

前腸と中腸の移行部は将来の大十二指腸乳頭の部位，中腸と後腸の境界は横行結腸の途中に当たるが，成体では画然とした移行部が認められるわけではない．中腸の栄養動脈が上腸間膜動脈であるので，前腸と中腸の移行部は腹腔動脈と上腸間膜動脈の支配領域の境界（大十二指腸乳頭の尾方），中腸と後腸の移行部は上腸間膜動脈と下腸間膜動脈の支配領域の境界（横行結腸の頭方から2/3の部位）に相当する．

2 口腔の発生

前腸前端では内胚葉と表皮外胚葉が接して**口咽頭膜（頬咽頭膜）**oropharyngeal（buccopharyngeal）membrane を作る（**図13.1**）．この膜の外は**口窩** stomatodeum（stomodeum）とよばれるくぼみで，外胚葉上皮に覆われている．したがって，口腔の大部分の上皮は外胚葉由来である．口咽頭膜は第3週末頃に破れ，口腔と原始咽頭腔が交通する（**図13.2**）．口咽頭膜のあった部位は口腔の後端寄りにあるが，成体でその部位を特定することはできない．

図13.1 胚子の屈曲と原始腸管の発生

a c e は胚子の正中矢状断面，**b d f** は中腸を通る横断面を示す．胚子の屈曲に伴い，卵黄嚢の一部が胚子内へ取り込まれて原始腸管を形成する．

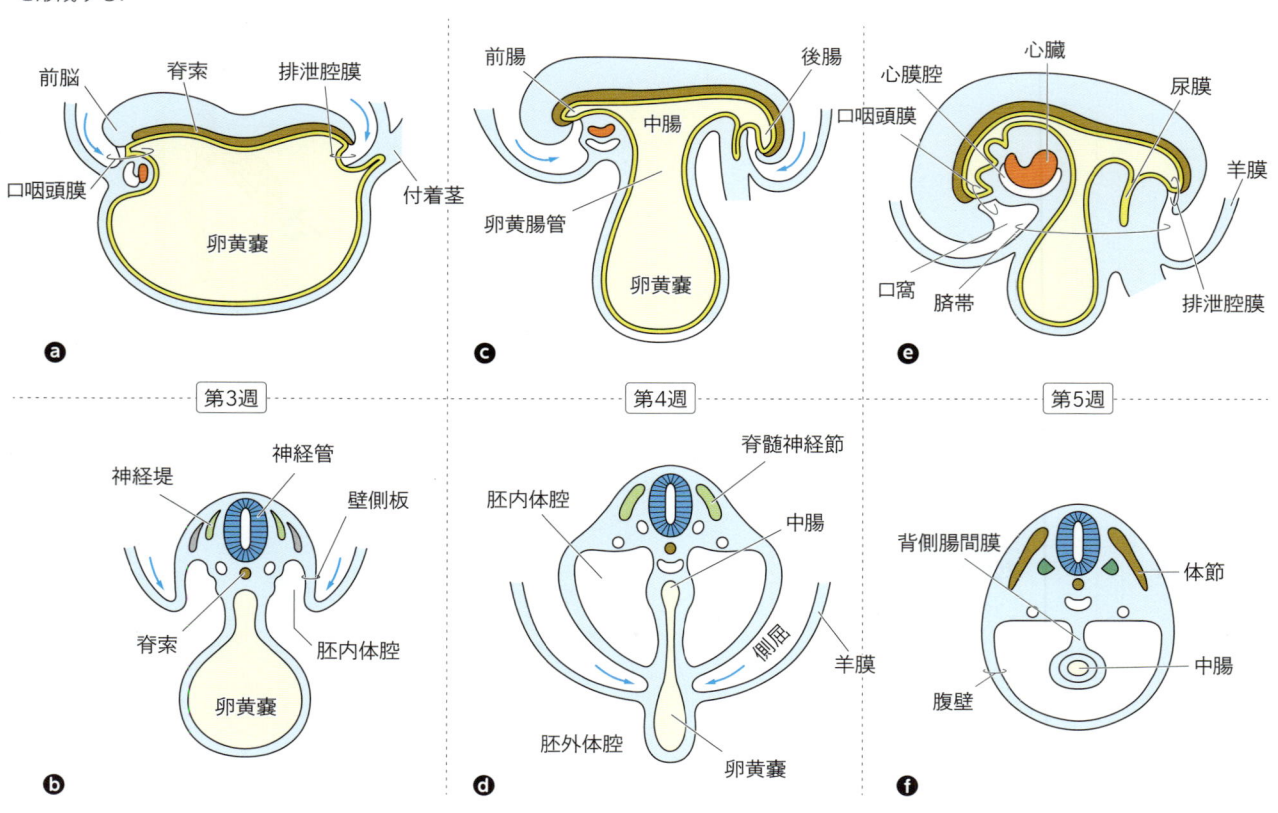

図13.2　破れつつある口咽頭膜（26 日胚子）

頭部を前下方から見た図．口咽頭膜が破れて，前腸内腔と羊膜腔が交通する．

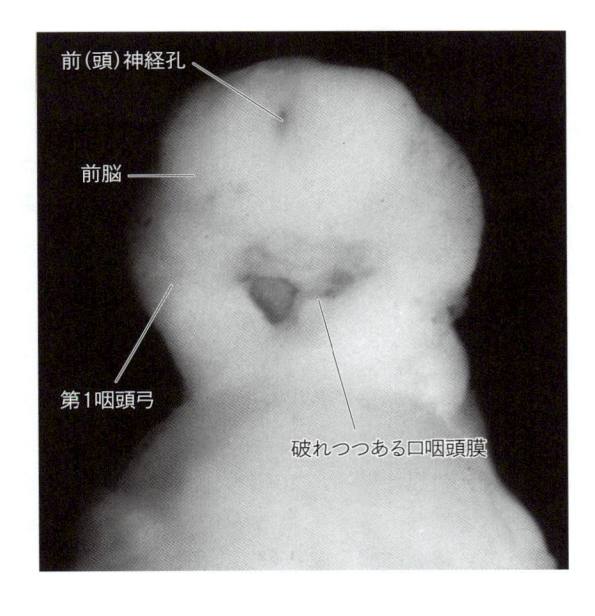

前（頭）神経孔

前脳

第1咽頭弓

破れつつある口咽頭膜

1　口蓋の形成

口蓋は，**一次口蓋** primary palate と**二次口蓋** secondary palate の 2 つの部分からできる（図13.3ⓐ）．一次口蓋は，左右の**内側鼻隆起** medial nasal process（☞219頁）が癒合してできた**前上顎部** premaxilla に由来する．

口蓋の大部分は二次口蓋によって形成される．二次口蓋の原基は，原始口腔の側壁で左右の上顎隆起の内側壁が棚状に突出した**口蓋突起** palatal process で，第 6 週に現れる．この突起は，初め舌の左右で下向きに発生するが，第 8 〜 9 週になって胎児が開口運動を始め舌が下降すると，水平位をとり内側へ向かって伸びていく（図13.3ⓐⓑⓓⓔ）．第 9 〜 10 週に左右の口蓋突起の先端が正中線上で互いに癒合して**口蓋板**が形成され，これによって口腔と鼻腔が区分される．ほぼ同時に，上方から垂直に伸びてきた**鼻中隔**原基が口蓋板と癒合し，左右の鼻腔が分離される（図13.3ⓒⓕ）．二次口蓋の癒合は第 10 〜 12 週，すなわち妊娠 4 か月に完了する．やがて口蓋突起の中に口蓋骨が形成されて**硬口蓋**となるが，後方部分は骨ができず**軟口蓋**と**口蓋垂**となる．

図13.3　口蓋突起の発生と癒合

ⓐⓑⓒは胎児口腔から上方を見た図，ⓓⓔⓕは口腔の前頭断面．左右の口蓋突起が正中部で癒合して二次口蓋ができる．一次口蓋は前上顎部から形成される．

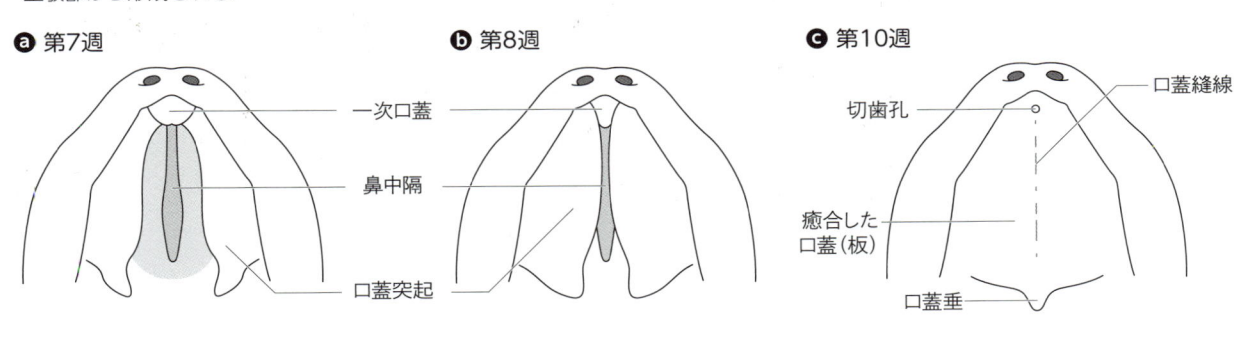

ⓐ 第7週　　一次口蓋／鼻中隔／口蓋突起

ⓑ 第8週

ⓒ 第10週　　切歯孔／口蓋縫線／癒合した口蓋（板）／口蓋垂

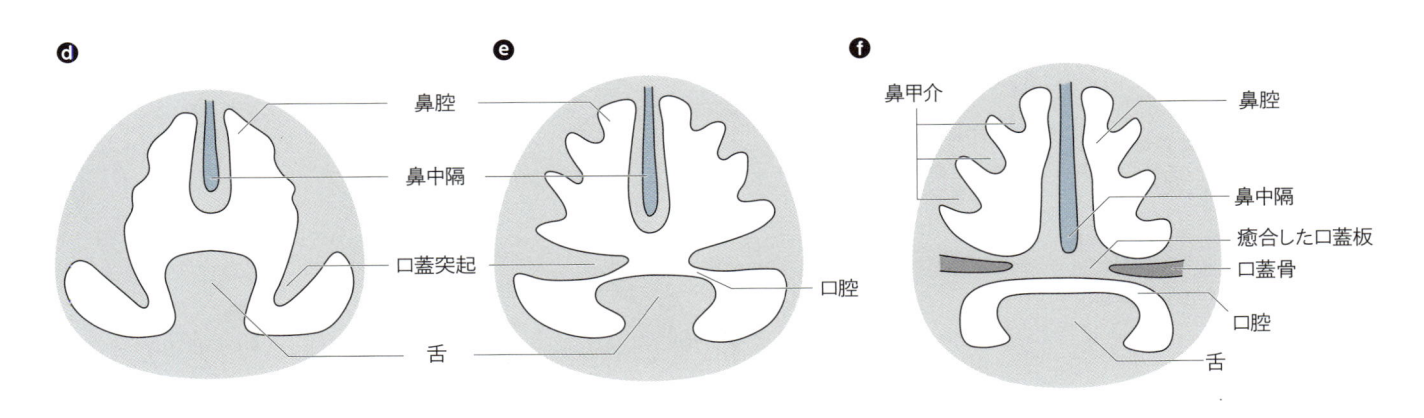

ⓓ　鼻腔／鼻中隔／口蓋突起／舌

ⓔ　口腔

ⓕ　鼻甲介／鼻腔／鼻中隔／癒合した口蓋板／口蓋骨／口腔／舌

MEMO 13.2　口蓋突起癒合のメカニズム

口蓋突起先端の上皮は，**内側辺縁上皮** medial edge epithelium（MEE）とよばれる．左右の MEE が癒合する際，正中線上に**上皮縫線** epithelial seam が形成される．やがてこの上皮縫線が断裂化し，さらに消失して口蓋の癒合が完了する．MEE の消失には，

①口腔および鼻腔側への細胞の**遊走**
②上皮から間葉への分化転換（**上皮—間葉転換** epithelial-mesenchymal transformation）
③**プログラム細胞死**（アポトーシス）

の 3 つの現象が関与している（図13.4）．

MEMO 13.3　切歯孔

二次口蓋前端と一次口蓋の境には**切歯孔** incisive foramen が残る．ここを鼻口蓋動静脈 nasopalatine artery and vein と鼻口蓋神経 nasopalatine nerve が通る．

MEMO 13.4　口蓋裂

左右の口蓋突起がうまく癒合しないと，**口蓋裂** cleft palate という発生異常になる．口蓋裂は 700 出生に 1 例ほどの頻度で起こり，口唇裂と合併することが少なくない．口蓋裂があると乳児がうまくミルクを飲めず，放置すると発語障害などの原因になるが，多くは乳児期に外科手術で修復することが可能である．

2　舌の発生

第 4 週に，第 1 咽頭嚢腹側端に近い原始咽頭前壁の正中部で粘膜下の間葉が増殖し，咽頭内腔に向かって隆起が生じる．これを**無対舌結節** tuberculum impar（**正中舌隆起** median tongue bud or swelling）とよぶ（図13.5 ⓐ）．引き続いて，第 1 咽頭弓の腹側端で，無対舌結節に接するように左右一対の隆起（**外側舌隆起** lateral lingual swelling または distal tongue bud）が現れる．この時，無対舌結節の尾側に内胚葉上皮の小さなくぼみが認められる．これは**甲状腺憩室** thyroid diverticulum で，後にここから甲状腺が発生する．

左右の外側舌隆起は急速に発育して癒合し，無対舌結節の上に突出して，舌の前方 2/3（舌体部）を形成する．無対舌結節は発達しないため，成体の舌の形成にはほとんど関与しない．舌の後方 1/3（舌根部）の原基は，舌盲孔の尾方に生じる 2 つの隆起によって作られる．その 1 つは，左右の第 2 咽頭弓腹側端が正中部で癒合して膨らんだ**コプラ**（**結合節，底鰓節**）copula で，もう 1 つは，そのさらに尾方で第 3 および第 4 咽頭弓腹方端が正中部で隆起してできる**咽頭下**（**鰓下**）**隆起** hypopharyngeal（hypobranchial）eminence である．これらはいずれも直下の間葉の増殖によって

図13.4

マウス胎児における
口蓋突起癒合部の内側辺縁
上皮（MEE）（前頭断面）

蛍光で黄色く光っている細胞はアポトーシス（細胞死）を起こしている細胞．赤いのはケラチン陽性の上皮成分を示す．左右の口蓋突起が癒合した部位にできた上皮縫線がアポトーシスなどによって消失する．ⓑは上皮細胞（赤）とアポトーシス細胞（黄）の二重染色（Mori ら，1994）．

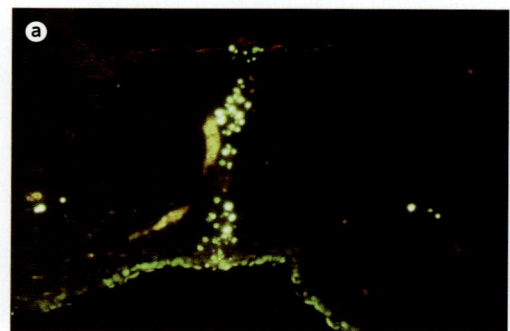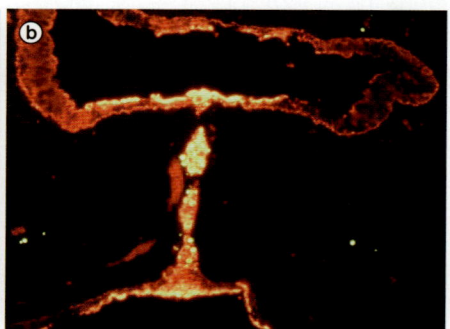

図13.5

舌原基と舌の発生
（原始咽頭または咽頭腔
を前頭断し，前壁を後方
から見た図）

無対舌結節と左右の外側舌隆起が舌体を，咽頭下隆起の頭方部分が舌根を作る．

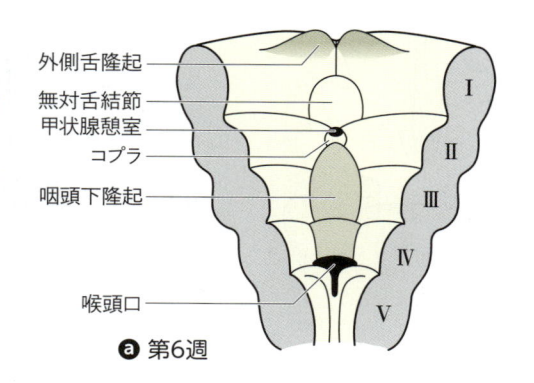

外側舌隆起
無対舌結節
甲状腺憩室
コプラ
咽頭下隆起
喉頭口

ⓐ 第6週

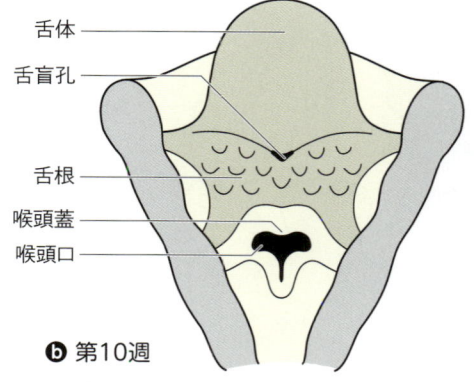

舌体
舌盲孔
舌根
喉頭蓋
喉頭口

ⓑ 第10週

隆起するが，次第に咽頭下隆起の方が大きくなり，コプラはそれに覆われて消失する．すなわち，舌の後方1/3（舌根部）は咽頭下隆起の頭方部分から形成される（図13.5❺）．なお，咽頭下隆起のうち第4咽頭弓よりも尾方の部分は**喉頭蓋** epiglottis を形成する．

　舌が発育するのに伴って，甲状腺原基が相対的に深部へ入り，そこで増殖する．甲状腺原基と舌根部は**甲状舌管** thyroglossal duct という上皮性の管で連絡している（図13.6）．やがて甲状舌管が消失し，甲状腺は独立した器官となる．甲状腺原基が発生した舌根部の箇所は，浅い凹みである**舌盲孔** foramen caecum として残る．甲状腺の組織発生については，第17章で述べる（MEMO 17.4, ☞ 223頁）．

> **MEMO 13.5** 　舌の発生と神経支配
>
> 　舌体部と舌根部は由来を異にし，両者の境界に分界溝 terminal sulcus ができる．舌の前方部2/3は第1咽頭弓由来であるので，その粘膜の一般体性感覚神経支配は**三叉神経**の枝（下顎神経V3の枝の**舌神経**）によっている．舌の後方部1/3は，第2，第3咽頭弓と第4咽頭弓の頭方部分から発生するが，第2咽頭弓部分のコプラは消失するので，舌のこの部分は，主として第3咽頭弓神経である**舌咽神経**（IX）の支配を受ける．喉頭蓋前方の小部分は第4咽頭弓神経である**迷走神経**（X）の枝である**上喉頭神経**によって支配される．なお，舌粘膜の味覚（特殊臓性感覚）は，舌体部では**顔面（中間）神経**（VII，第2咽頭弓神経），舌根部では**舌咽神経**と**迷走神経**（それぞれ第3および第4咽頭弓神経）がつかさどる．
> 　内舌筋・外舌筋のほとんどは，舌原基へ進入した**後頭筋板**（☞ 124頁）由来の筋芽細胞によって作られ，**舌下神経**（XII）の支配を受ける．

> **MEMO 13.6** 　舌の発生異常
>
> 　舌小帯が極端に短いと舌が下顎に固定されたり動きが障害されたりする．この異常を**舌癒着（舌小帯短縮）** ankyloglossia という．舌が異常に大きい**巨舌症** macroglossia や逆に小さい**小舌症** microglossia があるが，いずれもまれである．

> **3** 　唾液腺の発生

　大唾液腺は，口腔上皮が索状に増殖してできる．**耳下腺** parotid gland は第6〜7週に原始口腔の外胚葉上皮から，**顎下腺** submandibular gland は口腔底部の内胚葉上皮から発生する．**舌下腺** sublingual gland はやや遅れて舌傍溝 paralingual groove の内胚葉上皮から発生する．

3 　咽頭の発生

　左右の咽頭弓に囲まれた**原始咽頭** primitive pharynx の側壁は，左右へポケット状に拡がり**咽頭嚢**を形成する（図6.9 ☞ 62頁）．咽頭嚢は咽頭弓に対応してできるので第1〜第6の6対となるが，第5咽頭嚢は痕跡的で，明瞭な憩室を形成することはない．

　原始咽頭の尾方は**原始食道** primitive esophagus に続く．25日頃に前腸の前壁に**喉頭気管憩室** laryngotracheal diverticulum とよぶ上皮の陥入ができる（図13.7）．これは下前方へ伸び，**気管食道中隔** tracheoesophageal septum によって，腹方の気道原基（**喉頭気管管** laryngotracheal tube）と背方の原始食道に区分される．喉頭気管管から，呼吸器系の大部分（喉頭〜肺）の上皮が発生する（☞ 171頁）．

4 　食道の発生

　原始食道は，初めは短い管であるが，心臓と肺が発育し横隔膜が下降するにつれて長くなる．食道内腔の上皮は生後には重層扁平上皮であるが，発生の初期には多列円柱状で，表面に線毛をもつ．その後，細胞の丈が低くなるとともに重層化し，第6週頃には3〜4層になり，胎生4か月頃までに典型的な重層扁平上皮

図13.6

第5週胚子の舌原基（矢状断面）

舌体では筋の分化が始まっているが，まだ個々の筋は特定できない（❺）．舌根部の強拡大像（❺）で，舌盲孔の深部に甲状舌管と甲状腺原基が認められる．

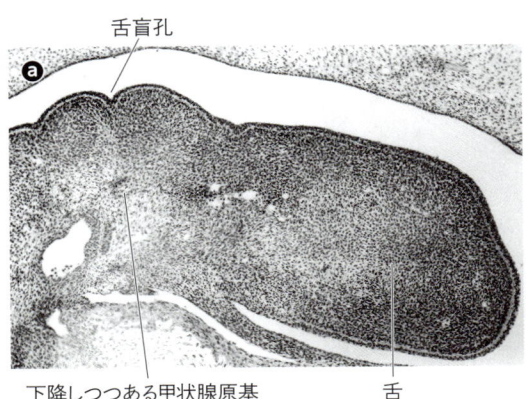
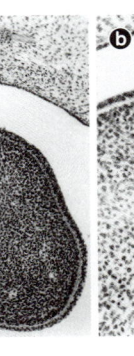

舌盲孔

下降しつつある甲状腺原基　　　舌

舌盲孔　　甲状舌管

甲状腺原基

図13.7 前腸からの喉頭気管憩室の分岐（3 〜 6 週）

前腸の腹側から発生した喉頭気管憩室（ⓐ）が伸びて喉頭気管管（ⓑ）となり，その遠位部が分岐して気管支と肺に分化する（ⓒⓓ）.

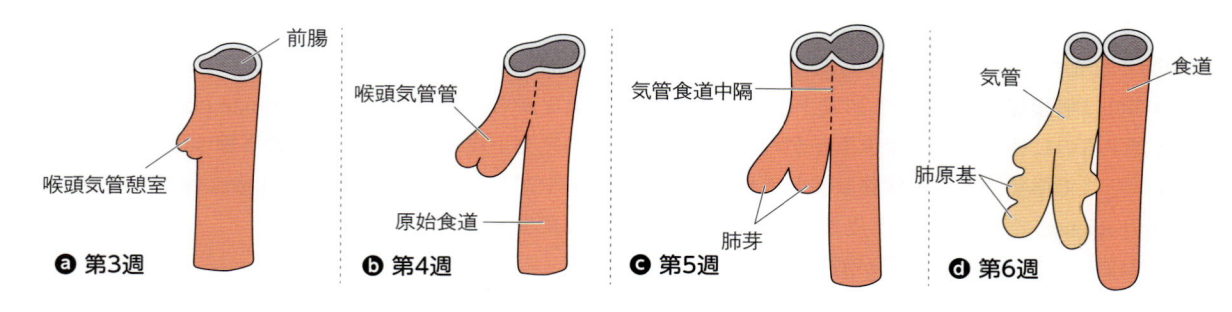

ⓐ 第3週　　ⓑ 第4週　　ⓒ 第5週　　ⓓ 第6週

図13.8 食道気管瘻の様々な型

食道気管瘻は様々な型があり，ⓐⓑでは食道閉鎖を伴う．ⓐの型が最も多い.

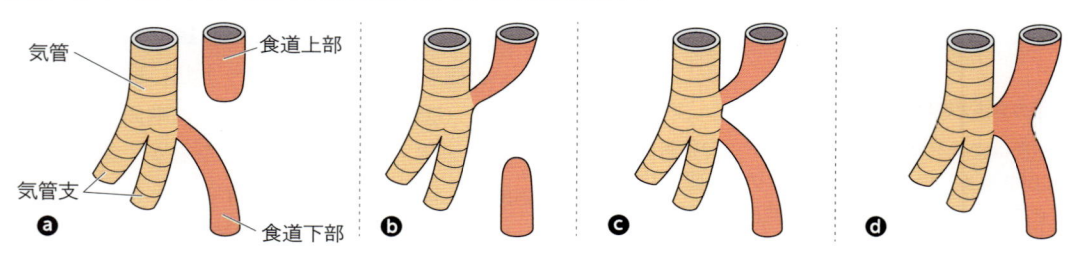

ⓐ　　ⓑ　　ⓒ　　ⓓ

になる．食道上皮が多列上皮から重層上皮になる頃に，上皮の増殖が起こり食道の内腔が狭くなるか一時的に閉鎖するが，間もなく細胞死によって管状の内腔ができる.

食道の上皮管の周りでは，第 7 週頃に**輪状筋層**，第 10 週頃に**縦走筋層**が出現し，7 か月頃までに食道全体にわたって内輪外縦の筋層が完成する．粘膜筋板もその頃までにできる.

食道の平滑筋は側板中胚葉（臓側板）に由来するが，上部 1/3 では咽頭嚢周囲の間葉からできた骨格筋（随意筋）の線維が多い.

MEMO 13.7 　食道の発生異常

食道の発生異常には，**食道閉鎖** esophageal atresia，**食道狭窄** esophageal stenosis，**食道気管瘻** esophagotracheal fistula などがある（図13.8）．胚子期に増殖した上皮細胞が残存して内腔が閉鎖され，または異常に狭くなると，それぞれ食道閉鎖，食道狭窄となる．これらの異常は，気管分岐部の高さや，食道が横隔膜を通過する部位に起こりやすい．気管食道中隔の形成が不完全であると，食道と気管の間に異常な交通ができて食道気管瘻となる．食道閉鎖と食道気管瘻が合併することも少なくない.

5　胃の発生

胎生第 4 週に，横中隔よりも尾方の前腸部分が局所的に膨らみ，**原始胃** primitive stomach となる（図13.9ⓐ）．原始胃の左右は漿膜（臓側腹膜）に覆われ，胃の腹側と背側で左右の漿膜が合わさって，それぞれ**腹側（前）胃間膜** ventral mesogastrium と**背側（後）胃間膜** dorsal mesogastrium が形成される.

胃は上下と前後方向に伸びて紡錘形に近い形になるとともに，第 6 週頃から回旋を始める．胃の回旋は，上方から見て長軸の周りを時計回り方向に進み，最終的に約 90° 回旋する（図13.9ⓑⓒ）．その結果，腹側（前）胃間膜側が体の右側に，背側（後）胃間膜側が左側に向くようになる．この回旋の過程で胃の後面が特に強く膨らみ出すので，左側に向かって大弯ができる．また前方を向いていた凹弯部が右側に向き，小弯となる．したがって成体では，背側胃間膜が大弯に，腹側胃間膜が小弯に付いている（図13.9ⓒ）.

第 3 〜 4 週に腹側胃間膜の中に肝臓原基（**肝芽** liver bud）が発達してくるので，腹側胃間膜から，肝臓と体腔腹側壁を結ぶ**肝鎌状間膜** falciform ligament と肝臓と胃・十二指腸の間に張る**小網** lesser omentum ができる（図13.9ⓐ）．また，背側胃間膜の中に脾臓原基が発生し，胃脾間膜 gastrosplenic（gastrolienal）ligament ができる（図13.9ⓒ）.

1　網嚢の形成

胃が回旋して大弯側が体の左側へ膨らむ際に，背側胃間膜が左側へ大きく袋状に膨らみ出し，**網嚢** omental bursa を形成する（図13.10ⓐⓑ）．その先端部は下方へ向かってエプロンのように垂れ下がり，**大網**

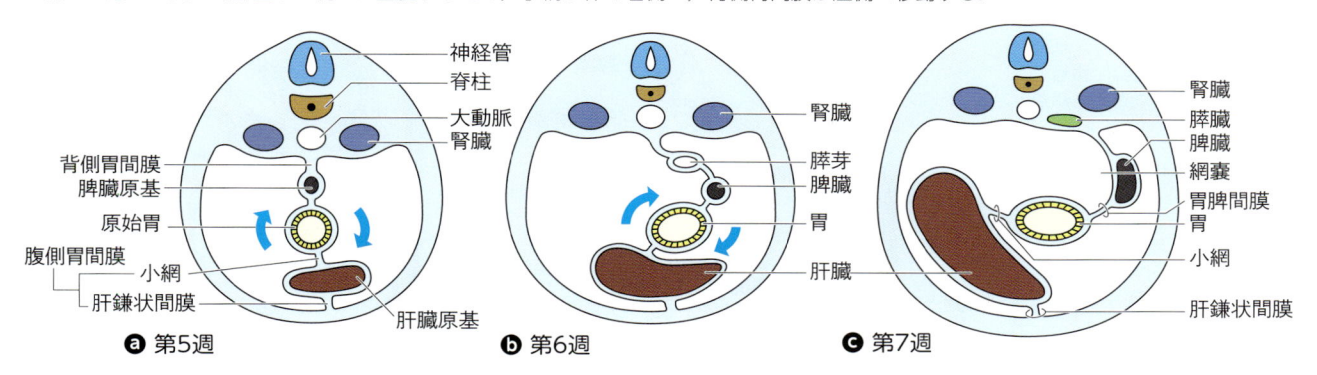

図13.9 胃の発生と回旋（横断面を上方から見た図）

胃が上方から見て時計回りに約90°回旋するため，小網が体の右側へ，背側胃間膜が左側へ移動する．

ⓐ 第5週　　**ⓑ** 第6週　　**ⓒ** 第7週

図13.10

胚子における腸管の回旋（正面から見た図）

腸管が長くなるのに伴い，腸管全体が卵黄腸管（卵黄嚢茎）を支点として，前方から見て反時計回りに約270°回旋する．

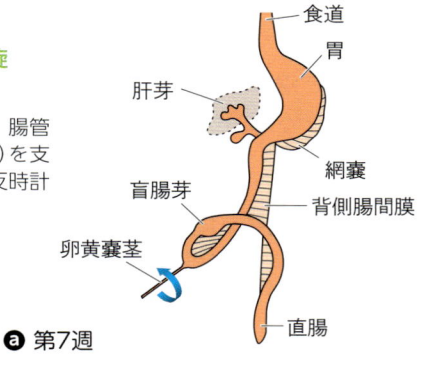

ⓐ 第7週

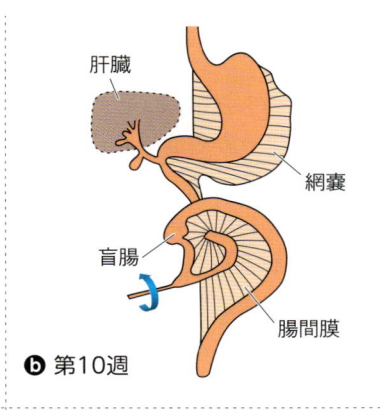

ⓑ 第10週

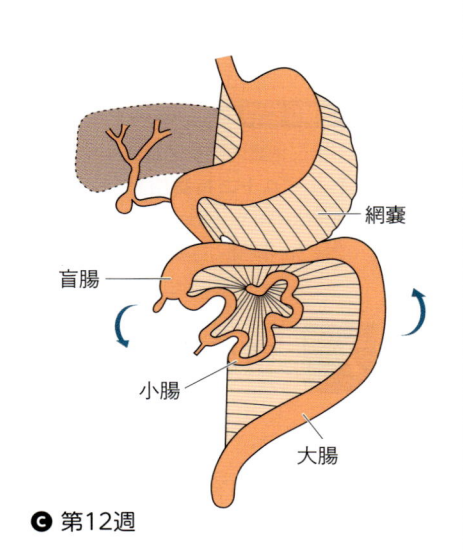

ⓒ 第12週

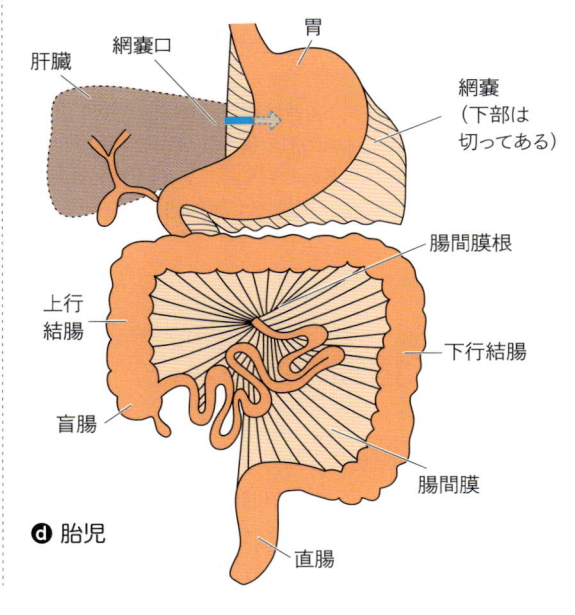

ⓓ 胎児

greater omentum となって横行結腸や小腸の前面を覆う（**図13.10ⓒⓓ**，**図13.11**）．大網は，胃の大弯から伸びる前葉と後腹壁に付着する後葉からなるが，後葉は横行結腸の前面と癒着し，それ以下の部位では前葉と後葉が癒着して，大網は見かけ上1枚の膜のようになる．網嚢（**小嚢** lesser sac）と残りの腹腔（**大嚢** greater sac）の交通路が小網の小さい孔として認められ，これを**網嚢口** epiploic foramen とよぶ（**図13.10ⓓ**）．

MEMO 13.8 迷走神経の走行

　迷走神経は初め原始腸管の左右に沿って走行しているが，胃が90°回旋するため，左迷走神経が胃の前面を，右迷走神経が胃の後面を走行するようになる．

2　　**胃の組織発生**

　胎生第5週頃までは，胃の内面の上皮は多列円柱上皮である．第6週頃から胃粘膜が小さく陥入して**胃小**

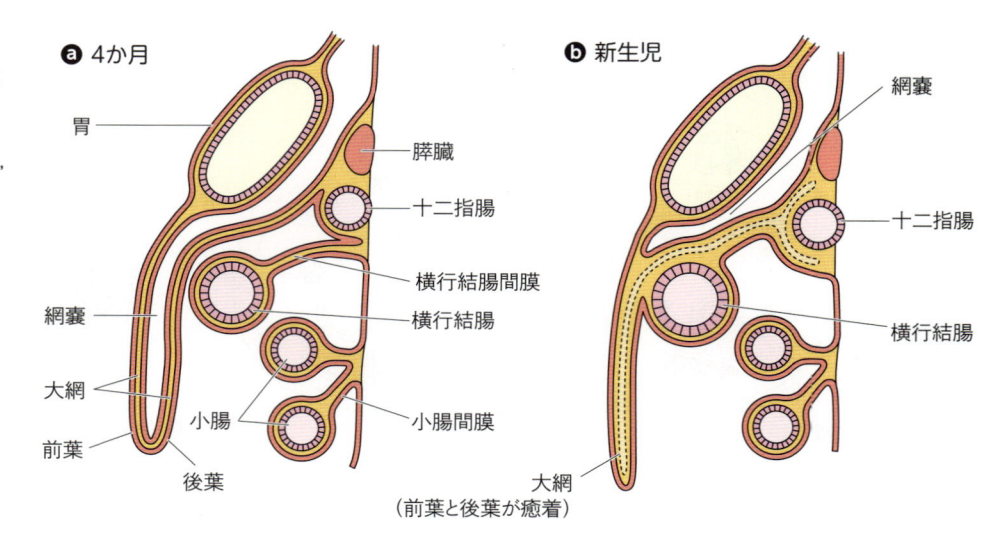

図13.11 網嚢の発生

腸の回旋に伴い，背側胃間膜の一部が網嚢となって腸管の前面に垂れ下がる（**ⓐ**）．網嚢の前葉と後葉が互いに癒着し，また横行結腸の前面とも癒着する（**ⓑ**）．

窩 gastric pit ができ始め，第8週頃には胃体の粘膜全体に胃小窩が認められる．これが胃底腺の始まりである．それと並行して，胃の粘膜上皮が単層円柱上皮になる．胃底腺の各種細胞（壁細胞，頚部粘液細胞，主細胞など）は第11〜13週頃から分化する．

なお，胃壁の結合組織や平滑筋層は側板中胚葉（臓側板）から発生する．

> **MEMO 13.9** 胃の発生異常
>
> 胃の出口である幽門が完全に交通していない異常が**幽門閉鎖** pyloric atresia，異常に狭くなったものが**幽門狭窄** pyloric stenosis である．前者は幽門部の内腔上皮が異常に増殖したために，後者は幽門部の輪走筋が異常に肥厚したために起こると考えられ，通過障害を起こす．幽門狭窄は比較的頻度の高い先天異常で，男児で女児の約5倍多く発生する（1/150：1/750）．

6 十二指腸の発生

十二指腸は，前腸の下部と中腸の上部から発生し，両者の移行部は大十二指腸乳頭（総胆管開口部）のすぐ尾方に相当する．したがって，十二指腸は腹腔動脈の枝である上膵十二指腸動脈と上腸間膜動脈の枝である下膵十二指腸動脈によって栄養される．

十二指腸の原基は，初め上下に走る細い管であるが，腸管が伸びると，やや前方へ突出したC字型のループができる（**図13.10ⓑ**）．このループは，胃の回旋に伴って，右へ約90°回旋し，右側へ凸になったC字形のループとなる．

初め十二指腸の背側に張っていた背側十二指腸間膜は，回旋後はCループに囲まれて後腹壁の前面へ張りついたようになる．やがてこの間膜が後腹壁の壁側腹膜と癒着し，十二指腸が後腹壁に固定されて腹膜後器官となる．

十二指腸の組織分化

十二指腸の粘膜上皮は第5週頃までは多列円柱上皮であるが，その後急速に増殖して，第6週頃に内腔を閉鎖してしまう（腸管の生理的閉鎖）．第7週になると，それらの上皮細胞の多くが変性して脱落し，再び内腔が開通する．

> **MEMO 13.10** 十二指腸の発生異常
>
> 十二指腸内腔が再疎通しないか再疎通が不完全であると，それぞれ**十二指腸閉鎖** duodenal atresia，**十二指腸狭窄** duodenal stenosis となる．これらは，十二指腸乳頭のすぐ尾方（前腸と中腸の移行部あたり）に好発する．

7 空腸，回腸，結腸の発生

前述のように，小腸と大腸の大部分の上皮は中腸と後腸から発生する．中腸と後腸の移行部は，横行結腸の途中（頭方から2/3の部位）である．

30日頃に腸管ループの尾側脚に**盲腸芽** cecal bud とよばれる膨らみが生ずる（**図13.10ⓐ**）．中腸ループのうち盲腸芽までの部分が空腸と回腸になり，盲腸芽よりも尾側が上行結腸と横行結腸の近位部2/3になる．

原始腸管は，第7週頃から臍帯内の胚外体腔の中へ出て長くなる．その時，中腸は卵黄腸管によって卵黄嚢とつながっているので，この部位を中心にして，前方から見て反時計回りに中腸ループが回転する．ちょうどこの部位に中腸の栄養動脈である上腸間膜動脈が後方から入る．中腸は，初め約90°回旋し，中腸ルー

プが腹腔内へ戻る頃にはさらに約180°回旋するので, 結局, 卵黄嚢茎（将来の臍帯）の周りに約270°回旋することになる（図13.10）.

　腸管の回旋の際に, 将来の回腸下部, 盲腸の部分が最も大きく移動し, 初め腹部の下方に発生した盲腸の部位は, 腹腔の左下から左上腹部, 右上腹部を通って, 最終的に右下腹部へ移動する. また, これに伴って, 中腸の背側腸間膜も270°ねじれるように位置を変える. その回転の中心が成人における**腸間膜根** radix mesenterii の部位で, 腸間膜が腸間膜根から扇状に拡がるように見えるのはこのためである（図13.10**d**）.

　なお, 腹側腸間膜は, 腸管の回転に伴ってほとんど消失してしまい, その結果, 左右の腹腔がつながって1つの大きな腔になる.

　腸管は初め全長にわたって背側腸間膜をもっているが, 上行結腸と下行結腸が後腹壁に強く押しつけられる結果, これらの部位の背側腸間膜が後腹壁の壁側腹膜と癒合して消失し, 上行結腸と下行結腸が後腹壁に固定されて腹膜後器官となる.

　後腸からは, 横行結腸の遠位部1/3, 下行結腸, S状結腸, 直腸, 肛門管上部の上皮ができるほか, 膀胱と尿道の上皮の一部も形成される.

　胚子の成長につれて後腸は尾方に伸び, その尾方端の部位が拡がって**排泄腔**を形成する（図13.12**a**）. 排泄腔尾方端の後腸上皮は, 体表の表皮外胚葉と直接接して**排泄腔膜**を作る.

　排泄腔には, 尿膜（嚢）の管である**尿膜管** allantoic duct が前方から開口する. 後腸と尿膜管の間は, 間葉性の組織である**尿直腸中隔** urorectal septum によって前後に区分され, 前方が**尿生殖洞** urogenital sinus, 後方が**直腸**および**肛門**となる（図13.12**b c**）.

1　小腸の組織発生

　原始腸管の内腔は単層の内胚葉上皮により, また外表面は単層の中皮（将来の臓側腹膜）によって覆われている（図13.13**a**）. 小腸になる腸管部分では, 単層であった内腔の上皮が増殖して4〜5層になり, 一過

図13.12　排泄腔の形成と分割
排泄腔が尿道腸中隔によって前後の腔に分割され, 尿生殖洞と直腸肛門管ができる.

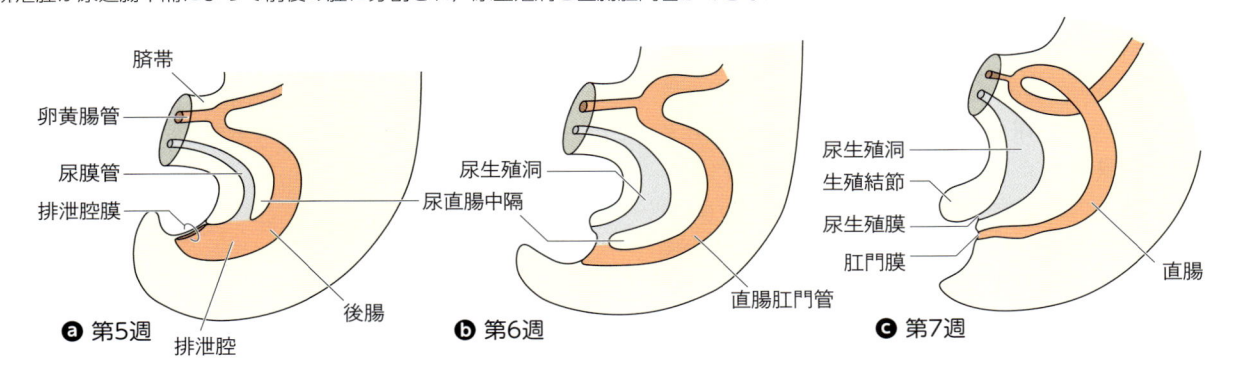

a 第5週　臍帯・卵黄腸管・尿膜管・排泄腔膜・後腸・排泄腔

b 第6週　尿生殖洞・尿直腸中隔・直腸肛門管

c 第7週　尿生殖洞・生殖結節・尿生殖膜・肛門膜・直腸

13

図13.13　第8週胚子の腸管
a 小腸とその腸間膜.
b 十二指腸. 内腔が再開通し, 絨毛が形成されつつある.

腸間膜

a 筋層・粘膜上皮・粘膜下組織

b 絨毛原基・粘膜下組織・筋層・膵臓原基

性に管腔を塞ぐ．間もなくこれらの細胞の一部が細胞死を起こして脱落し腸管が開通するが，その時に粘膜のヒダや原始的な絨毛ができる（図13.13ⓑ）．

3か月後半に，小腸内腔上皮の細胞が単層の円柱状になり，その後，粘液細胞や各種の腺細胞なども分化していく．

第10週頃になると，粘膜下の間葉の一部が平滑筋に分化し，縦走筋層を作る．また，腸管壁に自律神経線維が入り込んで**筋層間神経叢（アウエルバッハ神経叢** Auerbach's plexus of nerves）および**粘膜下神経叢（マイスナー神経叢** Meissner's plexus of nerves）ができる．

6か月には粘膜筋板が出現し，孤立リンパ小節や集合リンパ小節（**パイエル板** Peyer's plate）が現れる．こうして，粘膜，粘膜固有層，粘膜筋板，粘膜下組織，内輪外縦の筋層，漿膜下結合組織，漿膜（腹膜）という基本的な組織構造ができる．

2 排泄腔の分化

尿直腸中隔が尾方へ向かって伸び，第7週終わりには排泄腔膜に達して，排泄腔を前後（腹側と背側）に二分する（図13.12）．そうしてできた腹側の部分を**尿生殖洞**，背側の部分を**直腸肛門管** anorectal canal または**原始直腸** primitive rectum とよぶ．これに伴って，排泄腔膜は腹側の**尿生殖膜** urogenital membrane と背側の**肛門膜** anal membrane に分かれる．肛門膜が破れる前に，外胚葉側に肛門窩 anal pit とよぶ凹みができる．尿生殖膜はすぐに破れるが，肛門膜はやや遅れて第9週頃に破れる．

> **MEMO 13.11** 肛門管の発生
>
> 肛門膜があった部位は，成人の肛門管の**櫛状線（歯状線）** pectinate line の高さに相当する．すなわち，肛門管の上部が後腸の内胚葉由来，肛門管の下部は外胚葉由来である（図13.14）．したがって，肛門管の上部には下腸間膜動脈の枝である上直腸動脈が分布するが，肛門窩に由来する櫛状線よりも下部の肛門管は，内腸骨動脈の枝である内陰部動脈（の下直腸動脈）によって栄養される．また，前者の静脈還流は上直腸静脈に入り下腸間膜静脈に注ぐが，後者は下直腸静脈に入り，内陰部静脈を経て内腸骨静脈に注ぐ．

妊娠3か月頃から，腸管内に**胎便** meconium が溜まり始める．健康な胎児では羊水の中に消化管の内容物を排泄することはない．

櫛状線（歯状線）を境に，それよりも上部は原始腸管の後腸から，それより下部は肛門窩から発生する．

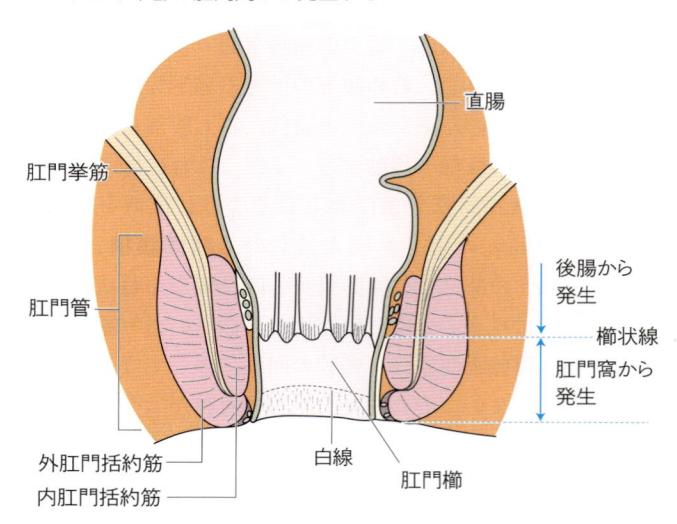

直腸
肛門挙筋
肛門管
後腸から発生
櫛状線
肛門窩から発生
外肛門括約筋
内肛門括約筋
白線
肛門櫛

> **MEMO 13.12** 肛門櫛
>
> 櫛状線と**肛門皮膚線** anocutaneous line（**白線** white line）の間の肛門管の部分（**肛門櫛** anal pecten）の上皮は外胚葉由来であるが，毛嚢をもたないので組織学的には毛のない皮膚の形態を示す．

> **MEMO 13.13** 肛門管のリンパ還流
>
> 肛門管上部のリンパは下腸間膜リンパ節に，下部のリンパは浅鼠径リンパ節へ注ぐ．両者のリンパ還流がこのように異なるため，癌の発生場所によって転移する部位が異なる．

3 大腸の組織発生

横行結腸，下行結腸，直腸の内腔表面は，内胚葉に由来する単層円柱上皮に覆われる．発生が進むと，**腸陰窩** crypt が分化する．大腸でも初めは小腸と同様の絨毛が形成されるが，7か月頃には大腸全体で絨毛構造がなくなる．一方，肛門管のうち，外胚葉に由来する櫛状線以下の部分では，重層扁平上皮が内腔表面を覆う．

粘膜固有層，粘膜筋板，粘膜下層，筋層，外膜の結合組織や平滑筋は，中胚葉からできる．結腸に特有な**結腸ヒモ** taenia coli や**結腸膨起** haustrum は4か月頃に現れる．同じ頃に，**筋層間神経叢（アウエルバッハ神経叢）**も認められる．

直腸，肛門管壁の筋層のうち平滑筋は側板中胚葉に由来する．ただし，肛門挙筋，外肛門括約筋は骨格筋で，仙骨部の体節に由来し，脊髄神経の支配を受ける．

図13.15

卵嚢腸管の遺残物

ⓐ 回腸壁に卵黄腸管の一部がポケット状に残った回腸憩室（メッケル憩室）．
ⓑ 卵黄腸管靭帯の中にできた卵黄嚢胞．
ⓒ 卵黄腸管が閉じないため，回腸内腔が体表と交通する臍回腸瘻．

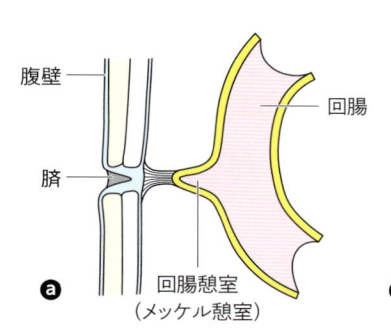

腹壁
回腸
臍
回腸憩室
（メッケル憩室）
ⓐ

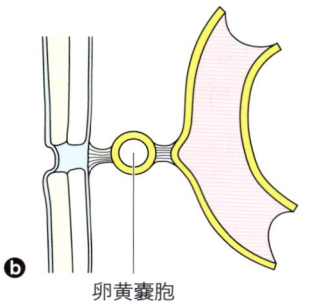

卵黄嚢胞
ⓑ

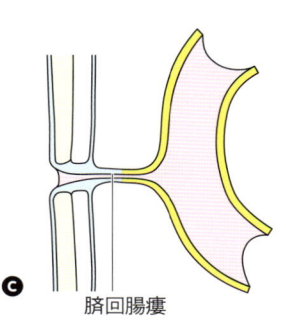

臍回腸瘻
ⓒ

MEMO 13.14　**腸管の発生異常**

卵黄腸管の遺残

　正常では，卵黄腸管は閉鎖して，臍の裏で索状構造物となって残るが，その閉鎖が不完全であったり一部が袋状になって残ることがある．最も多いのは回腸壁にポケット状に遺残しているもので，**回腸憩室** ileal diverticulum または**メッケル憩室** Meckel diverticulum とよばれる（**図13.15ⓐ**）．ふつう回盲部から回腸を 40～60 cm ほどさかのぼったところに見つかる．回腸憩室は，軽度のものも含めると人口の 2～4% に見られる．多くは無症状であるが，時に炎症や出血，潰瘍，穿孔を起こすことがある．

　また，ごくまれに，臍と腸管の間に卵黄嚢の一部が残った**卵黄嚢胞** vitelline cyst や，回腸の内腔が臍と交通する**臍回腸瘻** umbilicoileal fistula となることがある（**図13.15ⓑⓒ**）．

腸管の狭窄，閉塞

　空腸や回腸も胎生 2 か月頃に内腔上皮が増殖して一過性に管腔が閉塞されるので，その再疎通が不完全であると，空腸や回腸の狭窄や閉塞の原因となる．

腸管の重複

　空腸や回腸の再疎通が不完全で内腔に仕切りができると，腸管の管腔が部分的に 2 本になることがある．腸管の重複は回腸から回盲部にかけて起こることが多い．

臍帯ヘルニア

　臍帯の中に入った中腸ループが腹腔内へ戻らないか，またはいったん腹腔内に戻った腸管が再び臍輪を通って臍帯内で腫瘤状になったものを**臍帯ヘルニア** congenital umbilical hernia という．

腸の回旋異常

　270° 回旋すべき中腸ループの回旋が不完全な場合は，腹腔内での盲腸や結腸の位置が異常になる．まれに，逆方向に回旋が起こることがある．こうした回旋異常は，腸管の通過障害や血管の閉塞を起こすことがある．

移動盲腸

　腸管が回旋したあと盲腸の部位が後腹壁に固定されないと，**移動盲腸** mobile cecum という状態になり，盲腸が動くために腹痛などの原因となる．

先天性巨大結腸

　神経堤細胞の遊走が障害されると，腸管の壁内神経叢（アウエルバッハ神経叢，マイスナー神経叢）の自律神経節細胞が欠損し（**無神経節症** aganglionosis），腸管が異常に拡張することがある（**先天性巨大結腸** congenital megacolon）．好発部位は S 状結腸と直腸で，臨床的に**ヒルシュスプルング病** Hirschsprung disease とよばれる．5,000 出生に 1 例の頻度で見られ，多くは孤発例であるが家族性の発生も見られる．原因遺伝子として 10 種類以上が同定されており，家族性の症例で，チロシンキナーゼ受容体をコードする RET 遺伝子の異常が見つかっている．

鎖肛

　肛門膜が破れないために肛門が開通しない異常を**鎖肛** atresia ani という．新生児の 5,000 人に 1 例の頻度で見られ，閉鎖の高さによって，高位，中間位，低位の 3 型に分けられる．また，肛門が尿道や腟と異常な交通（瘻 fistula）をもつ場合もある．

8　膵臓の発生

　膵臓の外分泌部の腺細胞と導管上皮細胞は，前腸後端部の内胚葉上皮に由来する．胎生第 4 週に，十二指腸原基の上皮の一部が背側と腹側に向かってポケット状に陥入し，それぞれ背側および腹側十二指腸間膜の中で増殖しながら枝分かれしていく．背側に向かうものを**背側膵芽** dorsal pancreatic bud，腹側に向かうものを**腹側膵芽** ventral pancreatic bud とよぶ（**図13.16ⓐ**）．背側膵芽の出現が腹側膵芽の出現よりも 1～2 日早く，後に両者が癒合して 1 つの膵臓を作る．

　前述のように，胃と腸管の回旋に伴って背側胃間膜が左に向かって大きく膨らむが（**図13.9**），それにつれて背側十二指腸間膜も体の左側へ移動するので，背側膵芽は十二指腸の背側から体の左側へ移動する（**図13.16ⓑⓒ**）．また，十二指腸の回転に伴って総胆管が腸管の周りを後方から左側へ回るので，それにつれて腹側膵芽も腸管の後方から左側へ移動し，第 6 週頃に背側膵芽と腹側膵芽が十二指腸の左で癒合して 1 つの膵臓原基を作る（**図13.16ⓒ**）．背側膵芽からは**膵体**および**膵尾**が，腹側膵芽からは**膵頭**の下部と**鈎状突起**が形成される（**図13.16ⓓ**）．

　両膵芽の癒合に伴い，背側膵芽の導管であった**背側膵管** dorsal pancreatic duct が途中から**腹側膵管** ventral pancreatic duct に注ぎ，一本の**（主）膵管** pancreatic duct となって，総胆管とともに大十二指腸乳頭部

図13.16 膵芽の発生・移動と癒合

背側膵芽と腹側膵芽が十二指腸の背側と腹側に発生する（**ⓐ ⓑ**）．腸管の回転に伴って背側膵芽が体の左側へ移動し，腹側膵芽も総胆管と一緒に左へ移動して，2つの膵芽が癒合する（**ⓒ**）．背側膵管は途中から腹側膵管へ流入して主膵管を作る（**ⓓ**）．

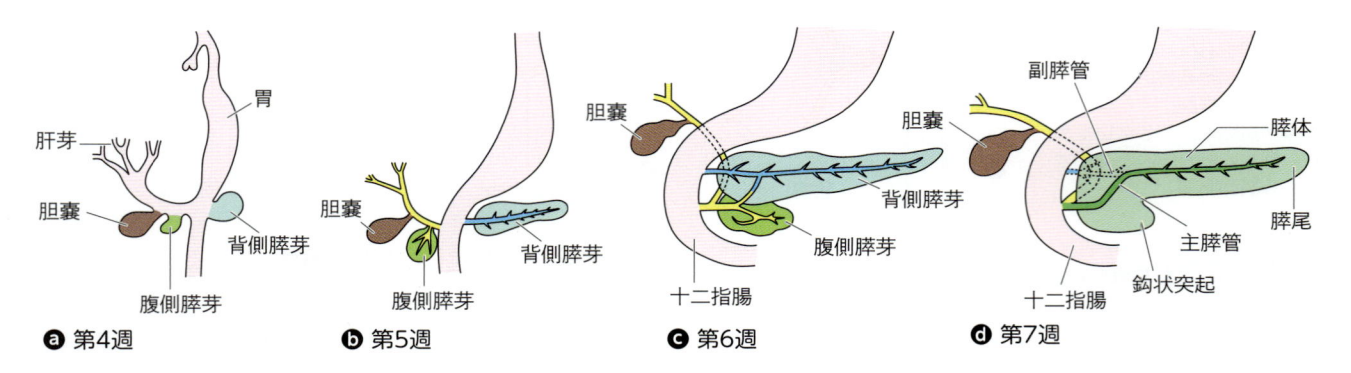

ⓐ 第4週　　**ⓑ** 第5週　　**ⓒ** 第6週　　**ⓓ** 第7週

に開口する．背側膵管の近位部は**副膵管** accessory pancreatic duct となる．副膵管はふつう閉鎖しているが，まれに大十二指腸乳頭のやや上方の小十二指腸乳頭に開口することがある．

1　膵臓の組織発生

膵液を分泌する外分泌細胞，ホルモンを分泌する内分泌細胞，ならびに膵管系の上皮細胞は，すべて前腸の上皮細胞から発生し，したがって内胚葉由来である．第4週に前腸後端部で膵臓原基の上皮が陥入し，この細胞が増殖して外分泌部の導管と腺房を作る．他の消化腺や呼吸器が発生する場合と同様，上皮が増殖して分化する過程で，対応する局所の間葉細胞との上皮―間葉相互作用が必要である．

3か月までに膵臓原基の中に多くの**原始膵管** primitive pancreatic duct が枝分かれし，その先端が膨らんで**腺房**となる（**図13.17**）．4か月には組織学的に腺房構造が認められる．腺房細胞では，第16週頃に**トリプシノーゲン**，第32週頃に**リパーゼ**が検出される．

膵臓では，ホルモンを分泌する内分泌細胞が集合して**膵島** pancreatic islet（**ランゲルハンス島** islet of Langerhans）を形成し，それが膵臓全体に散在している．膵島の細胞は，前腸後端の内胚葉性上皮が膨出してできた膵臓原基の中に発生し，3か月終わりまでに腸管上皮との連絡を失って孤立性の細胞集団を形成する．この分化においても**上皮―間葉転換** epithelial-mesenchymal transirion が起こる．腺の結合組織や血管は，周囲の臓側中胚葉からできる．

2　膵島細胞の分化

膵島には，A，B，D，PP の4種類の内分泌細胞があり，それぞれ**グルカゴン**，**インスリン**，**ソマトスタチン**，**膵ポリペプチド**を分泌する．3〜4か月にグルカゴンを分泌する **A 細胞**，次いでインスリンを分泌する **B 細胞**の分化が始まり，5か月末までにこれらのホルモンが胎児血中に検出される．膵島原基の細胞がA，B，D，PP の各細胞に分化する際に PDX-1，Pax4，Pax6，Nkx2.2 などの関与が示唆されているが，詳細なメカニズムについては不明な点が多い．

図13.17

膵臓の組織分化

ⓐ 第6週．腹側膵芽と背側膵芽が近接している．
ⓑ 第8週．膵臓の原基で腺房が形成されている．

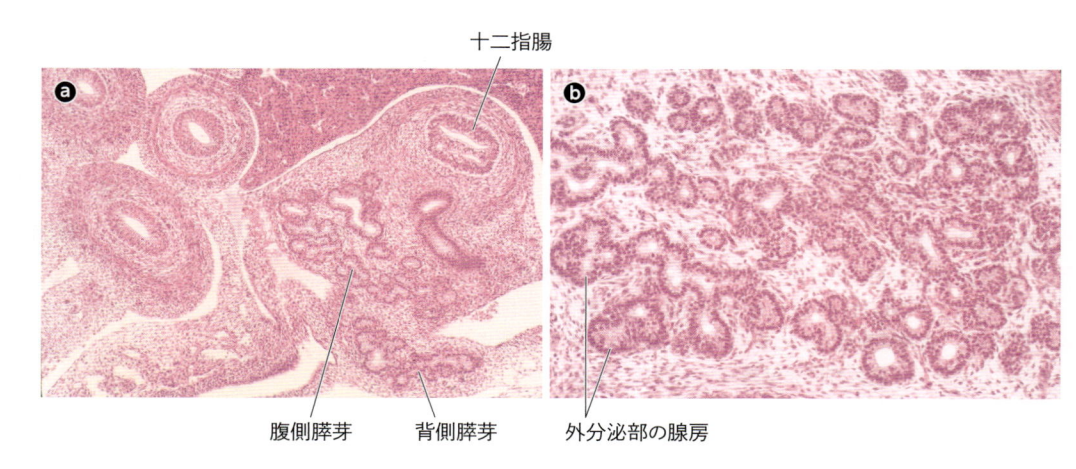

十二指腸

腹側膵芽　　背側膵芽　　外分泌部の腺房

MEMO 13.15 膵臓の分化誘導因子

膵臓の発生分化を制御する分子として**膵十二指腸ホメオボックス遺伝子**-1 pancareatic and duodenal homeobox gene-1 (PDX-1) が知られている．PDX-1 は膵芽の内胚葉に発現し，pdx-1 欠損マウスでは膵臓が形成されない．

MEMO 13.16 膵臓の発生異常

膵芽が十二指腸の周りを回転することにより背側膵芽と腹側膵芽が癒合するが，腹側膵芽の回転が異常であったり腹側膵芽の組織が異常に残存すると，膵臓の組織が十二指腸を取り巻くように残って**輪状膵** annular pancreas となる．輪状膵に炎症や腫瘍が生じると十二指腸の通過障害が起こる．

また，胃や十二指腸の壁内，回腸のメッケル憩室などに異所性の膵組織ができることがあり，これを**副膵** accessory pancreas という．

9 肝臓と胆道の発生

18 日頃，前腸下端部の上皮細胞が増殖して腹側（前方）へ膨らみ出す．これが**肝芽** hepatic bud または**肝憩室** hepatic diverticulum であり，これから肝臓および胆道（胆嚢と胆管）が発生する（図13.16，図13.19**ⓐ**）．

肝芽は横中隔の中へ入って，枝分かれしながら急速に発育する（図13.18）．肝芽は，初めは充実した細胞塊であるが，やがて腸管由来の内胚葉細胞が肝細胞索と胆管系上皮に分化し，横中隔の中胚葉細胞が肝実質や血管系を作る．肝臓原基は細胞増殖によって増大を続け，頭側の大きい部分（肝部）と尾側の小さい部分（胆嚢部）に分かれる．

第 4 週末に肝芽の尾方部分から管状の膨らみが生じ，これが**胆嚢管**になり，その先端が膨らんで**胆嚢**ができる（図13.16）．肝管と胆嚢管が合流して**総胆管**となり，（主）膵管と合流または近接して大十二指腸乳頭部へ

図13.18 第 4 週胚子の肝臓原基を通る水平断面

前腸下端部から肝芽が発生し，横中隔の中で肝細胞の分化が始まっている．

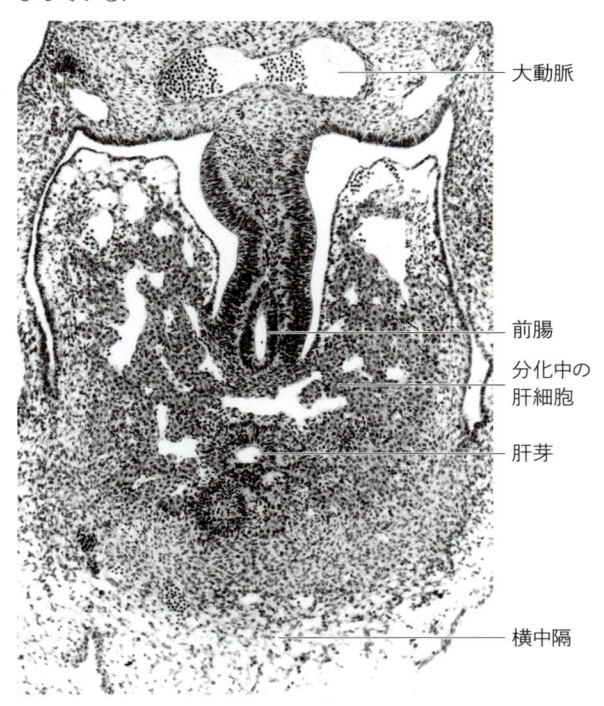

大動脈
前腸
分化中の肝細胞
肝芽
横中隔

開口する．総胆管の開口部は，初め十二指腸の腹側面にあるが，十二指腸の回転に伴って背側へ移動する．

MEMO 13.17 無漿膜野

肝臓の実質が横中隔から発生して下方へ大きく発育するので，肝臓の表面は横中隔下面の漿膜（腹膜）に覆われる（図13.19**ⓒ**）．ただし，肝臓の頭方の一部は横隔膜と接したままで，この部分は漿膜に覆われない．ここが肝臓の**無漿膜野** bare area である．

図13.19 肝臓原基（肝芽）の発生

前腸下端部から発生した肝臓の原基（肝芽）は，横中隔の中で大きくなり，組織分化が進む（**ⓐⓑ**）．さらに肝臓が発育すると，その一部が横隔膜に接したまま，腹腔内で大きくなる（**ⓒ**）．

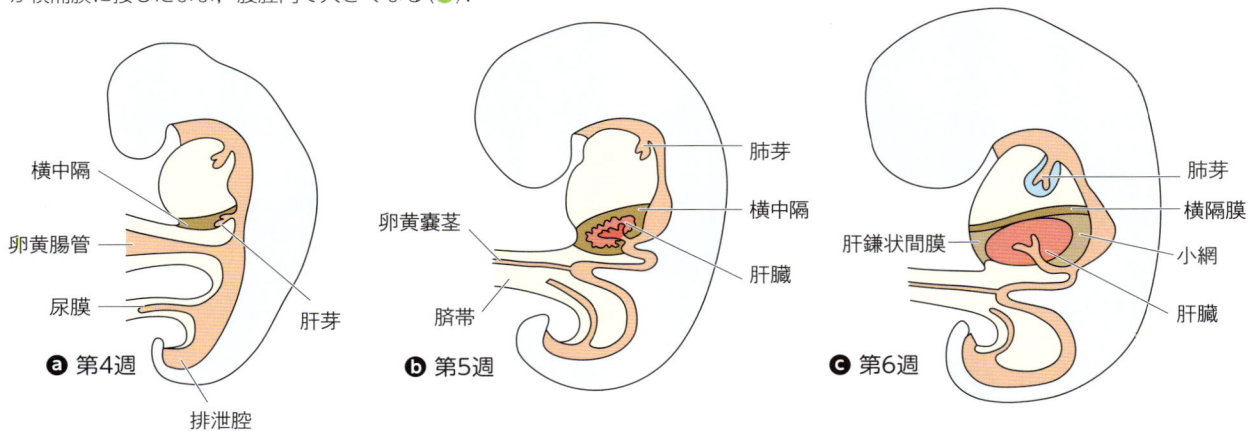

横中隔
卵黄腸管
尿膜
肝芽
ⓐ 第4週
排泄腔

卵黄嚢茎
臍帯
肺芽
横中隔
肝臓
ⓑ 第5週

肝鎌状間膜
肺芽
横隔膜
小網
肝臓
ⓒ 第6週

前腹壁と肝臓の間に張っていた腹側間膜は，肝臓の発育に伴って上下に拡がり，**肝鎌状間膜** falciform ligament になる（図13.19**c**）．横中隔の中を走っていた臍静脈は，肝鎌状間膜の下縁を走るようになる．また，肝臓と前腸下端部の間に張っていた間膜は，薄くなるとともに拡がって，小網，すなわち**肝胃間膜** hepatogastric ligament と**肝十二指腸間膜** hepatoduodenal ligament になる（図13.9）．

胚子期と胎児期早期には肝臓の大きさは他の腹部内臓に比べて大きく，第5〜10週には腹腔容積の大部分を占める．

1 　肝臓の組織発生

肝細胞になる原始腸管由来の細胞は，増殖を繰り返して特有の細胞索の配列を作り，**肝細胞索**が放射状に配列して多角柱ないし多角錐形の**小葉** lobule を作る（図13.20）．小葉の細胞索の間には，臓側中胚葉からできた**洞様毛細血管** sinusoid と**ディッセ腔** space of Disse が存在する．肝内の毛細血管（洞様毛細血管）内皮細胞や，胆道上皮周囲の結合組織や筋層の細胞は，横中隔由来の間葉からできる．

肝細胞の増殖には，血小板から出る**肝細胞増殖因子** hepatocyte growth factor（**HGF**）が大きな役割を演じるが，その一方で，血小板からは**肝細胞増殖阻害因子** platelet-derived growth inhibitor（**PDGI**）が見つかっており，両者のバランスによって細胞の増殖が調節されていると考えられる．

胚子の肝臓では，第5週頃から肝細胞索の間で間葉系細胞が集合して血島を形成し，造血と血管の形成が始まる（図13.20**b**）．こうしてできた肝内毛細血管系は，横中隔内を走る卵黄嚢血管および臍静脈と連絡し，これらが門脈を含む肝臓の血管系を形成する．肝臓の造血機能は4〜5か月にピークに達し，それ以降，主な造血の場は骨髄に移る（☞150頁）．

> **MEMO 13.18** 　肝細胞増殖因子
>
> 肝細胞増殖因子（HGF）は，肝再生時に肝細胞を増殖させる因子として発見された因子である．肝芽が発生する過程で，周囲の間葉で HGF が，その受容体 c-met が上皮で発現する．また，HGF 欠損マウスでは肝臓の発生が障害され肝細胞が減少する．
>
> なお，成人の肝臓では，クップフェル星細胞，肝臓の線維芽細胞や血管芽細胞から HGF が分泌され，肝細胞の増殖を促進する．

2 　胆道系の発生

毛細胆管，介在部，小葉間胆管，肝管の上皮が肝芽の肝部から発生する．第12週頃に肝細胞が胆汁を分泌するようになると，肝細胞間に隙間ができ，それが**毛細胆管** bile capillary になる．毛細胆管は肝小葉内

図13.20 　胚子の肝臓
a 第6週胚子の腹部矢状断面．横中隔の中で肝臓が形成されている．
b 第8週胚子の肝臓の組織像．中心静脈が形成されているが，小葉間結合組織は未発達である．肝実質内に造血巣が見られる．

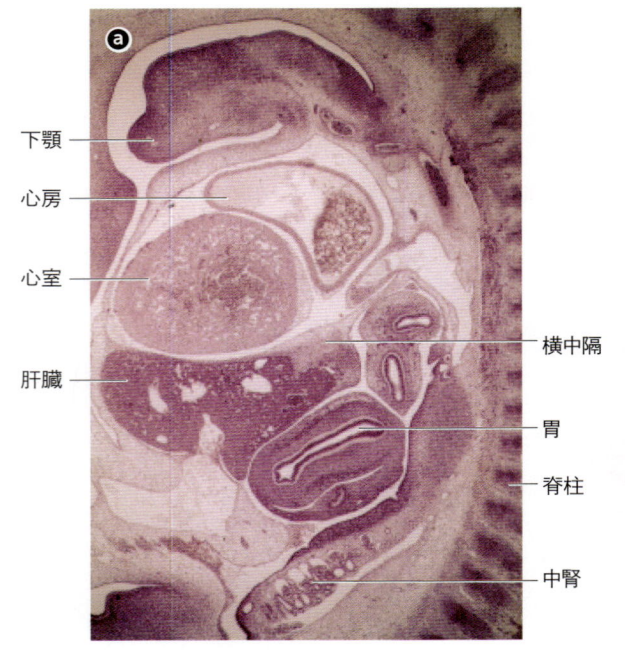

下顎／心房／心室／肝臓／横中隔／胃／脊柱／中腎

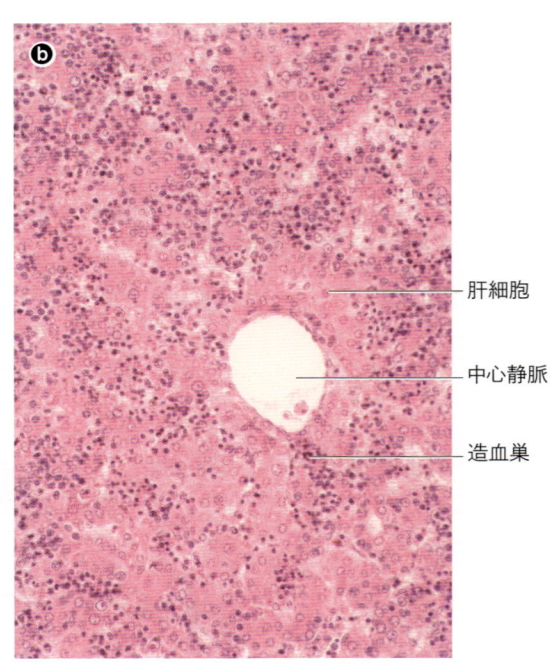

肝細胞／中心静脈／造血巣

を放射状に走り，小葉の外（小葉間）へ出るところで**介在部**（ヘリング管 canal of Hering）に開く．介在部は集まって**小葉間胆管**に開き，さらに小葉間胆管が集まって**肝管**となる．

　肝芽のうち胆嚢部に由来する部分からは，胆嚢管，胆嚢，総胆管の上皮が発生する．胆嚢部に由来する上皮細胞は，第4週頃までは充実性の細胞集団であるが，第5週頃に生理的細胞死によって内腔が開き管となる．この管の上皮細胞が胆嚢管，胆嚢，総胆管の上皮に分化する．

　胆嚢管，胆嚢，総胆管の周囲を取り巻く平滑筋細胞や結合組織細胞は側板中胚葉（臓側板）に由来する．

> **MEMO 13.19**　**胆道系の発生異常**
>
> 　胆道の発生過程で内腔の再疎通がうまく起こらない場合には，管腔が狭窄ないし閉塞し，**胆道閉鎖** atresia of bile duct の原因となる．胆道閉鎖は，発生障害のほか，胎児期における感染によっても起こるとされる．新生児に胆道閉鎖があると，重篤な黄疸が起こり発育や脳の発達が障害される．外科的に修復できない場合は，肝移植が行われることがある．
>
> 　胆嚢の発生異常には，**重複胆嚢** double gall bladder，**分葉胆嚢** bilobed gall bladder，**胆嚢憩室** diverticulum of gall bladder などがある．

復習問題

1　前腸と中腸の移行部は成体ではどこの部位に相当するか．

　ⓐ胃の噴門部　ⓑ胃の幽門部　ⓒ大十二指腸乳頭　ⓓ回腸の途中　ⓔ横行結腸の途中

2　中腸の栄養血管はどれか．

　ⓐ肝動脈　ⓑ腹腔動脈　ⓒ上腸間膜動脈　ⓓ中腸間膜動脈　ⓔ下腸間膜動脈

3　二次口蓋の癒合はいつ起こるか．

　ⓐ妊娠2か月　ⓑ妊娠4か月　ⓒ妊娠6か月　ⓓ妊娠8か月　ⓔ生後

4　舌盲孔から陥入した上皮は何に分化するか．

　ⓐ胸腺　ⓑ甲状腺　ⓒ上皮小体　ⓓ咽頭扁桃　ⓔ消失する

5　腸管の発生過程で，前方（腹方）から見て，腸管は卵黄嚢茎を中心にどのように回転するか．

　ⓐ時計回りに約90°　ⓑ時計回りに約180°　ⓒ時計回りに約270°　ⓓ反時計回りに約180°
　ⓔ反時計回りに約270°

6　肛門膜のあった部位は成体でどこに当たるか．

　ⓐ直腸と肛門の移行部　ⓑ肛門柱上縁　ⓒ櫛状線（歯状線）　ⓓ白線　ⓔ肛門挙筋下縁

7　メッケル憩室はどの部位に生じるか．

　ⓐ空腸　ⓑ回腸　ⓒ上行結腸　ⓓ横行結腸　ⓔ下行結腸

8　膵臓について正しいのはどれか．

　ⓐ鉤状突起は背側膵芽からできる　ⓑ副膵管は腹側膵芽の導管からできる
　ⓒ外分泌部の腺上皮は中胚葉由来である　ⓓトリプシノーゲンの分泌は第2三半期に始まる
　ⓔインスリンの分泌は生後に始まる

9　肝臓について正しくないのはどれか．

　ⓐ肝細胞索は中胚葉由来である　ⓑ肝実質は横中隔の細胞からできる　ⓒ胆管上皮は内胚葉由来である
　ⓓ胆汁の分泌は第2三半期に始まる　ⓔ胎児期に肝臓で造血が行われる

10　腹膜腔の外に発生するのはどれか．

　ⓐ十二指腸　ⓑ上行結腸　ⓒ下行結腸　ⓓ背側膵芽　ⓔいずれでもない

☞解答は251頁

13

chapter 14

呼吸器系

本章の内容

1 鼻腔の発生
2 咽頭の分化と喉頭の発生
3 気管の発生
4 気管支と肺の発生
5 肺の組織発生
6 気道と肺の分化に
　関与する分子
7 呼吸器系の先天異常

キーワード

鼻板
鼻窩
口鼻膜
原始咽頭
喉頭気管溝
喉頭気管憩室
喉頭気管管
肺芽
喉頭蓋隆起
偽腺状期
細管期
終末嚢期
肺胞期
肺サーファクタント

Summary

　喉頭から肺までの気道上皮とこれに付属する腺の上皮成分は前腸由来の内胚葉から，周囲の結合組織，血管，軟骨，平滑筋などは局所の間葉から発生する．

　顔面では，第4週に鼻板（鼻プラコード）ができ，それが深くなって鼻窩となり，これが外鼻孔となる．二次口蓋によって，鼻腔と口腔が分離される．

　原始咽頭の上皮が腹側へ膨らみ出して喉頭気管憩室を作り，その先端が左右に分かれて肺芽となる．喉頭気管管から喉頭と気管が，肺芽から気管支と肺ができる．

　肺胞上皮では，第22週頃までに肺胞II型細胞が分化して肺サーファクタントを産生する．肺サーファクタントは児が胎外へ出た時に肺胞が膨らむのを助けるので，この時期以降は生まれた児が生存できる可能性が高くなる．

Point

- 第4週に顔面の前頭鼻隆起の左右で表皮外胚葉が局所的に肥厚して鼻板（鼻プラコード）ができ，第5週末にこれが陥凹して，外鼻孔の原基である鼻窩を作る．
- 鼻孔は第8週頃にいったん閉鎖するが，第2三半期に再疎通する．
- 副鼻腔のうち，上顎洞と篩骨洞は胎児期に形成されるが，出生時には小さく，蝶形骨洞と前頭洞は生後に発生し，いずれも小児期の間に大きくなる．
- 第4週後半に，原始咽頭の上皮が腹側へ膨出して喉頭気管憩室を作る．これが伸びて喉頭気管管，さらにその先端が左右に分岐して肺芽を作る．喉頭気管管から喉頭と気管が，肺芽から気管支と肺ができる．気管支軟骨，平滑筋，結合組織，血管などは肺芽周囲の間葉から分化する．
- 肺の組織発生は，偽腺状期（第6〜16週），細管期（第16〜24週），終末嚢期（第24週〜出生まで），肺胞期（出生〜8歳頃まで）の4つの段階に分けられる．
- 胎生第22週頃までに，肺胞原基の上皮に肺胞II型細胞が現れ，肺サーファクタントを産生する．

本章で扱う発生の流れ

第4週	鼻板の形成が始まる. 喉頭気管管が発生する.	
第5週	鼻窩が発生する. 左右の肺芽が分岐する.	
第6週	喉頭蓋隆起が出現する. 肺芽の分枝が進み，葉芽が形成される.	
第7週	口鼻膜が破れ，鼻腔と口腔が交通する. 肺区域芽が形成される.	
第8週	外鼻孔が上皮性プラグにより一時的に閉鎖する. 上顎洞が出現する. 気管軟骨，気管の平滑筋の形成が始まる.	
第10週	口蓋突起の癒合により，鼻腔と口腔が分離する.	
第2三半期	篩骨洞が出現する. 外鼻孔が再疎通する. 呼吸細気管支，肺胞管，肺胞嚢が形成される. 肺胞II型細胞が分化する.	

呼吸器系は，生体の活動に不可欠な酸素を空気中から取り入れてガス交換を行い，炭酸ガスを体外へ排出する器官系で，気道と肺がこれを構成する．気道は空気の通路で，鼻腔，咽頭，喉頭，気管，気管支からなる．呼吸器系は，主として前腸の内胚葉とその周囲の間葉からできる．喉頭から肺までの上皮およびこれに付属した腺は内胚葉から，周囲の結合組織，血管，軟骨，平滑筋などは間葉から発生する．

1 鼻腔の発生

第4週終わりから第5週初めにかけて，顔面の**前頭鼻隆起** frontonasal process の左右で表皮外胚葉が局所的に肥厚し，**鼻板** nasal plate（**鼻プラコード** nasal placode）が形成される（図14.1）．第5週末になると鼻板の中央部が陥凹して深くなり，**鼻窩** nasal pit となる（図14.2）．これが外鼻孔の始まりである．鼻窩が深くなるのと同時に，その周囲の組織が肥厚して馬蹄形に隆起し，馬蹄形の先端が**内側鼻隆起** medial nasal process と**外側鼻隆起** lateral nasal process になる．

鼻窩は第6週までに深さを増すが，鼻窩と口腔（一次口腔）は**口鼻膜** oronasal membrane によって隔離されている．第7週になると，口鼻膜が破れて**原始後鼻孔** primitive choana ができ，これによって鼻窩は**一次鼻腔** primary nasal cavity となり，口腔と交通する．

いったん形成された外鼻孔は，その後，上皮の増殖によってスリット状になり，さらに第8週には上皮性プラグ epithelial plug が外鼻孔を閉鎖する．妊娠6か月頃に，外鼻孔が再疎通する．

第10〜12週に，左右の口蓋突起が癒合して二次口蓋が形成され，これによって鼻腔（二次鼻腔）と口腔

図14.1

第5週胚子の鼻板（ⓐ）とその組織像（ⓑ，前頭断面）

ⓐ顔面で左右に鼻板が形成される．
ⓑ鼻板では表皮外胚葉が肥厚している．

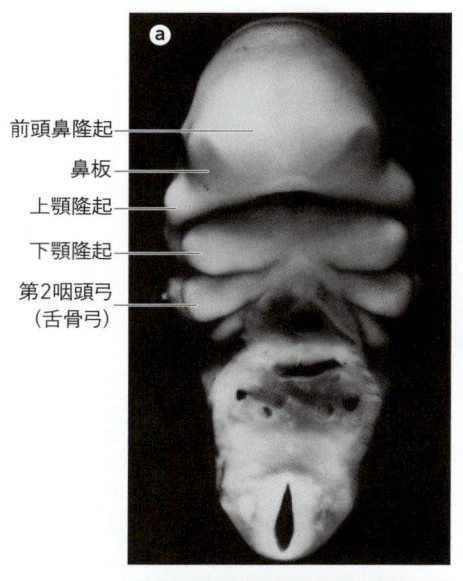
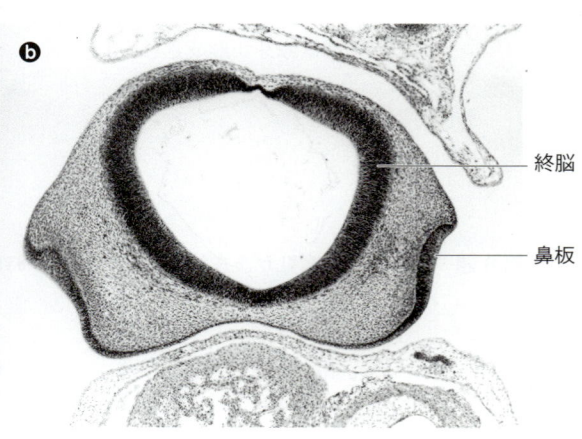

前頭鼻隆起
鼻板
上顎隆起
下顎隆起
第2咽頭弓（舌骨弓）

終脳
鼻板

図14.2

第6週胚子の鼻窩と鼻隆起（ⓐ）とその組織像（ⓑ，前頭断面）

ⓐ表皮外胚葉が深くなって鼻窩を形成する．その周囲の高まりが内側および外側鼻隆起となる．
ⓑ鼻窩が深くなるが，この時期には盲端に終わっている．

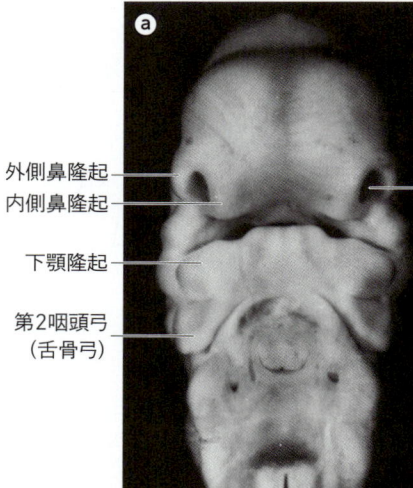
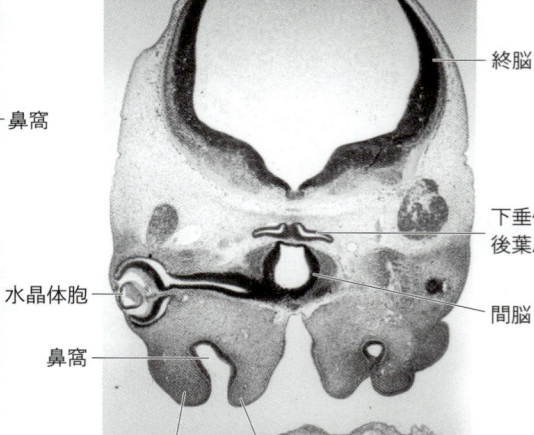

外側鼻隆起
内側鼻隆起
下顎隆起
第2咽頭弓（舌骨弓）

鼻窩

終脳
下垂体後葉原基
水晶体胞
間脳
鼻窩
外側鼻隆起　　内側鼻隆起

が境される（☞ 155 頁）．同時に，軟骨性頭蓋底原基から下方へ伸びてきた**鼻中隔**が二次口蓋と癒合して左右の鼻腔が分離される．鼻腔の側壁からは，**上・中・下鼻甲介** superior, middle and inferior nasal conchae が左右から発生して，鼻道を区分する（**図**13.3 ☞ 155 頁）．

鼻腔の上皮は，その上壁部分が多列上皮の嗅上皮となり，その中で嗅細胞と支持細胞が分化する．嗅細胞の突起である求心性線維は前脳の嗅球に入り，そこで嗅索の二次ニューロンとシナプスする．

副鼻腔の発生

副鼻腔 paranasal sinus は鼻腔壁の粘膜の陥入として始まり，それが顔面骨の中で空洞を作るが，副鼻腔の主な発達は生後から思春期にかけて進む．**上顎洞**の原基が最も早く胎生 3 か月に鼻腔外側壁に出現し，上顎骨の中へ拡がっていく．しかし，その大きさは出生時には小さく，小児期に大きくなる．**篩骨洞**は，胎生 5 か月頃に中鼻道の粘膜の陥入として現れ，やはり思春期になって完成する．**蝶形骨洞**と**前頭洞**は，いずれも生後に発生し，思春期にかけて大きくなる．

2 咽頭の分化と喉頭の発生

原始咽頭から，呼吸器と消化器の共通の入り口である咽頭ができる．

第 4 週の中頃，原始咽頭尾方部の腹側正中部で上皮が陥入し，縦方向に走る 1 本の溝が形成される．これが**喉頭気管溝** laryngotracheal groove で，それが腹側下方へ向かって深くかつ広く発達して嚢状の**喉頭気管憩室** laryngotracheal diverticulum となる（**図**14.3，**図**14.4）．この憩室の基部の上皮が隆起して，これが喉頭気管憩室を本来の前腸からはっきりと区分する（**気管食道中隔** tracheoesophageal septum）（**図**14.4**c**）．こうしてできた管状構造物が**喉頭気管管** laryngotrache-

al tube で，その起始部が将来喉頭になる．喉頭気管管の尾側端は左右へ膨らみ出し，これを**肺芽** lung bud（**原始肺嚢** primitive lung sac）とよぶ（**図**14.4，**図**14.5）．喉頭気管管から喉頭と気管が，肺芽から気管支と肺ができる．

第 5 週に，喉頭気管管の頭方の入口，すなわち喉頭口原基の両側で間葉が増殖して盛り上がり，**披裂隆起** arytenoid swelling とよばれる結節状の隆起を生じる（**図**14.3）．第 6 週に入ると，喉頭口と咽頭下隆起（☞ 157 頁）の間の腹側に喉頭蓋の原基である**喉頭蓋隆起** epiglottic ridge が明瞭になってくる．これらの隆起によって，初め縦長であった喉頭口が T 字形の裂隙に

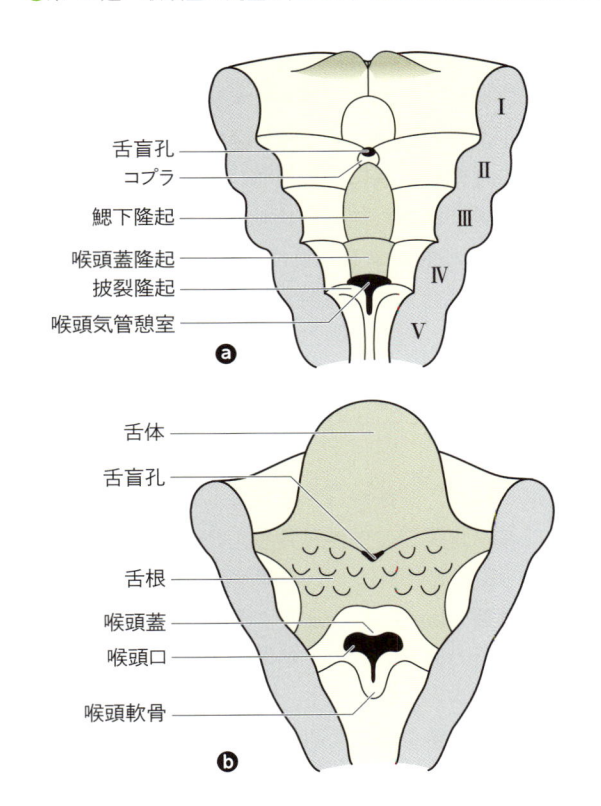

図14.3 喉頭気管憩室の発生（原始咽頭の前頭断面を後上方から見た図）

ⓐ第 6 週．原始咽頭嚢の下方で前壁に喉頭気管憩室ができ，深くなっていく．
ⓑ第 10 週．喉頭口の周囲が隆起し，頭方に喉頭蓋が形成される．

14

図14.4 前腸からの喉頭気管憩室の分岐（第 3 〜 6 週）

前腸の腹側から発生した喉頭気管憩室（**ⓐ**）が伸びて喉頭気管管（**ⓑ**）となり，その遠位部が分枝して気管支と肺に分化する（**ⓒ ⓓ**）．

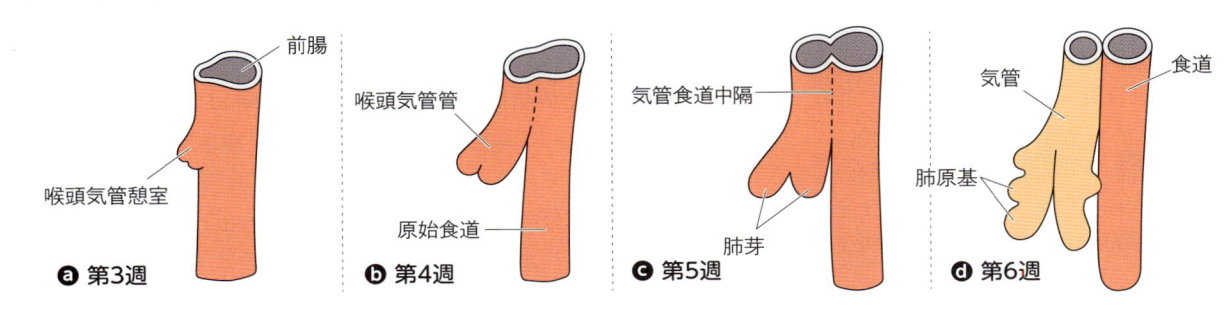

ⓐ 第3週　**ⓑ 第4週**　**ⓒ 第5週**　**ⓓ 第6週**

なる．喉頭気管管の頭方部では，上皮細胞が増殖して胚子期の終わり頃にいったん内腔を閉塞するが，第10週頃までに再開通して喉頭室ができる．この時，喉頭室の外側壁に上下2対のヒダが形成され，頭側のものが**前庭ヒダ** vestibular fold，尾側のものが**声帯ヒダ** vocal fold になる．左右の声帯ヒダに囲まれた部位が，将来声門になる．

> **MEMO 14.1　喉頭の軟骨**
>
> 披裂隆起の間葉から披裂軟骨と小角軟骨が，喉頭蓋隆起の間葉から喉頭蓋軟骨ができる．なお，甲状軟骨，輪状軟骨，その他の喉頭の軟骨は，第4〜6咽頭弓の間葉から形成される（☞222頁）．

3　気管の発生

　気管は，喉頭原基に続く喉頭気管管の部分がまっすぐに伸びてできる．気管上皮は前腸の内胚葉に由来するが，後に多列線毛上皮へ分化する（図14.6）．第7週頃に，気管原基の周囲の臓側中胚葉由来の間葉から気管軟骨や平滑筋が分化してくる（図14.6 ⓐ）．気管軟骨は気管を取り囲むように，分節状に16〜20個形成されるが，食道に面した後壁には軟骨が形成されず，ここでは平滑筋が横走する（膜性壁）（図14.6 ⓑ）．気管の血管や結合組織も局所の間葉組織からできる．

4　気管支と肺の発生

　気管支と肺は，肺芽から発生する．肺芽は，間葉に包まれて原始胸膜腔の中へ発育し，枝分かれしていく（図14.7）．第5週中頃に，右の肺芽が3本，左の肺芽が2本の**葉芽** lobar bud に分枝する．これらが葉気管支および肺葉の原基である．第7週までに，これらの葉芽の先端がさらに分枝して，右肺で10本，左肺で8〜9本の**肺区域芽**を形成する．これが将来の肺区域の原基となる．区域芽の先端は，さらに細かく分枝を繰り返しながら発育を続ける．分枝の回数は6か月末に17次に及び，この時点で呼吸細気管支まで形成されている．気管支軟骨，平滑筋，結合組織，血管などは肺芽周囲の間葉から分化する．肺芽の表面を覆う原始胸腔上皮の臓側葉からは臓側胸膜ができる．

> **MEMO 14.2　気管支分枝の分子メカニズム**
>
> 気管支の伸長と分枝には，肺芽上皮とその周囲の間葉との上皮―間葉相互作用が重要な役割を果たす．肺芽が発生する

図14.5

第5週胚子の前腸を通る前頭断面（ⓐ）と肺芽の強拡大像（ⓑ）

ⓐ 喉頭気管管の先が左右に分かれ肺芽となる．肺芽から気管支と肺ができる．
ⓑ 肺芽の強拡大像．

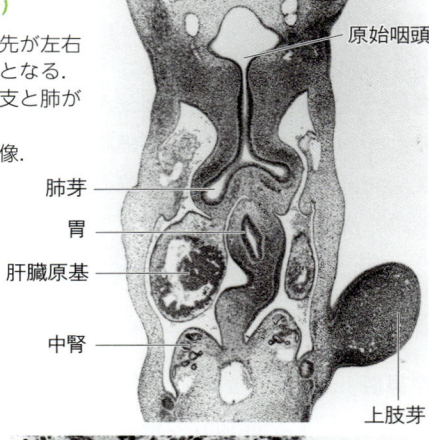

原始咽頭
肺芽
胃
肝臓原基
中腎
上肢芽

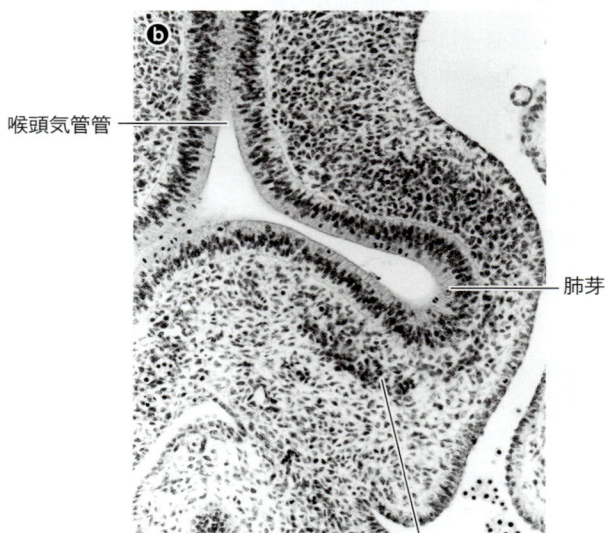

喉頭気管管
肺芽
間葉凝集（肺実質を作る）

際には，間葉中の**FGF10**がそれを誘導すると考えられている．また，発育する肺芽の先端部分では，FGF10の増殖作用とこれに拮抗するBMP4の作用が協働することによって，規則的な分枝パターンが形成される．

5　肺の組織発生

　第6週以後に，肺の組織発生が進み，機能的にも成熟していく．肺の組織発生は，次の4つの段階に分けられる（図14.8）．

ⓐ 偽腺状期 pseudoglandular period（第6〜16週）

　この時期の肺の組織像が単層上皮の外分泌腺に似ているので，この名がある（図14.8 ⓐ ⓑ）．気管支の分枝が進み，**終末細気管支** terminal bronchiole のレベルまで形成され，分枝の数は16次あるいはそれ

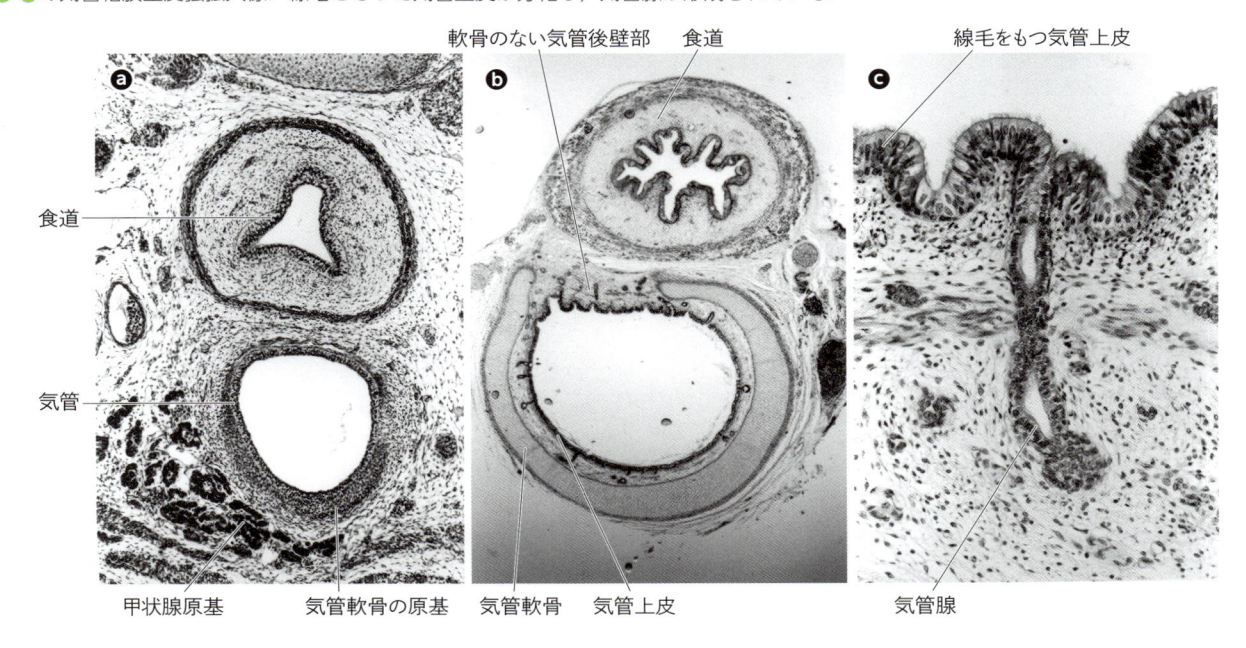

図14.7　肺と気管支の分枝と発達
前腸前壁から発生した肺芽は, 次第に細かく枝分かれし, 第 2 三半期には呼吸細気管支までが形成される.

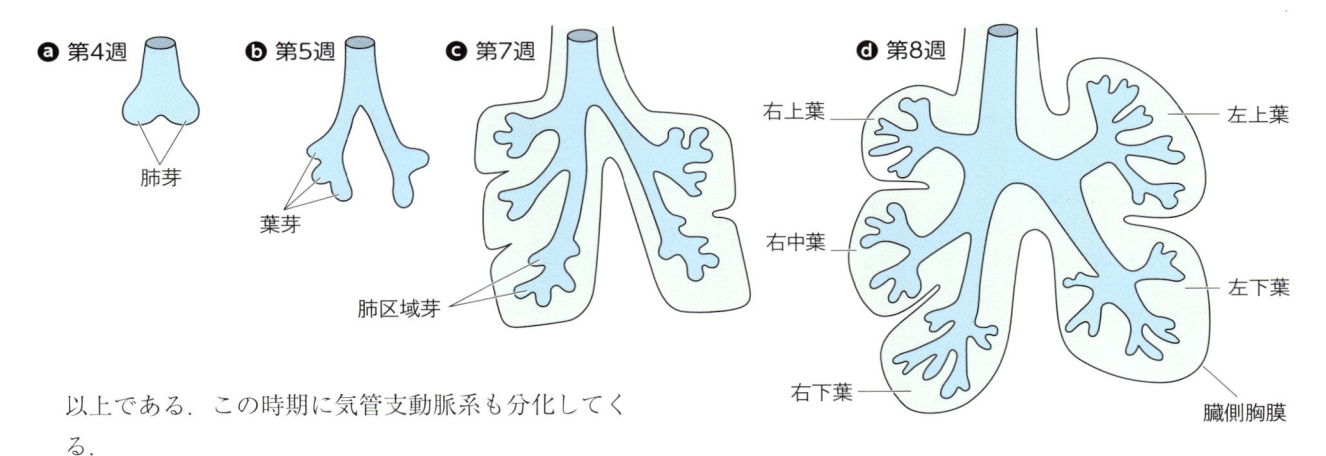

以上である. この時期に気管支動脈系も分化してくる.

b 細管期 canalicular period（第 16 〜 24 週）

　終末細気管支の遠位部がさらに 6 〜 7 次の分枝をする. このうち初めの 3 次の部分から**呼吸細気管支** respiratory bronchiole が形成され, これ以下の部分から**肺胞管** alveolar duct や**肺胞嚢** alveolar sac が分化する. これらの管を包む周囲の組織内に毛細血管が形成されてくる（**図14.8**c）.

　この時期の終わりに, 呼吸細気管支の末端部から小さな嚢状の膨らみができてくる. この小さい膨らみが**終末嚢** terminal sac で, これが将来肺胞となる. 終末嚢の内腔を広く覆う上皮は丈の低い単層扁平上皮で, それを構成する細胞が**I 型肺胞上皮細胞** type

I alveolar cell（**小肺胞上皮細胞** small alveolar cell）とよばれる. 第 20 週頃までに, 終末嚢の上皮に, やや丈の高い**II 型肺胞上皮細胞** type II alveolar cell（**大肺胞上皮細胞** great alveolar cell）が現れる（**図14.9**）. II 型肺胞上皮細胞は立方状の細胞で, 細胞質内に**層板小体** lamellar body をもつ. 層板小体には界面活性物質（**サーファクタント** surfactant）が含まれており, これが II 型細胞から分泌されて肺胞の表面を覆う. サーファクタントによって肺胞の表面張力が低くなり, その結果吸気時には肺胞が膨れやすく, 呼気時には肺胞がつぶれるのを防ぐ. すなわち, II 型肺胞細胞の出現が, 児が胎外へ出た時の生存可能性を左右する重要な要因の 1 つである.

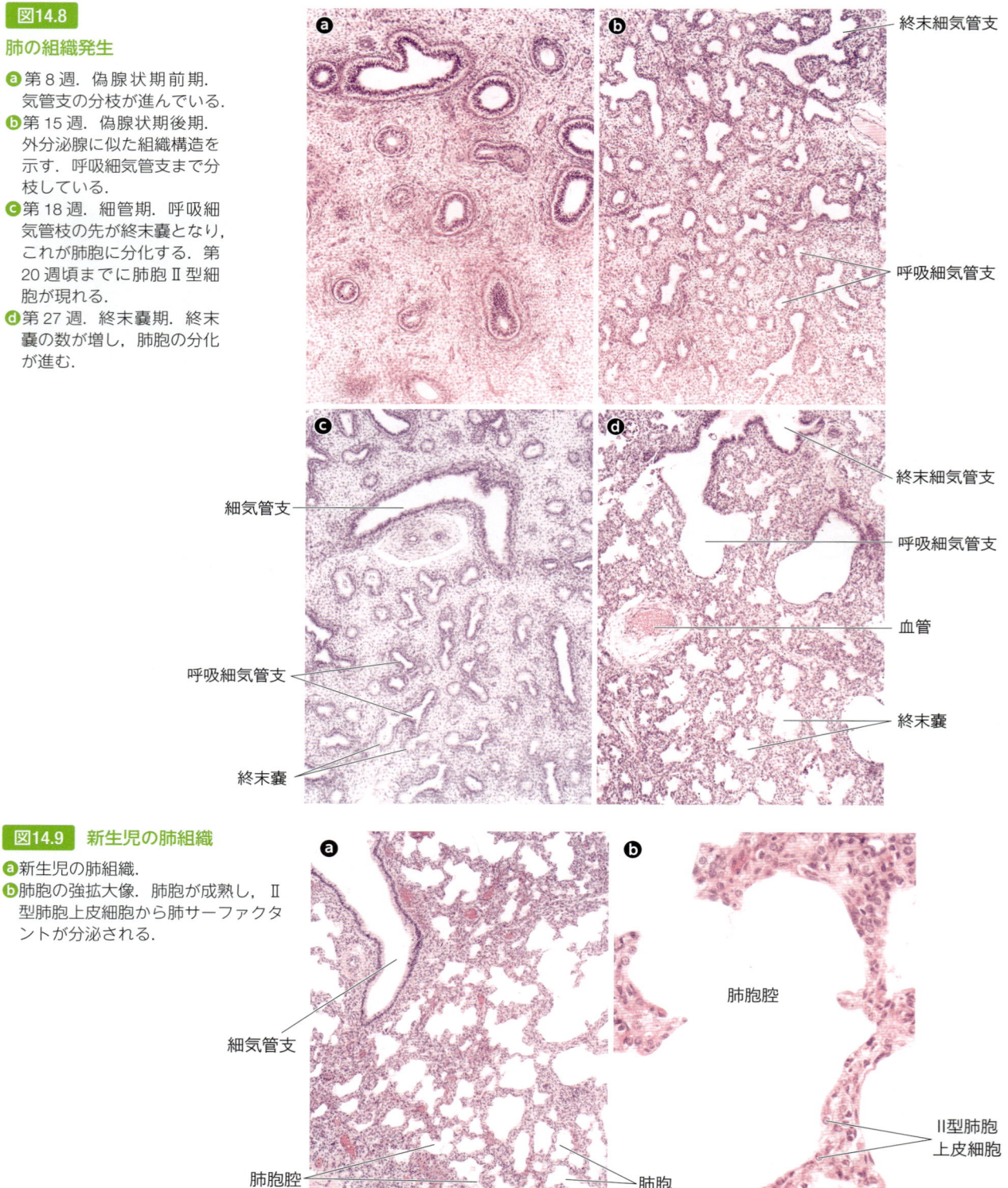

図14.8

肺の組織発生

- ⓐ 第 8 週. 偽腺状期前期.
  気管支の分枝が進んでいる.
- ⓑ 第 15 週. 偽腺状期後期.
  外分泌腺に似た組織構造を
  示す. 呼吸細気管支まで分
  枝している.
- ⓒ 第 18 週. 細管期. 呼吸細
  気管枝の先が終末嚢となり,
  これが肺胞に分化する. 第
  20 週頃までに肺胞Ⅱ型細
  胞が現れる.
- ⓓ 第 27 週. 終末嚢期. 終末
  嚢の数が増し, 肺胞の分化
  が進む.

終末細気管支

呼吸細気管支

細気管支

終末細気管支

呼吸細気管支

血管

呼吸細気管支

終末嚢

終末嚢

図14.9　**新生児の肺組織**

- ⓐ 新生児の肺組織.
- ⓑ 肺胞の強拡大像. 肺胞が成熟し, Ⅱ
  型肺胞上皮細胞から肺サーファクタ
  ントが分泌される.

肺胞腔

細気管支

Ⅱ型肺胞
上皮細胞

肺胞腔

肺胞

ⓒ **終末嚢期 terminal sac period**（第 24 週～出生まで）
　細管期の終わりに出現した終末嚢の数が増し, 肺
胞の分化が進むとともに, 終末嚢の周囲では毛細血
管が発達し, ガス交換の準備を整える（**図14.8ⓓ**）.

ⓓ **肺胞期 alveolar period**（出生～ 8 歳頃まで）
　出生まで, 肺胞の中には羊水が充満しているが,
児が産道を通る間に胸部が圧迫されることによって
肺内の液体が口と鼻から押し出され, さらに呼吸運

動が始まると毛細血管やリンパ管からも肺内の液体が急速に吸収される．児の娩出のあと胎盤が剥離すると児が低酸素状態に陥るが，それによって呼吸中枢が刺激されて呼吸運動が始まる．この時初めて肺内に空気が入り込み，吸入された空気によって肺胞が拡張する．この時に児が空気を吸い込む声が，**うぶ声** first cry である．

　肺胞の総数は出生時で 2,000 万〜 5,000 万個と推定されている．肺の発育と成熟は生後も続き，その間に呼吸細気管支と肺胞の数が増加する．8 歳頃までに肺胞の数は出生時の 10 倍以上になる．

> **MEMO 14.3　羊水と肺の成熟**
>
> 　肺の組織分化や成熟には胎児が嚥下した羊水の働きが重要である．羊水量が少ない場合（**羊水過少** oligohydramnios）や胎児に嚥下障害がある場合には，しばしば肺が低形成となる．

> **MEMO 14.4　呼吸窮迫症候群**
>
> 　**肺サーファクタント**の主成分はリン脂質である．Ⅱ型肺胞上皮細胞の分化が不十分な状態で生まれた場合には，サーファクタントの量が不十分で肺が膨らまず，新生児が正常に呼吸することができない（**呼吸窮迫症候群** respiratory distress syndrome, RDS）．RDS は新生児死亡の主要な原因の 1 つである．最近では，人工の肺サーファクタントの開発も進んでいる．RDS の急性期に人工肺サーファクタントを投与することによって，RDS を治療し早産児を救命することができる．

6　気道と肺の分化に関与する分子

　肺芽が発育，分枝して気管・気管支と肺の構造ができていく過程では様々な成長因子とその受容体が発現する．それらには，FGF，レチノイン酸，TGFβ，BMP，SHH，WNT，EGF，PDGF などがある．肺芽が分枝する箇所や上皮細胞にこれらの分子が発現するが，各分子の働きや相互作用などについてはまだ十分明らかでない．

7　呼吸器系の先天異常

ⓐ 気管狭窄 tracheal stenosis

　気管が狭くなる異常で，まれな奇形である．気管食道中隔が食道と気管を分ける時，正常よりも腹側で分岐が起こると狭窄が生じると考えられる．

ⓑ 食道気管瘻 esophagotracheal fistula

　消化器系の章参照（☞ 158 頁，MEMO 13.7）．

ⓒ 肺無形成，肺低形成 pulmonary agenesis and hypoplasia

　肺芽の一側，もしくは両側の発生不全によって起こる．まれな奇形である．

ⓓ 先天性肺嚢胞 congenital cysts of the lung

　気管支あるいは肺胞の一部が異常に拡張したものである．単発性のものと多発性のものがある．限局性にも汎発性にも起こり得る．

復習問題

1　次の記述で正しくないのはどれか．
　ⓐ鼻窩は周囲を内側鼻隆起と外側鼻隆起に囲まれる　ⓑ外鼻孔は形成された後，第 2 三半期まで再び閉鎖する　ⓒ鼻甲介は生後に形成される　ⓓ副鼻腔は生後から思春期にかけて発達する　ⓔ前頭洞は生後に発生する

2　次の記述で正しいのはどれか．
　ⓐ肺芽は中腸上皮から発生する　ⓑ肺葉は第 2 三半期に分かれる　ⓒ呼吸細気管支は第 3 三半期に形成される　ⓓ肺胞Ⅱ型細胞は第 20 週頃までに出現する　ⓔ肺胞の数は生後には増えない

3　肺の組織発生の順序で正しいのはどれか．
　ⓐ肺胞期→終末嚢期→細管期→偽腺状期
　ⓑ偽腺状期→細管期→終末嚢期→肺胞期
　ⓒ細管期→偽腺状期→終末嚢期→肺胞期
　ⓓ偽腺状期→肺胞期→終末嚢期→細管期
　ⓔ細管期→終末嚢期→肺胞期→偽腺状期

4　肺サーファクタントに関する記述で正しくないのはどれか．
　ⓐ肺胞Ⅱ型細胞で産生される　ⓑ主成分はリン脂質である　ⓒ胎児が羊水を嚥下すると肺サーファクタントの産生が抑制される　ⓓ産生量が少ないと呼吸窮迫症候群が起こりやすい　ⓔ人工の肺サーファクタントが臨床で用いられる

5　胎生期に肺の低形成の原因になるのはどれか．
　ⓐ口蓋裂　ⓑ心室中隔欠損　ⓒ臍帯ヘルニア　ⓓ羊水過多　ⓔ羊水過少

☞ 解答は 251 頁

14

泌尿生殖器系

本章の内容

1　泌尿器系の発生
2　生殖器系の発生

キーワード

前腎
中腎
後腎
中腎細管
中腎管
中腎傍管
尿管芽
造後腎組織
排泄腔
尿直腸中隔
尿生殖洞
尿生殖膜
原始生殖細胞（始原生殖細胞）
生殖隆起（生殖堤）
生殖結節
排泄腔ヒダ
尿生殖ヒダ
SRY
テストステロン
ジヒドロテストステロン
抗ミュラー管ホルモン（AMH）

Summary

　泌尿器のうち，腎臓の尿細管系の細胞と尿管上皮などは中間中胚葉から，尿道や膀胱の内腔上皮は後腸由来の内胚葉からできる．尿路系の筋層や結合組織は臓側中胚葉から分化する．

　性腺の原基は，後腹壁で左右の生殖隆起（生殖堤）として生じ，卵黄嚢壁に発生した原始生殖細胞（始原生殖細胞）が生殖隆起へ遊走して，そこで性腺が分化する．

　胎生期の排泄器官には前腎，中腎，後腎があるが，ヒトでは前腎は痕跡的である．後腎が腎臓（永久腎）になる．中腎の排泄管（中腎細管，中腎管）と中腎傍管から生殖管の主要部分が形成されるが，その分化は男女で大きく異なる．外生殖器の性差は，第10週以降に現れてくる．性分化はSRY（sex-determining region of Y chromosome）遺伝子，抗ミュラー管ホルモン（AMH）などによる制御を受け，生殖管や外生殖器の分化にはテストステロンの働きが重要である．

Point

- 胎生期には，前腎，中腎，後腎が順次形成されるが，ヒトでは前腎は痕跡的で消失してしまう．
- 中腎では，腎小体とそこから伸びる中腎細管ができ，中腎細管の外側端がつながって中腎管を作る．腎小体と中腎細管のほとんどは消失し，中腎管が残る．
- 中腎管の近傍で腹腔上皮がヒダ状に落ち込み，中腎傍管を作る．中腎管と中腎傍管は排泄腔へ開口する．
- 中腎管の下端近くで，中腎管壁が膨出して尿管芽を作り，その周囲の間葉から造後腎組織が分化する．造後腎組織からボウマン嚢と尿細管の上皮が，尿管芽から集合管以下尿管までの上皮ができる．
- 男性では中腎管が発達し，精巣上体管，精管，精嚢，射精管を形成する．中腎傍管の大部分は消失する．女性では中腎傍管が発達して，卵管，子宮，腟上部を形成する．女性では，中腎管の大部分が消失する．
- 第6週までに，尿直腸中隔によって，排泄腔が前方の尿生殖洞と後方の直腸肛門管に分けられる．尿生殖洞から膀胱と生殖管下端部ができる．
- 胚子の後腹壁にできた生殖隆起へ原始生殖細胞が入り，そこで性腺が分化する．原始生殖細胞が生殖細胞（精祖細胞，卵祖細胞）に分化する．
- 精巣のライディッヒ細胞から分泌されるテストステロンとセルトリ細胞から分泌される抗ミュラー管ホルモン（AMH）が，男性生殖器の分化に重要な働きをする．
- 外生殖器は，ジヒドロテストステロンの働きによって男性型になる．
- 精巣は腹腔内で発生し，8か月までに鼡径管を通って陰嚢内へ下降する．

本章で扱う発生の流れ

第4週	前腎組織の形成が始まるが，間もなく不完全なまま消退する． 中腎の形成が始まる． 尿管芽が出現する． 生殖隆起（生殖堤）が形成される． 卵黄嚢壁に原始生殖細胞（始原生殖細胞）が発生する．
第5週	尿管芽先端の周囲で造後腎組織の形成が始まる． 排泄腔ヒダが形成される． 原始生殖細胞が腸間膜を通り，胚子の後腹壁へ向って遊走する．
第6週	尿直腸中隔により，排泄腔が尿生殖洞と直腸肛門管に分割される． 原始生殖細胞が生殖堤へ入る． 排泄腔ヒダが尿生殖ヒダと直腸ヒダに分かれる．
第7週	精巣原基の中で精巣索ができ，白膜が形成される． 組織学的に精巣と卵巣の区別が可能になる．
第8週	腎臓が骨盤腔から上方へ移動する． 精巣からテストステロンの分泌が始まる． 精巣のセルトリ細胞から抗ミュラー管ホルモン（AMH）の分泌が始まる．
第9週〜	卵巣内に卵巣索が形成される．
第10週〜	外生殖器に性差が現れる．
7〜8か月	精巣が下降して陰嚢内へ入る．

泌尿器系は尿を生成して体外に排泄し，生殖器系は生殖・妊娠・出産などに関わる器官系である．両者は機能的には全く異なるが，発生学的には互いに密接に関連し，一部の構造は泌尿器と生殖器の両方に属する．泌尿器も生殖器も，大部分は中間中胚葉から形成される．

1 泌尿器系の発生

泌尿器系は，尿を生成する場である腎臓と，尿の排出路（尿路）である尿管，膀胱，尿道などからなる．腎臓内の尿細管系の細胞と尿管の上皮などは中間中胚葉からできるが，膀胱や尿道の上皮は後腸の内胚葉に由来する．

1 腎臓の発生

発生の初期には，胎生期の排泄器官が左右に3対形成される．これらは**前腎** pronephros，**中腎** meso-nephros，**後腎** metanephros で，頭方から尾方へ向かって順次形成されていく一方で，かなりの部分が退行していくので，これらすべてが同時に存在することはない．また，ヒトでは前腎は痕跡的で，不完全な形態のまま消えていく．最終的には，後腎が**永久腎** per-manent kidney として残って腎臓になる．中腎は排泄器官としての役割はほとんどもたないが，それらの管系が内生殖器，特に生殖管の主要な原基となる．

> **MEMO 15.1**　**腎臓の系統発生**
>
> 系統発生的に見ると，下等な魚類，両生類の幼生などでは前腎のみが形成され，排泄器官として働く．高等な魚類や両生類の成体では，前腎は退化し，中腎が機能的な腎臓として働く．爬虫類，鳥類，哺乳類の腎臓は後腎に由来し，前腎や中腎は個体発生の途中で一過性に出現して生殖管の形成などに関与するが，排泄器官としては機能しない．

前腎は哺乳類では不必要な構造のように見えるが，前腎が中腎の，中腎が後腎の発生を誘導するので，前腎の発生も個体発生の上では不可欠である．

ⓐ 前腎

第4週初めに，頚部第5～7体節の高さの中間中胚葉が沿軸中胚葉（体節）との連絡を失い，分節状の細胞集団を形成する．この細胞集団を**腎節** neph-rotome とよび，全部で7～10対の腎節ができる．この組織を**前腎**とよぶ（図15.1ⓐ）．腎節は頭方から順に形成されるが，哺乳類では退化傾向が強い組織で，下位の腎節ができる頃には上位の腎節は退化している．下位のものも第4週の終わりまでには退化してしまう．また，ヒト胚子では前腎は痕跡的で，管や糸球体は形成されない．こうして，前腎は機能を発揮することなく消失する．

ⓑ 中腎

前腎が退化しつつある第4週前半に，胸部と腰部の中間中胚葉が沿軸中胚葉や側板との連絡を失って細胞塊となり，頭方から順に約40対の分節状の腎節が形成される．これが**中腎**である（図15.1ⓑ）．この部位は性腺原基（生殖隆起）に隣接して高まりを作り，両者を合わせて**尿生殖堤** urogenital ridge とよぶ．中腎も，頭尾方向に形成が進みながら同時に頭方から順次消失していくため，同時に30対以上が見られることはない．第5週末には，腰部に約20対が認められる．

腰部に残った中腎の中に，細管（**中腎細管** meso-nephric tubule）が形成される（図15.2，図15.3）．中腎細管は伸びてS字状に迂曲した細長い管となり，その内側端はワイングラス状になって**ボウマン嚢** Bowmnn's capsule または**糸球体嚢**とよばれる構造を作る（図15.3）．ボウマン嚢は，背側大動脈の枝が

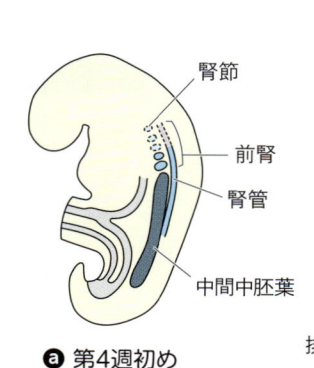
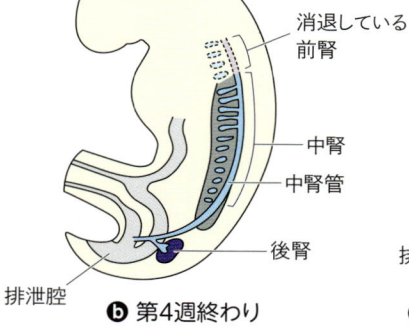
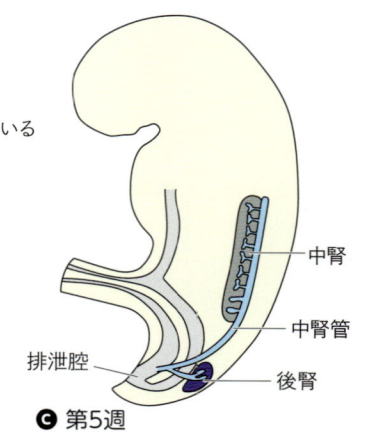

図15.1

胚子における前腎と中腎の発生

腎節は上位から順に形成され，その後かなりの部分が消退していく．ヒトでは前腎は痕跡的にしか現れない．

ⓐ 第4週初め　　　　腎節／前腎／腎管／中間中胚葉

ⓑ 第4週終わり　　　消退している前腎／中腎／中腎管／後腎／排泄腔

ⓒ 第5週　　　　　　中腎／中腎管／排泄腔／後腎

図15.2

第5週胚子の
中腎組織

ⓐ腎小体(ボウマン嚢,
糸球体など)が形成
されている(矢状断
面).
ⓑ中腎組織と生殖隆起
の強拡大像(横断面).

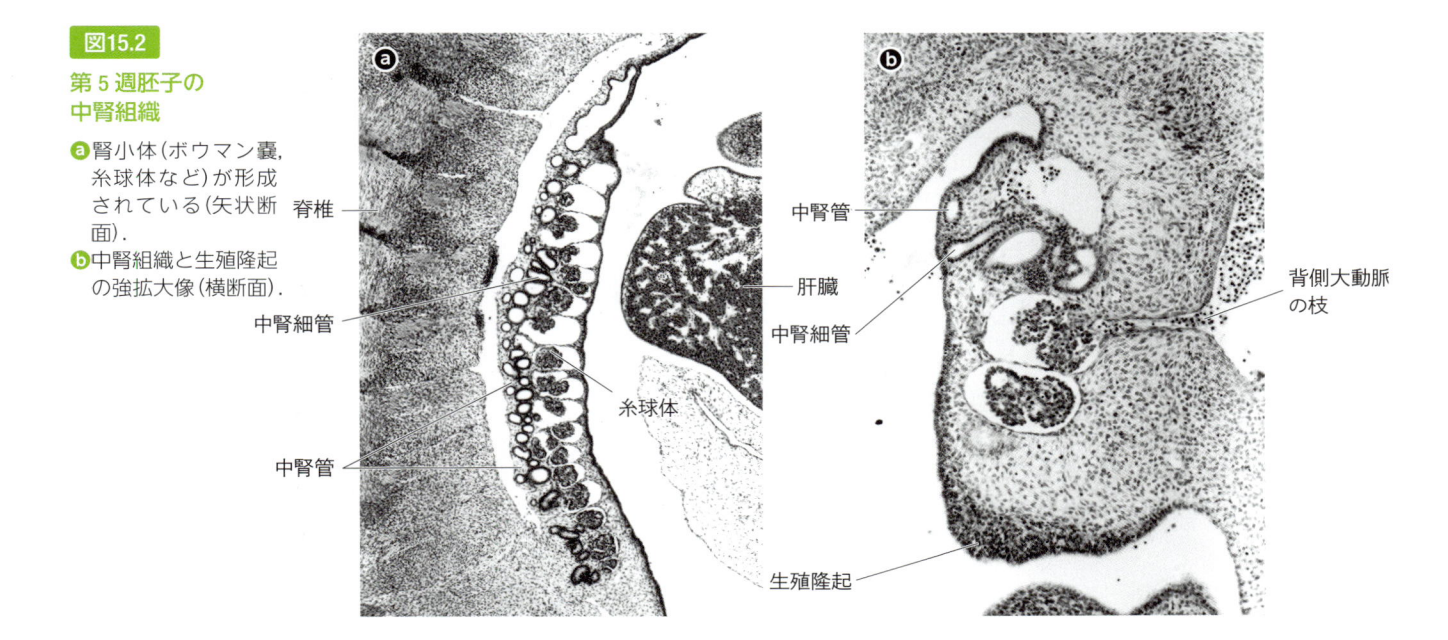

図15.3　中腎管と中腎傍管の発生(横断面)

ⓐ各腎節で大動脈の枝によってできた糸球体をボウマン嚢が取り囲み,腎小体を作る.
ⓑ中腎管の近傍で体腔上皮が陥入し中腎傍管を作る.

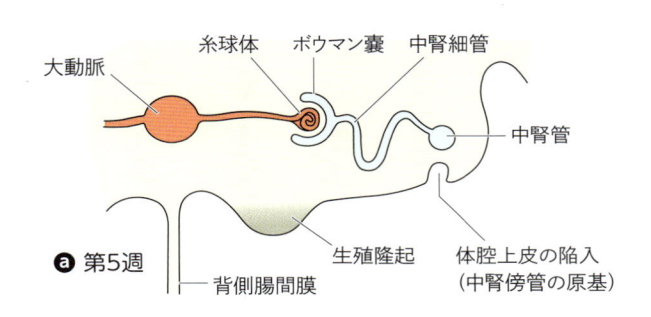

作る糸球体 glomerulus を包み込む.ボウマン嚢と糸球体を合わせて**中腎小体** mesonephric corpuscle とよぶ.中腎は胚子期に短期間だけ尿を産生し,泌尿器としての機能を発揮する.

　中腎細管の外側端がやや膨らみ,それらが上下につながって縦走する管を作り,これが**中腎管** mesonephric duct (**ウォルフ管** Wolffian duct) となる.中腎管の尾方端は排泄腔へ注ぎ,中腎で生成された尿を運ぶ(図15.4ⓐ).

　中腎組織の大部分が2か月末までに退化消失してしまうが,男性胚子では中腎管が残って**精巣上体管**および**精管**に,中腎細管が**精巣輸出管**に分化し,生殖管の主要部分を形成する.一方,女性胚子では,中腎の管系は機能をもった器官になることなく大部分が消失する(☞190頁).

ⓒ 後腎

　後腎は,中腎の尾方の中間中胚葉から形成されるが,その組織形成は前腎や中腎とは異なる.第4週終わりに,中腎管の下端(排泄腔に開口するところ)近くで,中腎管壁がポケット状に膨れ出し,背側頭方へ伸びていく(図15.4).これが**尿管芽** ureteric bud (**後腎憩室** metanephric diverticulum) である.第5週前半までに,尿管芽の先端を取り囲むように中間中胚葉が凝集して,**造後腎組織** metanephrogenic blastema を作る.

　この頃,尿管芽が分岐し始め,2個の葉ができる(図15.5ⓐ).このあと,尿管芽の先端は順次分枝して次第に細い管になり,第16週頃には14〜16個の葉が形成される(図15.5ⓑ).分枝が進むたびに尿管芽の先端がやや膨らんで,その周りに造後腎組織ができる.第32週頃までにこの分枝は約15次にまで及び,100万本以上の枝に分かれる.これが将来

15

図15.4

尿管芽の発生

ⓐ 第5週に中腎管下端に近い部位から尿管芽が発生し，その周囲の間葉が造後腎組織に分化する．

ⓑ 尿管芽と造後腎組織の組織像．

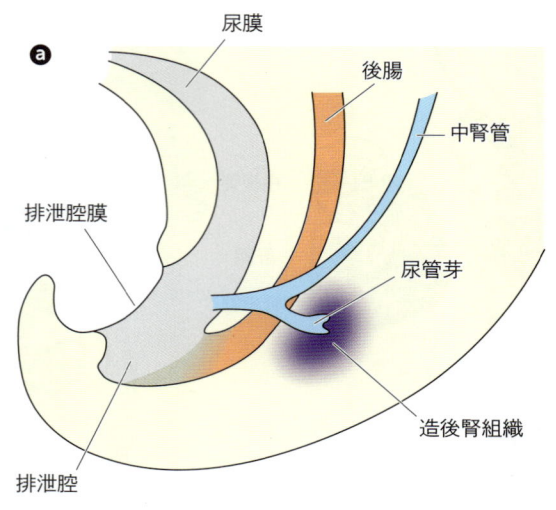

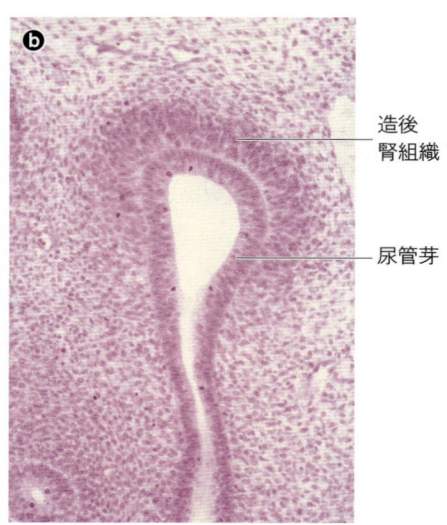

図15.5　**尿管芽の分枝と乳頭管，集合管の形成**

ⓐ 第6週．ⓑ 第7週．ⓒ 末期胎児．尿管芽の先端が次第に枝分かれし，集合管までを形成する．

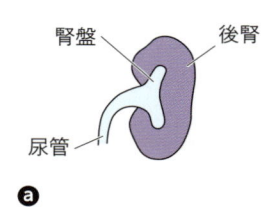

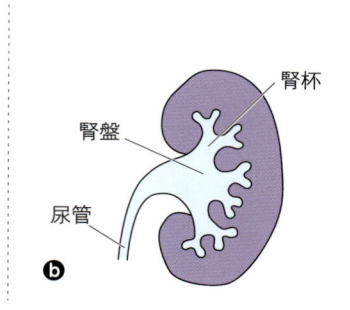

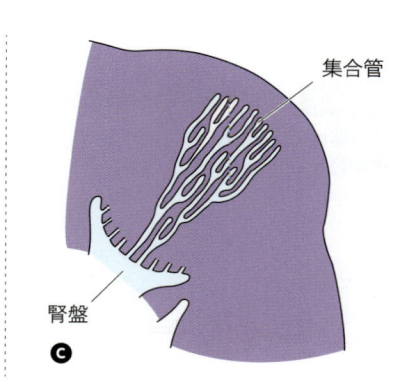

の集合管になる（図15.5ⓒ）．この間に腎盤 renal pelvis に近い細管が拡張・融合して腎杯ができ，その遠位の細管系から乳頭管や集合管が形成される．尿管芽の基部は将来尿管になる．

造後腎組織は，初め腎盤原基の周りを包んでいるが（図15.4），尿管芽の分枝が進むと，各細管の先端を帽子状に包む細胞集団を形成する．これを**後腎組織帽** metanephric tissue cap という（図15.6）．尿管芽と造後腎組織は互いに作用を及ぼし合いながら，互いの分化を誘導する（**上皮─間葉相互作用**）．

細管の分枝がほぼ完了すると，後腎組織帽の中に**後腎小胞** renal vesicle とよぶ小胞が形成される（図15.6ⓑ）．後腎小胞は細長い管となって尿細管となり，尿管芽とつながる（図15.6ⓒ）．尿細管の近位端は膨大しボウマン嚢となって糸球体を包み，腎小体を作る（図15.6ⓓ）．尿細管はさらに長く伸びて，近位尿細管，ヘンレのわな，遠位尿細管に分化し，**ネフロン（腎単位）** nephron が形成される（図15.6ⓔ）．ネフロンの形成は9か月頃まで続く（図15.7）．新生児では，左右の腎臓にそれぞれ約100万個のネフロンがある．

形成されたネフロンは，集合管ごとに結合組織によってまとめられて**腎小葉** renal lobule を作り，さらに，1個の腎杯に注ぐ腎小葉が集まって**腎葉** renal lobe を形成する．胎児・新生児の腎臓では，腎葉が腎臓の表面で半球状に盛り上がって見えるので，**葉状腎** lobular kidney とよばれる（図15.8ⓑⓒ）．発育するにつれて，結合組織ができるとともに腎葉が互いに密接するため，腎臓の表面は平滑になってくる．

後腎は初め仙骨部に発生するが，骨盤部の発育に伴って腎臓が相対的に頭方へ移動し，尿管も長く伸びる．なお，腎門は初め前方（腹方）を向いているが，腎臓の上方移動に伴って内側を向くようになる（図15.8）．

2　腎臓発生に関与する分子

尿管芽が芽出する部位では，中腎管に **Ret** と **Gfrα** が，隣接する間葉にそれらのリガンドである **Gdnf** が発現する（図15.9）．Gdnf が異所性に発現すると異常な尿管芽が形成されることから，Ret，Gfrα と Gdnf の相互作用が尿管の発生に必要であることがわかる．頭

図15.6

尿管芽と造後腎組織の
発生と分化

ボウマン嚢と尿細管は後腎小
胞から，集合管以下は尿管芽
からできる．

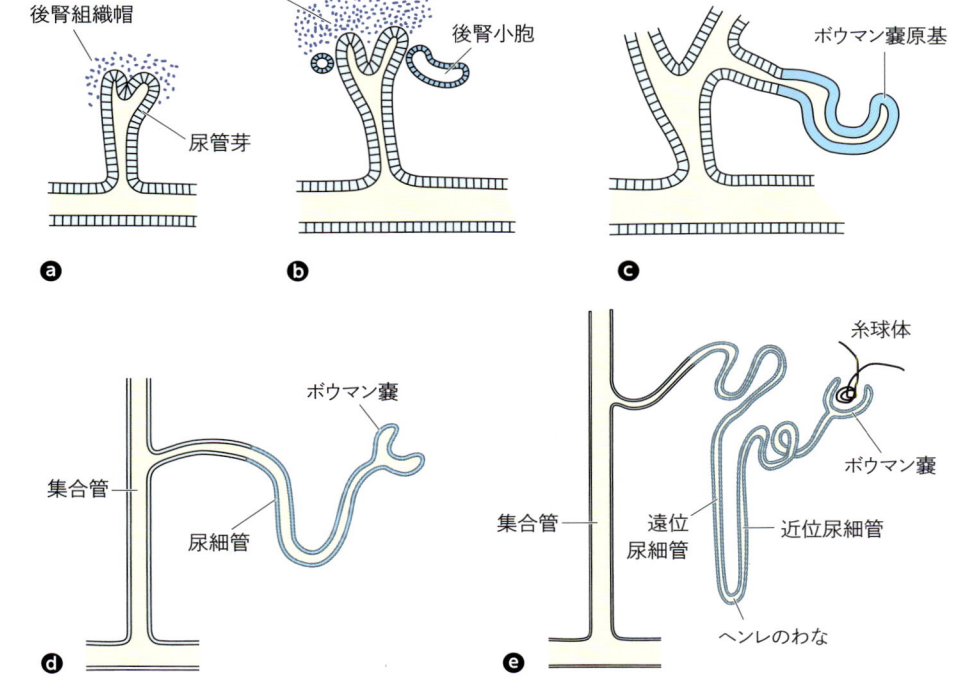

図15.7 後腎組織の分化

ⓐ 第7週．尿管芽が枝分か
れして集合細管を作り，そ
の先端を取り囲む造後腎組
織が認められる．
ⓑ 第8週．ボウマン嚢が糸
球体を包み，腎小体の形成
が始まっている．
ⓒ 第10週．糸球体と尿細管
の形成が進んでいる．
ⓓ 第24週．集合管の発達が
進み，皮質と髄質が区別で
きる．

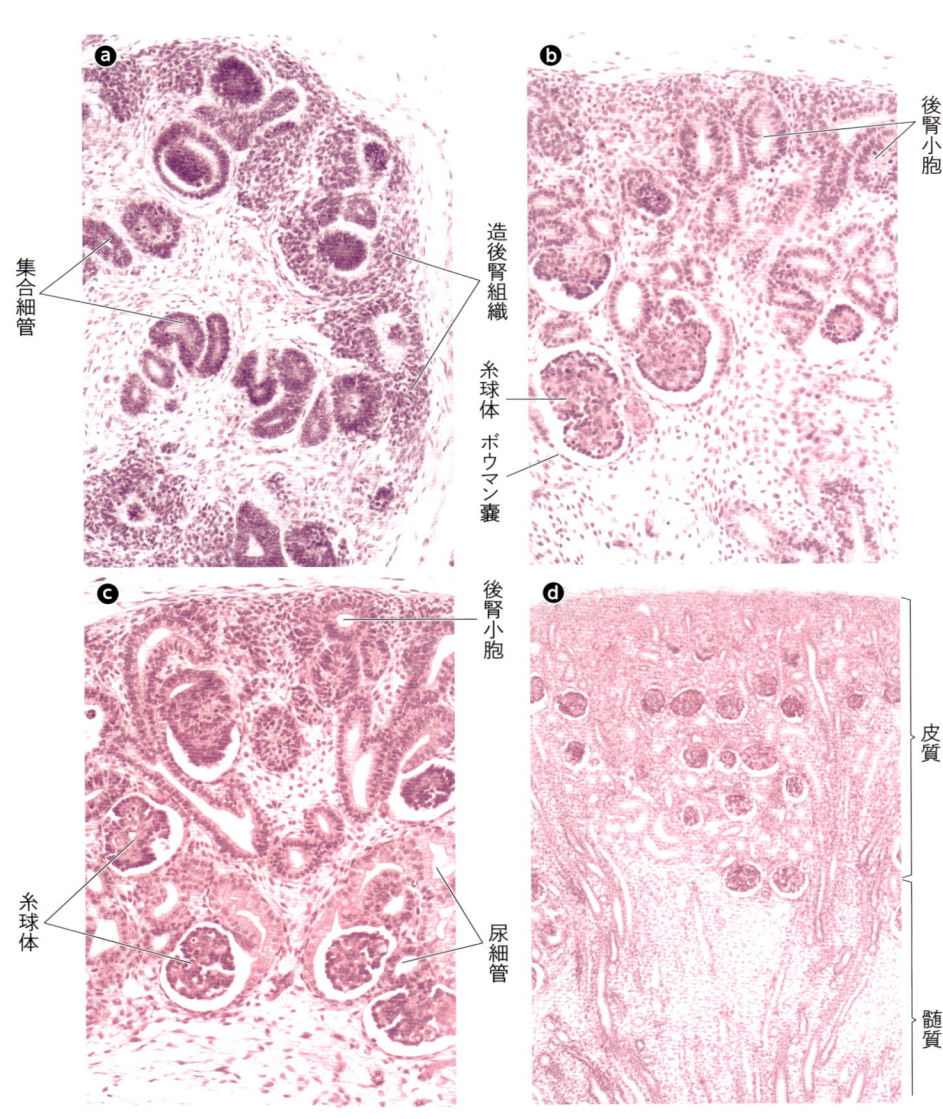

15

図15.8 発育に伴う腎臓の位置と向きの変化

腎臓は初め骨盤内にあり腎門が前方を向いているが（ⓐ），次第にその位置が上昇し腎門が内側を向くようになる（ⓑⓒ）．

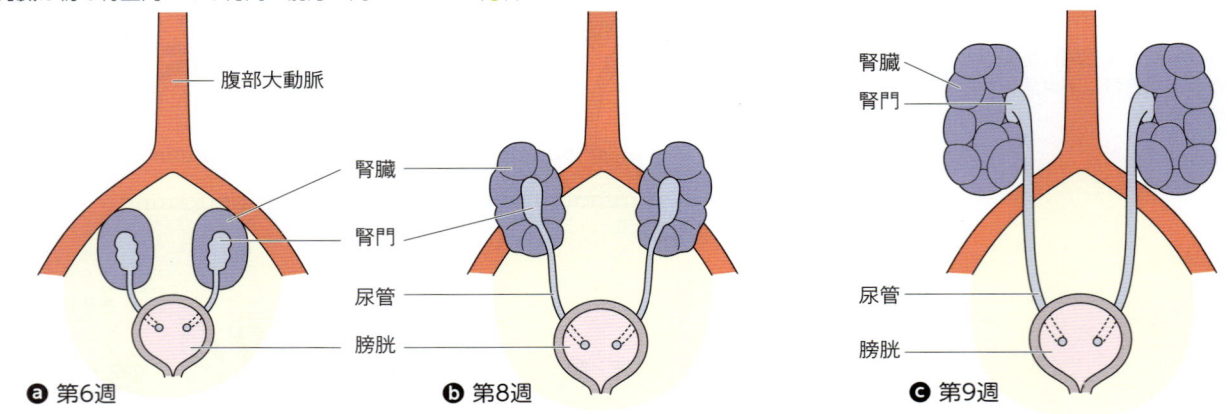

ⓐ 第6週　　ⓑ 第8週　　ⓒ 第9週

図15.9 尿管芽の発生と造後腎組織の初期分化に関与する分子

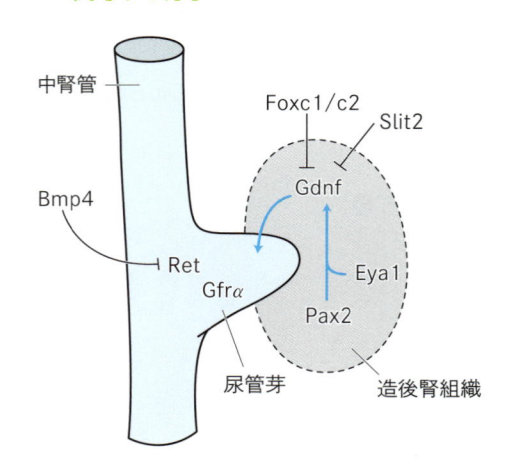

図15.10 腎臓の組織分化に関与する分子

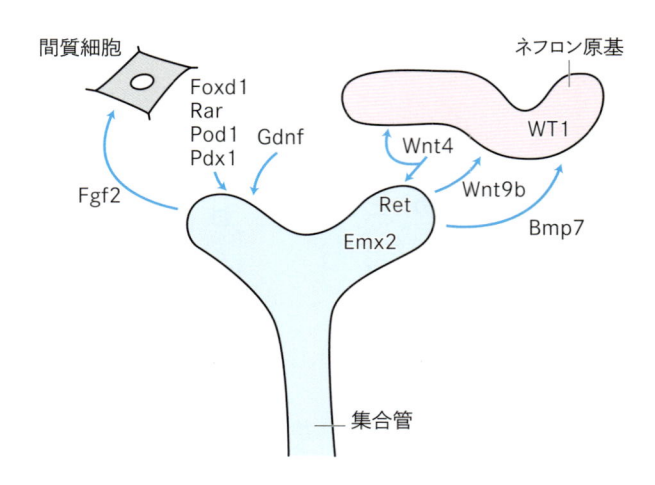

方の間葉では **Foxc1/Foxc2**，**Slit2** が発現して Gdnf の発現を抑制するため，尿管芽は骨盤部にだけ形成されると考えられている．また，中腎管では，**Bmp4** が Ret の発現を制御していることがわかっている．本来は Bmp4 が尿管芽の後腎間葉への進入を抑制し，Foxc1 が Gdnf の発現を妨げているが，後腎間葉が Bmp アンタゴニストである Grem1 を分泌して Bmp4 の活性を抑制し，Gdnf が Ret，Gfrα と結合して尿管芽の進入を誘導する．

　尿管芽組織の分枝と組織分化にもいくつかの分子が関与する．最初に同定された遺伝子が **Wt1**（Wilms Tumor Suppressor 1）で，この遺伝子に異常が起こると腎臓の形成異常のほかに，腎臓の**ウィルムス腫瘍** Wilms tumor の原因になる（胎生期の分化異常が原因で発症する小児腫瘍で，3 ～ 4 歳に発症することが多い）．Wt1 は，造後腎組織の細胞に発現し，ネフロンの分化を誘導すると考えられている．また，造後腎組織には Wnt4 が発現し，これが造後腎組織を維持するとともに，尿管芽上皮の分枝と発育を誘導する．逆に，

尿管芽上皮細胞からの **Wnt9b** が造後腎組織内の Wnt4 の発現を促進する．そのほか，間質細胞には**レチノイン酸受容体**（**Rar**），**Foxd1**，**Pod1**，**Pdx1** などが発現し，それらが造後腎組織と尿管芽上皮細胞の分化と生存を制御する（図15.10）．このように，尿管芽，造後腎組織，間質細胞の間の複雑な相互作用によって腎臓の組織形成が行われる．

　ネフロン形成の分子メカニズムについては不明な点が多いが，局所の FLK-1 とそのリガンドである VEGF が糸球体の形成に関与していることが示唆されている．

3　腎臓と尿管の発生異常

ⓐ 腎臓の無形成，低形成 renal agenesis and hypoplasia

　腎臓の形成には，尿管芽と造後腎組織の両方が必要なので，何らかの原因で尿管芽が発生しないか早期に退化し，造後腎組織の分化誘導が正常に起こらない場合には，後腎が形成されない．一方，尿管芽

が造後腎組織に接したあとの分化発育が障害される
と腎臓の発育が阻害され，腎低形成となる．いずれ
の場合も，両側性と一側性がある．一側性の腎無形
成は 1,500 人に 1 人の割合で見られる．両側性の腎
無形成はまれであるが，この場合には児は生後数日
間しか生きられない．

ⓑ 腎臓の位置異常 ectopic kidney

腎臓は初め仙骨部で発生し，その後腰部まで上昇
する（図15.8）．この上昇がうまくいかないと，腎臓
が正常の位置よりも低いところに留まる．総腸骨動
脈近くの骨盤内にあることが多く，これを**骨盤腎**
pelvic kidney という．

ⓒ 馬蹄腎 horseshoe kidney

左右の腎臓が互いに近接していると，正中部で癒
合して馬蹄形の腎臓となることがある（図15.11）．
下極同士が癒合することが最も多い．馬蹄腎は，し
ばしば下腸間膜動脈の起始部で上昇が妨げられ，位
置も低位となる．ふつう，馬蹄腎の尿管は左右に各
1 本ある．多くの例では無症状のため気付かれずに
経過するが，死体では数百例に 1 例の頻度で見つか
る．

ⓓ 先天性嚢胞腎 congenital polycystic kidney

腎臓の中に種々の大きさの嚢胞が多発するもので，
両側性のものと一側性のものがある．集合管と尿細
管の結合の失敗や，集合管系の過形成などによって

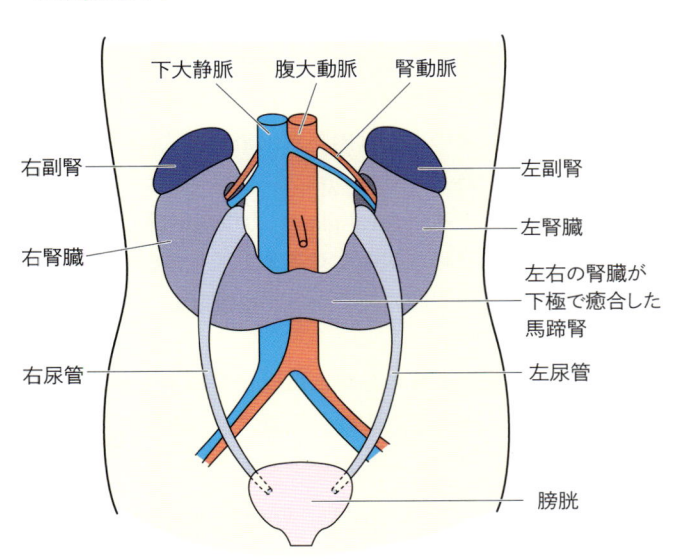

図15.11　馬蹄腎
左右の腎臓が部分的に癒合する異常で，下極同士が癒合するも
のが最も多い．

（図中ラベル）
下大静脈　腹大動脈　腎動脈
右副腎　左副腎
左腎臓
右腎臓
左右の腎臓が
下極で癒合した
馬蹄腎
右尿管　左尿管
膀胱

起こると考えられている．遺伝子異常によって起こ
るものに，**常染色体優性多発性嚢胞腎**（autosomal
dominant polycysic kidney；**ADPKD**）と**常染色体劣
性多発性腎嚢胞**（autosomal recessive polycystic
kidney；**ARPKD**）がある．ADPKD は両側の腎臓
に多発性の嚢胞が進行性に発生し，典型例では加齢
とともに腎機能が低下して，70 歳までに約半数が腎
不全に陥る．発生頻度は 400 〜 1,000 出生に 1 例で，
原因遺伝子として **PDF1** と **PDF2** が知られている．
ARPKD は 1 万〜 4 万出生に 1 例というまれな異常
であるが，集合管が嚢胞化する進行性の疾患で，幼
児期から小児期に腎不全になる．原因遺伝子は
PKHD1 である．

ⓔ ポッター連鎖 Potter sequence

両側性の腎無形成があると，尿が生成されず，羊
水量が極端に少なくなる．その結果，胎児が圧迫さ
れて特有の顔貌（**ポッター顔貌** Potter's face）と肢
位の異常を示す．ポッター顔貌は，両眼開離，平坦
な鼻，耳介低位などを特徴とする．また羊水量が少
なく，胎児が十分に羊水を飲み込まないため，肺が
低形成となる（図9.4 ☞ 99頁）．

ⓕ 重複尿管 double ureter

1 つの腎臓が複数の尿管をもっているもので，過
剰な尿管芽が形成されたり尿管芽が早い時期に二分
されるために起こると考えられる．重複の程度によ
って完全重複尿管，部分的重複尿管などがあり，一
側性にも両側性にも起こり得る．

4　膀胱と尿道の発生

第 4 〜 6 週の間に，尿直腸中隔が下方へ向かって発
達し，排泄腔を前方の**尿生殖洞** urogenital sinus と後
方の**直腸肛門管** anorectal canal に分割する．その結
果，排泄腔膜も前方の**尿生殖膜** urogenital membrane
と後方の**肛門膜** anal membrane に分かれる（図15.12）．
排泄腔に開口していた中腎管は，排泄腔が分割された
後は尿生殖洞の背外側壁に開口する．中腎管開口部よ
りも頭方の尿生殖洞が拡張して膀胱になる．

膀胱が発育して拡張するのに伴って中腎管の遠位端
が次第に膀胱壁に取り込まれていき，これが尿管芽の
分岐部にまで及ぶと，左右の尿管が直接膀胱の背側へ
開口するようになる（第 7 〜 8 週）（図15.12ⓒ）．一方，
中腎管も膀胱の背側へ移動するが，左右の中腎管が精
管・射精管となって，最終的に尿道前立腺部に開く

15

図15.12 排泄腔の分割と尿生殖膜の形成

尿直腸中隔が発達してくると排泄腔が前方の尿生殖洞と後方の直腸肛門管に分割される．それに伴い，排泄腔膜が尿生殖膜と肛門膜に分かれる．

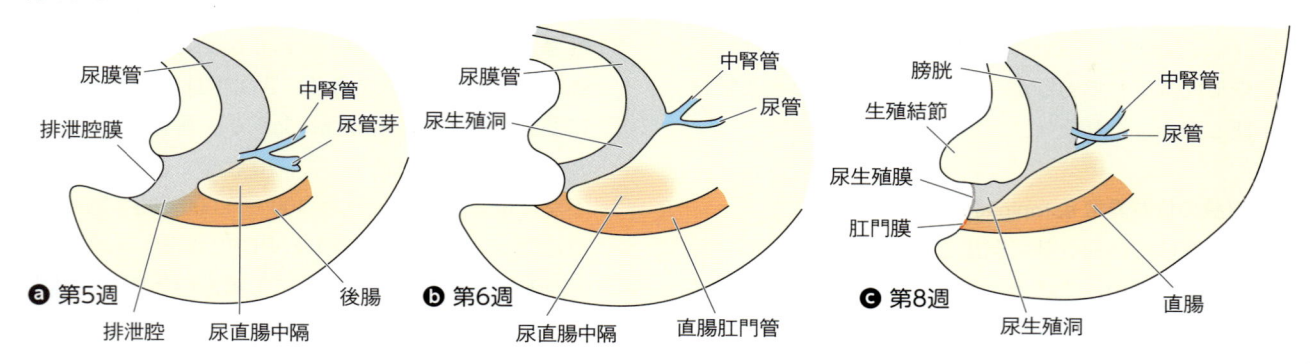

❶ 第5週

❷ 第6週

❸ 第8週

図15.13 膀胱の形成（男性胚子）

尿生殖洞の上端の尿膜管が閉じると，尿生殖洞は膀胱と尿道になる．

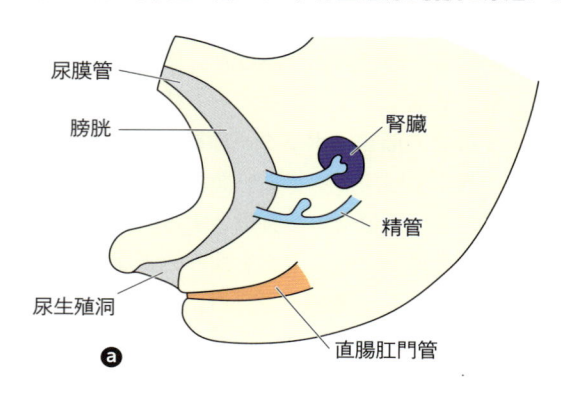

（**図15.13**）．左右の尿管開口部と内尿道口を結ぶ三角形の領域は骨盤底に密着し，これが**膀胱三角** trigone of bladder になる．

膀胱の内腔上皮は排泄腔に由来するので，内胚葉性である．尿管と中腎管が取り込まれてできた膀胱三角の上皮は中胚葉性であるが，この部分の内腔面も周辺から増殖してきた内胚葉性上皮に覆われる．膀胱壁の結合組織や筋層は，尿生殖洞周囲の間葉から形成される．4か月頃には膀胱壁の各層がかなり明瞭に認められる．

膀胱の頭方（**膀胱頂** apex of bladder）は尿膜管に続いている．その後，尿膜管の内腔が閉じて線維性の索状物となる（**図15.13**）．成人で膀胱頂と臍の間に存在する**正中臍索** median umbilical ligament がその遺残物であり，この上を腹膜が覆って**正中臍ヒダ** median umbilical fold を作っている．

尿生殖洞の尾方部分は狭くなって**骨盤部尿道** pelvic urethra と**結節部** phallic segment ができる．男性では，前者が**尿道の前立腺部** prostatic urethra と**隔膜部** membranous urethra に，後者が**尿道海綿体部** cavernous portion of urethra（**陰茎尿道** penile urethra）にな

る．女性では，骨盤部尿道が**尿道隔膜部**になり，結節部は**腟前庭** vestibule of vagina の一部になる．

5 　前立腺と尿道球腺の発生

前立腺 prostate の上皮は，射精管の開口部に近い部位の尿生殖洞の上皮が周囲の間葉組織の中へ陥入して形成される．上皮の陥入は第10週頃に始まり，第11週には腺房を形成し，第15週までに分泌を開始する．腺房を取り囲む間葉が平滑筋と結合組織を作る．したがって，前立腺の上皮は内胚葉由来，実質は間葉由来で中胚葉性である．

尿道球腺 bulbourethral gland（**カウパー腺** Cowper's gland）も，前立腺原基のすぐ下方で尿生殖洞の上皮から発生し，その周囲の間葉から平滑筋と結合組織が分化する．

前立腺や尿道球腺の分化には**ジヒドロテストステロン**が必要で，尿生殖洞周囲の組織には，精巣で作られたテストステロンをジヒドロテストステロンに変換する酵素が存在する．

6 膀胱，尿道の発生異常

ⓐ 尿膜管瘻と尿膜管嚢胞

尿膜管が完全に閉鎖しないと**尿膜管瘻** urachal fistula となる．この場合，膀胱からの瘻が臍の部分に開口して，尿が異所性に排出され，感染の原因となる．尿膜管の途中の部分が嚢状に残ると，**尿膜管嚢胞** urachal cyst となる．

ⓑ 膀胱外反症

前腹壁と膀胱前壁が欠損して恥骨上部で膀胱内腔が外反した異常を**膀胱外反症** exstrophy of bladder という．胚子期に卵黄腸管と腹壁が完全に閉鎖しないために起こると考えられる．尿道上裂を伴うことが多い．

2 生殖器系の発生

生殖器系は，形態的にも機能的にも男女（雌雄）で全く異なるが，内生殖器も外生殖器も男女の器官は初め共通の原基から発生する．すなわち，発生の過程で性分化の複雑かつ精妙な制御メカニズムが働いて，生殖器の性差が形成される．

1 性の決定

哺乳類の性には，**遺伝的な性** genetic sex，**性腺の性** gonadal sex，**生殖器の性** genital sex，**体の性** body sex があり，それぞれが遺伝子やホルモンの働きによってコントロールを受け，またカスケードによって相互に密接に関連している．さらに，生後にかけて，性ホルモンの影響による脳機能の性差 brain sex が現れてくる．

ⓐ 遺伝的な性

遺伝的な性は受精時に決定される．ヒトの場合，Y 精子が卵［子］と受精すると男性（46,XY）になり，X 精子が受精すると女性（46,XX）になる．Y 精子には **SRY**（sex-determining region Y）遺伝子の座位があり，SRY が性腺の精巣への分化を誘導する（☞ 193頁）．

ⓑ 性腺（生殖腺）の性

性腺原基は，初め未分化で男女差が認められないが，ヒトでは第 7 週頃から男女差が現れてくる．その結果，精巣と卵巣が分化し，それぞれ男性ホルモ

ン（テストステロン）と女性ホルモン（エストロゲンやプロゲステロン）を分泌するとともに，その中で生殖細胞が形成される．

ⓒ 生殖器の性

内生殖器は，主として中腎管と中腎傍管から形成されるが，男女間で両者の分化様式が全く異なる．男性の生殖管系は主として中腎管から，女性のそれは主として中腎傍管からできる．外生殖器は，4 か月後半以降に男女差が明瞭になる．内生殖器と外生殖器の分化は，生殖腺から分泌される性ホルモンとその他の分化制御因子によって制御される．

ⓓ 体の性

生殖腺や生殖器の性差を**一次性徴** primary sexual character というのに対し，それ以外に身体的に認められる性差を**二次性徴** secondary sexual character という．主に性ホルモンの作用によって起こるもので，男性の体毛の増加，変声，筋骨格系の発達，女性における乳房の発達や月経の発来などがある．

ⓔ 脳の性

行動のパターンやその他の心理的な特徴には男女差の見られるものがあり，これらは，脳が発達過程で性ホルモンの影響を受けることによって生じるものが多く，胎生期における性ホルモン，特にテストステロンの作用が大きいとされる．ただし，男女の心理や行動様式には，後天的な環境や教育，社会慣習の影響も大きい．

> **MEMO 15.2** 他種動物の性分化
>
> 多くの哺乳類では，性染色体が XX なら雌性，XY なら雄性になる．ただし，鳥類，爬虫類やある種の両生類では ZZ の同種染色体で雄，ZW の異種染色体で雌となる．また，環境によって性が決定される動物種もある．例えば，カメやワニの多くでは，特定の発生時期の卵の温度によって性が決定される．ある種のカメの場合，卵を 28℃ 以下の環境におくと雄のカメだけが，31℃ 以上だと雌のカメだけが孵化する．

2 性腺（生殖腺）の形成と原始生殖細胞

性腺の原基は，第 4 週に中腎と背側腸間膜の間に縦長の隆起として生じ，これを**生殖隆起（生殖堤）** genital ridge, gonadal ridge という（図15.3，図15.14）．これは，肥厚した体腔上皮と深部の間葉細胞からなる．生殖隆起の体腔上皮はさらに増殖を続けて間葉中へ進入し，細胞が索状に配列した**原始生殖索** primary sex cord を作る（図15.14）．この段階では，性腺原基の組

図15.14 原始生殖細胞の生殖隆起への遊走

原始生殖細胞は卵黄嚢壁に発生し，背側腸間膜を通って生殖隆起へ遊走する．

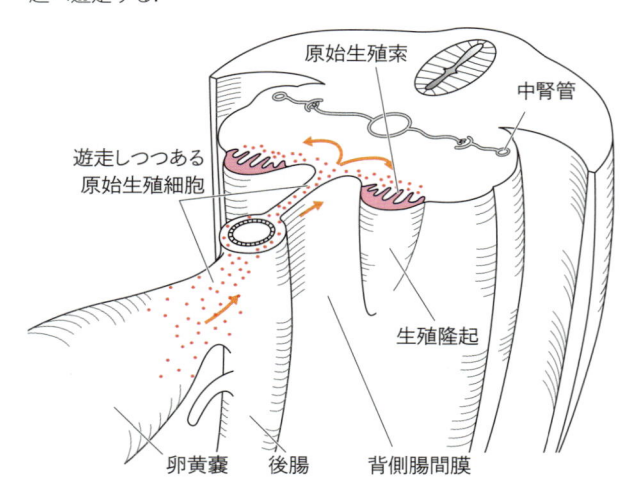

図15.15 第6週胚子の性腺

ⓐ腹部の横断面．ⓑ性腺原基の強拡大像．
この時期には性腺の構造に男女差は認められない．

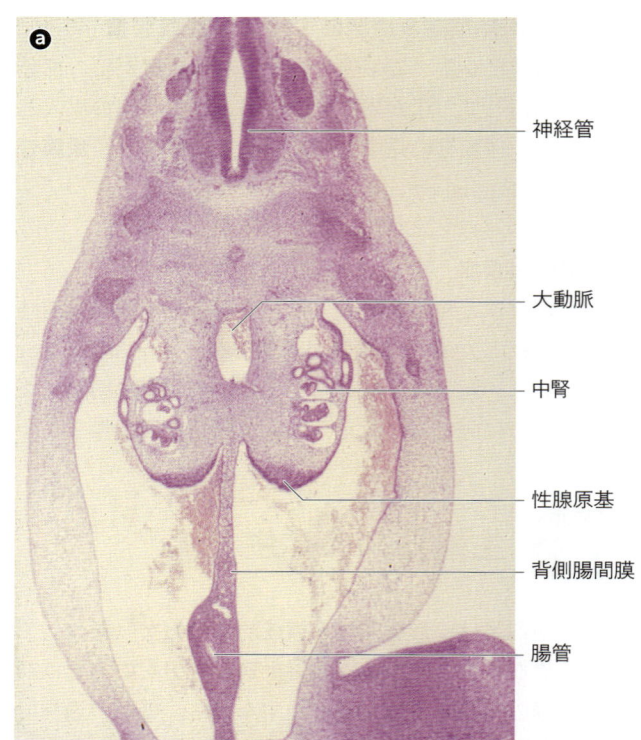

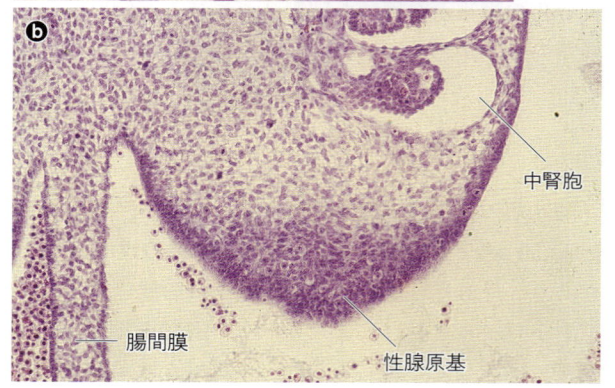

織構造に性差は認められない（**未分化性腺** indifferent gonad）（図15.15）．

一方，生殖細胞のもととなる**原始生殖細胞**（始原生殖細胞ともいう）は，第4週に尿膜に近い卵黄嚢壁の内胚葉上皮の中に大型の円い細胞として出現し，アメーバ様運動によって後腸の背側腸間膜に沿って遊走して，第6週に生殖隆起へ到達する（図15.14）．原始生殖細胞が原始生殖索の中に入り込むと性腺が分化を始め，性腺の組織構造に男女差が現れてくる．

> **MEMO 15.3** 原始生殖細胞と性腺の分化
>
> 原始生殖細胞が入ってこないと生殖腺は分化しない．したがって，原始生殖細胞は性腺の分化を誘導する作用をもつと考えられる．

3 精巣の発生と分化

胚子の性染色体がXYであると，性腺は精巣に分化する．男性胚子では，第6週以降原始生殖索が間葉組織の中へ発育し，原始生殖細胞が放射状に並んで**精巣索** testicular cord を形成する（図15.16ⓐ，図15.17ⓐ）．初め，精巣索と性腺表面の体腔上皮が近接しているが，第7週に上皮下の間葉組織が発達してきて，両者の連続性が断たれる．この間葉組織は，厚い結合組織性の**白膜** tunica albuginea になり，精巣の被膜と，精巣の実質を小葉に分ける**精巣中隔** testicular septum を作る．

4か月になると，精巣索が長く伸びて，U字形のループ状になる．このループはさらに伸びて迂曲し**曲精細管** convoluted tubule を作るが，その両端は比較的まっすぐなままで**直精細管** straight tubule となる．

発生が進むと，曲精細管の壁を構成する体腔上皮由来の細胞が**セルトリ細胞** Sertoli cell に，原始生殖細胞が**精祖細胞**に分化する（☞17頁）．セルトリ細胞は**抗ミュラー管ホルモン** anti-Müllerian hormone（**AMH**）を分泌し，このホルモンが中腎傍管（ミュラー管）の分化を抑える（☞193頁）．精祖細胞は休止期の状態で精細管の壁内に留まり，再び分裂して分化を始めるのは思春期になってからである（☞17頁）．

曲精細管の間の間葉組織からは間質結合組織が分化し，一部の細胞が**ライディッヒ細胞** Leydig cell になる．ライディッヒ細胞は胎生4～6か月に特に数が多く，盛んに**テストステロン**を分泌する．テストステロ

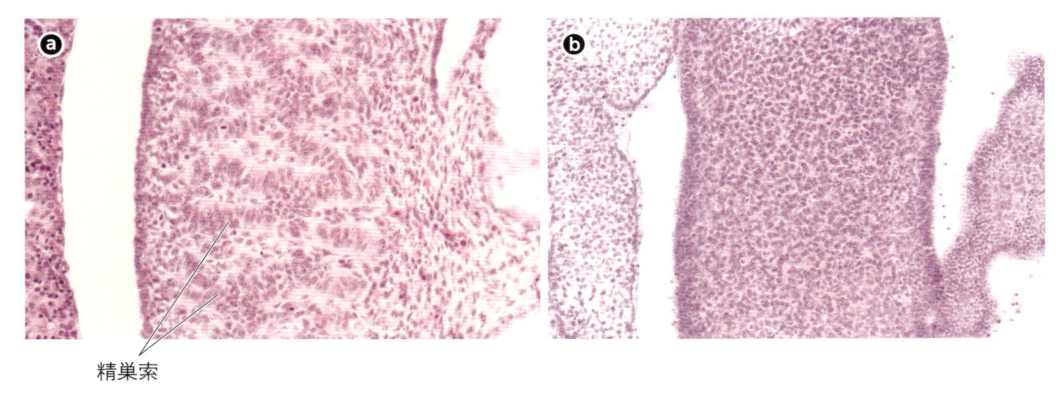

図15.16

第8週胚子の
性腺原基

ⓐ 精巣．索状構造（精巣索）が認められる．
ⓑ 卵巣．索状構造はなく，一様に見える．

精巣索

図15.17 精巣と卵巣の分化（4か月）

ⓐ 精巣．精巣索ができ，その導管が精巣網，輸出管，精管に続く．被膜下に白膜が形成される．
ⓑ 卵巣．生殖細胞（卵祖細胞）は皮質上皮細胞に包まれ，原始卵胞が作られる．

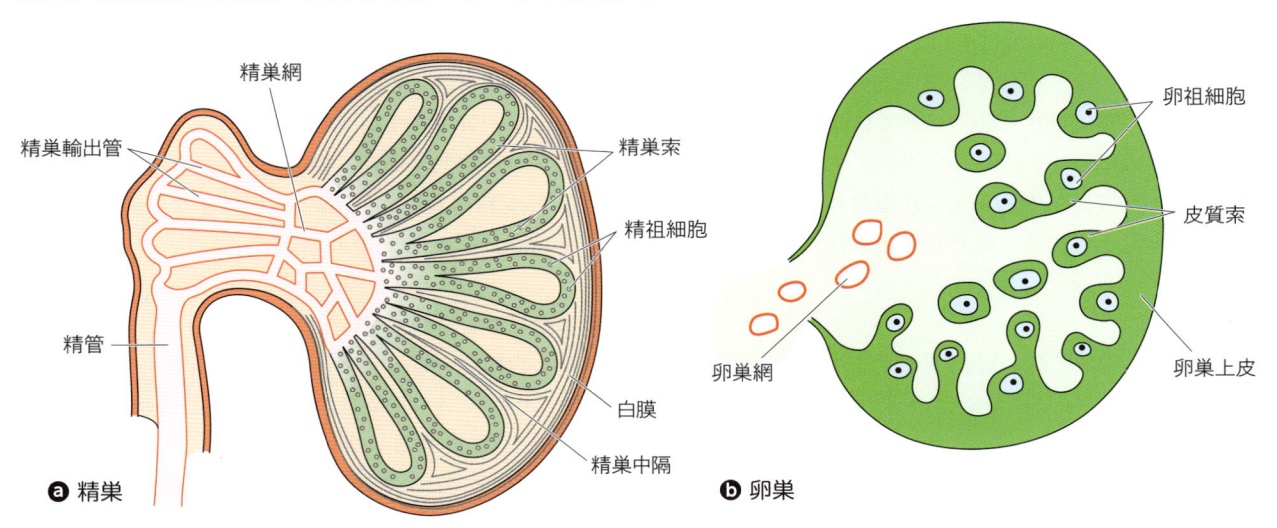

精巣網

精巣輸出管

精管

ⓐ 精巣

精巣索

精祖細胞

白膜

精巣中隔

卵祖細胞

皮質索

卵巣上皮

卵巣網

ⓑ 卵巣

ンは男性の内生殖器と外生殖器の分化に不可欠であるだけでなく，身体や脳の性分化にも重要な役割を果たす．

4　卵巣の発生と分化

　胚子の性染色体構成がXXであると，性腺は卵巣になる（図15.16ⓑ，図15.17ⓑ）．女性胚子では，未分化性腺の中に形成されていた原始生殖索は間葉組織によって寸断され，不規則な細胞集団になってやがてその多くが退化消失する．退化したあとの部分は結合組織で置き換えられて卵巣の髄質が形成される．

　一方，卵巣表面では体腔上皮が増殖し，**二次生殖索** secondary sex cord（**皮質索** cortical cord）を形成する．4か月頃になると，この二次生殖索が細胞塊に分かれて，それぞれ1〜数個の原始生殖細胞を取り囲む（図15.17ⓑ）．その後，原始生殖細胞は**卵祖細胞**に，その周囲の体腔上皮由来の細胞は**卵胞上皮細胞**に分化して，両者が**原始卵胞**を形成する．生殖細胞と周囲の卵胞細胞は相互に作用を及ぼし合い，互いに増殖や分化を制御し合うと考えられている．

　卵祖細胞は有糸分裂を繰り返すが，やがてすべての卵祖細胞が一次卵母細胞に分化し，さらにそれらが第1減数分裂の途中（網状期）で停止して，そのままの状態で思春期まで長い静止期に入る．新生児の卵巣にはおよそ200万個もの卵母細胞があるが，次第に細胞が死滅して減少し，思春期には両側で数万個になる（図2.12 ☞ 19頁）．

MEMO 15.4 生殖細胞の減数分裂開始を制御する分子

　性腺における減数分裂の開始を制御する分子として，転写因子Stra8が知られている．女性胎児の卵巣では，腎臓から分泌されるWnt4とレチノイン酸（RA）がStra8をアップレギュレートし，減数分裂が始まる．これに対して，男性胎児では，Stra8がFgf9によってダウンレギュレートされ，精巣からCyp26b1が分泌されてそれがRAを分解するので，減数分裂が始まらない．思春期になると，セルトリ細胞でRAが合成され，それがStra8の発現を誘導して精祖細胞が減数分裂を始める．

5 生殖管の分化

生殖管は，生殖細胞の輸送路や胚子・胎児が育つ子宮などになる管系で，その主要な部分は胎生期の中腎管（ウォルフ管）と中腎傍管（ミュラー管）から形成される．発生の初期には，男女ともこれら2対の管を備えているが，その後は男女で全く異なる分化をする（表15.1）．

中腎管は，中腎細管の遠位端が注ぐ管で，もとは中腎で産生された尿を排泄腔まで導く管としてできる．一方，**中腎傍管**は，尿生殖堤の前外側面の体腔上皮が縦方向にヒダを作るように陥入してできる管で，中腎管よりやや遅れて左右の体腔壁に形成される（図15.3，図15.18）．中腎傍管の大部分は閉じて管になるが，頭方端は漏斗状になって体腔に開いている．左右の中腎傍管は，上半部では中腎管の外側をほぼ並行して走るが，骨盤の入口近くで内側へ向かい，中腎管の腹側を斜めに走行して，正中部で左右が癒合して1つの管になり，さらに下行する．癒合した中腎傍管の下方部分は子宮と腟上部になり，排泄腔の背側壁へ開口する．

ⓐ 男性における生殖管の分化

男性胚子では，第8〜12週以降に精巣から分泌される**テストステロン**の働きによって中腎尾方部の中腎細管と中腎管が残り，精路に分化する（図15.18）．中腎の組織はほとんど退化して消失するが，精巣に近い部分の中腎細管は精巣網と連絡して**精巣輸出管**になり（図15.17ⓐ），それよりも遠位の中腎管は**精巣上体管**，**精管**と**射精管**になる．精管の尾方端で上皮が膨れ出し，**精嚢**を作る．中腎管の頭方部分は消失するが，その一部が**精巣上体垂** appendix epididymidis として残存することがある（図15.19ⓐ）．

また，男性では，セルトリ細胞から分泌される**抗ミュラー管ホルモン（AMH）**によって中腎傍管のほとんどが消失するが，頭方端と尾方端の一部が残り，前者が**精巣垂** appendix testis，後者が**前立腺小室** prostatic utricle となる（図15.19ⓐ）．

ⓑ 女性における生殖管の分化

女性胚子では，テストステロンが分泌されないので，中腎細管や中腎管は維持されず，そのほとんどが退化消失する．また，抗ミュラー管ホルモン（AMH）の分泌がないので中腎傍管が発達して分化する（図15.18）．

中腎傍管の頭方端は中腎が退化する時に一緒に退化し，体腔への開口部も閉じてしまうが，これとは別に，腹腔と交通する開口が卵巣の高さにでき，これが**卵管腹腔口** abdominal ostium of uterine tube（**卵管采**）になる．これよりも尾側の中腎傍管からは，**卵管**，**子宮**，**腟上部**ができる．正中部で癒合した中腎傍管が子宮体，子宮頚，腟上部となる（図15.20）．子宮筋層と子宮外膜は周囲の間葉から分化する．

腟の由来についてはいくつかの説があるが，腟の上部は中腎傍管尾側端から，下部は尿生殖洞の上皮からできるとする説が有力である．中腎傍管尾側端が尿生殖洞へ開口すると，その部位の尿生殖洞の上皮が増殖して盛り上がり，左右一対の**洞腟球** sino-vaginal bulb を作る．さらに左右の洞腟球が癒合して**腟板** vaginal plate となり，5か月頃にその中心部の細胞が脱落して内腔（腟腔）ができる（図15.20）．腟板と接する部位の中腎傍管の上皮は，拡がって子宮頚の周囲を取り囲み，**腟円蓋**を作る．

腟腔と本来の尿生殖洞は，**処女膜** hymen とよぶ

表15.1 中腎管と中腎傍管に由来する男女生殖器の構造

器官原基（未分化期）	男性	女性
未分化生殖腺 　原始生殖細胞 　支持細胞（体腔上皮由来） 　間質細胞	精巣 　精祖細胞 　セルトリ細胞 　ライディッヒ細胞 　精巣網	卵巣 　卵母細胞 　卵胞細胞 　卵胞膜細胞 　卵巣網
導帯	精巣導帯	固有卵巣索 子宮円索
中腎細管	精巣輸出管 精巣傍体	卵巣上体 卵巣傍体
中腎管	精巣上体垂 精巣上体 精管 精嚢 射精管	胞状垂 卵巣上体管 ガルトナー管
中腎傍管	精巣垂	卵管 子宮
尿生殖洞	膀胱 尿道（前立腺部，隔膜部） 前立腺小室 前立腺 尿道球腺	膀胱 尿道（隔膜部） 腟（下部） 尿道腺，尿道傍腺 大前庭腺
洞結節	精丘	処女膜
生殖結節	陰茎亀頭 陰茎海綿体 尿道海綿体	陰核亀頭 陰核海綿体 前庭球
尿生殖ヒダ，尿道板	陰茎尿道，陰茎腹側	小陰唇
陰唇陰嚢隆起	陰嚢	大陰唇

図15.18 中腎管と中腎傍管の形成と分化

男性では中腎管から精路の主要部分が形成され，中腎傍管のほとんどが消失する．女性では中腎傍管から卵管，子宮，腟上部などが形成され，中腎管のほとんどが消失する．

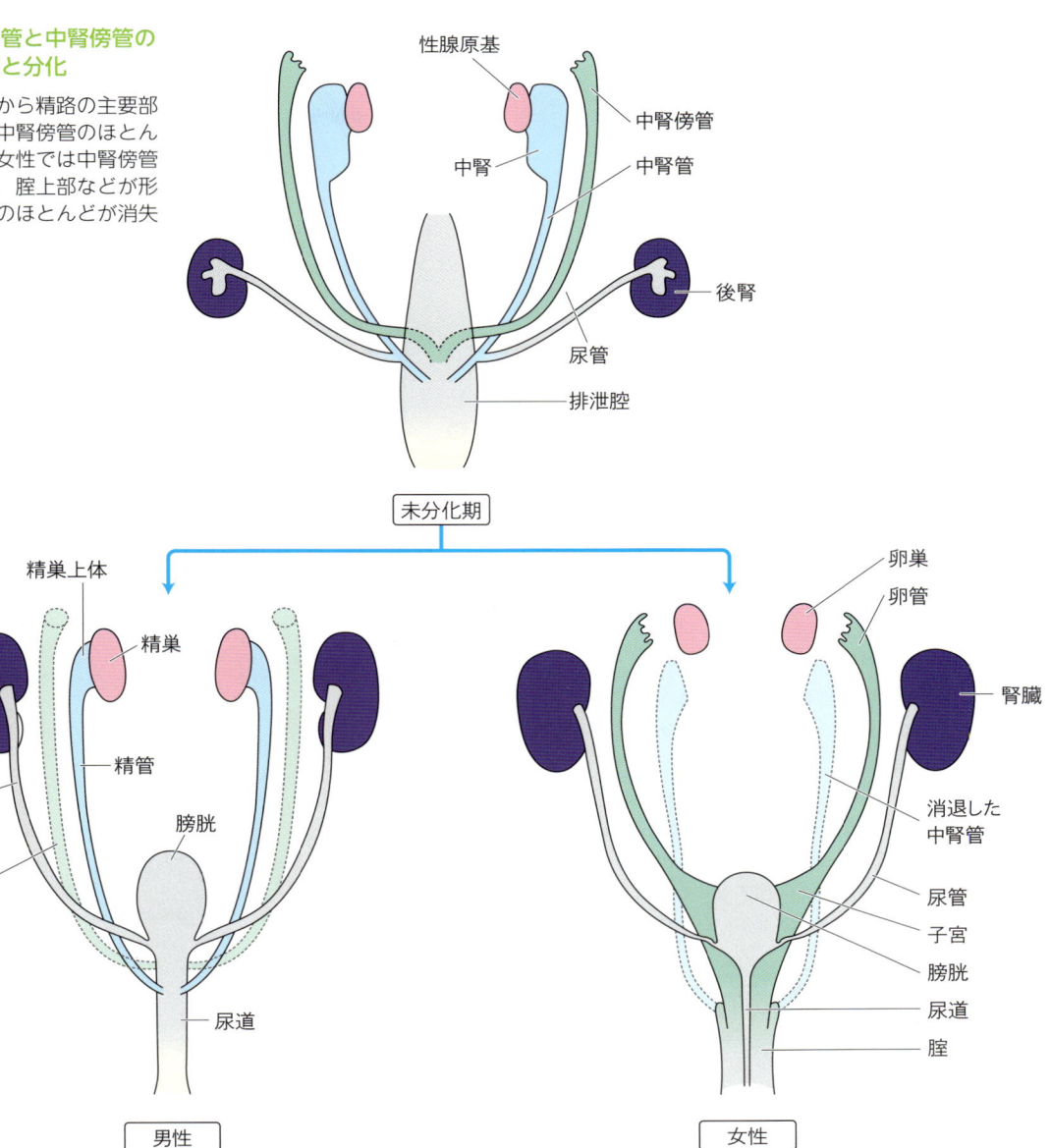

図15.19 男性と女性における生殖器の由来

ⓐ男性では，中腎傍管のほとんどが消退するが，一部が前立腺小室，精巣垂として残る．
ⓑ女性では中腎管のほとんどが消退するが，卵巣上体，卵巣傍体，ガルトナー管嚢胞は中腎管の遺残物である．

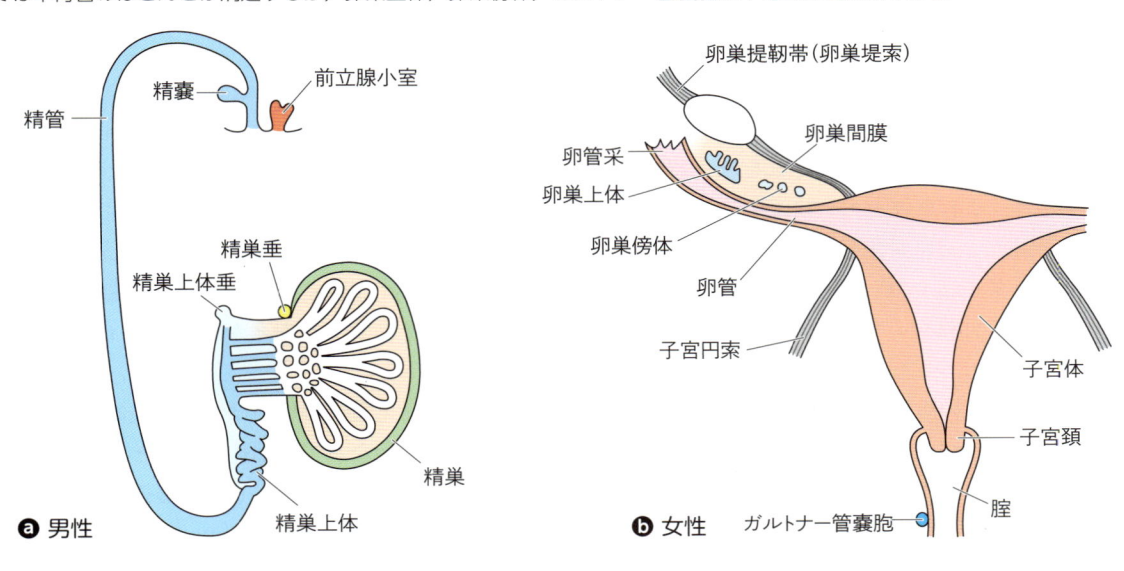

ⓐ 男性　　　　　ⓑ 女性

図15.20　中腎傍管の癒合と子宮および腟の発生

女性では左右の中腎傍管
が正中で癒合して，卵管，
子宮，腟上部を形成する．

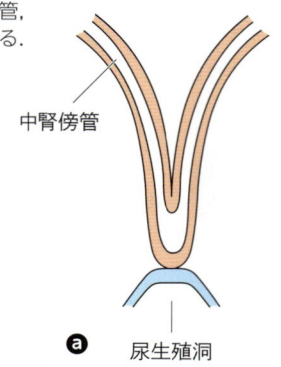
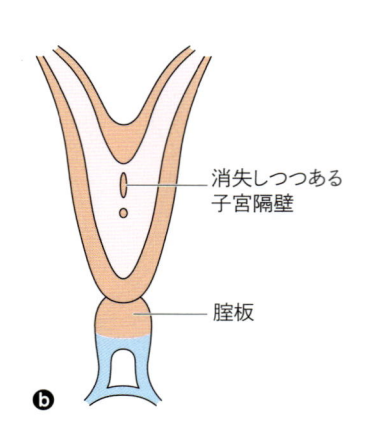
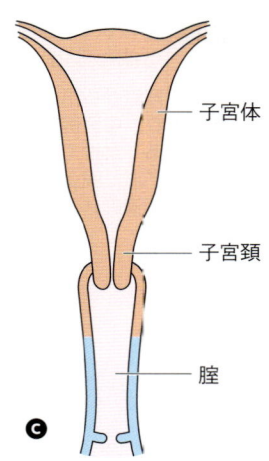

中腎傍管 / 尿生殖洞 — ⓐ

消失しつつある子宮隔壁 / 腟板 — ⓑ

子宮体 / 子宮頚 / 腟 — ⓒ

膜で境されているが，5か月頃に部分的に孔が開い
て上下の腔が交通する．

MEMO 15.5　女性における中腎管の遺残物

　退化した中腎傍管頭方部の遺残物が卵巣や子宮の近傍に見
つかることがある．卵巣近くの子宮広間膜の中にあるものを
卵巣上体 epoophoron，骨盤壁近くにあってやや小さいも
のを**卵巣傍体** paroophoron という（**図15.19ⓑ**）．前者から
小胞が突出している場合は，それを**胞状垂** appendix ve-
siculosa とよぶ．また，子宮下部や腟の近傍の子宮広間膜
の中に中腎管の管状遺残物が存在することがあり，これを**ガ
ルトナー管嚢胞** Gartner duct cyst とよぶ．

6　外生殖器の発生と分化

　外生殖器の分化は第3週に始まるが，第9週頃まで
は男女間で形態的に明瞭な違いは認められない．これ
は，外生殖器を男性化させる男性ホルモン（テストス
テロン）が第9週以降に精巣から分泌されるためであ
る．

　第5週に，排泄腔出口の左右で間葉組織が増殖し，
盛り上がった1対の**排泄腔ヒダ** cloacal fold を作る
（**図15.21ⓐ**）．左右の排泄腔ヒダは頭方端で癒合する
が，その後，この部位の間葉が特に肥厚して**生殖結節**
genital tubercle という高まりを作る．第6週までに
尿直腸中隔が排泄腔膜に到達してそれを尿生殖膜と肛
門膜に分けると，それに伴って，排泄腔ヒダが前方の
尿道ヒダ urethral fold（**尿生殖ヒダ** urogenital fold）
と後方の**肛門ヒダ** anal fold に分かれる（**図15.21ⓑ**）．

　生殖結節の近位部は発育伸長して**生殖茎** phallus と
よばれるようになり（**図15.22ⓐ**），その後**陰茎**と**陰核**
に分化する．生殖茎の腹側で尿生殖洞の開口部が**尿道
溝** urethral groove（**尿生殖溝** urogenital groove）を作
り，ここに尿道が開口する．発生が進むと尿道ヒダの
外側の組織が膨隆して，**陰唇陰嚢隆起** labioscrotal

図15.21　排泄腔ヒダの分割と尿道ヒダの形成

排泄腔が尿生殖洞と直腸肛門管に分割されると，排泄腔膜が尿
生殖膜と肛門膜に，排泄腔ヒダが尿道ヒダと肛門ヒダに分かれ
る．

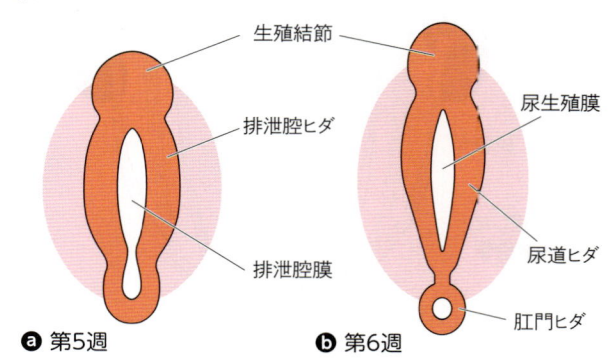

生殖結節 / 排泄腔ヒダ / 排泄腔膜 — ⓐ 第5週

生殖結節 / 尿生殖膜 / 尿道ヒダ / 肛門ヒダ — ⓑ 第6週

swelling という膨らみができる（**図15.22ⓐ**）．これが
後に，男性の**陰嚢**，女性の**大陰唇**になる．

ⓐ 男性における外生殖器の分化

　男性では，生殖茎が発育伸長して**陰茎** penis とな
る．初め，陰茎の腹側（下面）には尿道溝が開いて
いる（**図15.22ⓐ**）．尿道溝の表面の上皮は尿生殖洞
の続きの内胚葉で，**尿道板** urethral plate とよばれ
る．第9週頃から左右の尿道ヒダが互いに癒合し始
め（**図15.22ⓑ**），第14週頃までに尿道溝が完全に閉
鎖されて，**海綿体部尿道** spongy urethra ができる．
尿道溝の閉鎖は陰茎の根元から先端へ向かうように
進み，その閉じたあとが**陰茎縫線** raphe of penis に
なる．

　一方，亀頭部の尿道は，亀頭先端部の外胚葉細胞
が上皮索となって海綿体部尿道と連絡し，次いでこ
の上皮索の中に腔が生じて，12週頃までに亀頭部の
尿道と**外尿道口** external urethral meatus が形成さ

図15.22 ヒト胚子・胎児の外生殖器

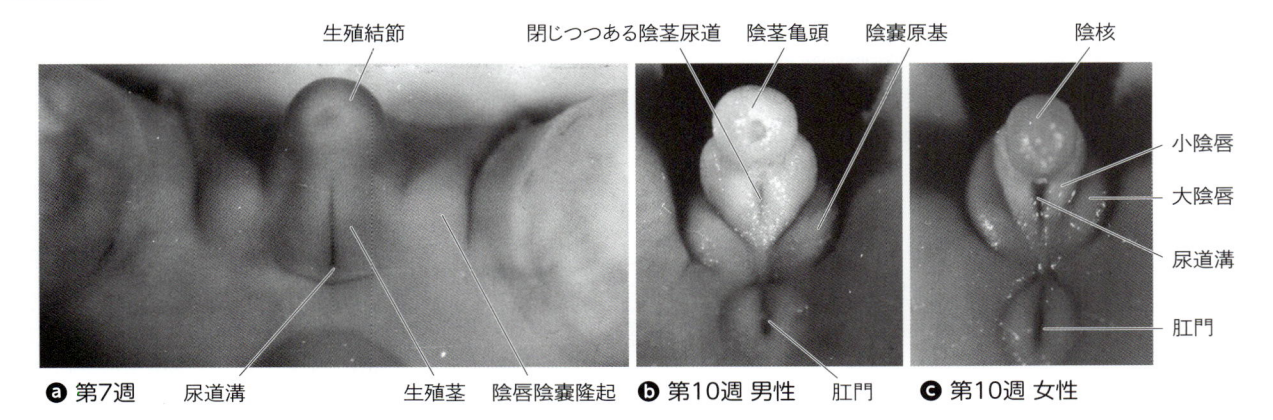

生殖結節　　閉じつつある陰茎尿道　陰茎亀頭　陰嚢原基　　　　陰核

ⓐ 第7週　尿道溝　　　生殖茎　陰唇陰嚢隆起　ⓑ 第10週 男性　肛門　ⓒ 第10週 女性

小陰唇
大陰唇
尿道溝
肛門

れる．尿道周囲の間葉組織から**尿道海綿体** corpus spongiosum penis と**陰茎海綿体** corpus cavernosum penis ができる．

　陰茎の**包皮** prepuce は，亀頭基部の皮膚のヒダによってつくられる．このヒダは亀頭を覆うように伸び出し，さらに亀頭の皮膚にいったん癒着するが，再び隙間ができて包皮となる．包皮小帯 frenulum は，この癒着の腹側（下面）正中部が残存したものである．

　男性では，左右の陰唇陰嚢隆起が発育しつつ尾方へ移動し，正中で癒合して**陰嚢** scrotum を作る．癒合部は**陰嚢縫線** scrotal raphe になる．ただし，陰嚢の中に精巣が入るのは 8 か月になってからである（図15.23）．

> **MEMO 15.6** 性腺の分化とテストステロン
>
> 　男性における一連の外生殖器形成には，ジヒドロテストステロンの働きが必要である．ジヒドロテストステロンは，精巣のライディッヒ細胞で産生されたテストステロンから作られる．血中にテストステロンが認められるのは 4 か月以降で，したがって，外生殖器の分化は内生殖器のそれよりも数週間遅れて起こる．

ⓑ 女性における外生殖器の分化

　女性では，テストステロン量が少ないので，生殖結節はあまり発育せず，**陰核** clitoris になる（図15.22ⓒ）．**陰核海綿体**は，生殖結節の間葉組織から形成される．尿道ヒダ（尿生殖ヒダ）の発育も男性に比べて弱く，癒合も起こらない．尿道ヒダが**小陰唇** labium minus になり，尿生殖溝が**腟前庭** vestibule となる．前庭球 bulb of vestibule は尿道ヒダの間葉組織から形成される．陰唇陰嚢隆起が肥大して**大陰唇** labium majus になり，大陰唇が発達すると陰核や小陰唇を覆う．

15

図15.23 男性胎児における精巣の下降

腹腔内で発生した精巣は，鼡径管を通って 8 か月頃までに陰嚢内へ下降する．したがって，鼡径管には精管，精巣動静脈，腹膜の突起である鞘状突起が通っている．

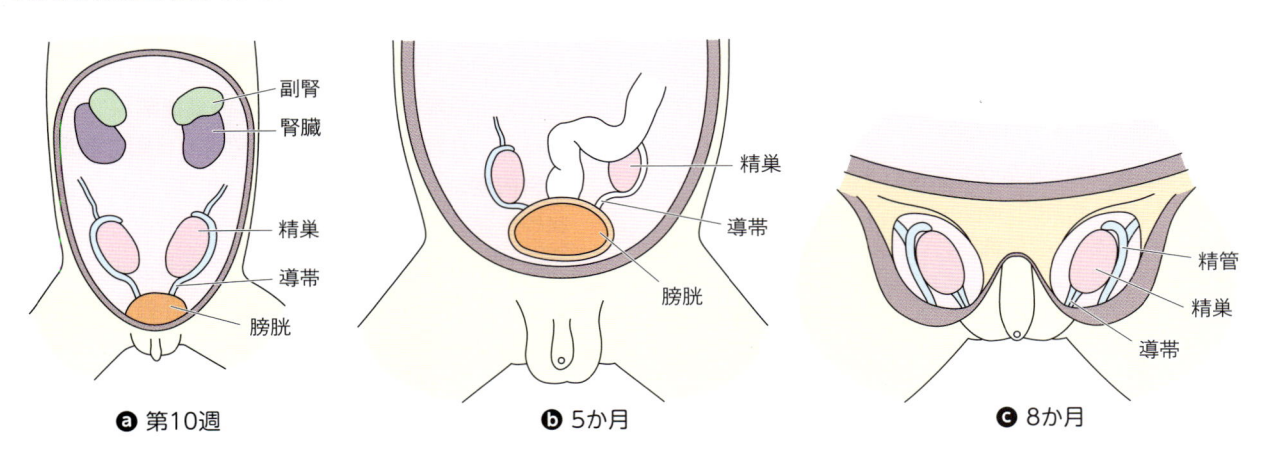

副腎
腎臓
精巣
導帯
膀胱
ⓐ 第10週

精巣
導帯
膀胱
ⓑ 5か月

精管
精巣
導帯
ⓒ 8か月

腟の原基である**腟板**（図15.20）は，初め尿生殖洞の背側壁に位置しているが，発生が進むと次第に尾方へ移動し，外尿道口の後方で腟腔が腟前庭に開く．

陰唇陰囊隆起は頭方と尾方で左右が癒合し，それぞれ**恥丘** mons pubis と**後陰唇交連** posterior commissure となる．

MEMO 15.7 胎児の性別判定

妊娠 4～5 か月に，外生殖器から胎児の性別を判定するのは容易でない（図15.22）．したがって，この時期の流産胎児や超音波画像の性別判定は，熟練した専門家が行わなければならない．

---

7 性腺の下降

精巣と卵巣は，いずれも初め腹部で発生するが，胎児期にその位置が下降し，それぞれ陰囊内または小骨盤内に位置するようになる．

ⓐ 精巣の下降

男性胚子では，第 7 週頃から性腺原基尾方の結合組織が凝集して索状になる．この組織索は**精巣導帯** gubernaculum testis といい，精巣下極に付着している（図15.23ⓐ）．精巣導帯は，腹腔後壁の腹膜下を尾方へ伸び，鼡径部を通って陰囊ヒダの皮下に達している．胎児の体幹が発育するとともに，精巣が精巣導帯によって下方へ引っ張られて大骨盤腔へ入る（図15.23ⓑ）．

一方，3 か月頃，精巣導帯の前面に沿うように，左右で腹膜がポケット状のヒダに陥入する．これが**鞘状突起** vaginal process で，深くなると外陰部の皮下にまで達する．精巣は，7 か月頃から鞘状突起の後面に沿って下降し，8 か月には鼡径管を通って陰囊内に収まる（図15.23ⓒ）．精巣や精巣上体の血管や神経も精巣下降に伴って下降し，精管とともに結合組織に包まれて精索を形成する．鞘状突起は，正常では小児期に腹膜腔との連絡を失い，独立した囊状の構造物となって精巣の前面と側面を覆う．これを**精巣鞘膜** tunica vaginalis testis という（図15.24）．

MEMO 15.8 精巣下降のメカニズム

精巣下降は，初期には体長の増加による相対的な下降であるが，鼡径管を通って陰囊内に入る過程は精巣導帯の短縮が重要な働きをするとされる．これには性腺刺激ホルモンや男性ホルモンが関与すると考えられているが，その詳細なメカニズムは明らかになっていない．

図15.24 精巣の被膜

精巣下降に伴っておし下げられた腹壁の筋またはその筋膜の一部が，精巣の被膜を形成する．腹膜腔の一部が陰囊内へ突出して鞘状突起となるが，やがて鼡径部で鞘状突起が閉じ，陰囊内に残った袋状の腹膜が精巣鞘膜となる．

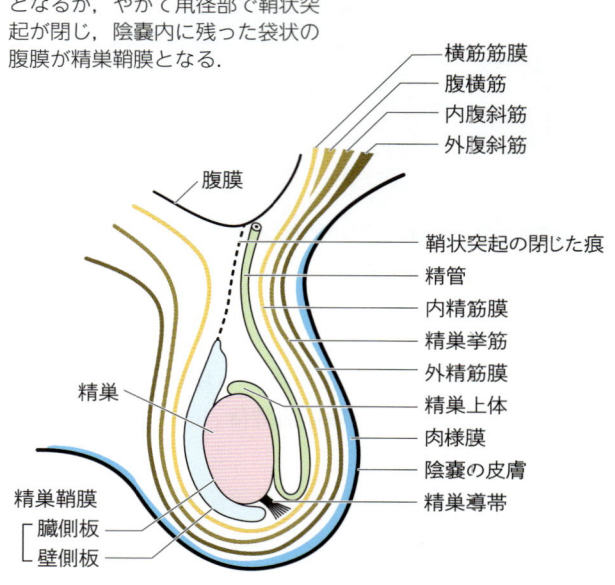

横筋筋膜
腹横筋
内腹斜筋
外腹斜筋
腹膜
鞘状突起の閉じた痕
精管
内精筋膜
精巣挙筋
外精筋膜
精巣上体
肉様膜
陰囊の皮膚
精巣導帯
精巣
精巣鞘膜
臓側板
壁側板

MEMO 15.9 精巣の被膜

精巣は，胎児期に鼡径管を通って陰囊内へ下降するので，それによってできた数層の組織に包まれている．それらの被膜は，表層から内方へ順に次のようになる（図15.24）．

① 陰囊（皮膚）
② 肉様膜 tunica dartos（陰囊の真皮の深層と皮下組織．平滑筋に富む）
③ 外精筋膜（外腹斜筋腱膜の続き）
④ 精巣挙筋と精巣挙筋膜（内腹斜筋の続き）
⑤ 内精筋膜（横筋筋膜の続き）
⑥ 精巣鞘膜（精巣の側面と前面を覆う腹膜の層）

ⓑ 卵巣の下降

卵巣の位置も胎児期に下降するが，その程度は精巣に比べると小さい．卵巣原基は，3 か月頃に**卵巣導帯** gubernaculum ovarii に引っ張られるようにして骨盤の分界線の高さまで下降し，その後，骨盤内で最終的な位置に収まる．卵巣の頭方端に付着していた結合組織索は**卵巣提靱帯**（**卵巣提索**）になり，尾方にあった結合組織索（卵巣導帯）は**固有卵巣索**と**子宮円索**になる（図2.13 ☞ 20頁）．子宮円索は，鼡径管を通って大陰唇に達する．

卵巣が下降する過程で，卵巣の下極が卵巣導帯によって内側へ引っ張られるので，骨盤内で卵巣が 90° 寝たような格好になる．

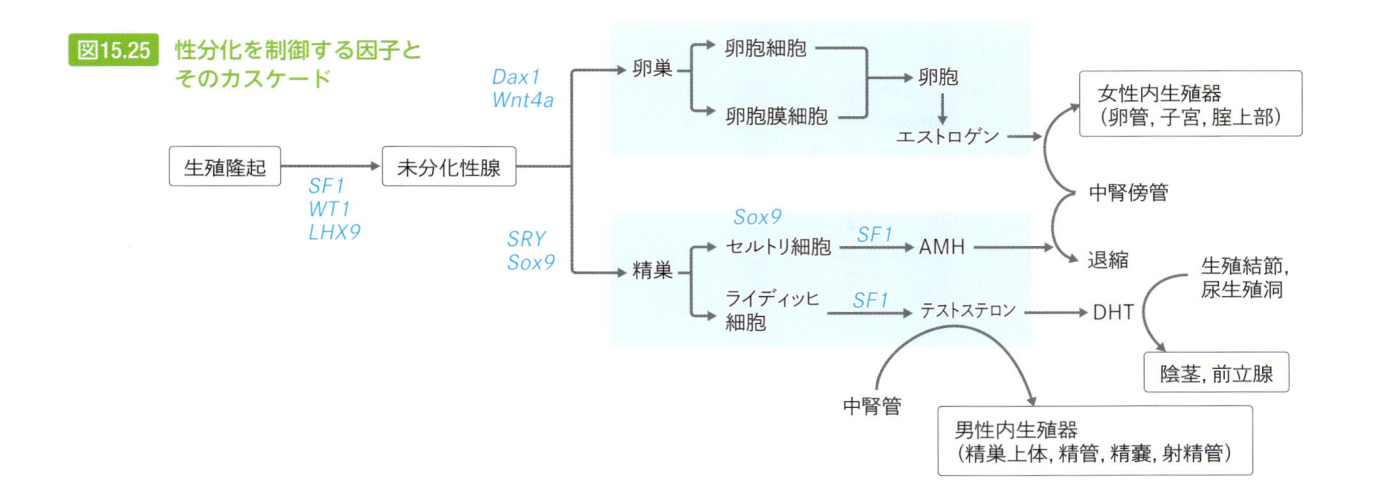

図15.25 性分化を制御する因子と
そのカスケード

8　性分化の制御メカニズム

　精巣決定遺伝子である**SRY**（sex-determining region Y）が，男性化を起こすキー遺伝子と考えられている．SRYの座位はY染色体の短腕上にあり，その蛋白は転写因子として下流の遺伝子を活性化する．SRYの標的遺伝子の1つに**Sox9**がある．生殖ヒダの細胞にSRYが発現すると，それがSox9を誘導し，Sox9を強く発現する体腔上皮由来の細胞がセルトリ細胞に分化する（**図15.25**）．セルトリ細胞は，**抗ミュラー管ホルモン（AMH）**を分泌して中腎傍管の分化を抑えるとともに，近傍の中腎由来の間葉細胞へ働いてライディッヒ細胞に分化させる．分化したライディッヒ細胞が**テストステロン**を分泌する．

　これに対し，女性胚子の性腺では，**Dax1**が発現してSRYアンタゴニストを誘導するとともに，**Wnt4a**がSox9の発現を抑制して，SRYの男性化作用に拮抗する．また，Wnt4aは卵細胞の分化にも必要である．セルトリ細胞になる体腔上皮由来の細胞は，SRYの作用がない環境では卵胞上皮細胞に分化すると考えられている．

　精巣のセルトリ細胞が分泌するAMHは，TGFβファミリーに属する．AMHは第8週以降に発現し，中腎傍管の発育を抑えるので，男性胚子では第8〜10週に中腎傍管が退化消失する．ライディッヒ細胞からはテストステロンが分泌されるが，胚子期〜胎児期初期のテストステロン分泌は胎盤からのhCGによって促進され，第14〜18週にピークに達する．その後は，胎児自身の下垂体から出るLHがテストステロン分泌を刺激する．テストステロンは，中腎管から男性内生殖器（精巣上体，精管，精嚢など）への分化を起こす．

　女性胚子では，AMHがないため，中腎傍管が発育して内生殖器（卵管，子宮，腔上部など）へと分化す

図15.26 生殖結節と尿道原基に発現する分子と
その相互作用（生殖茎を腹側から見た図）

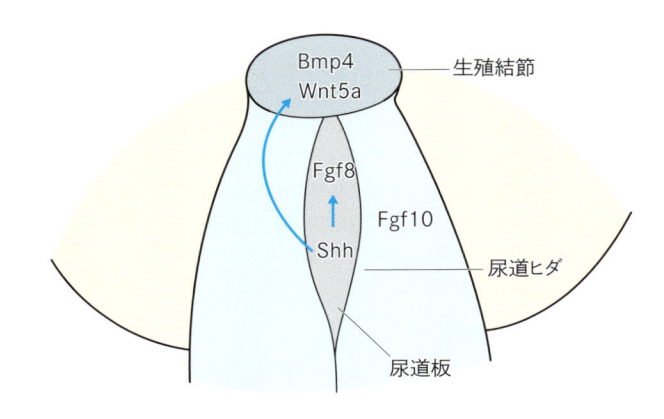

る．また，テストステロン量が低いので，中腎管は発達しない．

　外生殖器の初期発生に関与する遺伝子も見つかっている．胚子の尿道板で**Shh**が発現し，それが尿道板で**Fgf8**の，生殖結節の間葉内で**Bmp4**と**Wnt5a**の発現を誘導して，それらが生殖結節を発育させるように働く（**図15.26**）．また，男性胚子では，尿道板のShh発現部位に近い尿道ヒダの間葉に**Fgf10**が発現し，これが尿道ヒダの発育と癒合を促進すると考えられている．なお，男性における精巣下降，外生殖器の男性化の過程には，**ジヒドロテストステロン（DHT）**の作用が必要である．ジヒドロテストステロンは5α-還元酵素5α-reductaseによってテストステロンから作られる．したがって，テストステロン合成異常や5α-還元酵素欠損があると，外生殖器の男性化が起こらず，尿道下裂を伴うことが多い．

15

Y染色体またはSRY遺伝子がないと生殖器が女性型になることから，女性（雌）への分化は特別の因子の働きが不要なデフォルト（default）な過程であると記載した書物があるが，これは単純化しすぎた見方である．上述したように，Dax1がSRYの作用に拮抗し，Wnt4aは卵細胞の分化に必要であり，これらが働かないと女性生殖器が正常に発生しない．

9 性分化疾患と生殖器の先天異常

ⓐ 半陰陽

1個体が両性の性腺をもっていたり，性腺の性と外生殖器の形態に不一致があるものを**半陰陽** hermaphroditism といい，これには**真性半陰陽** true hermaphroditism と**仮性半陰陽** pseudohermaphroditism がある．

半陰陽の個体を hermaphrodite というが，この名称はヘルメス Hermes とアフロディテ Aphrodite との間に生まれた子ヘルマフロディトス Hermaphroditus が両性具有だったというギリシア神話に由来する．ヘルメスとアフロディテは，ローマ神話ではそれぞれマーキュリーとヴィーナスに当たる．

ⅰ）真性半陰陽

1個体に精巣と卵巣が共存するもので，まれである．片方の性腺に精巣様構造，他方に卵巣様構造をもつ場合や，1つの性腺に精巣と卵巣様の構造が混在する**卵巣精巣** ovotestis の形をとる場合があるが，いずれの組織も未発達で，精巣と卵巣の完全な組織形態を備えることはほとんどない．外生殖器の形態は女性型を示すことが多いが，男女の中間の様々な形をとり得る．生殖能力はない．性染色体構成は，XX/XY のモザイク，XX，XY など様々である．

ⅱ）仮性半陰陽

性腺の性と外生殖器の形態とが一致しないもので，性染色体構成により**男性仮性半陰陽** male pseudohermaphroditism と**女性仮性半陰陽** female pseudohermaphroditism に分かれる．男性仮性半陰陽は性腺が精巣であるにもかかわらず，外生殖器が女性型になっているものである．内生殖器の形成状態は様々で，完全な子宮をもつ場合もある．

男性仮性半陰陽の性染色体構成はXYで，精巣での男性ホルモンの生成が不十分だったり，体細胞が男性ホルモンに対して反応しないことなどが原因で起こる．男性仮性半陰陽の1つである**精巣性女性化症候群** testicular feminization syndrome（**アンドロゲン不応症** androgen insensitivity syndrome）では，精巣があって血中テストステロン値も高いが，体細胞のテストステロン受容体が欠損しているために，外生殖器が男性型にならず，またその他の体の性徴も女性型になる．この患者では，精巣から抗ミュラー管ホルモン（AMH）が分泌されるので，子宮などの内生殖器は欠損するか極めて低形成で，腟は盲端に終わっている．見かけ上，体は女性型なので女性として育てられ，思春期になって月経が発来しないことなどから検査を受けて診断されることも珍しくない．

女性仮性半陰陽の性染色体構成はXXで，性腺は卵巣である．子宮，卵管などの内生殖器も女性型であるが，外陰部の形態が男性型に近くなっている．すなわち，陰核が肥大して陰茎様となり，左右の陰唇が癒合して陰囊のような形を呈する．ただし，その程度は様々である．女性仮性半陰陽の原因として最も多いのは，**副腎性器症候群** adrenogenital syndrome（**先天性副腎過形成** congenital adrenal hyperplasia）である（MEMO 15.12）．これは副腎の21水酸化酵素あるいは11β水酸化酵素などの酵素が先天的に欠損するために，副腎から男性ホルモン（主としてアンドロステネジオン）が過剰に分泌され，外生殖器の男性化を引き起こすものである．また，妊婦への男性ホルモン作用をもった薬物の投与や妊婦に男性ホルモン分泌腫瘍ができた場合，女性胎児の生殖器が男性化することがある．かつて流産防止のために合成黄体ホルモン剤が妊婦に投与されたことがあったが，この黄体ホルモンには男性ホルモン作用を示すものがあり，そのために女性胎児の陰核肥大などを引き起こした例が報告されている．

副腎性器症候群の原因のおよそ90%を21水酸化酵素欠損が占める．11β水酸化酵素欠損は約1%である．これらの酵素が欠損すると，糖質コルチコイドが産生されないために下垂体からの副腎皮質刺激ホルモン（ACTH）の分泌が亢進し，そのため副腎性アンドロゲンの産生がさらに高まる．副腎性器症候群では，外生殖器は男性化するが，中腎管は退化する．その理由はよくわかっていない．

ⓑ 性腺形成不全

性腺原基の発生障害によって正常な性腺が形成されない異常を**性腺形成不全** gonadal dysgenesis と

いい，多くは**索状性腺** streak gonad の形をとる．

XY 型性腺形成不全 XY pure gonadal dysgenesis では，染色体構成が 46,XY でありながら精巣が形成されない（**精巣無発生** testicular agenesis）．Y 染色体上の SRY またはその下流遺伝子の欠失または変異によって起こると考えられる．男性ホルモンや抗ミュラー管ホルモンが産生されないので，内外生殖器は女性型になる．極めてまれである．

混合型性腺形成不全 mixed gonadal dysgenesis では，片側の精巣が形成されず索状となる．他の内・外生殖器も非対称な形態をとる．45,X/46,XY の核型が半数を占める．

ターナー症候群（45,X）は，女児 5,000 例に 1 例ほどの頻度で見られる性染色体異常で，卵巣の無形成や低形成を伴う．卵巣の無形成だけが単独に出現することはまれで，他の泌尿生殖器系の異常を合併することが多い．

クラインフェルター症候群 Klinefelter syndrome は，500 ～ 1,000 出生に 1 例の頻度で見られる性染色体異常で，47,XXY の核型をもつ．外生殖器は男性型であるが，ライディッヒ細胞の男性ホルモン産生に障害があり，精巣の低形成や乏精子症 oligospermia を伴う．

❻ 子宮の形成異常

子宮は左右の中腎傍管が融合した子宮腟管からできるので，この発生過程の障害によって様々な子宮の形態異常が起こり得る．両側の中腎傍管が形成されなかった場合には**子宮欠損** absence of uterus となり，中腎傍管の形成が不完全な時には子宮が痕跡的であったり低形成になる．こうした場合には，腟の欠損や形成不全を伴うことが多い．左右の中腎傍管の癒合が不完全であると**双角子宮** bicornuate uterus などとなり，正中部で隔壁の一部が中隔として残ると**中隔子宮** septated uterus ができる．片側の中腎傍管だけが発達した場合は**単角子宮** unicornuate uterus となる（図15.27）．

❹ 腟の異常

洞腟球の形成に異常があると，**腟欠損** absence of vagina となることがある．洞腟球の癒合不全あるいは腟板中央部の細胞の脱落不全が起こると，**重複腟** double vagina や**中隔腟** septated vagina などの異常になる．腟板の管腔形成が正常に起こらないと**腟閉鎖** vaginal atresia になる．

❺ 尿道下裂

男性で，左右の尿道ヒダの癒合が不完全であると，尿道が陰茎の腹側で開口し**尿道下裂** hypospadias となる．原因としては，遺伝子異常のほか，精巣からの男性ホルモンの分泌不全，男性ホルモン受容体の異常などがある．下裂の部位によって，亀頭部下裂（腺型下裂）glandular hypospadias，陰茎部下裂 penile hypospadias，陰嚢部下裂 scrotal hypospadias，会陰部下裂 perineal hypospadias の 4 型に分類され，初めの 2 型が全体の 80％を占める．

女児でも，極めてまれに尿道下裂が見られることがある．

❻ 停留精巣

精巣の下降が不完全で，一側または両側の精巣が腹腔内あるいは鼠径管内などに留まっているものを**停留精巣** retentio testis という．男性ホルモンの分泌不全などによって起こるとされるが，詳細なメカニズムはわかっていない．正期産児にも約 3％の頻度で見られるが，そのかなりのケースで 1 歳時までに精巣が下降し，集団中の頻度が 1％に減少するとの報告がある．停留精巣の位置は，鼠径管内が最も多い．精子形成のためには精巣が体温よりやや低い温度であることが必要なので，腹腔内や鼠径管内に精巣があるとしばしば精子形成が障害される．両側性の停留精巣であれば男性不妊の原因となる．また，停留精巣を放置すると，思春期以降に精巣腫瘍 seminoma を発症するリスクが高くなる．

15

図15.27

主な子宮の発生異常
（前頭断面）

左右の中腎傍管の癒合不全が起こると，様々な型の子宮発生異常が生じる（❶❷❸）．片側の中腎傍管の発育が悪いと，単角子宮となることがある（❹）．

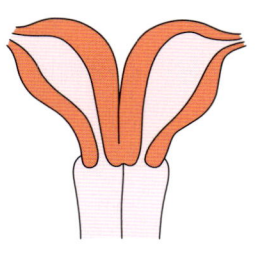
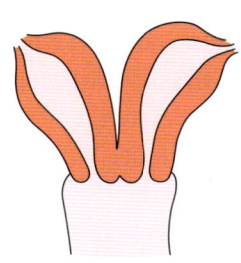
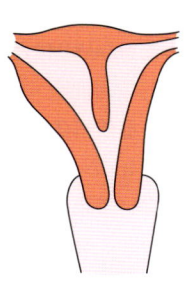
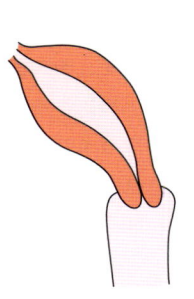

❶ 双角子宮と重複腟　　❷ 双角子宮　　❸ 中隔子宮　　❹ 単角子宮

ⓖ その他の陰茎異常

　尿道上裂 epispadias は，陰茎（陰核）の背側（上側）に尿道が開口するもので，まれな異常である．生殖結節が排泄腔膜の頭方に発生せず尾側に形成されることによって生じるもので，しばしば**膀胱外反** exstrophy of bladder と合併する．その他の陰茎のまれな先天異常として，**陰茎無発生** agenesis of penis，**重複陰茎** double penis などがある．いずれも他の泌尿生殖器の奇形と合併することが多い．

ⓗ 先天性鼠径ヘルニアと陰嚢水腫

　腹膜のヒダである鞘状突起と腹膜腔との交通はふつう出生前後に閉鎖するが，これが開存したままであると，ここを通って腸管の一部が陰嚢の中へ入り込んでくることがある．これが**先天性鼠径ヘルニア** congenital inguinal hernia の一種である．**陰嚢水腫** scrotal hydrocele は陰嚢内にある鞘状突起の中に液体が貯留したもので，これも鞘状突起の閉鎖が不完全な場合に起こる．いずれも鞘状突起を外科的に閉じることによって治療する．

復習問題

1 造後腎組織から形成されるのはどれか．
　ⓐ尿細管　ⓑ集合管　ⓒ腎杯　ⓓ尿管　ⓔいずれでもない

2 中腎管から形成されるのはどれか．
　ⓐ精巣上体管　ⓑ卵管　ⓒ子宮　ⓓ子宮円索　ⓔ前立腺

3 中腎傍管から形成されるのはどれか．
　ⓐ膀胱内腔上皮　ⓑ前立腺　ⓒ子宮　ⓓ尿道球腺　ⓔ大前庭腺

4 原始生殖細胞について正しいのはどれか．
　ⓐ生殖隆起の中で発生する　ⓑセルトリ細胞に分化する　ⓒライディッヒ細胞に分化する　ⓓ卵祖細胞に分化する
　ⓔ卵胞細胞に分化する

5 Y 染色体上にあって男性化を起こす最も重要な遺伝子はどれか．
　ⓐWnt　ⓑShh　ⓒFGF　ⓓHGF　ⓔSRY

6 発生学的にみた相同関係で正しくないのはどれか．
　ⓐ精巣網―卵巣網　ⓑ精巣導体―子宮円索　ⓒ精巣傍体―卵巣傍体　ⓓ精巣垂―胞状垂　ⓔ陰嚢―大陰唇

7 生殖器の分化について正しくないのはどれか．
　ⓐ3か月末までに性腺に組織学的な性差が現れる
　ⓑ5か月終わりには外生殖器から性別を判定することが可能である　ⓒ第 3 三半期に精巣が陰嚢内へ下降する
　ⓓ外生殖器の男性化にはジヒドロテストステロンが必要である　ⓔ尿道下裂は男性のみに起こる

8 抗ミュラー管ホルモン（AMH）はどの細胞から分泌されるか．
　ⓐ原始生殖細胞　ⓑ精祖細胞　ⓒ卵祖細胞　ⓓセルトリ細胞　ⓔライディッヒ細胞

9 クラインフェルター症候群の染色体構成はどれか．
　ⓐ45,X　ⓑ45,Y　ⓒ46,XY　ⓓ47,XXX　ⓔ47,XXY

10 精巣性女性化症について正しくないのはどれか．
　ⓐ染色体構成は 46,XX である　ⓑ性腺は精巣である　ⓒ外生殖器は女性型である
　ⓓ子宮は欠損するか低形成である　ⓔ血中テストステロン値が高い（男性値）

☞ 解答は 251 頁

chapter 16

神経系

本章の内容

1 脳胞の発生と分化
2 神経分節（ニューロメア）
3 神経管における細胞の動態と分化
4 グリア細胞の発生
5 ニューロンとグリア発生の分子機構
6 脊髄の発生
7 髄鞘形成
8 脳の発達
9 大脳皮質形成の分子機構
10 髄膜と脈絡叢の発生
11 末梢神経系の発生
12 神経系の発生異常

キーワード

神経板
神経管
ニューロン
グリア細胞
脳胞
前脳
中脳
菱脳
終脳
後脳
髄脳
神経分節（ニューロメア）
神経上皮細胞
神経幹細胞
蓋板
底板
翼板
基板
髄鞘形成
神経堤細胞

Summary

　神経組織を構成するニューロン（神経細胞）のすべてとグリア細胞（神経膠細胞）のうちのアストロサイト（星状膠細胞）とオリゴデンドロサイト（稀突起膠細胞）は神経外胚葉から発生する．ミクログリア（小膠細胞）は中胚葉由来と考えられている．

　第3週に神経板が現れ，その正中部が深くなって神経溝となり，脳と脊髄の原基である神経管が第4週末までに形成される．一方，末梢神経系のニューロンは神経堤細胞から分化する．

　神経系の形成は発生の初期に始まるが，神経系の成熟やネットワーク形成は胎児期から生後にかけて続く．

Point

- 神経管から脳と脊髄ができる．初期神経管では，神経上皮細胞がエレベータ運動を繰り返しながら増殖し，分化運命が決まった細胞は神経上皮層から抜け出して神経管の辺縁層へ移動し，ニューロンやグリア細胞に分化する．
- 初期神経管の頭方部分に，3つの一次脳胞（前脳胞，中脳胞，菱脳胞）ができる．さらに前脳胞が終脳と間脳に，菱脳が後脳と髄脳に分かれ，5つの二次脳胞ができる．
- 終脳から大脳半球と嗅脳が，間脳から視床や視床下部が，中脳から上丘や下丘が，後脳から橋と小脳が，髄脳から延髄が発生する．
- 頭部神経管にはニューロメアとよぶ分節構造ができ，それによって脳の部位特異的な構造が形成される．
- 脊髄の大部分は神経ヒダが癒合してできる神経管（一次神経管）からできるが，腰髄下部と仙髄は一次神経管の尾方にある尾芽の組織から発生し，この部位を二次神経管とよぶ．二次神経管が一次神経管とつながって脊髄ができる．
- 胎児期には，脊髄の発育に比べて脊柱の発育速度が大きいので，胎児の発育につれて脊柱管内における脊髄下端の位置が相対的に上昇していく．
- 髄鞘形成は，胎生5か月頃に始まり，生後数年かけて完成する．

本章で扱う発生の流れ

第3週	神経板が現れる. 神経溝が形成される. 頸屈，中脳屈が現れる.	
第4週	神経管の形成が進み， この週の終わりまでに 閉じた神経管ができる. 一次脳胞ができる. 橋屈ができる. 二次神経管形成が進む.	
第5週	大脳半球の原基ができる. 海馬の部位が肥厚し始める. 神経下垂体（下垂体後葉）の原基が陥入する. すべての脳神経の原基が認められる.	
第6週	脈絡叢の形成が始まる. 嗅球が認められる. 四肢に神経が進入する.	
第7週	大脳で皮質板の形成が始まる. 小脳の原基である菱脳唇が認められる. ほとんどの脊髄神経節が形成される.	
第8週	自律神経線維が伸び始める.	
第10週〜	大脳でニューロンの生成が活発に進む（〜16週頃まで）.	
第2三半期	大脳半球で脳溝の形成が進む. 中枢神経系の各部位で髄鞘形成が進む（〜生後3年頃まで）.	

神経組織を構成するニューロン（神経細胞）のすべてとグリア細胞（神経膠細胞）のうちアストロサイト（星状膠細胞）とオリゴデンドロサイト（稀突起膠細胞）は，神経外胚葉から発生する．発生第3週に神経板が現れ，神経外胚葉が分化して神経溝から神経管が形成される過程については，第5章（☞58頁）で述べた．神経管が形成される際，胚子の頚部と後脳－菱脳境界の高さで神経ヒダの癒合が始まり，頭尾両方向に向かって癒合が進んでいく．前（頭）神経孔が24日頃，後（尾）神経孔が28日頃に閉鎖して，ここに閉じた神経管ができる．これが脳と脊髄の原基である．一方，末梢神経系のニューロンは神経堤細胞から形成される．

1 脳胞の発生と分化

神経管が閉じる少し前から，頭方に近い神経外胚葉に3つの局所的な肥厚が出現し，神経管が閉鎖した後には，頭部に3つの膨らみとして認められる（図16.1❶❸）．これらが**一次脳胞** primary brain vesicle

で，頭方から順に**前脳胞** prosencephalon（forebrain），**中脳胞** mesencephalon（midbrain），**菱脳胞** rhombencephalon（hindbrain）とよぶ．それより尾方の神経管は，脊髄の原基となる．すなわち，脳と脊髄は，外胚葉が落ち込んで体内に形成されたひと続きの管（神経管）からできる．なお，神経管の内腔が，脳室と脊髄中心管になる．

このあと，脳胞は急速に大きさを増し，脊髄も体幹の発育とともに長くなってくる．神経管は背側の伸びが大きく，腹側は脊索と密着しているので，神経管は背側を凸にして弯曲し，全体としてC字形になる（図16.1，図16.2）．このような神経管の発達は，胚子体軸の屈曲 folding と密接に関連している．神経管には，第4〜8週にさらに明瞭な屈曲部が生じる．最初に菱脳胞と脊髄の移行部が特に強く屈曲するので，ここを**頚屈**または**項屈** cervical flexure とよぶ（図16.1❸）．前脳胞が前方へ発達するのに伴い，中脳胞との間に**中脳屈**または**頭頂屈** mesencephalic flexure とよぶ屈曲ができる．次いで，中脳屈と頚屈の間で菱脳胞の背側が凹み，これが**橋屈** pontine flexure となる（図16.1❹）．

図16.1 **一次脳胞と二次脳胞の形成**

神経管閉鎖直後の頭部神経管に3つの一次脳胞が認められる（❶❸）．やがて，5つの二次脳胞をもった脳ができる（❷❹）．

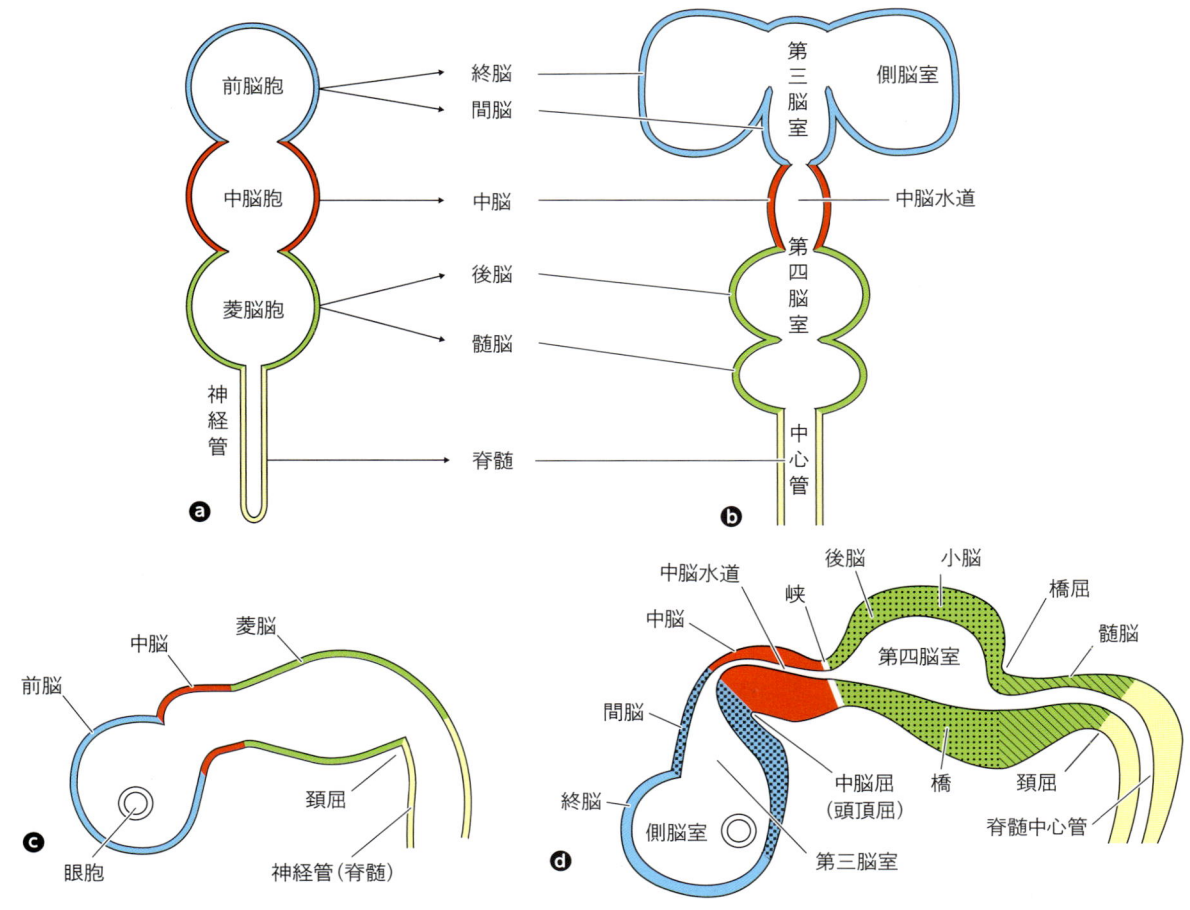

（寺島俊雄：カラー図解　神経解剖学講義ノート．p.23，2012，金芳堂より改変）

16

図16.2　第5～8週胚子神経管と主要内臓を示すコンピュータ再構築画像

発生の進行に伴い，神経管が長くなり脳の各部が大きさを増してくる．

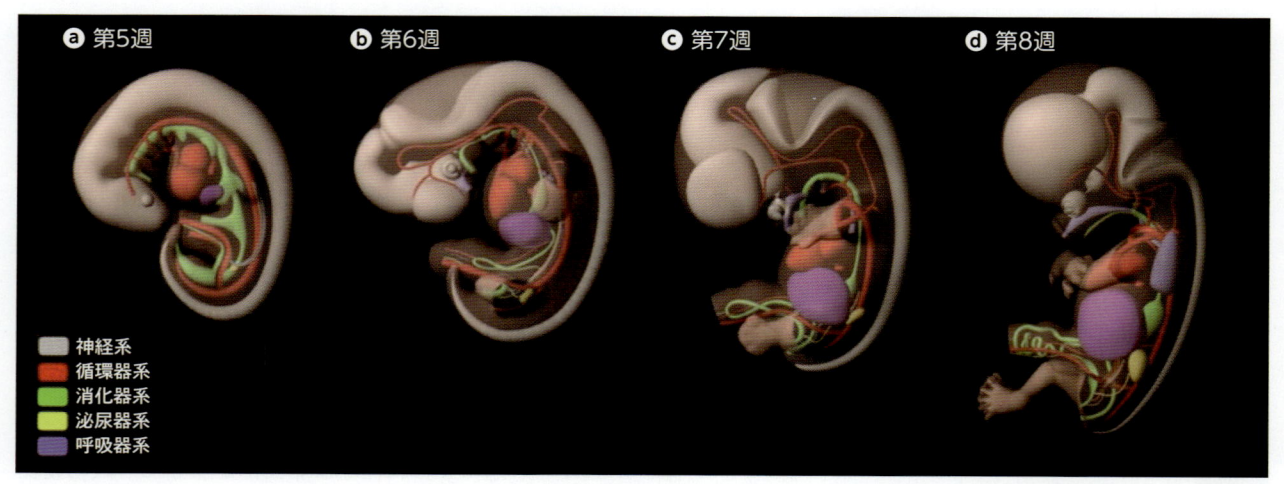

ⓐ 第5週　　ⓑ 第6週　　ⓒ 第7週　　ⓓ 第8週

- 神経系
- 循環器系
- 消化器系
- 泌尿器系
- 呼吸器系

（画像提供：京都大学学術情報メディアセンター）

図16.3　胚子における脳の発達

第5～8週における脳の各部の分化を示す．

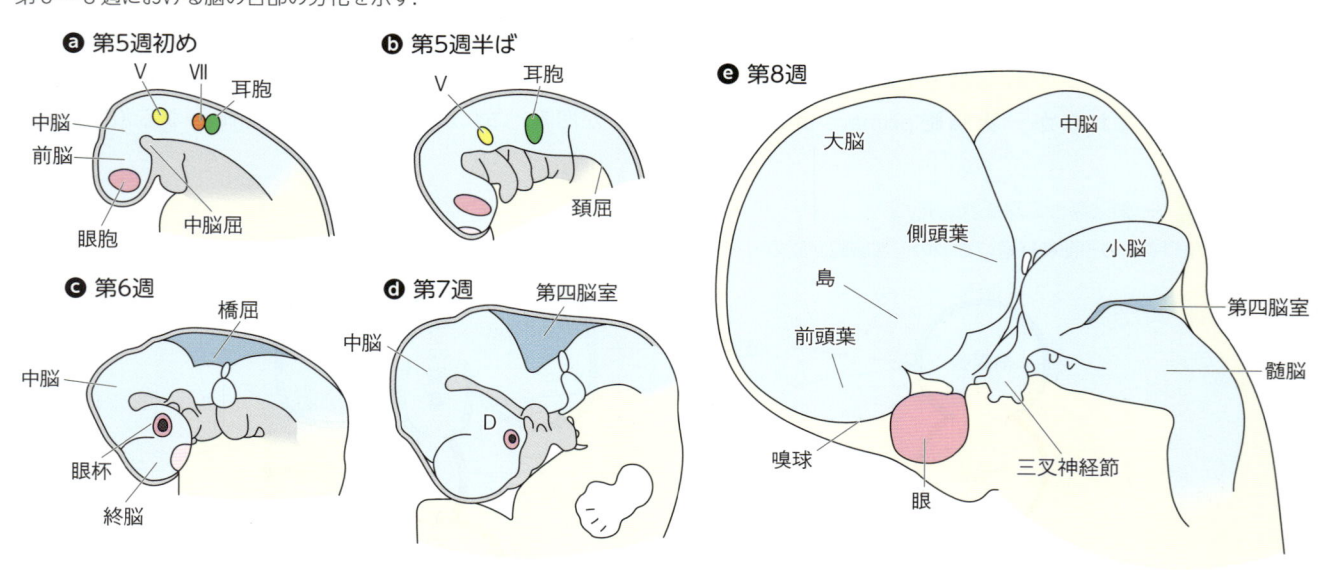

ⓐ 第5週初め　ⓑ 第5週半ば　ⓔ 第8週

ⓒ 第6週　ⓓ 第7週

　このあと一次脳胞がさらに発達していく過程で，脳の各部に特異的な分化と発育が起こり，新たな脳の区分が生じる（図16.1，図16.3）．前脳では，その腹側中央部の神経組織が厚くなって，**間脳** diencephalon となり，それよりも頭方の部分は，左右へ対称的に膨らんで大きくなり，**終脳** telencephalon となる．終脳は，発達して後に**大脳半球**を形成し，その中の腔が**側脳室**となる（図16.4ⓕⓖⓗ）．

　間脳領域の内腔は**第三脳室**となり，その壁からは視床上部，視床，視床下部の原基となる3つの隆起が発生する．このうち，特に左右の**視床**が大きくなって第三脳室内へ膨れ出すので，これによって第三脳室は狭くスリット状になる（図16.4ⓔ）．間脳の上尾方正中部にごく小さな膨らみができるが，これが**松果体** pineal body の原基である（図16.4ⓖ）．

　中脳は，前脳に比べると形の上での変化は少ない．中脳領域のニューロンは，**上丘**，**下丘**やいくつかの脳神経核を形成する．内腔は相対的に狭くなって，**中脳水道**となる（図16.4ⓓ）．

　菱脳は，橋屈によって頭方の**後脳** metencephalon と尾方の**髄脳** myelencephalon に分かれる（図16.1ⓑⓓ）．前者から**橋**と**小脳**が，後者からは**延髄**が発生する．また，橋屈によって，菱脳の内腔が圧平されたように薄くなって左右に拡がり，背方から見ると菱形のような形になる．これが後に**第四脳室**となる（図16.3，図16.4ⓑⓒ）．このようにしてできた終脳胞，間脳胞，中脳胞，後脳胞，髄脳胞の5つを**二次脳胞** secondary brain vesicle とよぶ．

図16.4 第7週胚子の脳（右上図）とその各断面（ⓐ〜ⓗ）の構造を示す模式図

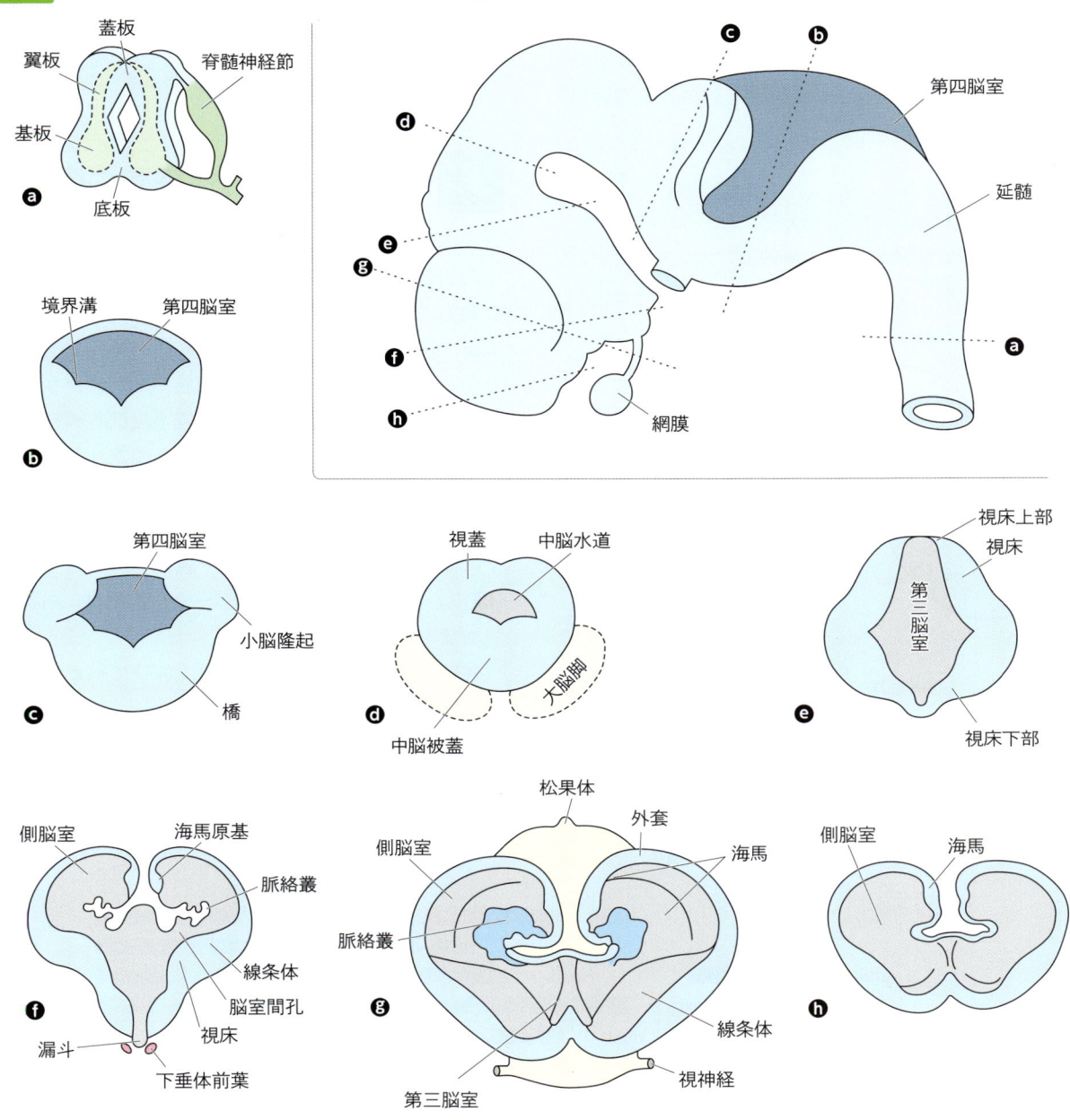

2 ニューロメア（神経分節）

　頭部神経管では，一次脳胞の段階から各脳胞の中で頭尾方向に分節的な区画が生じ，各領域ごとに異なる遺伝子群が発現して，それが脳の領域特異的な分化を誘導する．脳原基に見られるこうした分節構造を**ニューロメア（神経分節）**neuromere といい，前脳胞には6つの**プロソメア（前脳分節）**prosomere（p1 〜 p6），中脳胞には1つの**メソメア（中脳分節）**mesomere，菱脳胞には8つの**ロンボメア（菱脳分節）**rhombomere（r1 〜 r8）ができる（**図16.5**）．このうち特に明瞭なの

MEMO 16.1 脳の個体発生と系統発生

　個体発生の過程では，菱脳，中脳が先に分化し，上位の前脳，特に終脳は最も遅れて発達する．これは系統発生上の発達の順序を反映している．すなわち，基本的な生命活動に必要な下位の脳が進化の過程で早く出現し，動物が進化するにつれて，脳が前端部（上位）で次第に大きく発達して高次機構を担うようになったのである．

16

はロンボメアで，各分節間の境界を超えて細胞が混ざり合うことがない．ニューロメアには，頭部神経管を誘導する Engrailed, Wnt 遺伝子や Hox 遺伝子群が分節ごとに特異的な組み合わせで発現し，各分節の特異性を決定する（図16.6）．

| **MEMO 16.2** | ニューロメアの数について |

プロソメアは，p1 ～ p6 がラットで確認されているが，ヒト胚子のプロソメアの分け方と数については議論がある．また，メソメアを 2 つとする研究者もある．

| **3** | 神経管における細胞の動態と分化 |

　閉鎖前と閉鎖直後の神経管の壁は，一種類の未分化な細胞の集団からなっており，これらを**神経上皮細胞** neuroepithelial cell とよぶ（図16.7）．神経上皮細胞は，分化してニューロンとグリア細胞（ミクログリアを除く）になる．神経管壁では，神経上皮細胞の核が様々な高さにあり多列上皮様の形態を示すが，各細胞は神経管内腔面の内境界膜 internal limiting membrane につながっており，盛んに分裂増殖しながら，細胞が上下に伸び縮みする**エレベーター運動**を繰り返している（図16.7，図16.8）．このエレベーター運動は，細胞の分裂増殖と密接に関連している．

　神経上皮細胞は，細胞体が長く伸びて核が神経管の外境界膜 external limiting membrane（軟膜側）に近い高さにある時に DNA 合成を行う（**S 期**）．そして，

図16.5 一次脳胞における神経分節（ニューロメア）

初期の神経管には，前脳胞に 6 つ，中脳胞に 1 つ，菱脳胞に 8 つの神経分節ができる．

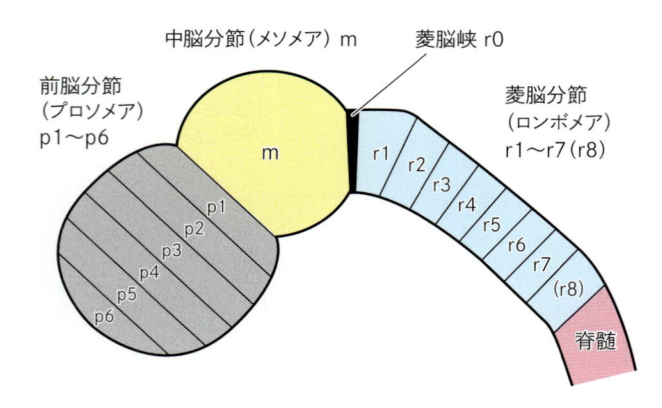

（寺島俊雄：カラー図解 神経解剖学講義ノート．p.24，2012，金芳堂より引用）

図16.6 初期胚のロンボメアにおける Hox および関連遺伝子の発現

Hox 遺伝子の組み合わせ（Hox コード）によって各分節の特異性（identity）が決定される．
アラビア数字はロンボメア，ローマ文字は脳神経を表す．

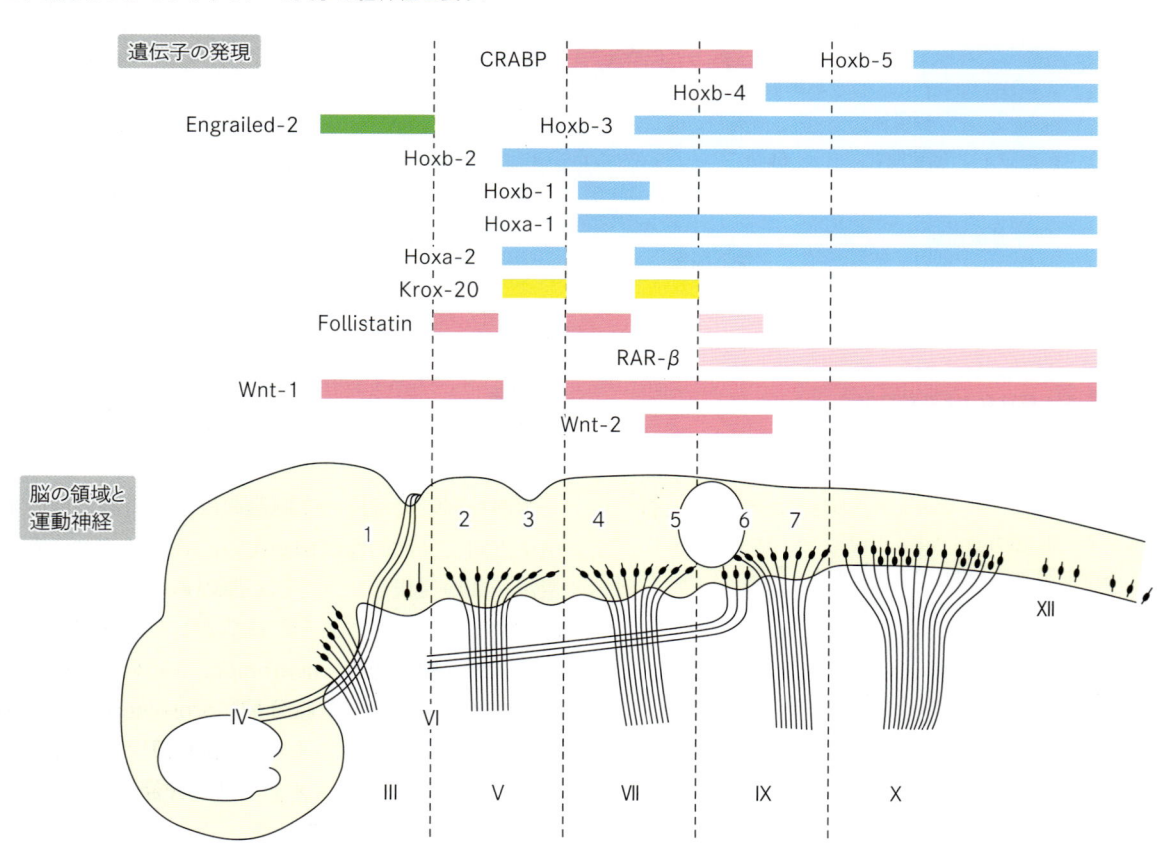

細胞が縮んで細胞核が内境界膜に近くなった時に，細胞が分裂する（**M 期**）．したがって，神経上皮の有糸分裂像は必ず内境界膜に近接して認められる（図16.7，図16.8）．神経管が閉鎖してからしばらくの間は，神経上皮細胞がこうした分裂を繰り返しながら数を増していき，それによって神経管が大きくなっていく．このように細胞が自己再生産を行う分裂を**対称分裂（等分裂）**symmetrical division という．

　神経管が閉鎖してしばらくの間，神経管壁は一種類の神経上皮細胞のみから構成されている．細胞体が多いこの層を**外套層** mantle layer，脳室に接して分裂像が見られる層を**脳室層** ventricular zone とよぶ．第6週になると神経上皮細胞の一部からニューロンが分化して，神経上皮層（外套層）から抜け出し，外境界膜側（脳の表面側）の**辺縁層** marginal zone へ向かう（図16.9，図16.10）．分化したニューロンでは DNA 合成が不可逆的に抑制されるので，分化したニューロンが再び分裂することはない．ニューロンが産生される際には，分裂した娘細胞の片方がニューロンになり，もう1個の細胞は**神経幹細胞** neural stem cell として再び分裂を続ける．ニューロンが分化する際に見られるこのような分裂様式を**非対称分裂（不等分裂）**asymmetric division という（図16.9）．

> **MEMO 16.3**　**マトリックス細胞とエレベーター運動**
>
> 　神経管における神経上皮細胞の動態と分化様式は，神経上皮細胞を ^{3}H—チミジン ^{3}H—thymidine でラベルしてその経時的な動きをオートラジオグラフィで追跡する方法によって明らかになったもので，これには藤田哲也（京都府立医大病理学）の研究（1963）の貢献が大きい．藤田は，今でいう神経上皮細胞を「マトリックス細胞 matrix cell」と名付けた．

図16.7　**24 日胚子前脳壁の神経上皮**

初期の脳胞では神経上皮細胞が上下にエレベーター運動を繰り返しながら増殖する．

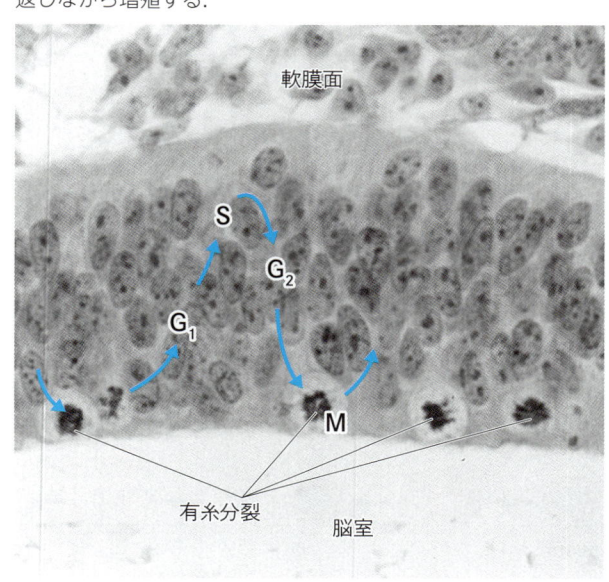

> **MEMO 16.4**　**ニューロブラスト**
>
> 　分化したばかりの幼若なニューロンのことをニューロブラスト（神経芽細胞）neuroblast とよぶことがある．「芽細胞（ブラスト）」という名から，分化能をもった幹細胞のような印象を与えるが，実際にはこの細胞はニューロンに分化しており，分裂能をもたない．したがって，ニューロブラストという名ではなく，幼若ニューロン（図16.9）とよぶのが一般的になっている．

　第7週以降になると，終脳では，分化したニューロンが外套層から抜け出し，脳の表面側の辺縁層へ遊走して，そこに大脳皮質の原基である**皮質板** cortical plate を形成していく（図16.10）．新たに形成されたニューロンは，皮質板を通り抜けてその表層側に位置する**"インサイドアウト"パターン** inside-out pattern を

16

図16.8　**神経上皮細胞の増殖**

一次脳胞における神経上皮細胞の動きと細胞周期，ニューロンの産生を示す．

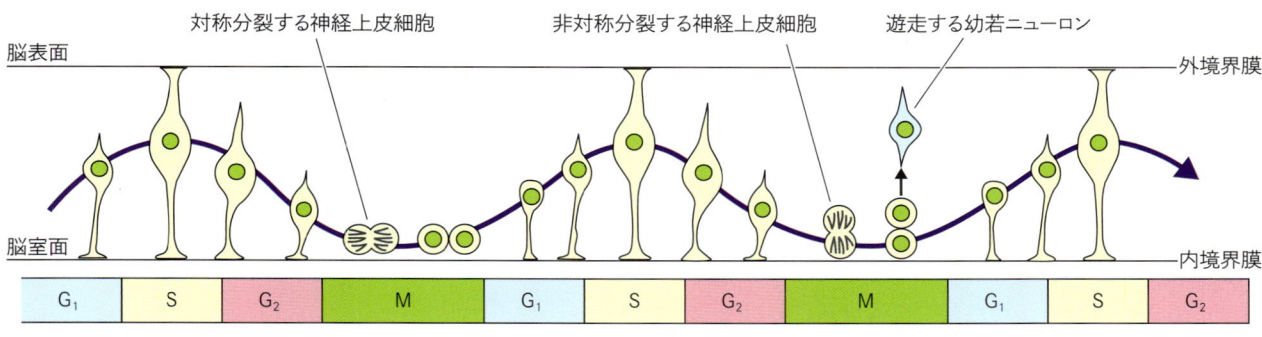

（寺島俊雄：カラー図解 神経解剖学講義ノート．p.28，2012，金芳堂より引用）

図16.9　神経上皮細胞の分裂と分化

大脳外套では，神経上皮細胞が初め対称分裂で増殖し，次に非対称分裂を行ってニューロンを産生する．胎生期後半になると，グリア細胞の産生が主となる．

軟膜側

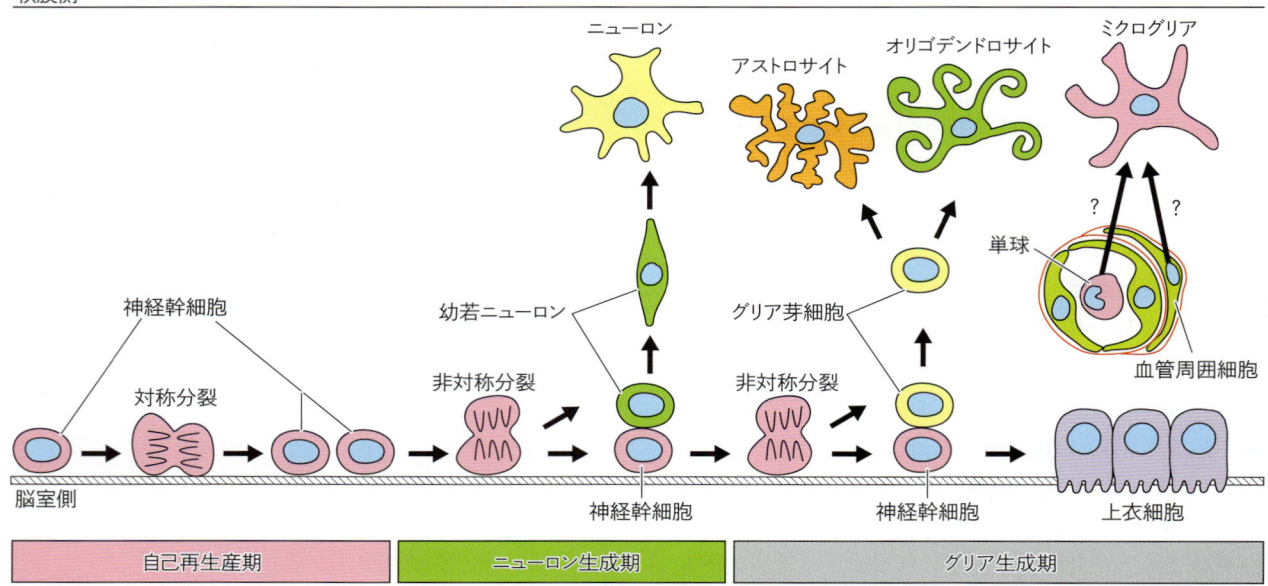

（寺島俊雄：カラー図解　神経解剖学講義ノート．p.28, 2012, 金芳堂より引用）

図16.10　第7週胚子と第10週胎児の終脳外套

ⓐ 第7週．分化したニューロンが神経上皮層から抜け出し，外境界膜側（脳表面の側）へ向かって遊走している．

ⓑ 第10週．ニューロンが集まり，皮質板（大脳皮質の原基）を形成している．

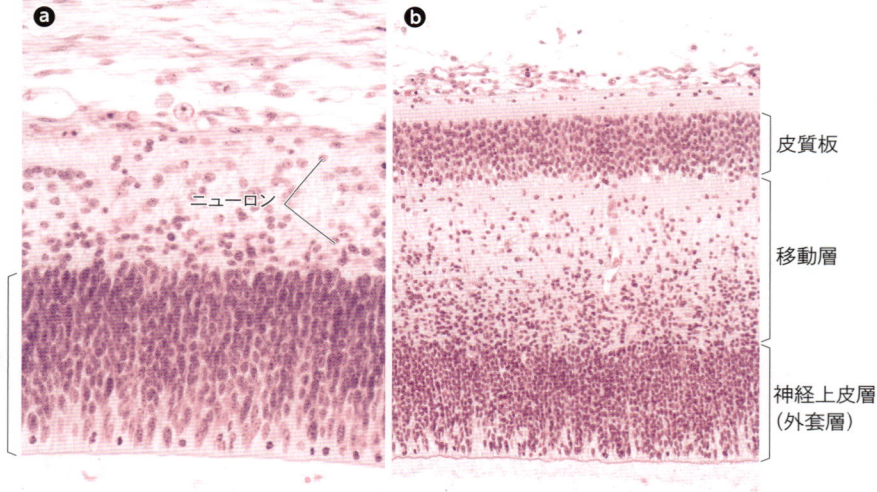

とり，これによって皮質板が厚くなっていく．すなわち皮質板では，深層にあるニューロンほどその誕生日が古く，より分化が進んでいる．

　大脳皮質を形成するニューロンの産生は第8〜15週に最も活発で，第20週頃までにほぼ産生を完了する．これに対し，ニューロンの遊走は周生期まで続く．皮質原基に向かう細胞の移動には2つの波があり，第1波は第7〜10週に，第2波は第1波よりも大きく第11〜16週に起こる．ただし，皮質原基におけるシナプス形成，樹状突起の発達，層の分化などは，胎生期後半に起こる．

MEMO 16.5　ニューロンの産生障害

　ニューロンの産生と分化が阻害されると，小頭症や精神発達遅滞が起こることがある．ヒトの脳発生異常の臨界期（異常が起こりやすい時期）は，広島・長崎の胎内被爆者についてのデータで明らかになっており，小頭症は妊娠8〜9週に，重度精神遅滞は8〜15週と16〜25週に最も発症のリスクが高い（図16.11）．また，被曝線量が大きいほど障害の起こるリスクが高くなる．

図16.11　広島・長崎の胎内被爆者における重度精神発達遅滞の発症

被爆線量に比例して重度精神発達遅滞の発生頻度が上昇し，また，大脳皮質ニューロンの産生が活発な胎齢8～15週に被爆した者が最も強く影響を受けている（大竹ら，1987）.

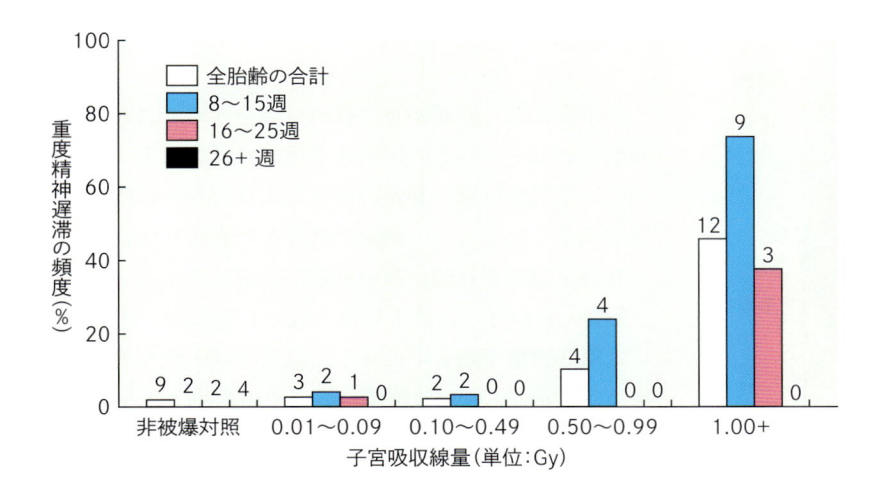

図16.12　大脳の総 DNA 量の変化

10～18週の頃は指数関数的に，その後は線形的に DNA 量が増加する（Howard ら，1969）. 前者はニューロンの，後者はグリア細胞の増殖期に対応する.

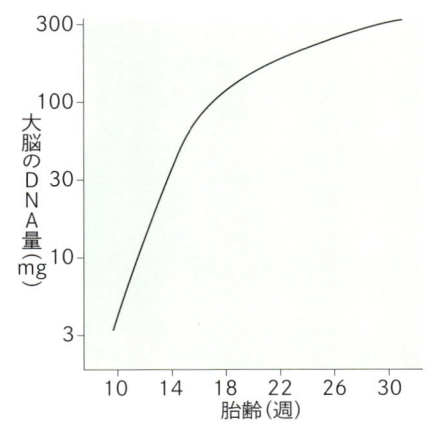

MEMO 16.6　神経幹細胞

　従来，中枢神経系は分化したニューロンのみからなり，生後は中枢神経系ではニューロンの新生や再生はないと考えられてきたが，近年の研究によって，成人の脳や脊髄にも分裂能をもつ**神経幹細胞** neuronal stem cell があり，一定条件下ではこれらが分裂して新しいニューロンを産み出すことが明らかになっている.

MEMO 16.7　脳の発生と DNA 量

　大脳の DNA 量は，胎生10～18週に指数関数的に増加するが，以後は増加の速度が鈍り直線的となる（図16.12）. 前者は主としてニューロンになる細胞の，後者はグリア細胞になる細胞の増殖期に対応している.

4　グリア細胞の発生

　グリア細胞も神経上皮細胞から分化するが，そのタイミングはニューロンの分化よりもやや遅れる. ニューロンの産生が終わる妊娠6か月頃になると，神経上皮細胞からグリア細胞のもとになる**グリア芽細胞**（**神経膠芽細胞**）glioblast が盛んに産生される（図16.9）. グリア芽細胞は分裂能をもち，**アストロサイト**（**星状膠細胞**）astrocyte と**オリゴデンドロサイト**（**稀突起膠細胞**）oligodendrocyte に分化する. グリア細胞の産生は生後まで続く.

　なお，アストロサイトとオリゴデンドロサイトは神経上皮細胞から発生し外胚葉性であるが，もう一種類の膠細胞である**ミクログリア**（**小膠細胞**）microglia は中胚葉から発生する. 血管周囲細胞からできるとする説と，単球からできるとする説がある（図16.9）.

　神経上皮細胞が分裂を終えると，脳室層で上衣細胞 ependymal cell となり，脳室壁に沿って上衣細胞層を作る.

5　ニューロンとグリア発生の分子機構

　神経上皮からニューロンとグリア細胞が産生され，ニューロン産生期からグリア細胞産生期へスイッチする複雑な過程の分子メカニズムについての研究が進み，Sox ファミリー，REST（RE-1 silencing transcription factor），CoupTF-I/II などが，時期特異的に神経上皮細胞の増殖と分化を制御していることが明らかになってきている. なお，神経上皮細胞が対称分裂を繰り返している間にも，それらの細胞内ではゲノムが多様化し，時間経過とともに分化への準備が進んでいる.

6　脊髄の発生

　脊髄は，全長を通じてほぼ一定の組織構築を示す. 神経管が閉鎖した後，ニューロンの増殖，神経線維の増加と髄鞘形成によって，脊髄の太さと長さが増していく. 初期の脊髄では，背側と腹側の壁が薄い部位（**蓋板** roof plate と**底板** floor plate）と壁の厚い左右の部分とに分かれる（図16.13）.

　蓋板と底板の部分は細胞体に乏しいが，中心管の左

図16.13 第6週胚子の脊髄横断面

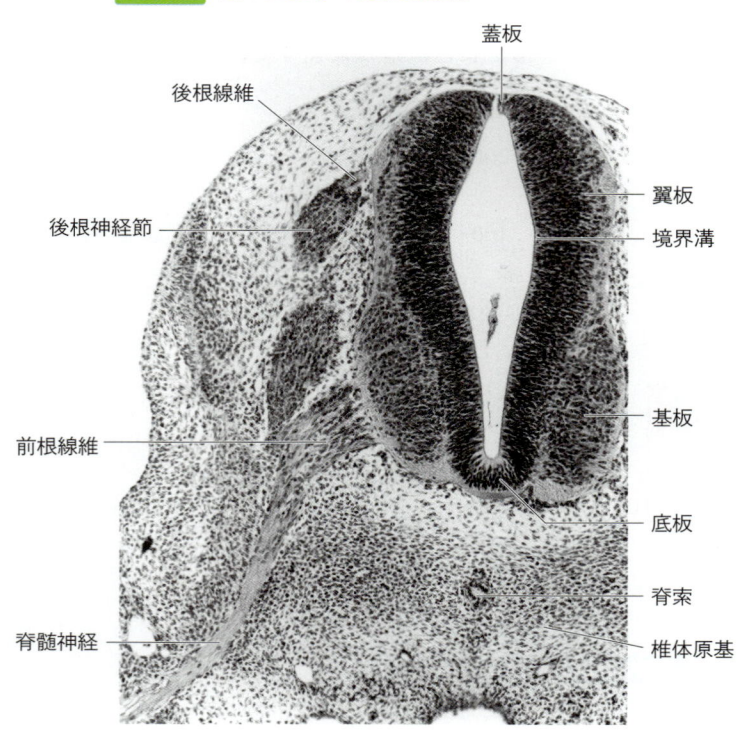

蓋板
後根線維
翼板
後根神経節
境界溝
基板
前根線維
底板
脊索
脊髄神経
椎体原基

　頚髄下半と腰髄では，それぞれ上肢と下肢を支配する運動ニューロンが発達するため，ほかの高さの脊髄に比べ太くなって**頚膨大** cervical enlargement，**腰膨大** lumbar enlargement となる．これらの膨らみは3か月の胚子で既に認められる．

　胚子期には，脊髄が脊柱管の全長を占めており，各脊髄神経はその高さの椎間孔を通ってほぼ水平に出ていく．胎児期以降，脊髄の伸び方よりも脊柱の伸びの方が大きくなるので，胎齢の進行とともに脊柱管の中で脊髄下端が相対的に高い位置に上がってくる．脊髄下端は，6か月には第1仙椎の高さにあるが，出生時には第3腰椎下端まで上昇し，成人ではふつう第1腰椎下端の高さにある（**図16.13**）．その結果，下位の脊髄神経は脊髄を出てから，脊柱管の中を一定の距離下降してから椎間孔を出る．脊髄下端の**脊髄円錐** conus medullaris よりも下方では，前根，後根からの神経線維と**終糸** filum terminale が束のようになって脊髄中心管の中を下行するので，これを**馬尾** cauda equina とよぶ．

　腰椎の間から硬膜下に注射針を刺入する腰椎穿刺 lumbar pucture や腰椎麻酔 spinal anesthesia は，ふつう第2～3または第3～4腰椎間で行う．これは，その高さには脊髄組織がなく，神経線維の束である馬尾のみが走っているので，穿刺針で脊髄を傷つける危険がないからである（**図16.14e**）．

　右の側壁部分では細胞が増殖して厚さが増し，背側半分と腹側半分を分けるように溝ができる．この溝が**境界溝** sulcus limitans であり，これより背側の脊髄部分を**翼板** alar plate，腹側の部分を**基板** basal plate とよぶ（**図16.4a**，**図16.13**）．

　翼板ではニューロンが**脊髄後柱** posterior column を形成し，その細胞体が**感覚神経中継核**を作る．この感覚性核は，体感覚性核群，特殊内臓感覚性核群，一般内臓感覚性核群の3グループに分かれる．基板のニューロンは，**脊髄前柱** anterior column と**側柱** lateral column を形成する．前角の細胞体は運動核を構成するが，これは，体運動性核群，特殊内臓運動性核群，一般内臓運動性核群の3つのグループに分かれる．

　脊髄の大部分は，神経ヒダの癒合によってできる神経管（**一次神経管** primary neural tube）から形成されるが，腰髄下部と仙髄は一次神経管の尾方の間葉組織（**尾芽** tail bud）内に新たに形成される神経管（**二次神経管** secondary neural tube）からできる．すなわち，胚子の尾芽（ヒトでは特に**神経髄** neural cord ともいう）の間葉が凝集し，内部に管腔ができて周囲の細胞が上皮様になり，やがてこの管腔が一次神経管の管腔とつながって，ひと続きの神経管ができる．神経上皮から一次神経管ができる現象を**一次神経管形成** primary neurulation，尾芽から二次神経管ができる現象を**二次神経管形成** secondary neurulation という．

7　髄鞘形成

　ニューロンの軸索には，周囲を**髄鞘**（ミエリン鞘）に包まれるものがある．髄鞘が形成されることを**髄鞘形成** myelination，髄鞘をもった神経線維を**有髄線維** myelinated fiber とよぶ．

　中枢神経における髄鞘は，**オリゴデンドロサイト**の細胞質が伸びて神経線維の髄節の周囲を取り巻くことによってできる．オリゴデンドロサイトは複数の突起を出すので，一般に1個のオリゴデンドロサイトが複数の髄鞘を形成する．

　一方，末梢神経の髄鞘は，**シュワン細胞** Schwann cell の突起が神経線維の周りを何重にも取り巻くことによって作られる（**図16.15**）．1個のシュワン細胞は，1つの髄鞘のみを作る．シュワン細胞は，神経堤細胞に由来する．髄鞘形成は神経機能が発達する上でも重要である．

　髄鞘形成の時期は部位によって異なり，例えば中枢

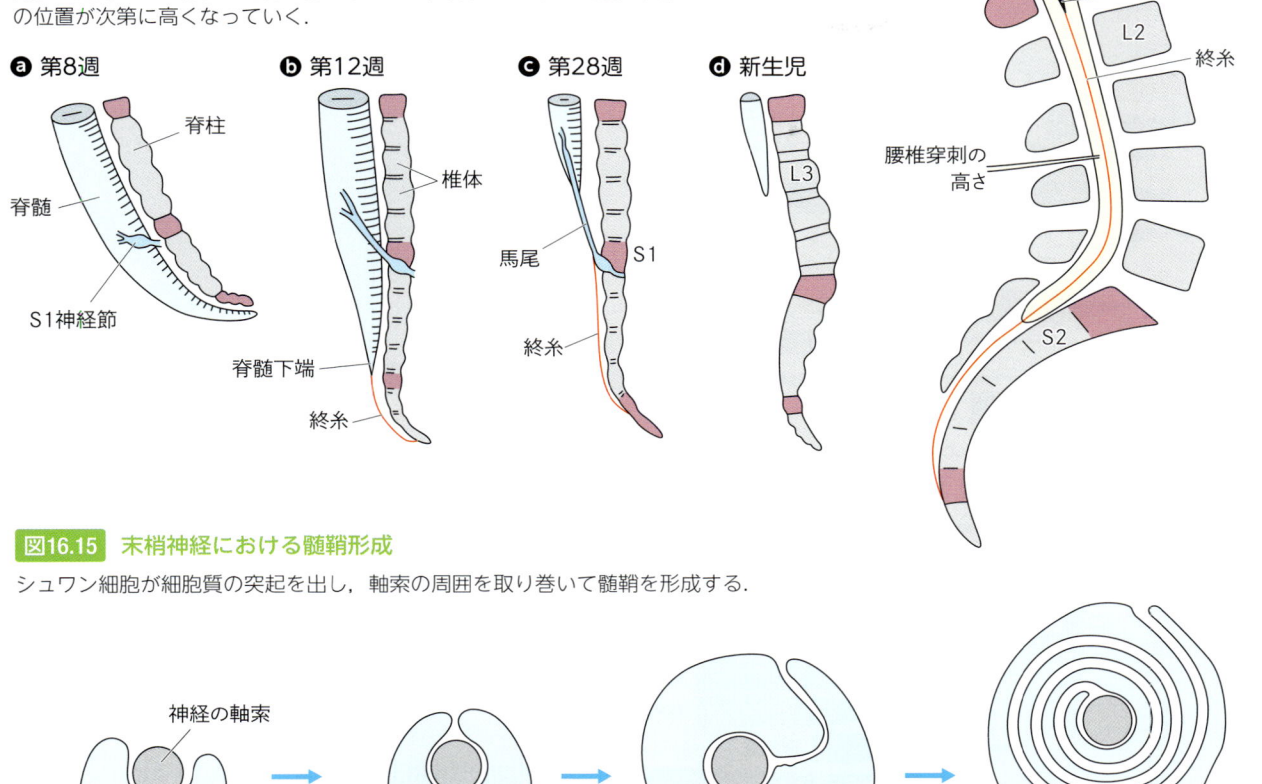

図16.14 胎児の発育に伴う脊髄下端の上昇と脊柱との関係

脊髄の発育よりも脊柱の発育の方が早いため，脊柱管の中での脊髄下端の位置が次第に高くなっていく．

ⓐ 第8週　ⓑ 第12週　ⓒ 第28週　ⓓ 新生児　ⓔ 成人

脊柱

脊髄

S1神経節

椎体

馬尾

脊髄下端

終糸

終糸

L3

S1

脊髄下端

L2

終糸

腰椎穿刺の高さ

S2

図16.15 末梢神経における髄鞘形成

シュワン細胞が細胞質の突起を出し，軸索の周囲を取り巻いて髄鞘を形成する．

神経の軸索

シュワン細胞

ⓐ　ⓑ　ⓒ　ⓓ

神経においては，胎児期の初めに脊髄前根（5か月）や後根（6か月）で髄鞘形成が始まるが，脳ではこれよりも遅れ，生後になってから髄鞘形成が進行する部位も少なくない（図16.16）．

8　脳の発達

神経管から3つの一次脳胞，さらに5つの二次脳胞ができる様子については，先に述べた（☞190～191頁）．ここでは，脳の各部の発達の概要を，下位の脳から順に述べる．

1　延髄

橋屈の発生に伴って菱形の第四脳室ができるが，その下半が延髄の部分に相当する．このため，延髄では，蓋板が左右に広く伸び，翼板と基板が底板を中心にして本のページを開くように外側に向かって開いた格好になる（図16.4ⓑ，図16.17）．その結果，翼板が基板の外側に位置するので，延髄では，感覚性核が内側に，運動性核が外側に位置する．そして，感覚性核群，運動性核群ともに，内臓性のものが境界溝に近い領域に，体性のものが境界溝から遠い領域に位置する．左右に広く伸びた蓋板は**上衣性蓋板** ependymal roof（**第四脳室蓋**）となる．

2　橋

後脳の翼板の背側部（**菱脳唇** rhombic lip）からは小脳が背側に向かって発生し，底板から橋ができる（図16.4ⓒ）．3か月頃，菱脳唇の頭側部から腹内側に向かって遊走するニューロン群が現れ，これらは，翼板の本体から離れ，橋背部の腹側に集まって**橋核** pontine nucleus を作る．5か月になると，橋核細胞の増殖，大脳皮質からの下行線維の増加によって，橋の大きさが増してくる．完成した橋では，橋背部に当たる**橋被蓋** tegmentum of pons は後脳の要素をもっていて，その構造が延髄に似ているが，腹側部に当たる**橋底部** basilar part of pons は，大脳皮質の発生に伴って遅く発生したものである．

16

図16.16　中枢神経系における髄鞘化の時期

脊髄神経の髄鞘化は第2三半期に始まるが，脳ではこれよりも遅く，第3三半期から胎生末期～生後にかけて髄鞘化が進む（Yokovlev and Lecours（1967）より改変）．

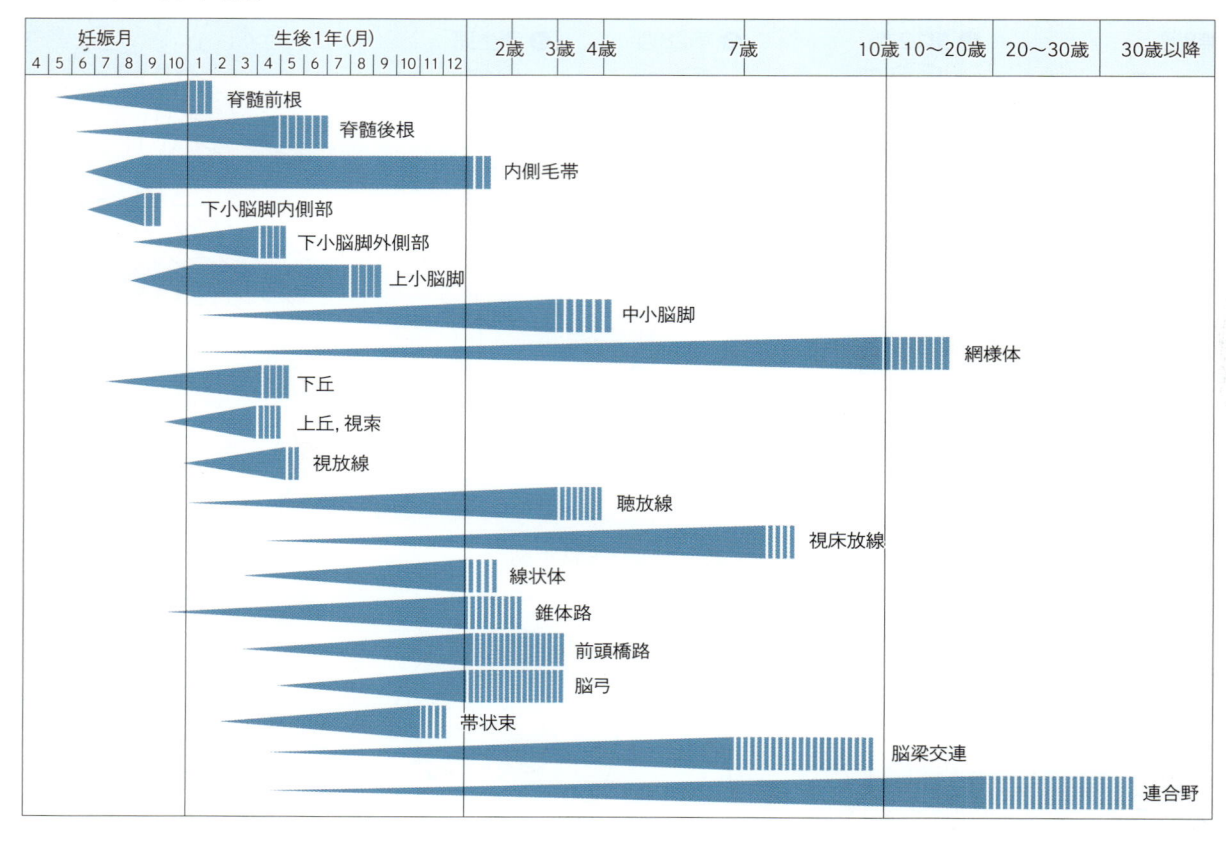

図16.17　延髄の神経核

蓋板が左右に広く伸び，翼板と基板が本を見開いたように並ぶ．

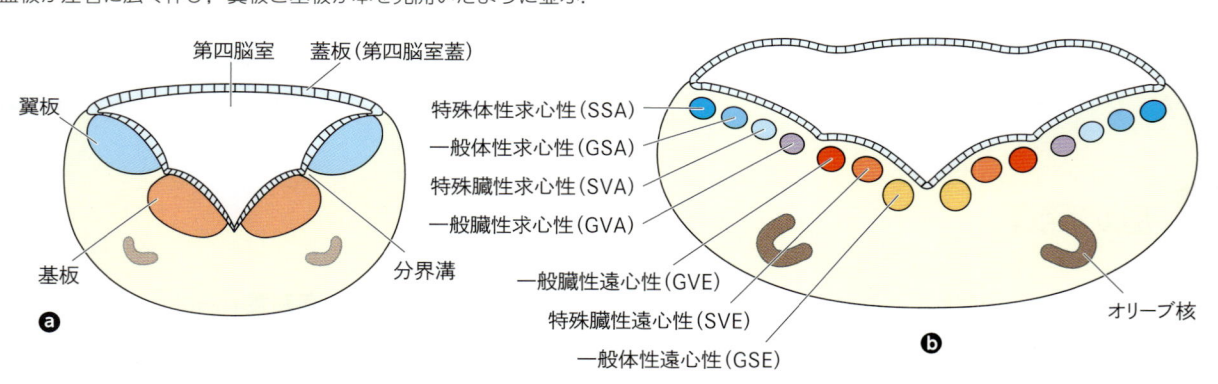

MEMO 16.10　橋

　橋核を作るニューロンの軸索は，反対側の小脳に向かう横橋線維となり，中小脳脚を作る．脳幹のこの部分は，丈夫な神経線維束によって大脳皮質，小脳と脊髄をつないでいるので，「橋（はし）」を意味する名（ラテン語の pons も同義）が付けられている．

3　小脳

　小脳の原基は，後脳後端部で，第四脳室を覆う蓋板と翼板の境界部（**菱脳唇** rhombic lip）の肥厚部として出現する（**図16.4 C**，**図16.18**）．左右にできた菱脳唇の肥厚部が，第6週に第四脳室へ向かって膨らみ出す（**内小脳隆起** internal cerebellar swelling）．第7週になると，**外小脳隆起** external cerebellar swelling が脳室外へ大きく発達し，その尾側部分から小脳の主要部

図16.18　**第7週胚子後脳の菱脳唇**
（第四脳室蓋を除去してある）

菱脳の翼板の一部（菱脳唇）が肥厚し，ここから小脳が発生する．

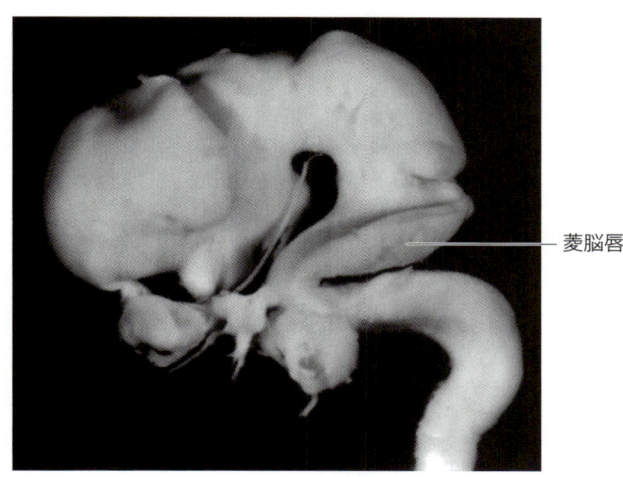

────菱脳唇

（標本作製：仙波礼治博士）

分が形成される．内・外小脳隆起を合わせて**小脳板** cerebellar plate という．小脳板は正中で癒合し，左右部分が膨らんで小脳半球となる．正中部から**虫部** vermis ができる．第12週以降に小脳表面に横走する多数の裂が形成されて，小脳特有の外観ができる．

　組織学的には，小脳原基は初め**脳室層** ventricular layer（**神経上皮層**），**外套層** mantle layer，**辺縁層（縁帯）** marginal layer からなるが，菱脳唇の脳室層で産生され増殖能をもつ細胞群が辺縁層の表面に沿って移動し，**外顆粒層** external granular layer を形成する（図16.19）．これらの細胞は増殖能を保ち，外顆粒層では，小脳で最も多く存在するニューロンである**顆粒細**胞 granular cell を産生する．分裂を終えた顆粒細胞の核は，バーグマングリア Bergman glia の突起（**バーグマン線維** Bergman fiber）を足場として深部へ移動し，脳室層の上に**内顆粒層** internal granular layer を作る．菱脳唇に隣接する翼板の脳室層では，第14〜17週頃に**プルキンエ細胞** Purkinje cell が，やや遅れて**ゴルジ細胞** Golgi cell，さらに**籠細胞（バスケット細胞）** basket cell と**星状細胞** stellate cell が産生される．プルキンエ細胞の前駆細胞は，外顆粒層の直下に移動して規則正しく配列し，プルキンエ細胞層を形成する．外顆粒層での細胞増殖が終了すると外顆粒層が消失し，小脳皮質は表層側から順に**分子層**（顆粒細胞の軸索である平行線維とプルキンエ細胞の樹状突起からなる），**プルキンエ細胞層**，**顆粒層**（もとの内顆粒層）の三層構造をとる．なお，分子層には籠細胞と星状細胞，顆粒層にはゴルジ細胞が存在する．

　脳室層から発生するニューロンのうち，小脳皮質の形成に参加しないものは第四脳室に近い外套層の深部に集まって**小脳核**を形成する．小脳皮質に至る求心性線維（苔状線維，登上線維）やプルキンエ細胞から小脳核に至る線維などが小脳髄質を作る．

MEM016.11　**小脳のニューロン発生と関連分子**

　顆粒細胞を産生する菱脳唇の脳室層には Atoh1（Math1）分子が，プルキンエ細胞，籠細胞，星状細胞，ゴルジ細胞を産生する翼板の脳室層には Ptf1a 分子が発現する（図16.19）．すなわち，前者は小脳の興奮性ニューロン，後者は抑制性ニューロンの発生部位に対応する．

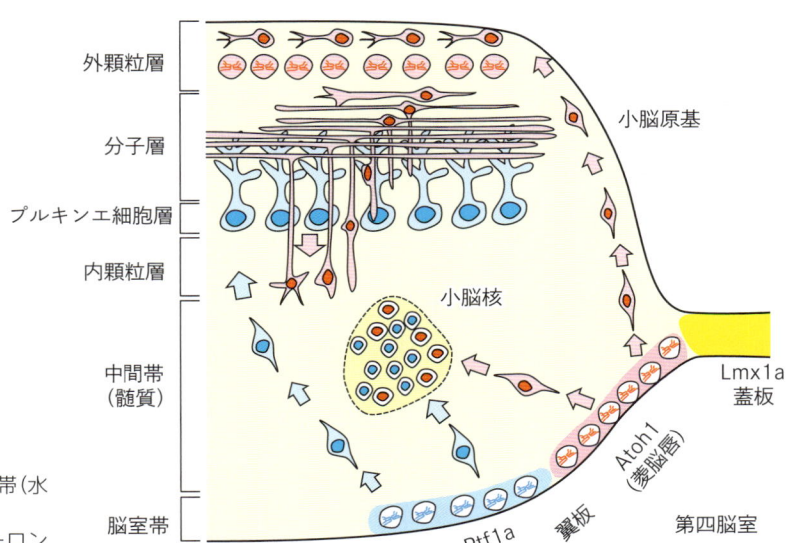

図16.19　**小脳の発生**

小脳は菱脳唇（ピンク色）とそれに隣接する脳室帯（水色）から発生する．
菱脳唇は Atoh1（Math1）を発現し，興奮性ニューロンを小脳に供給する．一方，菱脳唇に隣接する脳室帯は Ptf1a を発現し，小脳に抑制性ニューロンを供給する．

（寺島俊雄：カラー図解 神経解剖学講義ノート．p.107，2012，金芳堂より引用）

4 中脳

中脳は，他の脳の部分に比べると，形態上の変化が比較的少ない（図16.4ⓓ）．神経管の壁が全体に厚さを増して**中脳被蓋** tegmentum of midbrain を作り，基板からは動眼神経核，滑車神経核，動眼神経副核（エディンガー・ウェストファル核）が，翼板には**四丘体核**が形成される．**赤核**と**黒質**は，基板から形成されると考えられている．

なお，大脳皮質の発達に伴ってできる下行線維群（皮質橋路，皮質延髄路，皮質脊髄路）の通る部分が基板の一部と一緒になって，**大脳脚**を作る.

5 間脳

第三脳室の側壁に3つの隆起が現れ，これらから**視床上部，視床，視床下部**ができる（図16.4ⓔ）．このうち，特に視床が大きく発達すると，左右が癒合して**視床間橋** adhesio interthakamica ができる．また，間脳尾方の蓋板に小さい憩室が生じ，これから**松果体**ができる（図16.4ⓖ）．

視床下部が下方へ伸展してできた**漏斗** infundibulum から**下垂体後葉（神経下垂体）**が形成される（図16.4ⓕ）．**下垂体前葉（腺性下垂体）**は全く由来を異にし，原始口腔の上皮からできる．第4週に原始口腔上壁の上皮が前脳下面に接するように背側上方に向かってヒダ状に陥入する（**ラトケ嚢** Rathke's pouch）（図16.20，図16.21）．ラトケ嚢は，上方から伸びてきた漏斗を前方から抱え込むような格好で漏斗に接し，やがて口腔との連絡を失う．また，ラトケ嚢後壁部分から中間部（中葉）pars intermedia ができる．すなわち，下垂体の後葉は神経外胚葉由来，前葉と中間部は口腔上皮（外胚葉）由来で，これらが一緒になって下垂体を作る．

6 終脳

終脳の大部分は翼板と蓋板からでき，基板と底板は退化的である．左右の終脳胞が外背側へ向かって大きく膨らみ，大脳半球となる（図16.3，図16.22）．一方，腹側壁でも細胞が増殖し，この部分は側脳室内腔に向かって突出する．これは**神経節丘** ganglional colliculus といい，**線条体**になる（図16.4ⓕⓖ）．大脳半球の原基は，比較的厚さが薄いので，**外套** pallium とよぶ．

外套におけるニューロンの増殖と分化については，先に述べた通りである（☞203頁）．大脳におけるニューロンの産生は第20週頃までにほぼ完了するが，脳

溝の発達や脳重量の増加は胎生期後半から周生期にかけて顕著になる．これは，ニューロンの突起の伸長，シナプスと神経路の形成，髄鞘形成，グリア細胞の増生などによるものである．

大脳外套の表面は初めは平滑であるが，大脳が発育して前頭葉，頭頂葉，後頭葉，側頭葉などが形成されてくると脳溝が現れる（図16.23）．最初の溝は胎生3か月に海馬領域に現れるが，この溝（**一次脳溝** primary sulcus）は後に消失する．

生後の脳に見られる**脳溝** brain sulcus は5か月半ば頃から現れてくる．まず大脳外側溝 lateral sulcus が現れ，中心溝 central sulcus，前中心溝 precentral sulcus，後中心溝 postcentral sulcus などが順次現れてくる（図16.24）．正常な新生児では，島 insula は側頭葉，頭頂葉，前頭葉に覆われて外側面からは見えないが，発育遅滞の新生児では島の一部が外側面から見えることがある．内側面では5か月に鳥距溝 calcarine sulcus が現われ，7か月までに海馬溝 hippocampal sulcus，頭頂後頭溝 parietooccipital sulcus，帯状溝 cingulate sulcus も明瞭になる．

> **MEMO 16.12 新皮質と古皮質**
>
> 大脳外套の大部分を占める大脳皮質は6層構造をとり，等皮質 isocortex とよばれるが，この部分は大脳外套の中で最も高度に進化した構造と考えられるので**新皮質** neocortex という．これに対し，前脳壁の底部からできる部分（線条体，海馬傍回など）は6層構造を示さず（**不等皮質** allocortex），系統発生的に最も古いので**古皮質（旧皮質）** paleocortex とよばれる．さらに，海馬，透明中隔，歯状回などは両生類以上に存在し，これらを**原始皮質** archicortex という．古皮質の多くの部分が嗅覚に関係することから，嗅覚は動物に備わった最も原始的な感覚の1つであることがわかる．

7 大脳基底核

胚子期後半になると，終脳基底部でニューロンが増殖して**線条体** corpus striatum を形成し，その部分が側脳室へ隆起する（図16.4ⓕⓖ）．大脳皮質との間の神経線維束（**内包** internal capsule）が発達してくると，それが線条体を背内側の**尾状核** caudate nucleus と腹外側の**被殻** putamen に分ける．被殻の内側に**淡蒼球** globus pallidus ができるが，これは間脳の腹外側部から発生する．被殻と淡蒼球を合わせて**レンズ核** lentiform nucleus とよぶ．

図16.20 下垂体の発生

ⓐ第 5 週胚子の頭部矢状断面．原始口腔上面の上皮が間脳下面に沿ってヒダ状に陥入する．
ⓑⓒⓓ間脳底からできた漏斗とラトケ嚢から，それぞれ下垂体の後葉と前葉・中間部ができる．蝶形骨が形成されると，前葉が口腔との連絡を失う．

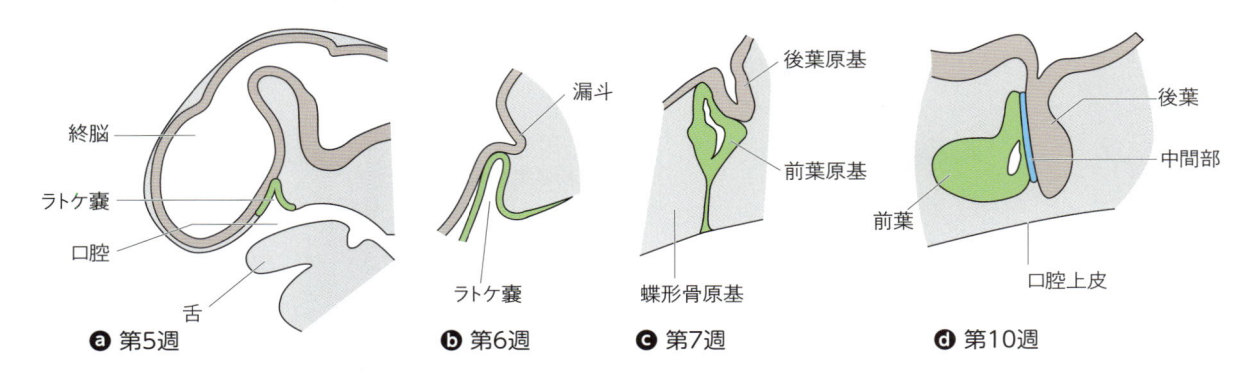

ⓐ 第5週 ⓑ 第6週 ⓒ 第7週 ⓓ 第10週

図16.21 下垂体原基の形成

ⓐ第 5 週胚子下垂体原基矢状断面．ⓑ第 7 週胚子頭部前頭断面．

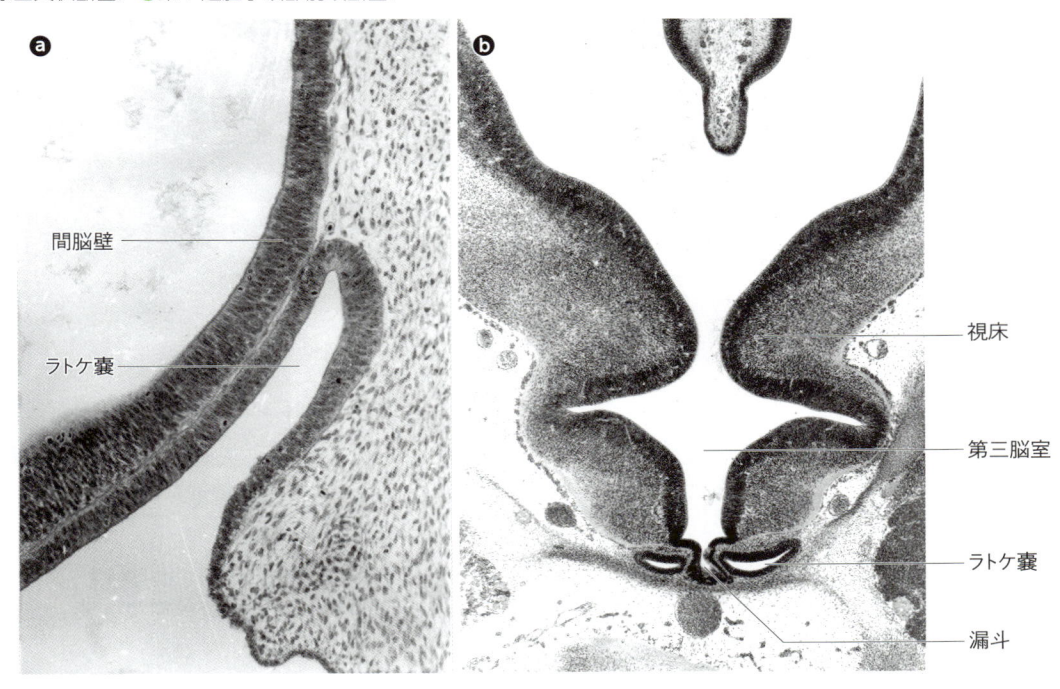

図16.22 胚子の脳

顕微解剖で剖出した脳．

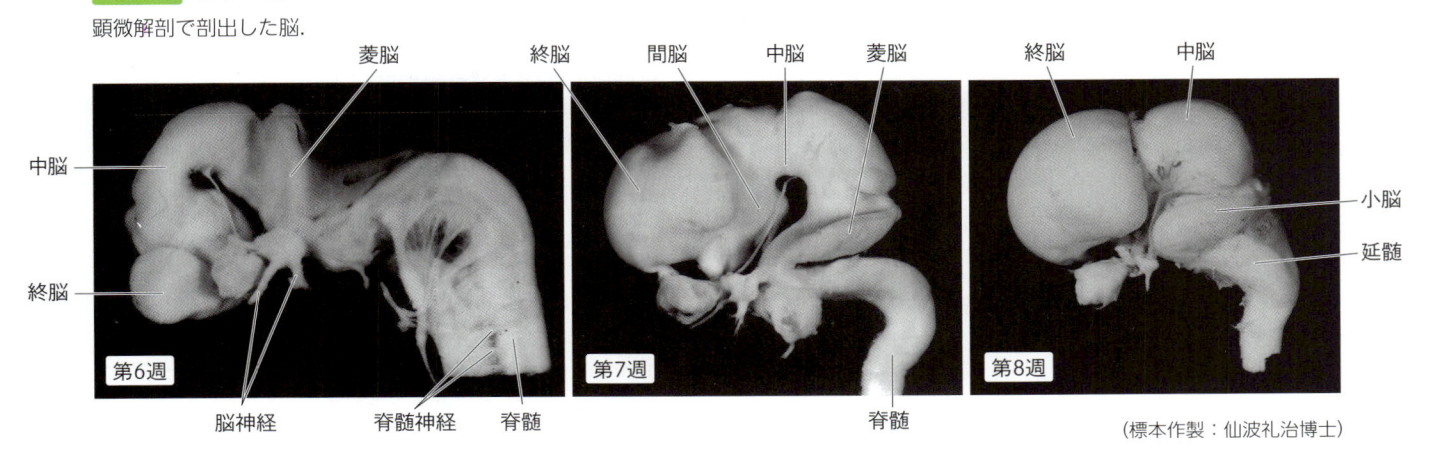

第6週　第7週　第8週

（標本作製：仙波礼治博士）

図16.23　胎齢に伴う脳の発育

脳溝の形成は第 2 三半期以降周生期にかけて進む.

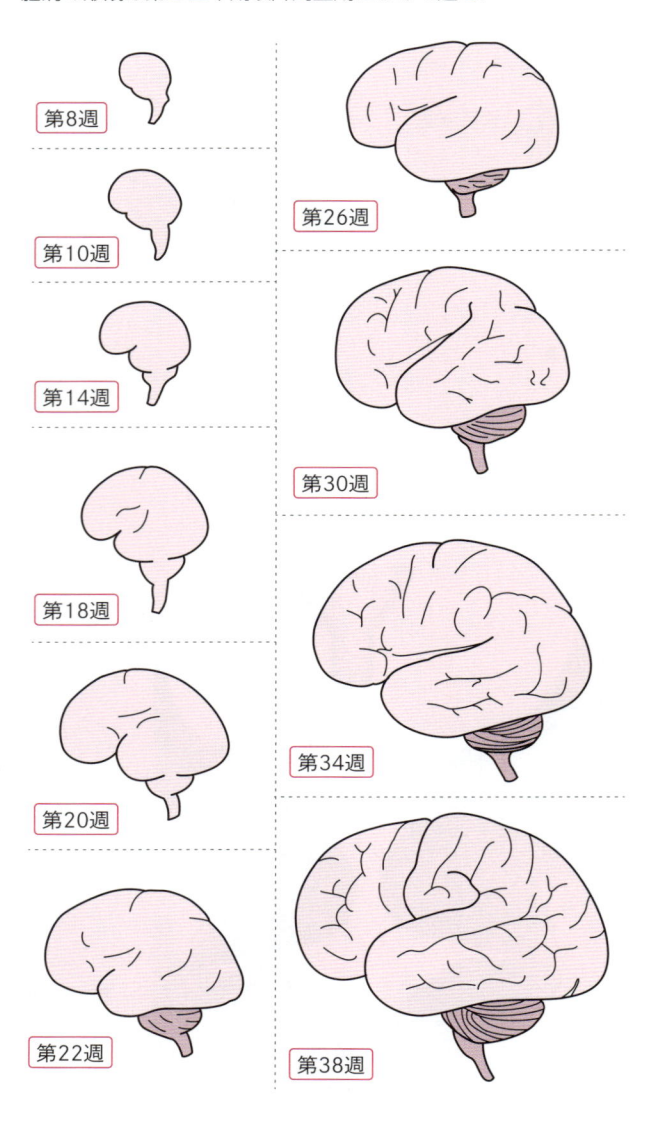

第8週

第10週

第14週

第18週

第20週

第22週

第26週

第30週

第34週

第38週

図16.24　第 20 週と第 28 週胎児の脳（左外側面）

脳溝が形成され，側頭葉が島を覆いつつある.
ⓐ第 20 週．ⓑ第 28 週．

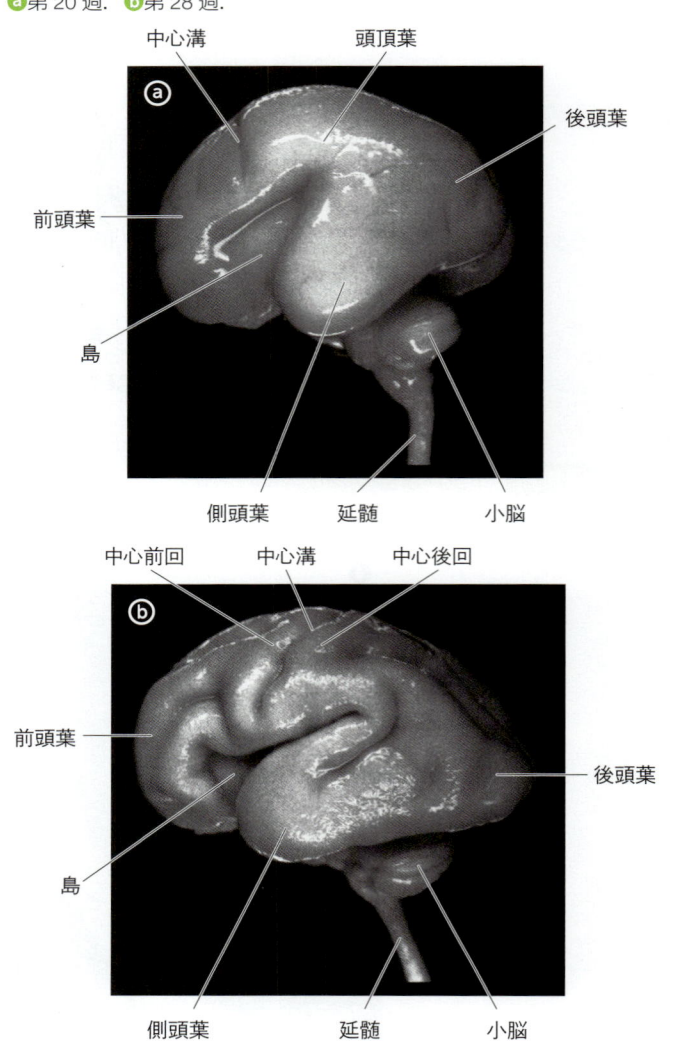

ⓐ　中心溝　頭頂葉　後頭葉　前頭葉　島　側頭葉　延髄　小脳

ⓑ　中心前回　中心溝　中心後回　前頭葉　島　後頭葉　側頭葉　延髄　小脳

8　交連

　終脳の前壁を**終板** lamina terminale といい，終脳胞が発達すると，左右の大脳半球をつなぎ相互に連絡する神経線維束である**交連** commissure が終板を通る．**前交連** anterior commissure は，左右の嗅脳を連絡するものと左右の海馬領域を連絡するものがあるが，2 か月末に現れて終板の下方部分を通る．**海馬交連** hippocampal commissure（**脳弓交連** fornix commissure）は，左右の海馬と古皮質を連絡する線維で，終板の中央部を通る．最も重要な交連である**脳梁** corpus callosum は，左右の新皮質を連絡するもので，第 10 週までに現れ，6 か月には終板の上部を占めるが，終脳の発達に伴い前方から後方へのびていく．終板にできるこれらの交連以外に，**後交連** posterior commissure と**手綱交連** habenular commissure が松果体のすぐ下の

頭方に，**視［神経］交叉** optic chiasma が間脳に形成される.

MEMO 16.13　脳室系の発生

　脳胞の分化と発達に伴い，その内腔である脳室系も発達する（図16.25）．終脳胞腔は左右に拡大して**側脳室** lateral ventricle となり，前頭葉，後頭葉の部分でそれぞれ**前角** anterior horn と**後角** posterior horn，また側脳室の部分で**下角** inferior horn を作る．左右の間脳の間に**第三脳室** third ventricle ができ，**室間孔**（**モンロー孔** foramen of Monro）によって側脳室と連絡する．脳組織の発達に伴って，中脳の内腔が狭くなり，その部分は**中脳水道** aqueduct (of Sylvius) とよばれる．もとの菱脳胞内腔は小脳の深部で菱形に広くなり，**第四脳室** fourth ventricle となる．第四脳室の天井には，**正中口** median aperture（**マジャンディー孔** foramen of Magendie）および左右の**外側口** lateral aperture（**ルシュカ孔** foramen of Luschka）があり，これらを通じて第四脳室とクモ膜下腔が交通する．脊髄部分の神経管内腔は，あまり広がらず脊髄の**中心管** central canal となる.

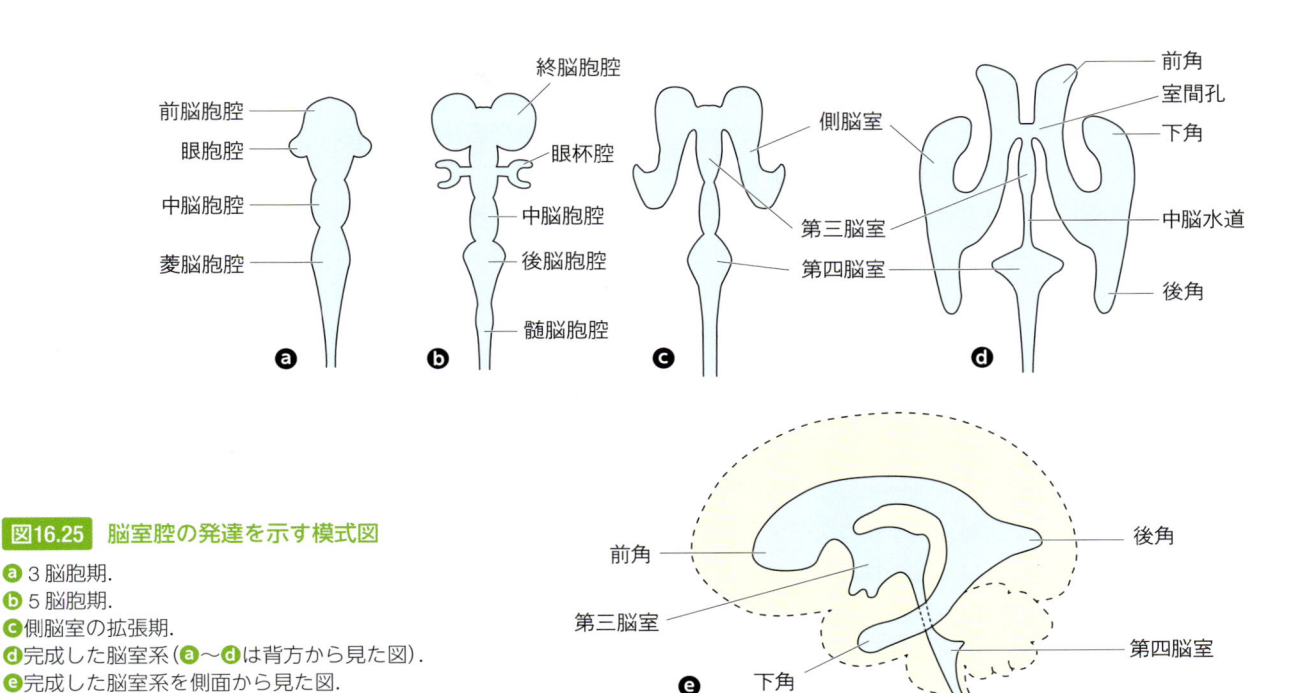

図16.25 脳室腔の発達を示す模式図

ⓐ 3 脳胞期.
ⓑ 5 脳胞期.
ⓒ 側脳室の拡張期.
ⓓ 完成した脳室系（ⓐ～ⓓは背方から見た図）.
ⓔ 完成した脳室系を側面から見た図.

9 大脳皮質形成の分子機構

　大脳皮質の形成に関与する分子の研究が進んでおり，皮質の層形成には Pax6, Emx1, Emx2 などの関与が明らかになっている．また，カハールレチウス Cajal-Retzius 細胞から分泌されるリーリン Reelin もニューロンの遊走と層形成に重要な役割を果たしている．一方，大脳皮質の領域化には，Emx2 と Pax6 の相補的発現や Emx2 と FGF シグナルの拮抗関係などが関わっていることが示唆されている．

10 髄膜と脈絡叢の発生

　神経管の周囲には，早い時期から**原始髄膜** primitive meninx とよばれる膜ができる．この膜は神経堤由来と考えられている．原始髄膜の外層が硬膜に，内層が**軟膜クモ膜** pia arachnoid（**軟髄膜** leptomeninx）になる．やがて，軟膜クモ膜の中に，初め孤立性の腔ができ，やがてそれらが互いに融合してクモ膜下腔となり，軟膜とクモ膜が分かれる．

　第四脳室の天井部に当たる上衣性蓋板は血管に富む軟膜で覆われるが，この軟膜性結合組織が上衣性蓋部とともに第四脳室内へ膨らみ出し，そこで房状の**脈絡叢** choroid plexus を形成する．同様の脈絡叢が，第三脳室蓋部と側脳室内側壁にもできる（**図16.26**）．これらの脈絡叢から**脳脊髄液**が分泌される．

図16.26 第 9 週胎児終脳の前頭断面

上衣組織で覆われた脈絡組織が形成されている．

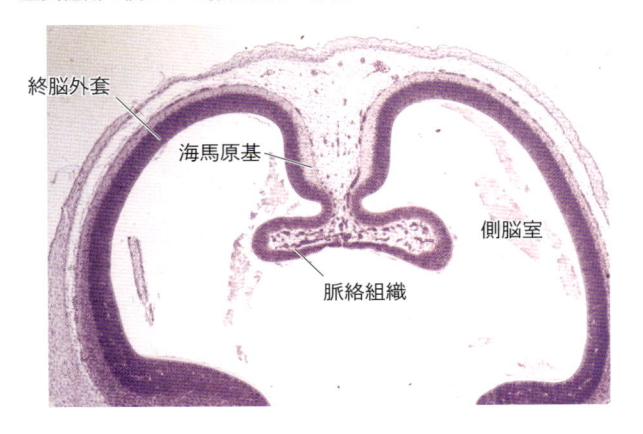

11 末梢神経系の発生

　末梢神経系は，体性神経である脊髄神経と脳神経の大部分を構成する感覚神経と運動神経，および自律神経である交感神経と副交感神経からなる．

　末梢神経系のニューロンは，神経管の神経上皮細胞，神経堤細胞，および頭頚部の外胚葉性プラコード ectodermal placode（☞ 231 頁）から発生する

1 体性感覚神経

　感覚ニューロンは，すべて神経堤細胞から発生し，細胞体は中枢神経（脳と脊髄）の外にある．脊髄神経

節と脳神経節を構成する感覚（求心性）ニューロンは，初め双極性で，やがて2つの突起が合して単極性ニューロンとなるが，そこから末梢枝と中枢枝に分かれ，末梢枝は感覚神経終末に終わり，中枢枝は脊髄または脳に入って他のニューロンとシナプスする．ただし，前庭神経節とらせん神経節のニューロンは，双極性を保つ．

2 体性運動神経

運動ニューロンの細胞体は，脊髄神経では脊髄の前柱内に，脳神経では脳幹の運動性神経核にあり，これらのニューロンの軸索突起が横紋筋に入ってそれを運動支配する．運動ニューロンは，神経管の神経上皮由来である．

3 自律神経

自律神経は，**節前線維** presynaptic fiber と**節後線維** postsynaptic fiber からなる．節前線維は，シュワン細胞の突起で作られる髄鞘を持つ有髄線維であるが，節後線維は無髄である．節後ニューロンは神経堤細胞からできる（図16.27）．

交感神経の節前線維は，脊髄（T1〜L2（3））の側索ニューロンの軸索突起で，したがって神経上皮由来である．前根から脊髄神経に入り，白交通枝を通って交感神経幹に達する．これらの線維は，同レベルの交感神経節で節後ニューロンにシナプスするほか，一部は上方または下方の交感神経節に達してそこでシナプ

スし，あるいは幹内でシナプスせずに椎前神経節に達するものがある．交感神経節は，第5週以降に神経堤由来の交感神経節後ニューロンの細胞体が脊柱の左右で分節状に集合して神経節を形成したものである．

副交感神経の節前ニューロンの細胞体は，脳幹と脊髄の仙髄（S2〜S4）にある．脳幹の核からの節前線維は動眼神経（III），顔面神経（VII），舌咽神経（IX），迷走神経（X）を経由して頭頸部に達する．迷走神経はまた，横行結腸近位1/3までの内臓に副交感線維を送る．S2〜S4から起こる節前線維は，脊髄神経前枝を通って脊髄外へ出て骨盤内臓神経となる．副交感神経の節後ニューロンの細胞体は，標的器官に近い神経節や神経叢に存在する．

また，パラガングリオン（傍節），頸動脈小体，大動脈小体の**クロム親性細胞** chromaffin cell も神経堤細胞からできる．副腎髄質のクロム親和性細胞も同様で，この細胞は神経突起をもたないが，交感神経が特殊化したものとみなすことができる．ただし，交感神経細胞は分裂しないが副腎髄質細胞は分裂するという点で，両者は異なる．

> **MEMO 16.14　副腎の発生**
>
> 副腎 adrenal (suprarenal) gland の皮質と髄質は，その起源を異にする．第5週に，大動脈と中腎の間で体腔上皮細胞の一部が増殖し，**胎生皮質** fetal cortex を形成する．第6週以降，体腔上皮由来の別の細胞集団がその周囲を取り囲み**永久皮質** permanent cortex を形成する．胎生皮質は生後間もなく消失し，残った細胞が最終的な皮質を形成する．髄質を形成する細胞は神経堤由来で，第7週に近傍の交感神経節から遊走してきた細胞が皮質原基の中に進入し，そこで**クロム親性細胞** chromaffin cell に分化する（図16.27）．

図16.27　神経堤細胞の遊走と分化

神経堤細胞は矢印のようにいろんな場所へ遊走し，感覚ニューロン，自律ニューロンのほか，副腎髄質のクロム親性細胞などに分化する．

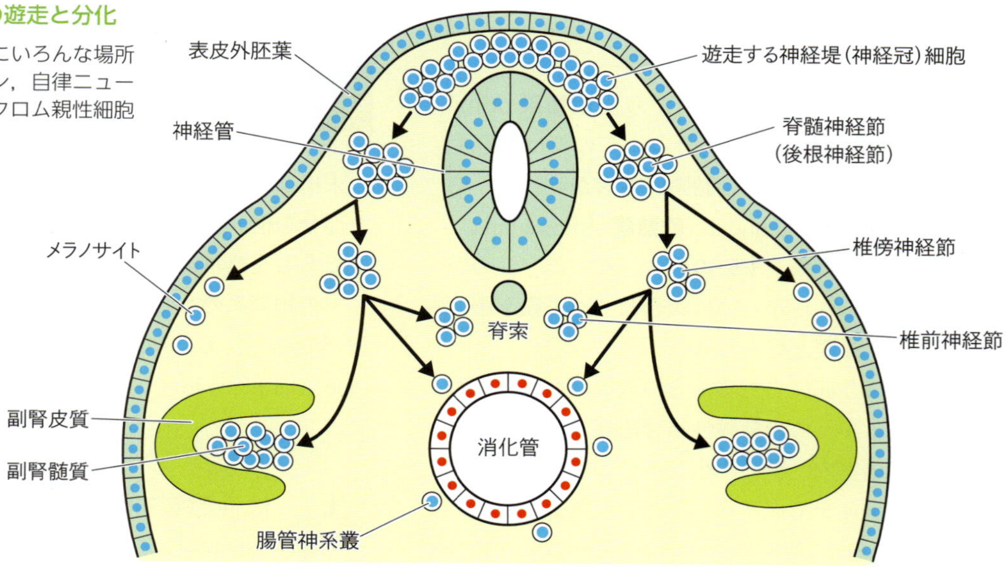

（寺島俊雄：カラー図解　神経解剖学講義ノート．p.27，2012，金芳堂より引用）

12 神経系の発生異常

ⓐ 神経管奇形（神経管閉鎖障害）

神経管が正常に閉鎖しない場合は，頭部や腰仙部で神経組織が露出し，その部位の骨も形成されないことが多い．こうした異常を**神経管奇形**（**神経管閉鎖障害**）neural tube defect と総称する．前神経孔の閉鎖不全が起こると，脳が露出して**外脳症** exencephaly となり，脳組織が変性に陥ると**無脳症** anencephaly となる（図16.28）．後神経孔の閉鎖が障害されると腰仙部の（**脊髄**）**髄膜瘤**（myelo）meningocele，**脊椎裂** myeloschisis などが起こる（図16.29,

図16.30）．脊髄の神経管奇形は脊椎の癒合不全（**二分脊椎** spina bifida）を合併することが多い．二分脊椎には，欠損部が体表に露出している**開放性二分脊椎** spina bifida aperta と，皮膚に覆われた**潜在性二分脊椎** spina bifida occulta がある（図16.30）．

神経管奇形は多因子性のものが多いが，妊娠前〜妊娠初期の葉酸摂取によって神経管奇形の発生を予防できることがわかっている（☞108頁）．

ⓑ 全前脳胞症

前脳胞の正中部の構造が正常に形成されないと，終脳が左右に分かれず単一の脳胞になる．この異常を**全前脳胞症** holoprosencephaly といい，1万〜2

図16.28 外脳症

前神経孔の閉鎖不全による外脳症．この後，露出した脳組織が変性に陥り，無脳症となる．

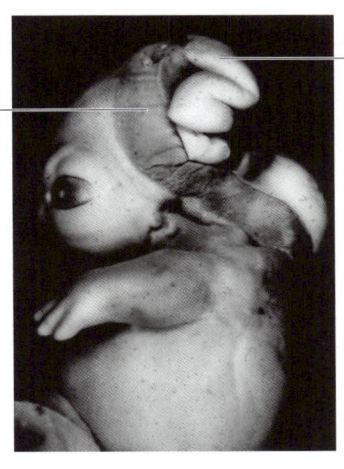

閉じていない頭部の皮膚

露出して増殖している脳組織

図16.29 腰部脊髄裂

後神経孔の閉鎖不全による脊髄裂．多くの場合，椎弓も形成されず，後に二分脊椎となる．

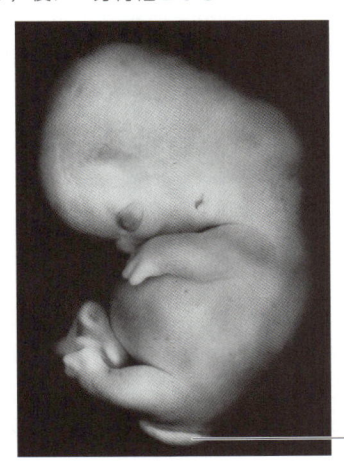

露出して増殖している脊髄組織

図16.30 二分脊椎

脊髄組織の露出，髄膜や椎弓の欠損の程度によって様々な異常となる．

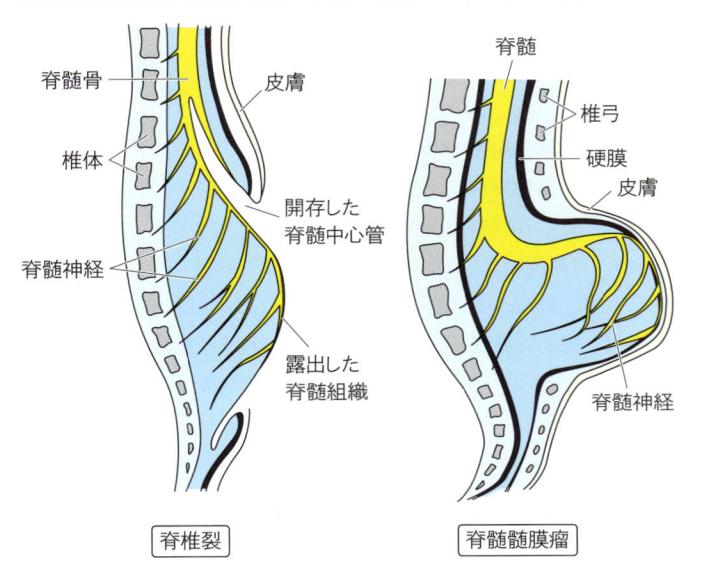

脊髄骨 ・ 皮膚 ・ 椎体 ・ 開存した脊髄中心管 ・ 脊髄神経 ・ 露出した脊髄組織

脊髄 ・ 椎弓 ・ 硬膜 ・ 皮膚 ・ 脊髄神経

脊椎裂　　　　　脊髄髄膜瘤

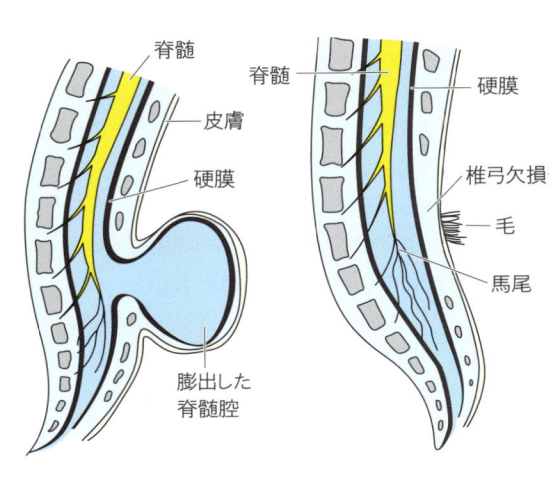

脊髄 ・ 皮膚 ・ 硬膜 ・ 膨出した脊髄腔

脊髄 ・ 硬膜 ・ 椎弓欠損 ・ 毛 ・ 馬尾

髄膜瘤　　　　　潜在性二分脊椎

16

万出生に1例の頻度で見られる（**図9.11** ☞ 107頁）. 大脳が左右に分割せず単脳室の状態を呈する alobar 型, 不完全な分割が見られる semilobar 型, 左右にはっきりと分割している lobar 型に分けられる. 多くの例で, 嗅脳は欠損するか低形成である. 二次的に特異な顔面の異常を伴うことが多く, 顔面症状の重症度によって単眼症 cyclopia, 篩頭症 ethmocephaly, 猿頭症 cebocephaly, 正中口唇裂を伴う型などに分類される. 原因として, Sonic hedgehog（Shh）またはその下流遺伝子〔SIX3, TGIF, ZIC2, Patched（PTCH）など〕の変異, コレステロール生合成異常, 妊娠初期のアルコール摂取などが知られている.

ⓒ 水頭症

　脳脊髄液が異常に貯留して脳室内圧が亢進するため, 側脳室や第三脳室が極端に拡張し, 頭部も拡大する異常を**水頭症** hydrocephaly という. 最も多い原因は中脳水道の狭窄または閉鎖である. 脳の実質

が圧迫されるため, 大脳外套が菲薄化して発育が障害され, 知能や行動の障害を合併することが少なくない.

ⓓ 小頭症

　頭部の大きさ（頭囲）が異常に小さい先天異常を**小頭症** microcephaly という. 神経細胞の産生障害による脳の発育障害が原因で, 精神発達遅滞を伴うことが多い. 遺伝性の小頭症のほか, 胎生期の感染（トキソプラズマ, サイトメガロウイルスなど）, 放射線などによっても起こる. 広島・長崎の胎内被爆者に発生したことが知られている（MEMO 16.5, ☞ 204頁）.

ⓔ 先天性巨大結腸（ヒルシュスプルング病）

　先天性巨大結腸（ヒルシュスプルング病）は, 神経堤細胞の遊走が障害されたために結腸壁の神経節が欠損し, その結果, S状結腸や直腸が異常に拡張する異常である（☞ 163頁）.

復習問題

1 **神経管を形成する神経上皮細胞から分化しないのはどれか.**
　ⓐ大脳皮質ニューロン　ⓑアストロサイト　ⓒオリゴデンドロサイト　ⓓ脊髄運動ニューロン　ⓔ脊髄神経節ニューロン

2 **胚子期の神経管における神経上皮細胞の動態について正しくないのはどれか.**
　ⓐ細胞周期に伴って細胞が上下にエレベーター運動をする　ⓑ脳室に近い層で分裂する　ⓒ神経管が閉鎖するまではニューロンは産生されない　ⓓ分化したニューロンは DNA 合成を行わない　ⓔグリア細胞は胎児の脳では産生されない

3 **前脳胞からできるのはどれか.**
　ⓐ中脳　ⓑ間脳　ⓒ小脳　ⓓ第四脳室　ⓔ橋

4 **髄鞘形成について正しいのはどれか.**
　ⓐシュワン細胞は中枢神経ニューロンの髄鞘を作る　ⓑグリア細胞は髄鞘形成に関与しない　ⓒ髄鞘形成は脳よりも脊髄で早く始まる　ⓓ髄鞘形成は出生までに完了する　ⓔ髄鞘をもたないニューロンがある

5 **脊髄の発生について正しいのはどれか.**
　ⓐ後（尾）神経孔は前（頭）神経孔よりも早く閉鎖する

　ⓑ神経孔が閉じるまでの神経管を一次神経管, 閉じた後のものを二次神経管という　ⓒ神経管の蓋板から感覚ニューロンが, 底板から運動ニューロンが発生する　ⓓ頚膨大, 腰膨大は胎児期に認められる　ⓔ馬尾は胚子期に形成される

6 **新生児の脊髄下端はほぼどの高さにあるか.**
　ⓐT8　ⓑL1　ⓒL3　ⓓS1　ⓔS3

7 **間脳からできるのはどれか.**
　ⓐ嗅脳　ⓑ下垂体前葉　ⓒ下垂体後葉　ⓓ線条体　ⓔ小脳

8 **神経堤由来でないのはどれか.**
　ⓐ脊髄神経節細胞　ⓑ腸管神経節細胞　ⓒ副腎皮質細胞　ⓓ副腎髄質のクロム親性細胞　ⓔメラノサイト

9 **「新皮質」に属するのはどれか.**
　ⓐ嗅脳　ⓑ大脳皮質　ⓒ海馬　ⓓ歯状回　ⓔ扁桃体

10 **全前脳胞症について正しくないのはどれか.**
　ⓐ脳の正中構造の形成が不完全である　ⓑ単眼などの顔面の異常を伴う　ⓒ嗅脳は保存されていることが多い　ⓓShh とその下流遺伝子の変異によって起こる　ⓔ妊娠初期のアルコールがリスクファクターである

☞ 解答は 251頁

chapter 17

顔面および頭頚部

本章の内容

1 顔面の初期発生
2 咽頭弓の分化
3 咽頭弓の間葉から分化する
　筋と骨格
4 咽頭嚢の分化
5 頭頚部の形態形成
　メカニズム
6 頭蓋骨の発生
7 頭頚部の発生異常

キーワード

前頭鼻隆起
内側鼻隆起
外側鼻隆起
上顎隆起
下顎隆起
咽頭弓（鰓弓）
咽頭溝
メッケル軟骨
ライヘルト軟骨
咽頭嚢
神経頭蓋（脳頭蓋）
内臓頭蓋

Summary

　頭頚部の形成には，顔面の隆起や咽頭弓（鰓弓），咽頭溝などの胎生器官が重要な役割を果たすほか，脳や神経堤なども関与する．頭頚部の骨格や筋を作る間葉の多くは，神経堤細胞から発生し，したがって外胚葉由来である．

　顔面では，前頭鼻隆起，内側および外側鼻隆起が顔面正中部，外鼻，一次口蓋等の形成に関与する．咽頭弓は顔面や頚部の形成に関与し，咽頭弓の間葉から頭頚部の多くの骨格や筋が形成される．

　咽頭嚢の上皮から，口蓋扁桃，胸腺，上皮小体（副甲状腺）などが形成される．

Point

- 第4～5週に前頭鼻隆起，内側および外側鼻隆起が現れ，顔面の形成が始まる．
- 頭部の間葉は，主として神経堤から発生する．
- 胚子頚部の側面に6対の咽頭弓ができ（第5咽頭弓は痕跡的），これらが顔面頚部の形態形成に関与する．
- 咽頭弓の間葉から頭頚部の骨格と筋の多くが形成される．咽頭弓には，それぞれの支配神経が入り，各咽頭弓から発生した筋はそれぞれの神経の支配を受ける．
- 咽頭嚢の上皮から，口蓋扁桃，胸腺，上・下上皮小体などが分化する．
- 頭蓋は，脳を容れてこれを保護する神経頭蓋（脳頭蓋）と，口腔・咽頭などを取り囲む内臓頭蓋に分けられる．それぞれ，膜性骨化によってできる骨と軟骨性骨化によってできる骨がある．

本章で扱う発生の流れ

第4週	前頭鼻隆起が出現する. 外表から咽頭弓が認められる.	
第5週	鼻板（鼻プラコード）が形成され，その中央部が深くなって鼻窩を作る. 内側および外側鼻隆起が形成される. 4対の咽頭弓が体表から認められる. 第1，第2咽頭弓に耳介小丘（耳介の原基）が認められる. 第2咽頭弓が下方へ伸びて頸洞を作る. 第3，第4咽頭嚢から胸腺と上皮小体（副甲状腺）が分化する.	
第6週	内側鼻隆起と上顎隆起が癒合して上口唇が形成される. 外耳孔が形成され，耳介の形成が始まる.	
第7週	咽頭弓が互いに癒合し，外表からは頸部の外表は平滑に見える.	
第2三半期	頭蓋骨の形成が進む.	

顔面は，消化器の入口である口，呼吸器および嗅覚器としての鼻，特殊感覚器である眼と耳，表情筋と咀嚼筋など多様な器官系を含み，それらが互いに関連しながら発生するため，その形態形成は複雑である．顔面の形成には，顔面の隆起や咽頭弓（鰓弓），咽頭溝などの胎生器官が重要な役割を果たすほか，脳や神経堤なども深く関わっている．

　この章では，顔面と頭蓋の形成，咽頭弓とその関連構造物の発生と分化について述べる．口腔（口蓋，舌を含む）については第13章（☞154頁）で，鼻腔については第14章（☞170頁）で述べてある．また，眼と耳の発生については，第18章で述べる（☞230頁）．

1　顔面の初期発生

　第4週に，頭部前端部の膨らみである**前頭鼻隆起** frontonasal process の間葉細胞が増殖し，この隆起が大きくなって前方へ突出してくる（**図17.1ⓐ**）．また，頭部の側面下方に第1咽頭弓の成分である**上顎隆起** maxillary process と**下顎隆起** mandibular process が形成される．ここで，上方を前頭鼻隆起，側面を左右の上顎隆起，下方を下顎隆起によって囲まれた**口窩** stomodeum ができる．将来，口窩が口になる．

　頭部の間葉は，主として神経堤細胞からできる．前頭鼻隆起の間葉は中脳と前脳から発生した神経堤細胞に由来するが，上顎隆起と下顎隆起の間葉は中脳と後脳から発生する．第4週終わりから第5週初めにかけ

て，前頭鼻隆起下端の前外側部で表皮外胚葉が円盤状に肥厚し，左右の**鼻板** nasal plate（**鼻プラコード** nasal placode）が形成される（**図17.1ⓑ**）．第5週終わりに，鼻板の中央部が陥凹して**鼻窩** nasal pit ができる．これが外鼻孔の始まりである（**図17.1ⓒ**）．鼻窩が深くなるのと同時に，その周囲の組織が馬蹄形に隆起し，下方に向かって開いた馬蹄形の脚部が**内側鼻隆起** medial nasal process と**外側鼻隆起** lateral nasal process になる．

　内側鼻隆起は外側鼻隆起よりも発育が速く，第6～7週に内側鼻隆起の先端が外側から発達してきた上顎隆起と癒合して，ここに上口唇の基礎ができる（**図17.2**）．すなわち，上口唇自由縁の形成には，外側鼻隆起は関与しない．内側鼻隆起は内側に向かっても発育し，中央部で左右が癒合してひと続きの**前上顎部**（**顎間部**）premaxilla, intermaxillary process を形成する．この部分から上口唇正中部および人中，上顎の中間部，一次口蓋ができる．

　上顎隆起と外側鼻隆起の間には，初め深い**鼻涙溝** nasolacrimal groove があるが（**図17.2**），後に両隆起が癒合すると，これが上皮性の管となって皮下に落ち込み，後に鼻涙管と涙嚢になる．

　下顎隆起は早い時期に左右がつながって下顎の原基を形成する．下顎正中部の凹みは，間葉の増殖によって第6週頃には目立たなくなる．第4週には口咽頭膜（頬咽頭膜）が破れて，口窩と咽頭嚢が交通する（**図6.6** ☞61頁）．

　胚子期中期（第4～7週）においては，前頭鼻隆起

図17.1　胚子期前半における顔面の発生（頭頚部を正面から見た図）
ⓐ第4週．ⓑ第5週．ⓒ第6週．

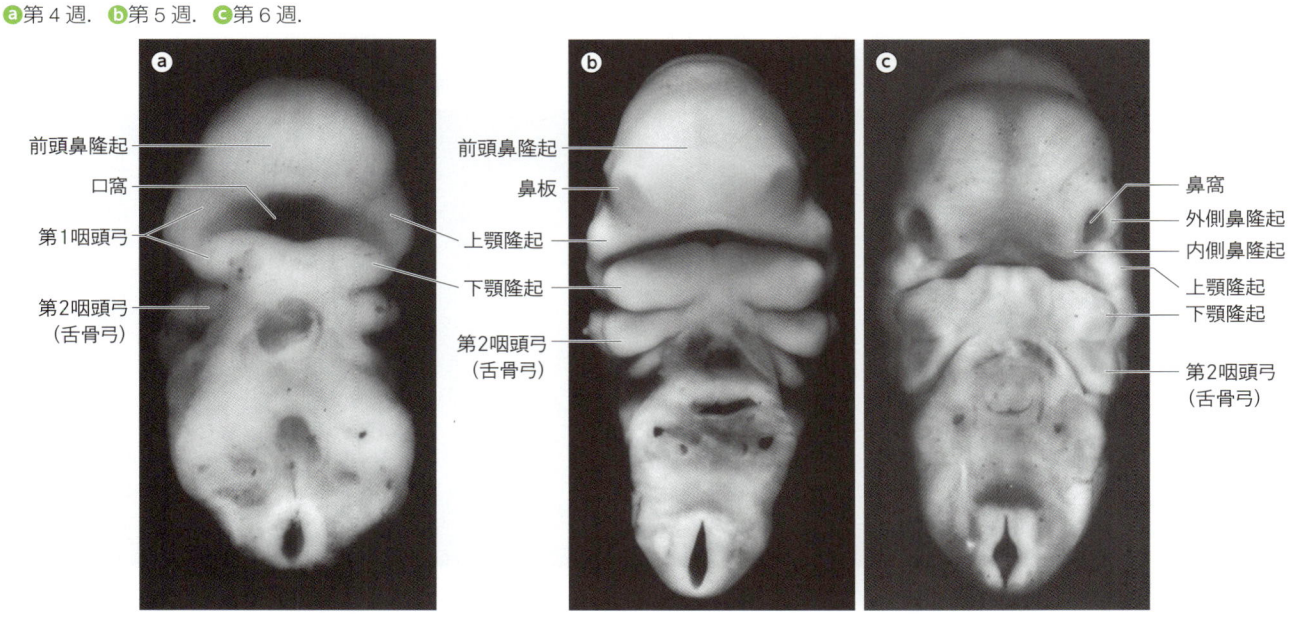

ⓐ
前頭鼻隆起
口窩
第1咽頭弓
第2咽頭弓（舌骨弓）

ⓑ
前頭鼻隆起
鼻板
上顎隆起
下顎隆起
第2咽頭弓（舌骨弓）

ⓒ
鼻窩
外側鼻隆起
内側鼻隆起
上顎隆起
下顎隆起
第2咽頭弓（舌骨弓）

内側および外側鼻隆起が癒合して外鼻孔が，内側鼻隆起と上顎隆起が癒合して上口唇が形成される.

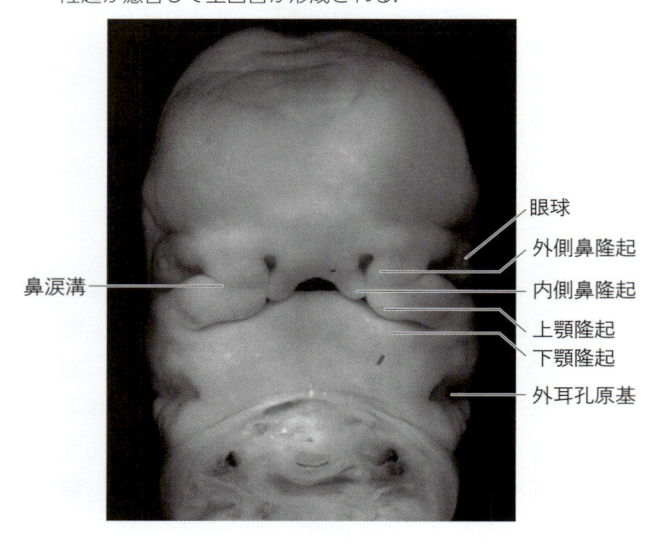

鼻涙溝 —
— 眼球
— 外側鼻隆起
— 内側鼻隆起
— 上顎隆起
— 下顎隆起
— 外耳孔原基

が頭部前面の大きい部分を占め，左右の外鼻孔も遠く離れており，眼は頭部の側面に，外耳孔は頸部下方にあって，特異な顔貌を呈している（図17.1，図17.3）．胚子期後半から胎児期にかけて，脳が発育し，上顎や他の咽頭弓成分が発達することに伴って，眼が前方を向き，眼と耳が上方に，相対的に外鼻孔が下方に移動していく.

MEMO 17.1 　**顔面隆起の癒合メカニズム**

　内側鼻隆起と上顎隆起が癒合する際には，癒合部位の上皮にプログラム細胞死（アポトーシス）が起こる．ただし，鼻涙溝が閉じて鼻涙管ができる際には細胞死は見られない.

2 咽頭弓の分化

　咽頭弓 pharyngeal arch（**鰓弓** branchial arch）は第 4 週に現れ，6 対が形成されるが，第 5 咽頭弓は痕跡的にしか形成されない（図17.4）．外表からは第 1 ～ 4 咽頭弓が認められる（図6.15 ☞ 66 頁）．初め，上下の咽頭弓同士は**咽頭溝** pharyngeal groove によって明瞭に区分されているが，その後，咽頭弓の間葉が増殖して各咽頭弓が発達するのに伴い，上下の咽頭弓の境界が目立たなくなってくる.

　第 1 咽頭弓の下顎隆起と第 2 咽頭弓（**舌骨弓** hyoid arch）は，腹側から背側に向かって癒合し，両者の間の第 1 咽頭溝が閉じていくが，後方端に小孔が残り，これが**外耳孔**となる（図17.3）．第 1 咽頭溝と第 1 咽頭嚢を境する組織が**鼓膜**になる（図17.4）．なお，外耳孔を囲む下顎隆起と第 2 咽頭弓の組織がそれぞれ 3 か所で盛り上がり，**耳介小丘** auricular hillock を作る．これらが癒合して大きくなり，耳介ができる（図17.3）.

　第 4 ～ 5 週にかけて，第 2 咽頭弓が大きくなって下方へ垂れ下がるように発達し，第 3 咽頭弓以下を覆う．この時にできる外胚葉性のくぼみを**頸洞** cervical sinus というが，これも間もなく閉じて消失し，頸部側面が平滑になる（図17.4）.

ⓐ 第 6 週. ⓑ 第 7 週初め. ⓒ 第 7 週半ば.

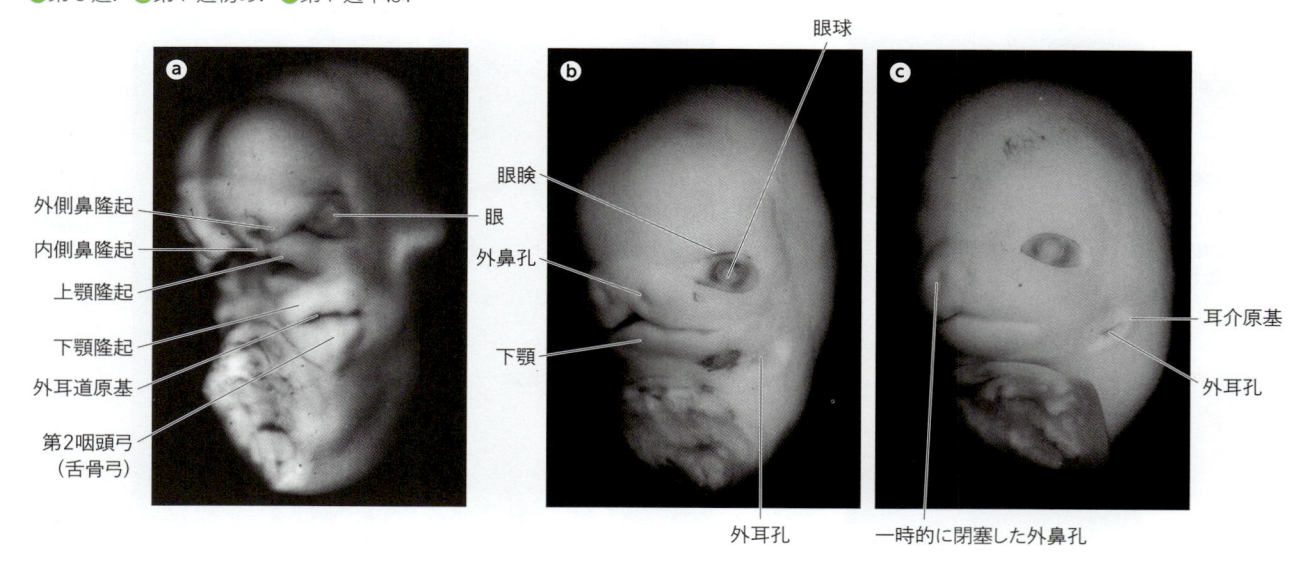

ⓐ
外側鼻隆起 —
内側鼻隆起 —
上顎隆起 —
下顎隆起 —
外耳道原基 —
第2咽頭弓（舌骨弓）—
— 眼

ⓑ
眼球
眼瞼 —
外鼻孔 —
下顎 —
外耳孔

ⓒ
— 耳介原基
— 外耳孔
一時的に閉塞した外鼻孔

図17.4 咽頭弓と咽頭嚢の発生と分化

咽頭弓の外表は第1咽頭溝を残し互いに癒合して平滑になる．咽頭嚢上皮から分化した組織は様々な部位へ遊走する．

ⓐ 第5週

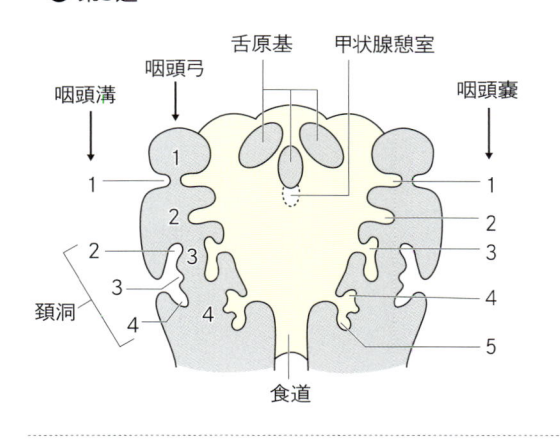

ⓑ 第6週

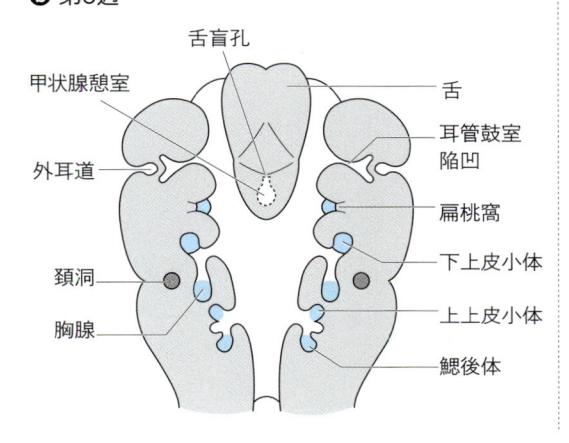

ⓒ 第7週

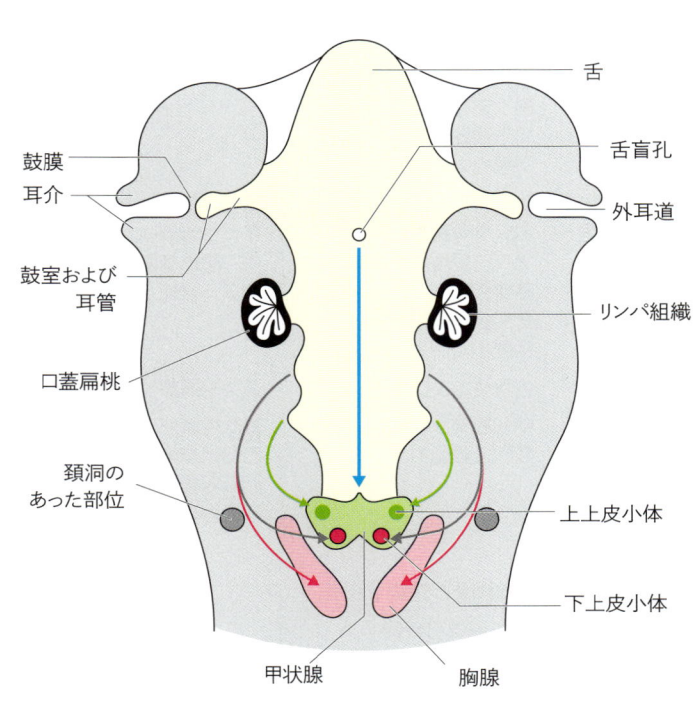

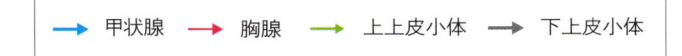

凡例：甲状腺　胸腺　上上皮小体　下上皮小体

3　咽頭弓の間葉から分化する筋と骨格

　第5咽頭弓を除く各咽頭弓には，それぞれ1本ずつの神経，動脈と軟骨性支柱があり，それらは神経堤細胞に由来する外胚葉性の咽頭弓間葉に取り囲まれている（図6.10 ☞ 62頁）．各咽頭弓の軟骨と間葉は，分化して頭頸部の骨格と筋を形成する（表17.1，図17.5）．この際，各咽頭弓で分化する筋は，その後もそれぞれの咽頭弓神経の支配を受けるので，筋の支配神経からその発生学的由来を判断することができる．

　なお，咽頭弓動脈からは重要な大血管が作られるが，これについては第12章で説明してある（☞ 145頁）．

ⓐ 第1咽頭弓

　上顎隆起の間葉から，膜性骨化により，**上顎骨**，**頬骨**および**側頭骨**の一部が形成される．**下顎隆起**には**メッケル軟骨** Meckel cartilage が形成されるが（図17.5），これはやがて背方部の小部分を除いて退

化消失する．しかし，メッケル軟骨に接する間葉から膜性骨化によって**下顎骨**が形成されるので，メッケル軟骨が下顎骨を誘導するガイド役を果たしていると考えられる（☞ 226頁）．第1咽頭弓軟骨の背側部分は，耳小骨の**ツチ骨**と**キヌタ骨**になる．中間部分は骨化せず**蝶下顎靭帯**となって残る．

　第1咽頭弓からは**咀嚼筋**，**顎二腹筋前腹**，**顎舌骨筋**，**鼓膜張筋**および**口蓋帆張筋**が発生し，これらの筋は，第1咽頭弓の神経である三叉神経の下顎枝（V3）による運動支配を受ける．顔面の皮膚の感覚は三叉神経の眼枝（V1），上顎枝（V2），下顎枝（V3）がつかさどることからわかるように，第1咽頭弓の間葉は顔面の真皮の発生にも関与している．

ⓑ 第2咽頭弓

　第2咽頭弓には，**ライヘルト軟骨** Reichert cartilage が形成される（図17.5ⓐ）．この軟骨からは**アブミ骨**，側頭骨の**茎状突起**が作られ，腹方の部分からは**舌骨小角**と**舌骨体**の上部が形成される．茎状突起

表17.1　咽頭弓間葉の分化

咽頭弓	骨　格	筋	運動神経支配	動脈弓
第1	上顎骨 頬骨 側頭骨の一部 キヌタ骨体および短脚 ツチ骨頭 前ツチ骨靭帯 蝶下顎靭帯 下顎骨の一部	咀嚼筋 顎舌骨筋 顎二腹筋前腹 口蓋帆張筋 鼓膜張筋	三叉神経上顎枝および下顎枝 （上顎神経，下顎神経）(V2，V3)	上顎動脈
第2	ツチ骨柄 キヌタ骨長脚 アブミ骨体および脚 茎状突起 茎突舌骨靭帯 舌骨小角	顔面表情筋 茎突舌骨筋 顎二腹筋後腹 アブミ骨筋	顔面神経(VII)	アブミ骨動脈（一過性）
第3	舌骨体および大角	茎突咽頭筋	舌咽神経(IX)	内頚動脈基部
第4〜6	甲状軟骨 喉頭の軟骨	輪状甲状筋 口蓋帆挙筋 咽頭収縮筋群 喉頭内の筋	迷走神経(X) （上喉頭神経，反回神経）	大動脈弓 右鎖骨下動脈 肺動脈と動脈管

図17.5　咽頭弓の軟骨と間葉の分化

ⓐ胚子期に形成される咽頭弓軟骨.
ⓑ咽頭弓軟骨がもとになって形成された頭頚部の骨格. 青い数字は咽頭弓軟骨の番号を示す.

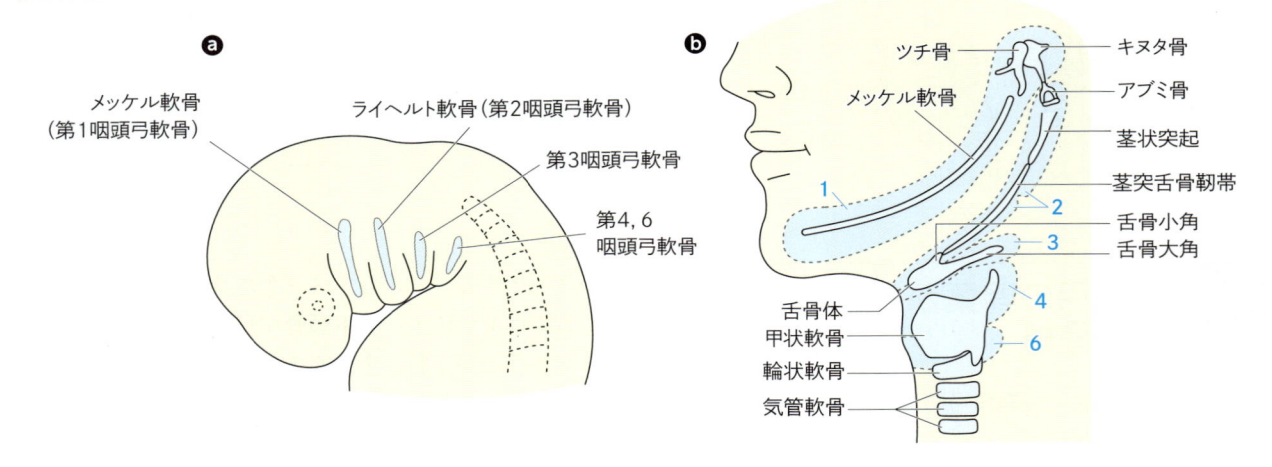

と舌骨小角の間の軟骨は骨化せず，**茎突舌骨靭帯**に
なる.

第2咽頭弓から発生する筋は，**表情筋群**と，**アブ
ミ骨筋，茎突舌骨筋，顎二腹筋後腹**であり，これら
は第2咽頭弓神経である顔面神経（VII）の支配を受
ける.

ⓒ 第3咽頭弓

第3咽頭弓軟骨は，**舌骨体**の下部と舌骨の**大角**を
形成し，これらは第2咽頭弓由来の舌骨小角と癒合
する. また，この咽頭弓の間葉からは**茎突咽頭筋**が
分化し，これらは，第3咽頭弓神経である舌咽神経
（IX）の支配を受ける.

ⓓ 第4および第6咽頭弓

これらの咽頭弓の軟骨要素は癒合して，**甲状軟骨，
輪状軟骨，披裂軟骨，小角軟骨**および**楔状軟骨**を形
成する. 第4咽頭弓から形成される筋（**輪状甲状筋，
口蓋帆挙筋，咽頭収縮筋群**）は，第4咽頭弓神経で
ある迷走神経（X）の枝の上喉頭神経の支配を，第
6咽頭弓からできる喉頭内部の筋は反回神経枝の下
咽頭神経の支配をそれぞれ受ける. なお，第5咽頭
弓は痕跡的であり，筋・骨格の形成にはほとんど関
与しない.

　咽頭弓は，水生動物ではエラに分化する．魚類や両生類では，エラは呼吸のために必須の器官であるが，哺乳類では，呼吸器官としての本来の役目がなくなったため，発生の早い時期に退化消失する運命にある．しかし，ヒトにおいても，咽頭弓は単に一過性に現れてその後消失するだけではなく，そこから頭頸部の重要な構造物がいくつか発生する．陸生動物はエラ呼吸から解放されたおかげで，まず咀嚼筋が発達して食物の摂取を効率的に行えるようになり，その表層に表情筋が発生して表情を作ることが可能になったと考えることができる．さらに，第 3 咽頭弓以下から咽喉頭の筋が発達して，発声や嚥下が可能になったのであろう．

4 　咽頭嚢の分化

　ヒト胚子においては，体表の咽頭溝に対応して，原始咽頭腔の左右の壁に 5 対の咽頭嚢が形成される（図17.4ⓐ）．ただし第 4，第 5 咽頭嚢は近接して非定型的な形を示す．

ⓐ 第 1 咽頭嚢

　第 1 咽頭嚢は，細長く憩室状に陥入して**耳管鼓室陥凹** tubotympanic recess を形成する．この陥凹の基部は狭いままで耳管となり，末梢部が拡張して**原始鼓室** primitive tympanic cavity となる．これが中耳腔の原基である．原始鼓室の最外側では，咽頭嚢の内胚葉上皮が外耳道原基である第 1 咽頭溝底部の外胚葉上皮と接して，**鼓膜**が形成される（図17.4ⓒ）．

ⓑ 第 2 咽頭嚢

　第 2 咽頭嚢背側部の上皮が増殖し，上皮芽となって周囲の間葉中に進入する．これを**扁桃窩** tonsillar fossa といい，それを取り囲む間葉がリンパ組織に分化して**口蓋扁桃**の原基を作る（図17.4）．

ⓒ 第 3 咽頭嚢

　第 3 咽頭嚢は背側部と腹側部に分かれ，背側部から**下上皮小体**（**下副甲状腺**）が，腹側部から**胸腺**が発生する（図17.4ⓑ）．両者は咽頭壁との連絡を失い，胸腺は増殖しながら下上皮小体を伴うようにして尾方へ下降する．胸腺の主要部はやがて縦隔内の最終的な位置へ移動し，そこで左右の胸腺原基が癒合する（図17.4ⓒ）．下上皮小体は胸腺に引っ張られるようにして下降するので，第 4 咽頭嚢から発生する上上皮小体よりも下方へ移動する（図17.4ⓒ）．

　従来，胸腺と下上皮小体の上皮成分は，第 3 咽頭嚢の内胚葉上皮からできると考えられてきたが，近年，これら両腺の形成には第 3 咽頭溝の外胚葉上皮も関与している可能性が示唆されている．

ⓓ 第 4 および第 5 咽頭嚢

　第 4 咽頭嚢の背側部分から**上上皮小体**（**上副甲状腺**）が形成されるが，これにも外胚葉上皮の関与があるとされる．上上皮小体は，やや下降して甲状腺の表面に達する．第 5 咽頭嚢は第 4 咽頭嚢の一部ともみなされるが，ここから**鰓後体** ultimobranchial body が発生し，後に甲状腺に取り込まれる．鰓後体は分化して甲状腺の**傍濾胞細胞** parafollicular cell（**C 細胞**）となり，カルシトニンを分泌する．

　本来，「副甲状腺」は異所性に形成された過剰な甲状腺組織（accessory thyroid gland）を指す語であったが，臨床分野を中心に parathyroid gland（上皮小体）が「副甲状腺」と表記されることが多いため，「解剖学用語改訂 13 版」（日本解剖学会監修，2007）では，「上皮小体」と「副甲状腺」を併記している．

　第 4 週に，原始咽頭前壁で無対舌隆起のすぐ尾側で内胚葉上皮が陥入し，甲状腺の原基である**甲状腺憩室** thyroid diverticulum を形成する（図13.5 ☞ 156 頁）．この部位は，成体で舌盲孔 foramen caecum として残っている．舌根部の発育につれて甲状腺憩室は深くなり，舌盲孔との間は**甲状舌管** thyroglossal duct によって連絡を保っているが，第 5 週にはその連絡がなくなって独立した甲状腺 thyroid gland ができる．成体でまれに見られる甲状腺の**錐体葉** pyramidal lobe は，甲状舌管の下端部が完全に閉じずに，その部位に甲状腺組織ができたものである．甲状腺は頸部前面を下降し，第 7 週までに輪状軟骨の尾方に位置する．

　甲状腺の原基は，初め細胞索をなしているが，第 8 週になると間葉細胞が進入するとともに，原始濾胞が形成される．第 10 週頃から濾胞にコロイドが蓄積され，12 週頃までにホルモン分泌が認められるとされる．

　第 3，4 咽頭嚢上皮から分化した上皮小体原基の細胞群が下降して甲状腺の表面に位置する．上皮小体の組織分化は胎生期後半まで続くが，胚子期に既に**上皮小体ホルモン** parathyroid hormone（PTH）の分泌が認められ，胎児のカルシウム代謝を調節する．

17

MEMO 17.7 **胸腺の組織発生**

　第4週末に第3咽頭嚢上皮から発生した胸腺原基の細胞は，初め管腔をもっているが，間もなく密になり，分枝して小葉構造のもとを作る．第7週までに咽頭との連絡を断ち，縦隔を下降して胸骨原基の背方で左右が癒合して1つの胸腺となる．神経堤細胞が侵入し，中隔などを作る．3か月には，リンパ球の前駆細胞が入り込んできて活発に増殖する．第12週頃までに皮質と髄質が形成され，第2三半期以降ハッサル小体 Hassall's body が明瞭になってくる．

　胸腺は周生期に活発に機能し，思春期までその大きさを増すが，思春期以降は退縮して成人では脂肪組織に置き換わる．

5　頭頚部の形態形成メカニズム

　頭頚部の筋や骨格は，体幹や四肢におけるそれらとは異なり，外胚葉由来の間葉（**外胚葉性間葉** ectomesenchyme）によって作られるものが多い．これらの細胞は，中脳下部〜菱脳の神経ヒダの細胞（神経堤細胞）が非上皮性になったもので，遊走性に富み，多様な組織に分化する．これらの神経堤細胞の一部は脳を包んで頭蓋冠を作るほか，分節状に遊走して咽頭弓へ向かい，そこで咽頭弓の軟骨と間葉を形成する．また，頭頚部の末梢神経も神経堤細胞と外胚葉性プラコード（☞231頁）からできる．

　神経ヒダからの神経堤細胞の誘導には BMP4，BMP2 や snail が関与し，遊走の際には足場としてのフィブロネクチン fibronectin やラミニン laminin など，またグリア由来神経栄養因子 glia-derived neurotrophic factor の働きが重要であると考えられている．頭部神経堤細胞が発生する菱脳には**ロンボメア**とよばれる分節構造がある（☞201頁）．各ロンボメアからの神経堤細胞が特定の咽頭弓へ遊走し，ロンボメアと Hox 遺伝子の発現の組み合わせ（**Hox コード**）によって各分節の特異的な分化運命が決定される（図16.6☞202頁）．

6　頭蓋骨の発生

　頭蓋 skull, cranium は，頭部神経管（脳胞）を取り囲む間葉から発生し，脳を容れてこれを保護する**神経頭蓋**（**脳頭蓋**）neurocranium と，口腔・咽頭などを取り囲む**内臓頭蓋** viscerocranium に分けられる．神経頭蓋，内臓頭蓋ともに，膜性骨化によりできる部分と軟骨内骨化によりできる部分がある（図17.6）．ただし，これらの区分は，成体の頭蓋骨に見られる構造上

の単位と必ずしも一致するものではない．例えば，後頭骨の底部は脊索周囲にできる軟骨から形成される軟骨性神経頭蓋であるが，後頭鱗は脳を覆う間葉から直接できる膜性神経頭蓋である．

　頭蓋を形成する間葉には，神経堤（外胚葉）に由来するものと体節の椎板（中胚葉）に由来するものがある．頭蓋の大部分は，神経堤由来の間葉からできるが，大後頭孔周囲の骨は後頭椎板由来の間葉によって形成される（図17.7）．

1　軟骨性神経頭蓋

　頭蓋底を構成する骨の大部分は，まず軟骨性原基が作られ，軟骨内骨化によって骨が形成される．これらの骨を**軟骨性神経頭蓋** cartilaginous neurocranium という．軟骨性神経頭蓋は，次の3つの部分に分けられる（図17.7）．

ⓐ 索傍領域

　脊索頭方端の周囲の部位を**索傍領域** parachordal region といい，ここに形成される沿軸中胚葉由来の軟骨を**索傍軟骨** parachordal cartilage とよぶ．索傍軟骨は，そのすぐ尾方にできる後頭体節の椎板（**後頭椎板** occipital sclerotome）および最も頭側の体節の椎板 first cervical sclerotome に由来する軟骨と癒合して1つの軟骨板を形成し，これが後頭骨底部の原基となる．索傍軟骨からは斜台の部分が，椎板からは大後頭孔周囲の骨が形成される．すなわち，後頭骨底部は，脊椎の上端が進化の過程で上位の骨（本来の頭蓋骨）と癒合し，後頭骨の一部になったものと考えられる．

ⓑ 前索領域（梁柱領域）

　脊索頭方端の前方（頭方）に当たる部位を**前索領域**（**梁柱領域**）prechordal (trabecular) region といい，ここに2対の軟骨性原基が作られる．これらを作る細胞はいずれも神経堤由来である．その1対は，下垂体原基の両側にできる**下垂体軟骨** hypophyseal cartilage であり，あと1つはその前方に形成される**前索軟骨**（**梁柱軟骨**）prechordal (trabecular) cartilage である．前者は，左右が癒合して蝶形骨体を作り，後者からは篩骨中部が形成される．前索領域のこれらの軟骨は索傍軟骨の前端部とつながり，それによって頭蓋底の軟骨性原基が形づくられる．

　なお，これら以外に，脳の腹外側を覆う間葉内に前後2対の軟骨性原基が形成される．前方のものは

図17.6 神経頭蓋と内臓頭蓋

神経頭蓋，内臓頭蓋ともに，膜性骨化ででき
る骨と軟骨内骨化でできる骨がある．

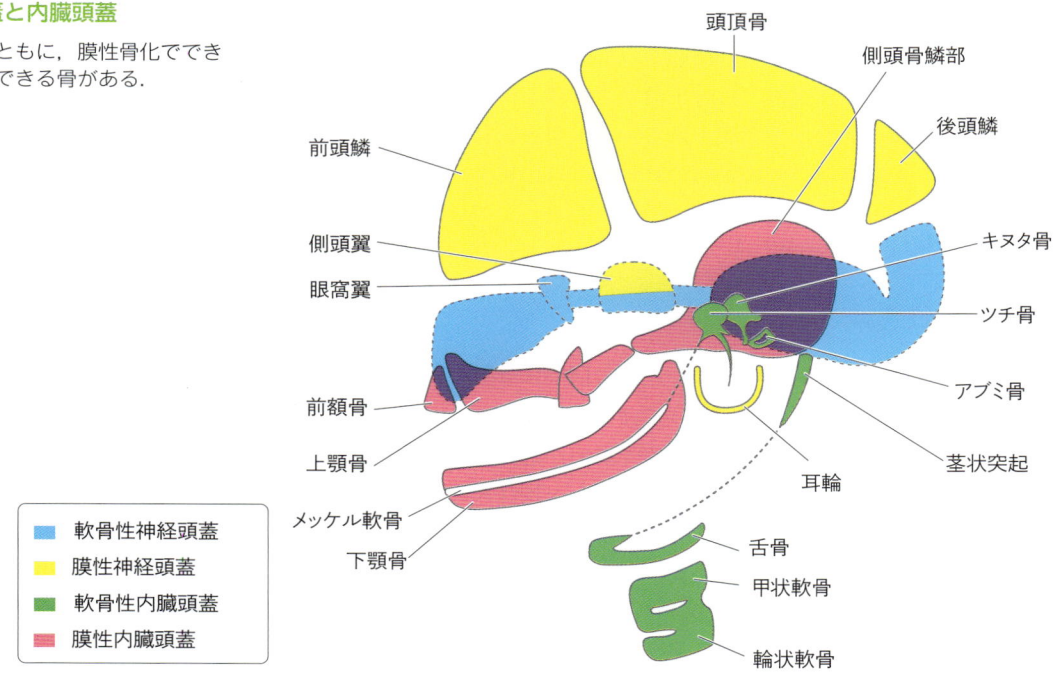

図17.7

軟骨性頭蓋の原基

軟骨性頭蓋の原基（左）と
それから形成された頭蓋
底の骨．

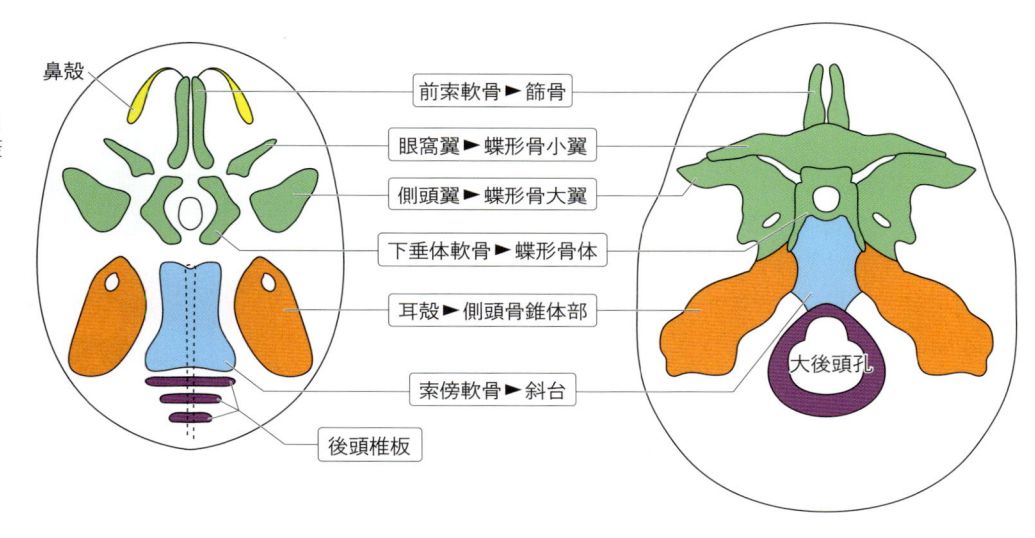

眼窩翼 ala orbitalis（**眼窩蝶形骨** orbitosphenoid），
後方のものは **側頭翼** ala temporalis（**翼蝶形骨** ali-
sphenoid）とよばれ，それぞれ蝶形骨の小翼と大翼
になる．

ⓒ 感覚殻

内耳の原基である耳胞 otocyst や外鼻孔となる鼻
窩の周囲にも軟骨性原基が生じる．これらはそれぞ
れ **耳殻** otic capsule，**鼻殻** nasal capsule とよばれ，
第12週頃までに頭蓋底原基の軟骨板と癒合する．
耳殻からは側頭骨の錐体乳突部（岩様部）が，鼻殻
からは篩骨の一部と下鼻甲介が形成される．

2 膜性神経頭蓋

頭蓋冠の大部分は，脳を取り囲む間葉から形成され
る．これらの骨を **膜性神経頭蓋** membranous neuro-
cranium といい，前頭鱗，後頭鱗，頭頂骨などがこれ
に属する（図17.6）．側頭骨鱗部も構造上このグループ
に分類されることが多いが，これは実際には第1咽頭
弓に由来するもので，起源からいえば膜性内臓頭蓋で
ある．

3 軟骨性内臓頭蓋

咽頭弓の軟骨性骨格からできる内臓頭蓋で，神経堤
由来である．第1咽頭弓軟骨（メッケル軟骨）背側端

から形成される耳小骨のツチ骨とキヌタ骨，第2咽頭弓軟骨（ライヘルト軟骨）の背側端から形成されるアブミ骨と側頭骨の茎状突起，舌骨小角と舌骨体上部，第3，4，6咽頭弓軟骨から形成される舌骨大角と舌骨体下部，そして喉頭蓋以外の喉頭の軟骨がこれに属する．

4 膜性内臓頭蓋

第7〜8週頃，第1咽頭弓上顎隆起内の間葉に4対の骨化中心が生じ，膜内骨化によって前方より順に前顎骨 premaxilla，上顎骨，頬骨，側頭骨鱗部が形成される．前顎骨は後に切歯骨となる．さらに，上顎隆起の深部にも骨化中心が現れ，口蓋骨，鋤骨，蝶形骨翼状突起などができる（図17.6）．なお，これらとほぼ同時期に，下顎隆起には，メッケル軟骨の外側に2対の骨化中心が出現し，それぞれから下顎骨体および下顎枝が形成される（図17.8，図17.9）．

7 頭頚部の発生異常

ⓐ 口唇裂と口蓋裂

口唇裂 cleft lip と**口蓋裂** cleft palate は，それぞれ500〜1,000出生に1例の割合で発生する．しばしば口唇裂と口蓋裂が合併する（**口唇口蓋裂** cleft lip and palate）．口唇裂はふつう上顎隆起と内側鼻隆起の癒合不全によって起こり（図17.10），片側性のものと両側性のものがある．特殊な型として正中部の上唇が癒合しない**正中唇裂** median cleft lip があるが，これは前顎部の形成不全によって起こるもので，しばしば鼻や脳の正中部の異常と合併する（全前脳胞症など）．口唇裂，口蓋裂は比較的頻度の高い先天異常であるが，その原因は一様ではない（☞108頁）．

ⓑ 顔面裂

顔面を形成する隆起同士の癒合がうまく起こらない時に顔面の一部が裂けたような異常が起こる．外側鼻隆起と上顎隆起がうまく癒合しないと**斜顔面裂** oblique facial cleft となり，上唇から内眼角へ裂け目が生じる．さらにまれな異常としては，上顎隆起と下顎隆起の間に大きい裂け目が残る**巨口症** macrostomia（**外側顔面裂**）がある．

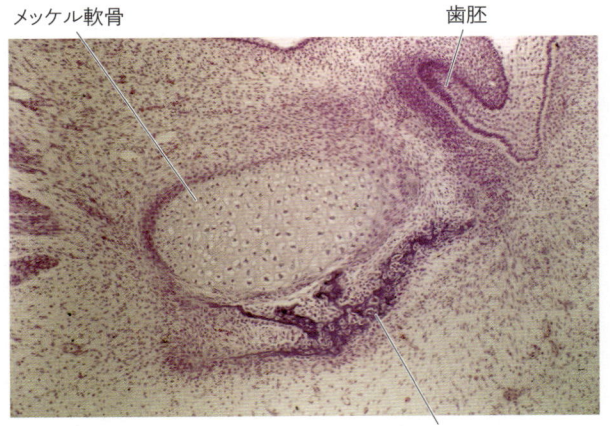

図17.8 第8週胚子の下顎骨原基
メッケル軟骨の外側に膜内骨化により下顎骨が形成されている．

メッケル軟骨　歯胚　下顎骨原基

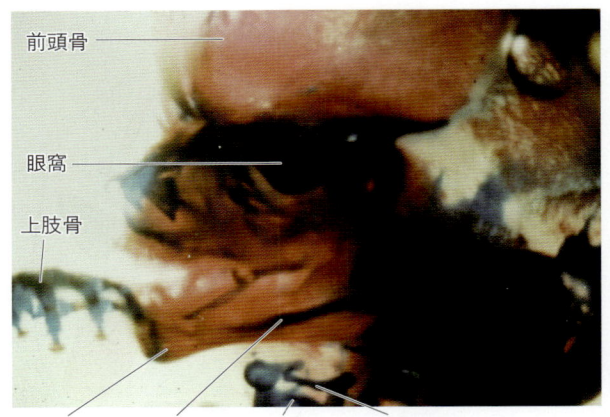

図17.9 胎児頭部の骨・軟骨二重染色
軟骨が青く，骨が赤く染まっている．

前頭骨　眼窩　上肢骨　下顎骨　メッケル軟骨　甲状軟骨　舌骨原基

（画像提供：V. M. Diewert 博士）

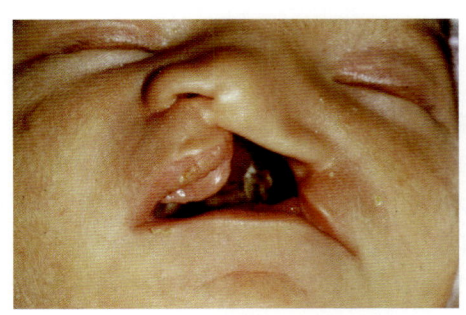

図17.10 ヒト新生児における口唇裂
顔面の隆起の癒合不全によって起こったもので，口蓋裂を合併している．

（画像提供：V. M. Diewert 博士）

ⓒ 第1咽頭弓症候群

遺伝的またはその他の原因によって第1咽頭弓の形成に異常が起こると，下顎や外耳などに特徴的な形態異常が生じる．このような異常を総称して**第1咽頭弓症候群** first pharyngeal arch syndrome という．**ピエール・ロバン症候群** Pierre Robin syndrome は，小下顎症 micrognathia，口蓋裂，外耳の欠損または低形成を伴う異常で，発生頻度は3千〜3万出生に1人と推定される．**トリーチャー−コリンズ症候群** Treacher-Collins syndrome は，下顎骨や上顎骨の低形成，外耳や中耳の形成異常，高口蓋 high-arched palate や口蓋裂などを伴う常染色体優性遺伝疾患である．TCOF1 遺伝子などの変異によって起こり，発生頻度は5万人に1人程度である．重症例としては，下顎が全くまたはほとんど形成されず外耳孔が頚部の左右腹側に存在する**耳頭症** otocephaly がある．

ⓓ 咽頭溝・咽頭嚢の遺残

頚洞がうまく閉鎖しなかったりその一部が皮下に残存すると，側頚部に嚢胞 cyst ができ，時には咽頭と交通する瘻 fistula の形をとる．このような異常があると，残存した上皮からの分泌物が開口部から滲出したり皮下で嚢胞が腫大したりする．

ⓔ ディジョージ症候群

胸腺の形成不全とそれによる免疫異常（T細胞の異常による免疫不全），上皮小体の形成不全と低カルシウム血症，心臓流出路の異常を合併する疾患があり，**ディジョージ症候群** DiGeorge syndrome とよばれる（☞ 145頁）．これは，頭部神経堤細胞の形成や遊走に異常があるために起こる．染色体の 22q11.2 の欠失が原因であり，4千〜5千人に1人の頻度で発症する．

復習問題

1　外耳道はどこに形成されるか．
　ⓐ第1咽頭溝よりも頭方の頭部側面　ⓑ第1咽頭溝　ⓒ第2咽頭溝　ⓓ第3咽頭溝
　ⓔ第3咽頭溝よりも尾方の頚部側面

2　咽頭弓について正しくないのはどれか．
　ⓐ第1咽頭弓は上顎隆起，第2咽頭弓は下顎隆起ともよばれる　ⓑ第2咽頭弓が下方へ発達し，頚洞ができる
　ⓒ第5咽頭弓は痕跡的である　ⓓ咽頭弓の間葉は外胚葉性である　ⓔ咽頭弓の動脈は大動脈弓の形成に関与する

3　第1咽頭弓について正しいのはどれか．
　ⓐ第1咽頭弓軟骨をライヘルト軟骨ともいう　ⓑ第1咽頭弓軟骨が骨化して下顎骨となる
　ⓒ第1咽頭弓軟骨の尾方端から3個の耳小骨が形成される　ⓓ第1咽頭弓の間葉から咀嚼筋が発生する
　ⓔ第1咽頭弓には動脈はできない

4　第2咽頭弓軟骨から分化するのはどれか．
　ⓐ下顎骨　ⓑ舌骨体　ⓒ甲状軟骨　ⓓ輪状軟骨　ⓔ茎突舌骨靭帯

5　第2咽頭弓の支配神経はどれか．
　ⓐ三叉神経　ⓑ顔面神経　ⓒ舌咽神経　ⓓ迷走神経　ⓔ第1頚神経（C1）

6　第3咽頭弓の間葉から形成される筋はどれか．
　ⓐ顎舌骨筋　ⓑ顎二腹筋　ⓒ茎突舌骨筋　ⓓ茎突咽頭筋　ⓔアブミ骨筋

7　軟骨内骨化でできる骨はどれか．
　ⓐ側頭骨鱗部　ⓑ後頭鱗　ⓒ上顎骨　ⓓ下顎骨　ⓔ側頭骨茎状突起

8　咽頭嚢から発生しないのはどれか．
　ⓐ甲状腺　ⓑ上上皮小体　ⓒ下上皮小体　ⓓ胸腺　ⓔ鰓後体

9　第3咽頭嚢から分化するものはどれか．
　ⓐ頚洞　ⓑ上上皮小体　ⓒ下上皮小体　ⓓ口蓋扁桃　ⓔ鰓後体

10　上口唇自由縁の形成に関与するものはどれか．
　ⓐ前上顎部（顎間部）と外側鼻隆起　ⓑ内側鼻隆起と外側鼻隆起　ⓒ内側鼻隆起と上顎隆起
　ⓓ外側鼻隆起と上顎隆起　ⓔ両側の外側鼻隆起

17

☞ 解答は 251頁

chapter 18

眼と耳

本章の内容

1　眼の発生
2　耳の発生

キーワード

眼溝
眼杯
眼胞
水晶体板
水晶体窩
水晶体胞
眼杯裂
硝子体動脈
硝子体静脈
耳板
耳窩
耳胞
耳管鼓室陥凹
原始鼓室
耳介小丘

Summary

　第4週に，前脳の側壁が外側へ向かって膨らみ出して眼胞を作り，それに近接する表皮胚葉が局所的に肥厚して水晶体板（水晶体プラコード）となる．眼胞は外側から陥入して眼杯となり，眼杯の2層の上皮が網膜に分化する．水晶体板は陥入して水晶体窩，さらに水晶体胞となり，第9週までに水晶体胞が閉鎖して実質性の水晶体ができる．虹彩，毛様体は，網膜原基辺縁部と近傍の間葉から形成される．硝子体には，初め硝子体動静脈が進入するが，やがてこれらの血管の遠位部が消失して透明な硝子体となる．外眼筋は，耳前筋板の間葉からできる．

　第4週初めに菱脳の左右の外胚葉が局所的に肥厚し，耳板（耳プラコード）を作る．耳板は陥入して耳窩，さらに耳胞となり，これが発育しつつ複雑な形態形成を行って，内耳の蝸牛やラセン器を作る．中耳の鼓室は第1咽頭嚢の遠位部からでき，その外側端の内胚葉とそれに接する第1咽頭溝の外胚葉上皮が鼓膜を作る．耳小骨は，第1および第2咽頭弓軟骨の背側部からできる．第1咽頭溝の背側部が孔として残り，外耳孔となる．外耳孔の上下の第1・第2咽頭弓の組織が丘状に肥厚して耳介を作る．

Point

- 第4週に，前脳の側方に眼胞が形成される．眼胞の外側部が陥入して眼杯となる．眼杯の上皮が，網膜の神経層と色素上皮層に分化する．網膜の神経節細胞の軸索が視神経となる．
- 眼胞に近接する外胚葉が肥厚して，水晶体板となる．やがて，水晶体板が陥入して水晶体窩に，さらにそれが球形の水晶体胞となる．水晶体胞の腔が消失すると，水晶体ができる．
- 虹彩は，眼杯辺縁部の細胞と局所の間葉から分化する．
- 硝子体には初め硝子体動静脈が入っているが，胚子期終わりまでにこれらの血管の遠位部が消退して透明な硝子体ができる．
- 外眼筋は，耳前筋板の間葉から分化する．
- 6か月頃に，瞳孔膜が破れて瞳孔ができる．
- 第4週初め，菱脳の側方の外胚葉が肥厚して耳板ができる．耳板が陥入して耳窩に，さらにそれが落ち込んで耳胞となる．耳胞が大きくなって変形し，卵形嚢，球形嚢，半規管，蝸牛管，ラセン器を作る．
- 第1咽頭嚢の遠位部から鼓室ができ，その外側端の内胚葉とそれに接する第1咽頭溝の外胚葉上皮が鼓膜を作る．
- 耳小骨は，第1および第2咽頭弓軟骨の背側部からできる．
- 第1咽頭溝の背側部が孔として残り，外耳孔となる．外耳孔の上下の第1・第2咽頭弓に丘状に肥厚した耳介小丘ができ，これらが癒合しつつ大きくなって耳介を作る．

本章で扱う発生の流れ

	眼	耳
第4週	前脳側壁に眼溝ができる. 眼溝が深くなり，先端が膨らんで眼胞となる. 眼胞に近接する外胚葉が肥厚して水晶体板（水晶体プラコード）となる. 	耳板（耳プラコード）が形成される. 耳板が陥入して耳窩となる.
第5週	眼胞の遠位部が陥入して眼杯となる. 眼杯の組織が網膜の神経層と色素上皮層への分化を始める. 眼茎が認められる. 水晶体窩ができる. 	耳胞が形成される. 内リンパ管，蝸牛管の形成が始まる. 耳介小丘が出現する. 卵形嚢，球形嚢の形成が始まる.
第6週	水晶体胞ができ，表皮外胚葉との連絡を断つ. 水晶体線維が増殖し，水晶体腔が小さくなる. 	耳管鼓室陥凹ができる. 6個の耳介小丘が認められる. アブミ骨の形成が始まる. ツチ骨，キヌタ骨の形成が始まる. 耳介小丘が癒合し始める.
第7週	水晶体腔が閉鎖する. 強膜の分化が始まる.	軟骨性耳殻ができる.
第8週		蝸牛管が2回半，回転している.

眼と耳は，感覚器の中で最も重要な器官である．いずれの器官も，構造的にも機能的にも脳と密接に関連し，また，発生過程では外胚葉性プラコードと神経堤由来の細胞が重要な役割を果たす．

1 眼の発生

1 眼の初期発生

22日頃，すなわち前神経孔が閉鎖する直前に，左右の前脳壁が側方へすじ状に膨らみ出す．この前脳内壁の凹みを**眼溝** optic groove, optic sulcus とよぶ．前脳胞が形成されたあと，前脳のこの部分が側方へ向かってさらに拡大し**眼胞** optic vesicle を形成する（図18.1）．眼胞はその遠位部が拡張して大きくなる．

一方，左右の眼胞に近い頭部側方の表皮外胚葉が局所的に肥厚する．これが水晶体の原基である**水晶体板**（**水晶体プラコード**）lens placode である（図18.1 **ⓑ**）．第4週後半には，水晶体板が陥入して**水晶体窩** lens pit となり（図18.2 **ⓐ**），さらに球形の**水晶体胞** lens vesicle となる．水晶体胞は，第5週半ばまでに表皮外胚葉との連絡を断つ（図18.2 **ⓑ**）．

一方，眼胞は，遠位部（外側）の上皮が内方へ向かって陥入し，近位側（内側）の眼胞壁と重なって，二重の壁からなるワイングラス状の**眼杯** optic cup を作る（図18.2）．眼胞または眼杯と前脳をつなぐ細い部分

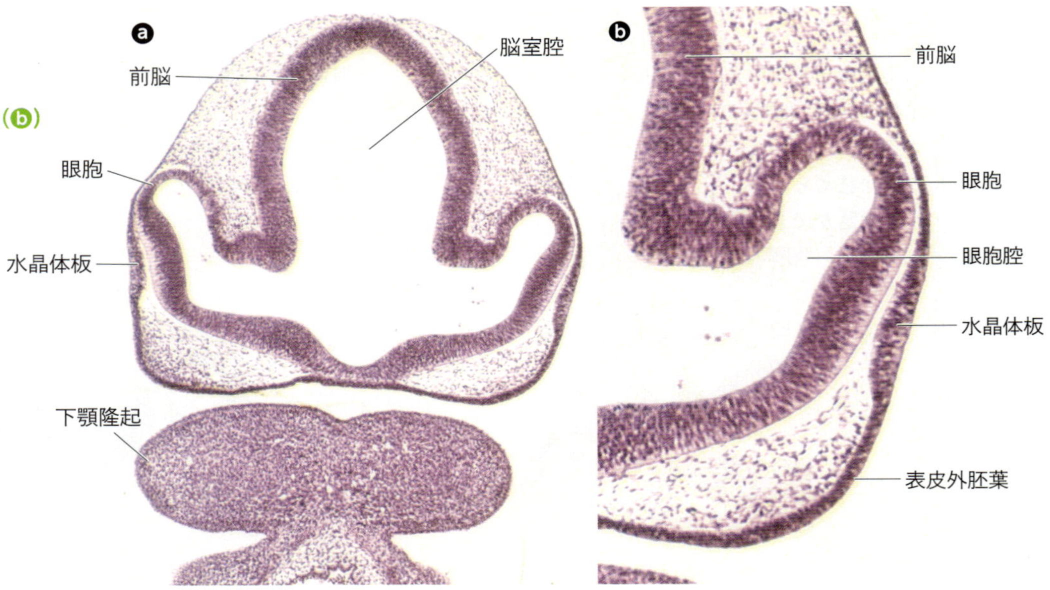

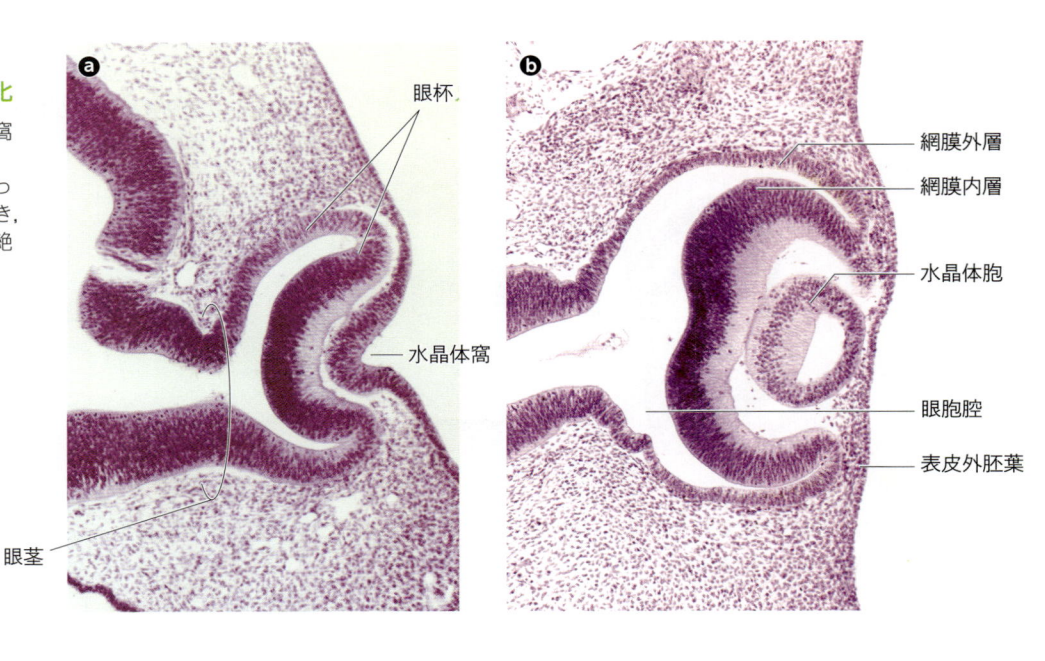

図18.1

第4週ヒト胚子の頭部前額断面（ⓐ）と眼胞部分の強拡大像（ⓑ）

ⓐ
前脳
脳室腔
眼胞
水晶体板
下顎隆起

ⓑ
前脳
眼胞
眼胞腔
水晶体板
表皮外胚葉

図18.2

網膜と水晶体原基の分化

ⓐ 32日．眼杯と水晶体窩が認められる．
ⓑ 38日．眼杯が深くなっている．水晶体胞ができ，表皮外胚葉との連絡を絶つ．

ⓐ
眼杯
水晶体窩
眼茎

ⓑ
網膜外層
網膜内層
水晶体胞
眼胞腔
表皮外胚葉

図18.3　第6週胚子における眼杯裂

眼杯と眼茎の下方部分は溝のようになり，そこを硝子体動静脈が通るが，第7週になると眼杯裂が閉じて血管を中へ包み込む．**ⓑ** **ⓐ**の点線部の断面図．**ⓒ**眼茎に沿った断面を示した図．

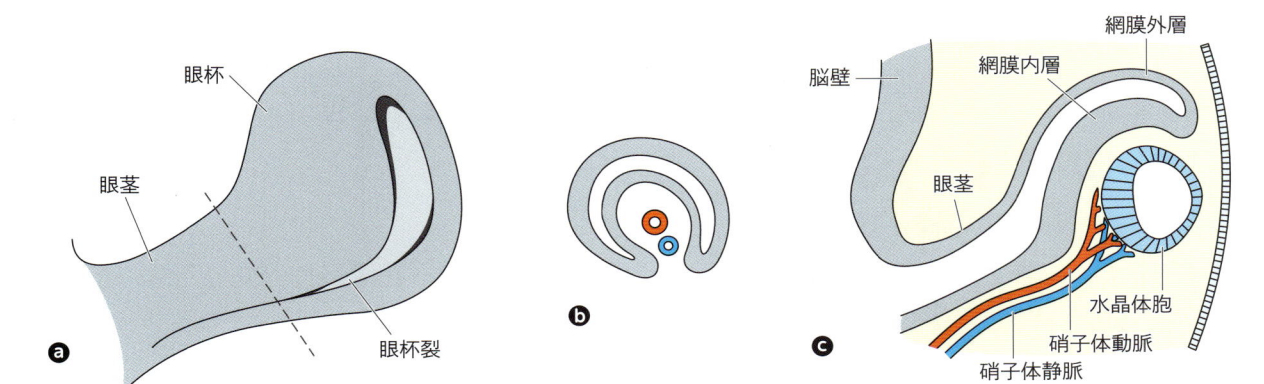

を**眼茎** optic stalk とよぶ．眼胞と眼茎の腹側部は，動静脈を包み込むように溝状にくぼむ（図18.3）．眼杯のこのくぼみが**眼杯裂** choroidal fissure で，この裂の中を走るのが**硝子体動静脈** hyaloid artery and vein である．硝子体動脈が，眼杯内の間葉や水晶体胞を栄養する．

MEMO 18.1　外胚葉性プラコード

　頭頸部の特殊感覚を担う器官（眼，耳，鼻など）と関連の感覚ニューロンの形成には，局所の外胚葉が肥厚してできる**外胚葉性プラコード** ectodermal placode（**頭部感覚性プラコード** cranial sensory placode）が主要な役割を果たす．初期胚の段階で，外胚葉の細胞に神経外胚葉，プラコード，神経堤，表皮外胚葉への分化運命が決まると考えられている．

- **水晶体プラコード（水晶体板）** lens placode：頭部の左右で外胚葉が肥厚し，のちに陥入して水晶体胞となる．このプラコードは感覚ニューロンを産生しない（☞230頁）．
- **耳プラコード（耳板）** otic placode：内耳の感覚上皮および前庭神経節と蝸牛神経核のニューロンを生じる（☞235頁）．
- **鼻プラコード（鼻板）** olfactory placode：鼻の嗅上皮および嗅神経のニューロンを生じる（☞170頁）．
- **三叉神経プラコード** trigeminal placode：**眼神経プラコード** ophthalmic placode と**上顎下顎神経プラコード** maxillomandibular placode からなり，三叉神経節のニューロンを産生する．なお，副交感性（内臓求心性）のニューロンは神経堤細胞に由来する．
- **咽頭弓上プラコード** epipharyngeal (epibranchial) placode：咽頭弓の神経（Ⅶ，Ⅸ，Ⅹ）の神経節ニューロンを作るプラコードで，**膝神経節プラコード** geniculate placode，**錐体神経プラコード** petrosal placode，**節状神経節プラコード** nodose placode からなる．それぞれ顔面神経，舌咽神経，迷走神経の遠位ニューロンを産生する．

2　網膜

　眼杯は内外2層の上皮によって形成されるが，これが**網膜** retina の原基である（図18.2）．眼杯内層 internal layer は神経上皮の性質を保ち，厚さを増して網膜の**脳層** neural layer（**感覚層** sensory layer）となる．第5週終わりまでに眼杯外層 external layer の細胞に色素果粒が出現し，網膜の**色素上皮層** pigmented layer への分化が始まる．すなわち，網膜の原基は脳壁の一部が突出して分化したもので，それが2重の膜になって脳層と色素上皮層を作るのである．

　網膜脳層は組織学的に脳壁と類似しているが，内外の層の関係は脳と逆である．すなわち，網膜では，眼杯腔に面した内境界膜に近い方に**神経節細胞層** ganglion cell layer があり，その外方（深層）に双極細胞を含む**内果粒層** inner nuclear layer，さらに外方に**外果粒層** outer nuclear layer と**杆状体・錐状体層** layer of rods and cones がある（図18.4）．外果粒層には，光受容器である**杆状体細胞** rod cell と**錐状体細胞** cone cell（両者を合わせて**視細胞** photoreceptor cell という）の核があり，杆状体・錐状体層はそれらの細胞体の突起（**杆状体** rod と**錐状体** cone）からなる．神経節細胞の軸索は，眼茎の内層で視神経となり，視床と四丘体へ視覚情報を送る．網膜の層分化は胎生6か月頃から始まるが，中心窩の分化は遅く，生後4か月頃にようやく完成する．

　第7週頃に眼杯裂が閉じ，硝子体動静脈が眼茎（視神経 optic nerve）の中心に包み込まれる．その後，硝子体よりも末梢部分にある硝子体動静脈が消失し，近位部の血管は**網膜中心動静脈** central artery and vein of retina として網膜に分布する．

18

図18.4　第 25 週胎児の網膜の組織像

ⓐ周辺部．層の分化が進んでいるが，軸索や樹状突起が未発達なため，網状層はまだ薄い．
ⓑ黄斑部．周辺部に比べて網状層の発達が良好で，杆状体・錐状体の細胞が認められる．

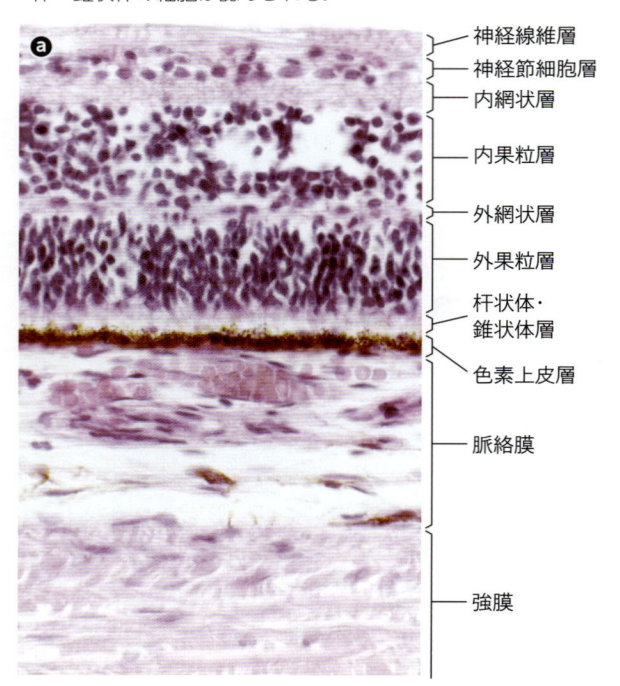

神経線維層
神経節細胞層
内網状層
内果粒層
外網状層
外果粒層
杆状体・錐状体層
色素上皮層
脈絡膜
強膜

黄斑部

神経節細胞層
内網状層
内果粒層
外網状層
外果粒層
杆状体・錐状体層

図18.5　虹彩欠損

胚子期の眼杯裂が完全に閉じないために虹彩の一部が欠損する．

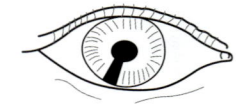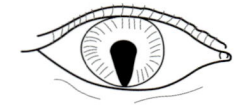

MEMO 18.2　網膜剥離

　網膜の脳層と色素上皮層の間の腔（網膜内腔 intraretinal space）は脳室腔の続きであるが，網膜が完成すると両層が密着して腔が消失する．**網膜剥離** retinal detachment は，網膜の 2 層が分離する疾患で，この間隙（元の脳室腔）が開大する疾患である．

MEMO 18.3　虹彩欠損

　虹彩形成の初期には，眼杯裂の部分で虹彩も不連続になっているが（図18.3），第 7 週に眼杯裂が癒合すると，虹彩も完全な輪状になる．もし，生後もこの部の虹彩が閉じなければ，虹彩の一部が欠損した**虹彩欠損** coloboma iridis という異常になる（図18.5）．

3　虹彩

　虹彩は，水晶体の周辺部に接する眼杯の辺縁部から発生し，網膜色素上皮層に続く外層（**色素上皮層** pigmented layer）と網膜脳層に続く内層（**網膜虹彩部** iridial portion of retina）からなる．これらの組織は，脳室の上衣細胞に相当する．虹彩の筋である**瞳孔括約筋**と**瞳孔散大筋**は眼杯外層（色素上皮層）の細胞から発生し，したがって神経外胚葉由来である．また，虹彩の血管性結合組織（**虹彩支質** iridial stroma）は，局所の間葉（神経堤由来）から形成される．

4　毛様体

　毛様体 ciliary body は，網膜と虹彩の間に位置する輪状の構造物で，虹彩と同様，2 層の上皮からなり，その表面から**毛様体突起** ciliary process が突出している（図18.6）．外層の色素上皮層は網膜の色素上皮層に連続し，内層は網膜脳層の続きで**網膜毛様体部** ciliary portion of retina とよばれる．毛様体筋と結合組織は，眼杯縁近傍の間葉から形成される．

図18.6　胎児の前眼房と毛様体，虹彩

毛様体は網膜組織の続きで，毛様体突起をもつ．毛様体の中には，周囲の間葉から毛様体筋が形成される．消失しつつある瞳孔膜が認められる．
ⓐ第20週．**ⓑ**第24週．

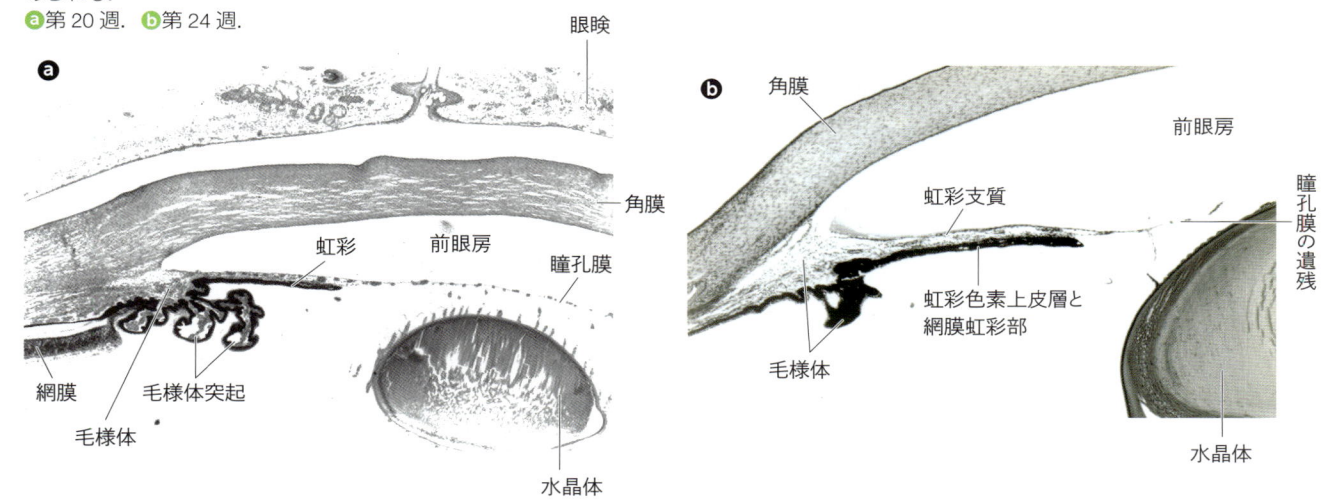

図18.7　第6週胚子の眼球の矢状断面

網膜の脳層と色素上皮層の組織分化が進み，水晶体胞腔が消失しつつある．

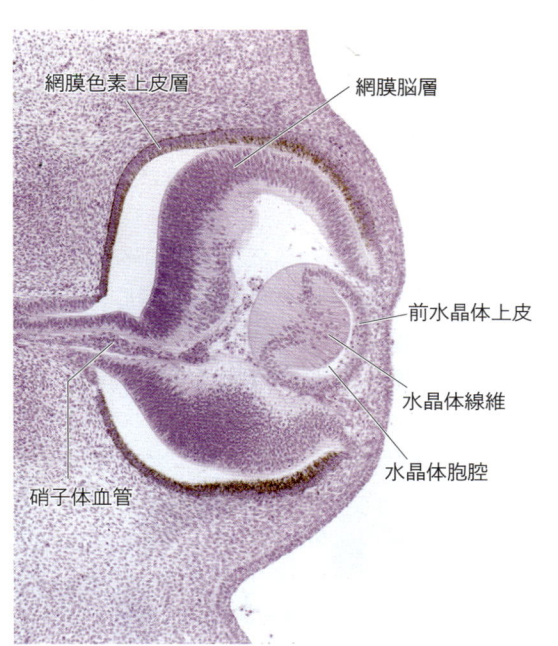

図18.8　第8週胚子の眼球

ⓐ眼球の矢状断面．**ⓑ**水晶体の強拡大像．
水晶体胞腔が消失し，実質性の水晶体ができる．眼瞼が形成されている．

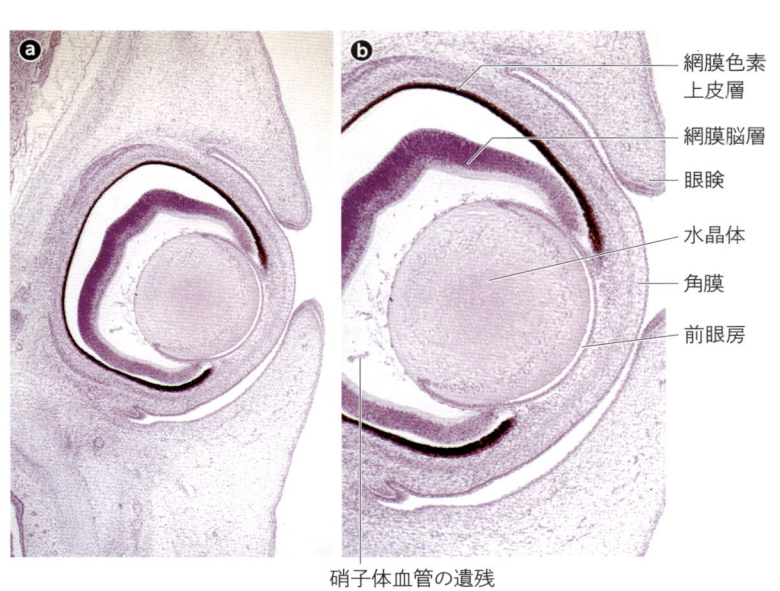

5　水晶体

　水晶体は，前述のように，外胚葉が陥入してできた水晶体胞がもとになってできる（**図18.2**）．水晶体胞の前壁は単層の立方上皮からなり，後に**水晶体上皮**となる．後壁の細胞は細長くなって**水晶体線維**を形成し，これが発達することによって水晶体が厚くなってくる（**図18.7**）．水晶体線維が発達してくると，水晶体胞の中にできていた**水晶体胞腔** lens cavity が閉塞し，その結果，第9週までに水晶体は実質性の構造となる

（**図18.8**）．その後も，**赤道帯** equatorial zone にある水晶体上皮細胞から新しい水晶体線維が付加され，これは生後20歳頃まで続く．なお，その後も緩やかな水晶体付加が終生続く．

　水晶体線維の細胞では，光を屈折する水晶体蛋白である**クリスタリン** crystallin が産生される．また，成熟した水晶体線維細胞は核を失い，それによって透明な水晶体ができる．

18

6 硝子体

硝子体は，眼杯の周囲から進入した間葉から発生する．初めは網状構造をもつゼラチン様物質で，硝子体動静脈をその中に含んでいるが（**図18.7**，**図18.8**），硝子体動静脈が消退すると透明な硝子体となる（**図18.8ⓐ**）．

7 角膜と前眼房

水晶体と表皮外胚葉様の間の間葉組織内に，第5週頃に腔隙が生じ，これが**前眼房**になる（**図18.8ⓑ**）．前眼房を覆う表皮外胚葉由来の組織の外層は角膜の固有層となり，強膜に続く（**図18.6**）．深部の間葉は脈絡膜の続きで，虹彩の間質および**瞳孔膜** pupillary membrane になる（**図18.6ⓐ**）．瞳孔膜は一枚の膜で水晶体の前面を覆っているが，その後，吸収されて消失し，瞳孔ができる．角膜固有層の表面を覆う角膜上皮は，表皮外胚葉由来で結膜に連続している．また，固有層の後面は前眼房の内皮細胞によって裏打ちされるが，これは局所の間葉から形成される．

8 脈絡膜と強膜

眼杯を取り囲む間葉はやがて2層に分化する．内側の層は血管に富む層で**脈絡膜**となり，外側の層は線維層で**強膜**となる（**図18.4ⓐ**）．脈絡膜は脳の軟膜とクモ膜に相当する膜で，内層の色素層と外層の血管層に分かれる．強膜は脳硬膜に相当し，視神経を取り巻く硬膜鞘に続く．

9 外眼筋

第5週頃，脊索前板周囲の間葉が凝集して**耳前筋板** preotic myotome ができる（**図10.22**☞125頁）．ここから発生する筋芽細胞は第3，4，6脳神経の支配を受け，それらが眼球に付着して**外眼筋** ocular muscle に分化する．

10 眼瞼

眼瞼は上下2つの表皮外胚葉のヒダによって作られ，ヒダの組織に間葉が入り込む（**図18.8**）．第6週に眼瞼縁が形成され始め，第10週頃には上下の眼瞼がいったん癒合するが，第26週頃に再び離れる．眼瞼の筋と瞼板は，局所の間葉から分化する．なお，**眉毛**（マユゲ）は第10週頃，**睫毛**（マツゲ）は6か月頃に出現する．

11 眼の発生の分子メカニズム

発生の初期に神経板が形成されると，その頭方端に1つの**眼形成野** eye field ができる．眼形成野は，脊索前板から分泌される Shh 蛋白により，左右2つに分割される．したがって，Shh 分子の異常は，単眼などを伴う全前脳胞症の原因となる（☞107頁）．

眼胞から眼杯が形成されると，内層の細胞が脳層（網膜神経層）に，外層の細胞が色素上皮層に分化する．眼杯内層，外層および眼茎にはそれぞれ異なる分子群が発現し，その後の組織分化を制御する（**図18.9**）．眼胞に近接する表皮外胚葉からの Fgf シグナルが眼杯遠位部に Chx10，Pax6，Rx，Six6 などの分子の発現を誘導し，これらの分子が網膜脳層への分化を誘導する．一方，眼胞周囲の間葉からの Tgfβ シグナルは，眼杯近位部に Mitf，Otx 分子などを誘導し，これらが眼杯外層を色素上皮層に分化させる．なお，腹側正中

図18.9 眼胞の形成と分化の分子メカニズム

ⓐ周囲の組織からのシグナル（Shh，Tgfβ，Fgfs）が眼胞の上皮に作用する．
ⓑⓒ眼胞に部位特異的に分子が発現し，網膜の分化を誘導する．

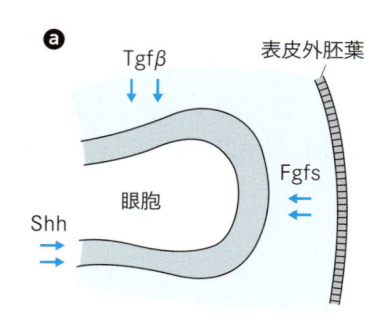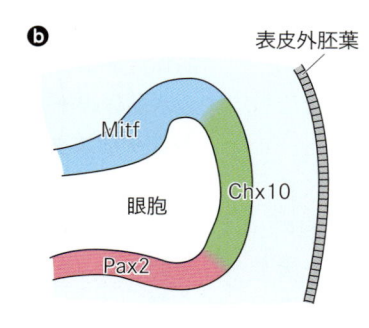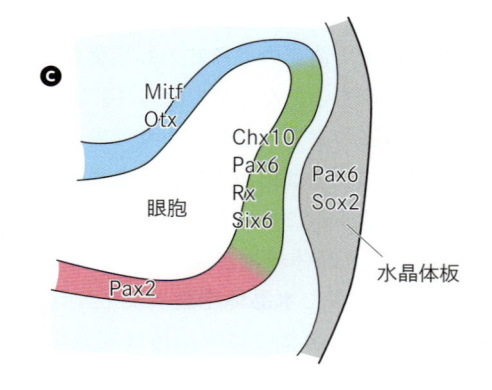

部の Shh シグナルが，眼茎腹側部に Pax2 の発現を誘導して，視神経の分化を制御する．

　眼胞に近い頭部側方の表皮外胚葉に Pax6 が発現し，これが転写因子 Sox2 の発現を促して水晶体への分化を正に制御する．やがて，Pax6，Sox2 などの協調的な働きによって Prox1 が発現し，これが水晶体特異的タンパク質クリスタリンの遺伝子発現を誘導する．

12　眼の発生異常

ⓐ 無眼球症

　眼球の原基が形成されないか，原基の発生が初期に停止すると，眼球が形成されず**無眼球症** anophthalmia となる．脳や顔面の重度の異常に合併することが多い．

ⓑ 小眼球症

　眼球が低形成で，異常に小さいものを**小眼球症** microphthalmia という．遺伝子異常，染色体異常に合併することもあるが，トキソプラズマや風疹ウイルスの胎内感染によっても起こる．広島・長崎の胎内被爆者では，被爆線量に応じて小眼球症の児が増加した．

ⓒ 先天性白内障

　生まれつき水晶体が白濁している異常を**先天性白内障** congenital cataract といい，風疹ウイルスの胎内感染で起こることが知られている．遺伝性のものもある．

ⓓ 硝子体動脈遺残

　正常では，硝子体動脈の遠位部は胎生 7 ～ 8 か月に消失して透明な硝子体ができるが，その一部が消えずに残る異常を硝子体動脈遺残 persistent hyaloid artery という．水晶体の後方に線維性血管組織が残り，視力障害を起こす．

ⓔ 未熟児網膜症

　発育中の眼球内で網膜血管が異常に増殖する疾患で，重症な場合，それが網膜を牽引して網膜剥離を起こし，視力障害，時には失明に至る．在胎週数 30 週未満，出生児体重 2,000 g 未満の児で発症率が高い．保育器内で高濃度酸素に曝露されるとリスクが高くなるため，新生児の血中酸素濃度をモニターして酸素濃度を適切に調節することにより，発症を予防する方策がとられる．

2　耳の発生

　聴覚と平衡覚に関与する耳は，内耳，中耳，外耳の 3 つの部分からなるが，それぞれ異なる起源をもち，複雑な過程をたどって形成される．

1　内耳

　第 4 週初め，菱脳の側方で外胚葉が肥厚し，左右の**耳板**（**耳プラコード**）otic placode が形成される（**図 18.10**）．間もなく耳板が陥入して**耳窩** otic pit となり，さらに球形の**耳胞** otic vesicle となる（**図18.11**）．耳胞はやがて表皮外胚葉との連絡を断って独立した嚢状構造物となるが，発育しながら長くなり，背側と腹側の 2 つの膨らみをもつようになる（**図18.12**）．背側部が**卵形嚢部** utricular portion で，後にここから**卵形嚢** utriculus，**半規管** semicircular canal，**内リンパ管** endolymphatic duct ができる．腹側部は**球形嚢部** saccular portion で，ここから**球形嚢** sacculus と**蝸牛管** co-

図18.10　**第 4 週胚子の耳板**
菱脳の高さで左右の表皮外胚葉が肥厚して耳板を形成する．
ⓐ菱脳の横断面．ⓑ耳板の強拡大像．

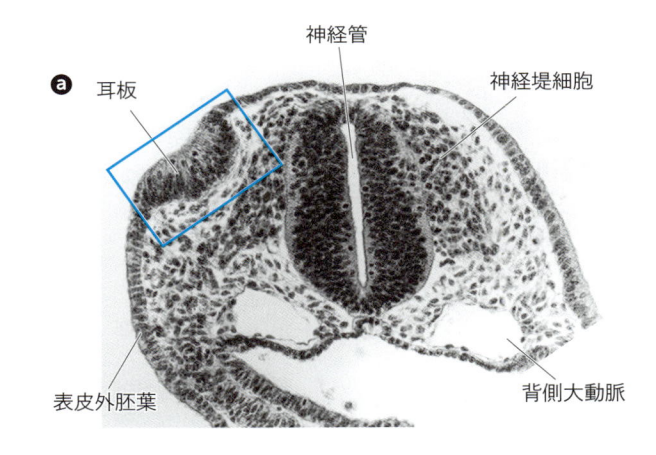

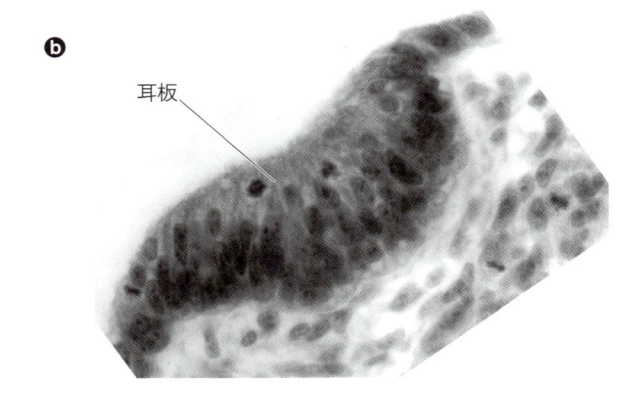

chlea が生じる（図18.12**d e**）．こうしてできた上皮性の管状構造物が**膜迷路** membranous labyrinth である．後に膜迷路を取り囲むように間葉が凝集して**軟骨性耳嚢** cartilaginous otic capsule を形成し，これが骨化して**骨迷路** osseous labyrinth となる．

図18.11　第5週胚子の耳胞

耳板が陥入して耳窩となり，さらに耳胞となって表皮外胚葉との連絡を絶つ．

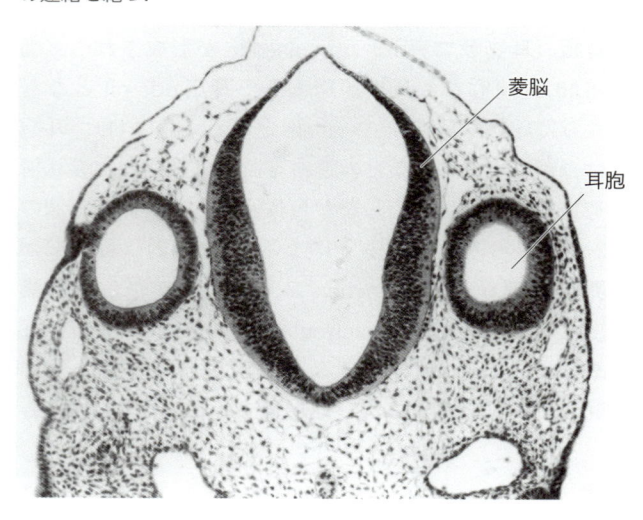

菱脳

耳胞

2　卵形嚢と半規管

第6週に，膜迷路の卵形嚢部で上皮が3つの円板状の突起として膨れ出す．これらは互いに角度をなし，間もなくそれぞれの円盤の中心部で2層の上皮が互いに癒合して消失し，その結果，ドーナツ状の管ができる．これが3つの半規管の原基である（図18.12**C**）．各半規管の一端が膨れて**膨大部** ampulla となる．半規管は，第20～25週に成人のそれとほぼ同じ大きさに達する．

第7週になると，膨大部に平衡覚の感覚細胞が現われ，**膨大部稜** crista ampullaris ができる．同様の感覚細胞は卵形嚢と球形嚢内にも出現するが，それらの部位が**卵形嚢斑** maculae utriculi および**球形嚢斑** maculae sacculi である（合わせて**平衡斑** maculae acousticae という）．内リンパ管は細長い管状構造で，その盲端部が**内リンパ嚢** endolymphatic sac となる．体位が変化すると内リンパ嚢内のリンパに流れが起こり，膨大部稜や平衡斑の感覚細胞（**有毛細胞** hair cell）を刺激して，その興奮が第8脳神経の前庭神経によって平衡覚中枢へ運ばれる．

図18.12　耳胞の発育と分化

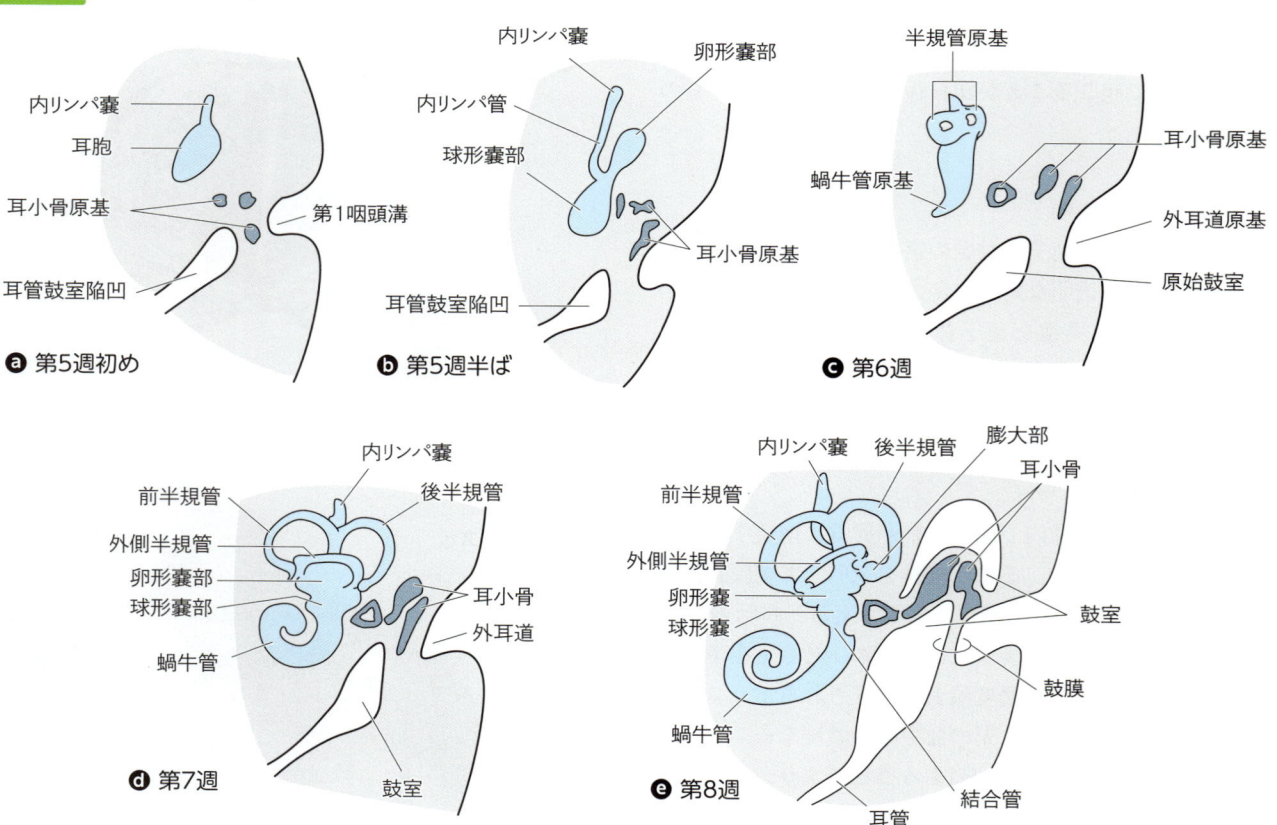

a 第5週初め
内リンパ嚢
耳胞
耳小骨原基
耳管鼓室陥凹
第1咽頭溝

b 第5週半ば
内リンパ嚢
内リンパ管
球形嚢部
卵形嚢部
耳小骨原基
耳管鼓室陥凹

c 第6週
半規管原基
蝸牛管原基
耳小骨原基
耳小骨原基
外耳道原基
原始鼓室

d 第7週
前半規管
外側半規管
卵形嚢部
球形嚢部
蝸牛管
内リンパ嚢
後半規管
耳小骨
外耳道
鼓室

e 第8週
前半規管
外側半規管
卵形嚢
球形嚢
蝸牛管
内リンパ嚢
後半規管
膨大部
耳小骨
鼓室
鼓膜
結合管
耳管

3　球形嚢，蝸牛，ラセン器

第6週に，球形嚢の下極から管状の憩室である**蝸牛管** cochlear duct が伸び，これがらせん状に巻いて**蝸牛**を作る（図18.12**ⓒⓓⓔ**）．蝸牛は次第に回転を増し，第8週終わりに2回半の回転が完成する．蝸牛と球形嚢の結合部は，細くなって**結合管** ductus reuniens となる．

蝸牛管を取り囲む間葉が軟骨化するが，第10週にこの軟骨包に空胞化が起こり，2つの外リンパ隙，すなわち**前庭階** scala vestibuli と**鼓室階** scala tympani ができる（図18.13）．前庭階と蝸牛管の境には**前庭膜** vesibular membrane（**ライスナー膜** Reissner membrane）が，鼓室階と蝸牛管の間には**基底板** basilar membrane が形成される．

蝸牛管の上皮細胞には，第10週頃に**内側隆起** inner ridge と**外側隆起** outer ridge が生じ，後者からは，聴覚感覚細胞である**内有毛細胞** inner hair cell と**外有毛細胞** outer hair cell が分化する（図18.12**ⓑ**）．これらの感覚細胞とそれを覆う**蓋膜** tectorial membrane を合わせて**ラセン器** spiral organ とよび，ここからの聴覚刺激は**ラセン神経節** spiral ganglion に伝わり，第8脳神経の蝸牛神経によって聴覚中枢へ伝達される．

4　中耳

第1咽頭嚢からできた耳管鼓室陥凹の遠位部が外側に向かって拡張し，**原始鼓室** primitive tympanic cavity となる（図17.4 ☞ 221頁）．したがって，中耳腔の壁の上皮は咽頭嚢上皮由来で内胚葉性である．原始鼓室の遠位端の上皮は，後に外耳道となる第1咽頭溝底部の外胚葉上皮と接して**鼓膜**を形成する．耳管鼓室陥凹の近位部は，狭い管として残り，**耳管**となる．

耳小骨は，第1および第2咽頭弓軟骨の背方端の部分から発生する．第1咽頭弓軟骨から**ツチ骨**と**キヌタ骨**が，第2咽頭弓軟骨から**アブミ骨**ができる（図17.5 ☞ 222頁）．初めは鼓室が小さく，耳小骨が間葉中に埋没しているが，8か月頃までに，間葉が吸収されて鼓室が拡張し，耳小骨が鼓室内に現れてくる．耳小骨を支える内胚葉性上皮の間膜の間の間葉から耳小骨の支持靭帯が作られる．

5　外耳

第1咽頭弓の下顎弓と第2咽頭弓が癒合する際に，第1咽頭溝の背方部が漏斗状に残り，これが**外耳道**となる（図17.4 ☞ 221頁）．その底部が鼓室の内胚葉と接して，鼓膜を形成する．第7週頃に，外耳道底で上皮細胞が増殖して充実性の**外耳道栓** meatal plug を作るが，7か月頃に，この栓が融解して外耳道が再開通する．

耳介は，第1および第2咽頭弓の背側端に3個ずつ生じる**耳介小丘** auricular hillock とよぶ隆起によって形成される（図18.14**ⓐ**）．これら6個の隆起は第6週に現れ，互いに癒合して**耳介**を作る．外耳道は第1咽頭溝から発生するので，初めは頚部の側方に位置するが，頭部と顔面の発生につれて，その位置が相対的に上方へ移動し，最終的に頭部の側面に位置するようになる（図18.14**ⓑⓒ**）．

図18.13　第18週胎児の蝸牛管

ⓐ蝸牛管の断面．前庭階と鼓室階が形成されている．ⓑコルチ器部分の強拡大像．

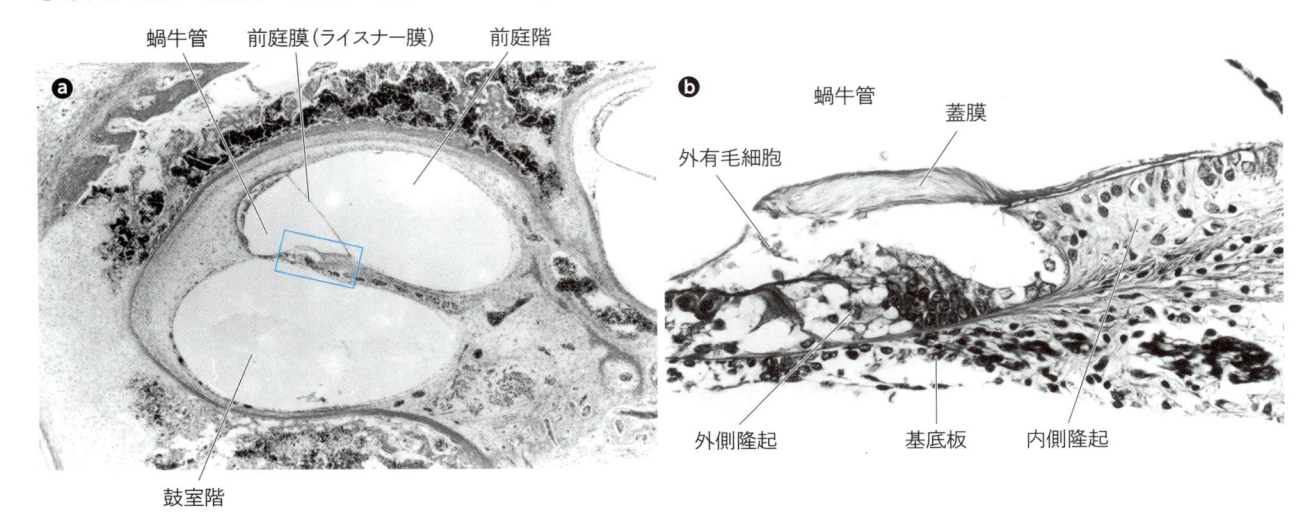

18

図18.14 胚子期後半の頭頚部

第1咽頭溝の後方部分が外耳道となり，その上下の咽頭弓にできた耳介小丘が発達して耳介ができる．外耳の位置が次第に高くなっていく．ⓐ第6週．ⓑ第7週初め．ⓒ第7週半ば．

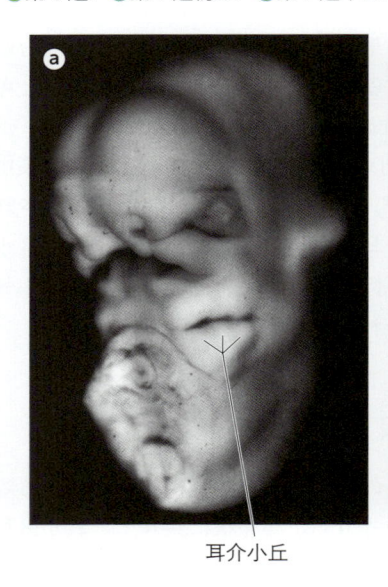
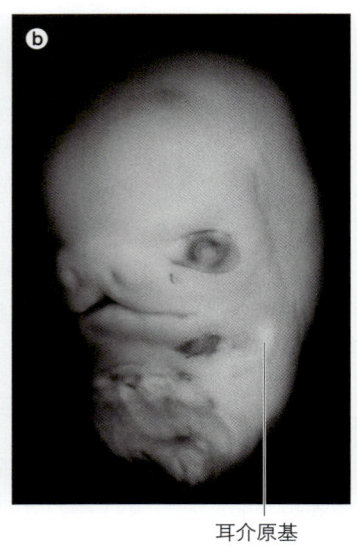
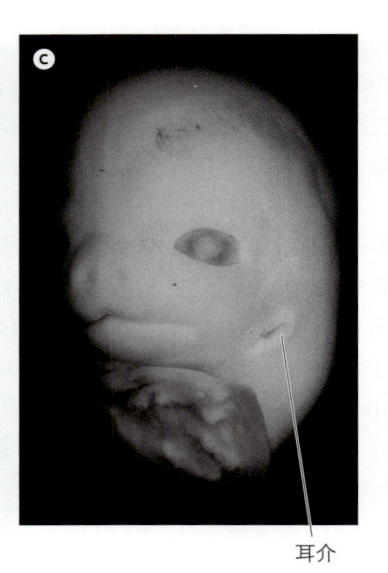

耳介小丘   耳介原基   耳介

6   耳の発生の分子メカニズム

　耳胞は，菱脳からの Wnt および Fgf，間葉からの Fgf シグナルによって誘導される．耳胞ができると，その腹側には Pax2 が発現して，蝸牛への分化を誘導する．一方，耳胞の背側部分には Dlx5/6，Hmx2/3，Nkx5-1 などが発現して，その部分を半規管へ分化させる（図18.15）．耳胞腹側の Pax2 の発現は脊索と神経管底板からの Shh シグナルによって，背側の Dlx5/6 などの発現は神経管背側部からの Wnt シグナルによってそれぞれ制御される．

7   耳の発生異常

ⓐ 先天性難聴

　先天性難聴 congenital deafness は，内耳の感覚器官の発生異常のほか，中耳や外耳の伝音障害によっても起こる．**先天性風疹症候群** congenital rubella syndrome （☞104頁）の児にしばしば見られる．

ⓑ 小耳症

　耳介が異常に小さいものを**小耳症** microtia という．耳介小丘の形成不全によって起こり，しばしば中耳や内耳の異常を合併する．

ⓒ 外耳道閉鎖

　胎児期に外耳道の管状化が起こらないと，外耳道が線維性組織によって閉塞されたままの，**外耳道閉**

図18.15 耳胞の形成と分化の分子メカニズム

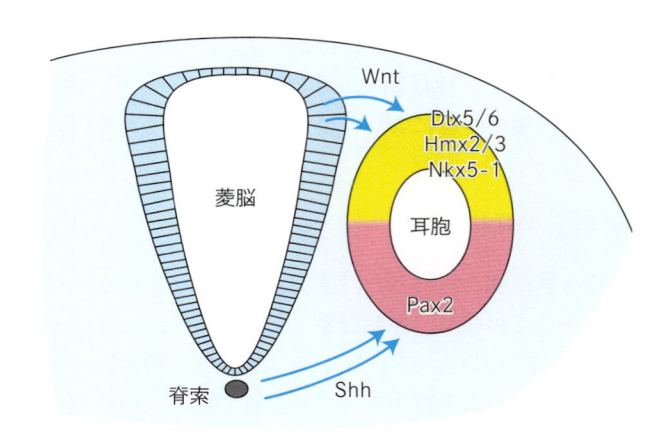

鎖 atresia of external acoustic meatus となる．耳介，中耳，内耳にも異常を伴うことがある．

復習問題

1　表皮外胚葉から分化するものはどれか.
　　ⓐ水晶体　ⓑ硝子体　ⓒ網膜脳層(感覚層)　ⓓ網膜色素上皮層　ⓔ強膜

2　眼胞腔はどこに連続しているか.
　　ⓐ硬膜下腔　ⓑクモ膜下腔　ⓒ脳室腔　ⓓ硝子体腔　ⓔ眼胞の中に限局した腔である

3　硝子体動脈について正しくないのはどれか.
　　ⓐ眼杯裂を通って眼杯に入る　ⓑ静脈を伴行しない　ⓒ遠位部は胎児期に消失する
　　ⓓ近位部が残って網膜中心動脈になる　ⓔ水晶体胞を栄養する

4　外眼筋は何から分化するか.
　　ⓐ眼胞周囲の間葉　ⓑ耳前筋板　ⓒ後頭筋板　ⓓ咽頭弓の間葉　ⓔC1〜C3体節の筋板

5　次のうち正しいのはどれか.
　　ⓐ角膜は眼杯の神経上皮から分化する　ⓑ瞳孔括約筋は眼杯内の間葉から分化する
　　ⓒ水晶体線維の産生は生後まで続く　ⓓ網膜色素上皮層の色素は第2三半期に出現する
　　ⓔ眼杯裂は第3三半期に閉じる

6　妊婦が感染した場合に先天性白内障の原因となるのは何か.
　　ⓐインフルエンザ　ⓑ麻疹　ⓒ風疹　ⓓサイトメガロウイルス　ⓔトキソプラズマ

7　内耳はどこから形成されるか.
　　ⓐ第1咽頭溝　ⓑ第1咽頭嚢　ⓒ間脳壁の神経上皮　ⓓ耳介小丘の間葉　ⓔ耳胞

8　鼓室はどこから形成されるか.
　　ⓐ第1咽頭嚢　ⓑ第2咽頭嚢　ⓒ第3咽頭嚢　ⓓ頚洞　ⓔ耳胞

9　耳小骨はどこから発生するか.
　　ⓐメッケル軟骨　ⓑライヘルト軟骨　ⓒ第1, 第2咽頭弓軟骨　ⓓ第2, 第3咽頭弓軟骨　ⓔ耳胞周囲の間葉

10　しばしば単眼症を合併する先天異常はどれか.
　　ⓐ小頭症　ⓑ無脳症　ⓒ全前脳胞症　ⓓ脊髄髄膜瘤　ⓔ二分脊椎

☞解答は251頁

chapter 19

皮膚および付属器

本章の内容

1 皮膚の発生
2 毛の発生
3 皮脂腺の発生
4 汗腺の発生
5 乳腺の発生
6 爪の発生
7 歯の発生
8 皮膚および付属器の
   発生異常

キーワード

周皮
胎脂
毛芽
毛球
うぶ毛
筋上皮
乳腺堤
乳腺芽
副乳
爪野
爪板
偽爪
歯堤
歯胚
歯蕾
帽状期
鐘状期
歯乳頭
歯小嚢（歯嚢）
エナメル器
内エナメル上皮
外エナメル上皮
エナメル芽細胞
象牙芽細胞
セメント芽細胞

Summary

　皮膚の表皮は表皮外胚葉から，真皮はその深部の間葉からできる．体表は，初め1層の単層立方上皮に覆われているが，胎児期に入ると皮膚と皮下組織の組織分化が進む．神経堤由来のメラニン芽細胞が皮膚へ入り，メラニン細胞となる．第10週頃から皮膚紋理が現れる．毛の原基である毛芽は，第9週頃から出現する．毛芽に間葉が入り込んで毛乳頭ができ，ここから毛が伸びていく．

　胚子期に，乳腺原基の細胞索である乳腺堤が，左右の腋窩から鼠径部に続く帯状の皮膚隆起として出現するが，最終的に胸部に一対の乳腺だけが残る．

　第6週頃に，上・下顎の将来の歯列予定域で，口腔の外胚葉上皮が肥厚してU字型の歯堤ができる．歯堤の組織が限局性に増殖して，乳歯の原基である歯蕾を作る．乳歯の萌出は生後6か月〜2年の間に起こる．永久歯の萌出は6歳以降であるが，永久歯の原基は胎生期に乳歯原基の深部で形成されている．

Point

- 胚子の体表は，初め単層の立方上皮で覆われているが，第7週頃にその表皮に単層の周皮が，その深層に立方上皮状の基底層が形成される．さらに両者の間に，中間層ができる．基底層と中間層から，胚芽層，有棘層，果粒層が分化する．角質層は，4か月以降に現れる．
- 第10週頃から皮膚紋理が現れる．
- 第9週頃から毛の原基である毛芽が出現し，その先端が毛球になり，そこへ間葉が入り込んで毛乳頭が形成される．
- 胎生期後半に，皮脂腺の分泌物などが胎児のうぶ毛に付着した胎脂が体表を覆う．
- 第6週頃に，左右の腋窩から鼠径部に向かう堤防状の皮膚隆起（乳腺堤）ができ，その一部が胸部に残って発育し，一対の乳腺となる．
- 第6週頃に上・下顎の将来の歯列予定域で，U字型の歯堤ができる．歯堤の組織が限局性に増殖し，乳歯の原基である歯蕾を作る．
- 乳歯は，生後6か月〜2年の間に萌出する．永久歯の萌出は6歳以降であるが，永久歯の歯胚は胎生期に乳歯原基の深部に形成される．

本章で扱う発生の流れ

	皮膚	歯
第7週	体表の上皮が基底層に分化し、その表面を周皮が覆う。表皮が局所的に肥厚し、乳腺原基ができる。	
第8週	表皮に中間層の形成が始まる。乳腺原基が深部へ発達する。	歯蕾が形成される。
4か月	表皮の組織が胚芽層、有棘層、果粒層に分化する。角化層が現れる。メラニン芽細胞が皮膚へ入る。皮膚隆線が現れる。顔面に毛が萌出する。爪野ができ爪の形成が始まる。	歯胚が帽状期になり、歯乳頭とエナメル器ができる。
5か月		歯胚が鐘状期になる。
6か月	体表が胎脂に覆われる。	

皮膚とその一部が特殊化した汗腺，皮脂腺，毛，爪などを含めて外皮系という．外皮系には，外皮が特殊化してできた乳腺と歯も含まれる．

1　皮膚の発生

皮膚は，組織学的に**表皮** epidermis と**真皮** dermis からなるが，前者は表皮外胚葉から，後者はその深部の間葉からできる．

胚子の体表は，初め単層の立方上皮で覆われている（図19.1ⓐ）．第7週頃に表皮外胚葉の表層に単層扁平上皮である**周皮** periderm が形成され，深層には立方上皮状の**基底層** basal layer ができる（図19.1ⓑ，図19.2ⓐ）．周皮の細胞は順次脱落していくが，基底層から生じる新たな細胞によって補われる．

胚子期の終わり頃から，基底層の細胞が増殖して，基底層と周皮の間に数層の細胞からなる**中間層** intermediate layer を形成する（図19.1ⓒ）．基底層と中間層が表皮のもととなる固有の上皮層を構成する．基底層と中間層は，4か月末までに次の3層に分化する（図19.1ⓓ）．それらは，深層から順に，

①増殖して新たな細胞を供給する**胚芽層** germinal layer
②大型の多角形細胞からなる厚い**有棘層** spinous layer
③小ケラトヒアリン果粒を含む**果粒層** granular layer

である．

胚芽層の細胞が増殖して，表皮に細胞を供給する．また，胚芽層の深層側は基底膜に裏打ちされている．

第12〜14週頃になると，角質細胞からなる**角質層**ができる．並行して周皮が徐々に消失し，第20週頃までに周皮が完全になくなる．

妊娠6か月頃から，胎児の皮膚表面が白っぽいチーズ様の**胎脂** vernix caseosa で覆われるようになる．これは，皮脂腺からの分泌物が，脱落した周皮や角質

図19.1　皮膚組織の分化

胚子・胎児における表皮の分化を示す模式図．
ⓐ第4週．ⓑ第7週．ⓒ第11週．ⓓ5か月．

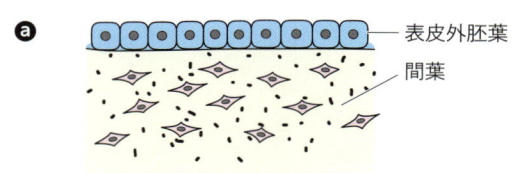

表皮外胚葉
間葉

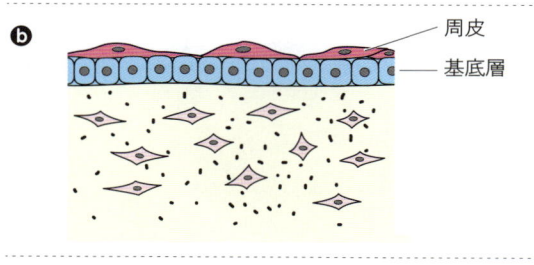

周皮
基底層

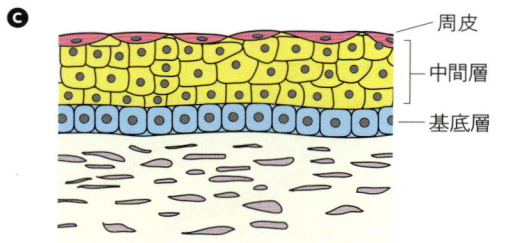

周皮
中間層
基底層

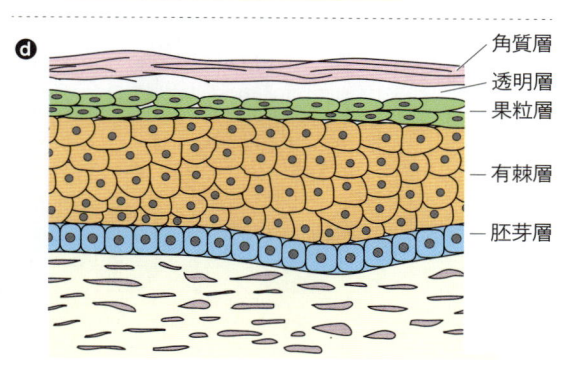

角質層
透明層
果粒層
有棘層
胚芽層

図19.2　胚子および初期胎児の皮膚

胚子期終わり頃まで表皮は基底層1層でその表層が周皮に覆われているが（ⓐ），胎児期になると表皮が厚くなり層が分化してくる（ⓑ）．
ⓐ第8週．ⓑ第11週．

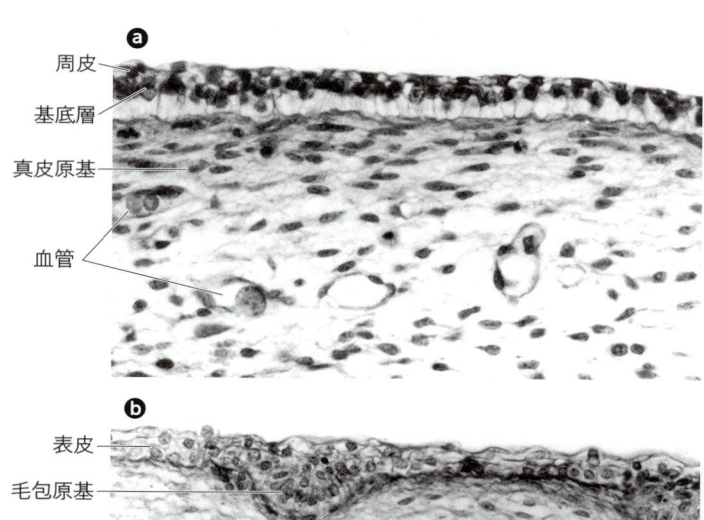

周皮
基底層
真皮原基
血管

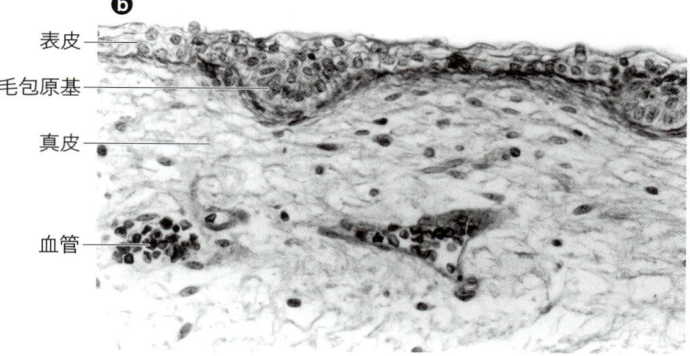

表皮
毛包原基
真皮
血管

層の細胞と一緒になって皮膚や毛に付着したもので，羊水の浸軟作用から皮膚を保護し，羊膜などとの癒着を防ぐ役目を果たしている．

胎児期の初めに，神経堤由来の細胞が真皮と表皮の境界のあたりへ進入し，**メラニン芽細胞** melanoblast となる．メラニン芽細胞は**メラニン細胞**（メラノサイト）に分化し，メラニン色素を合成する．

表皮の胚芽層は増殖しながら真皮層へ進入していくので，これに対応した皮膚表面の凹凸（**皮膚隆線** dermal ridge）が認められるようになる．第10週頃にまず指先部に隆線が現れ，第2三半期に明瞭になる．皮膚隆線は一定のパターンを示し，指紋や掌紋を形成する．

> **MEMO 19.1　皮膚紋理**
>
> 皮膚隆線のパターンを**皮膚紋理** dermal ridge pattern といい，それを研究する学問が**皮膚紋理学** dermatoglyphics である．皮膚紋理は個人識別に用いられる．また，ある種の先天異常症候群（染色体異常症候群など）の中には特異的な皮膚紋理を示すものがあるので，その診断手段としても用いられる．

真皮は，表皮外胚葉の直下にある間葉から形成される結合組織であり，その間葉は側板の壁側葉または体節の皮板に由来する．ただし，頭部ではほとんどの真皮は神経堤由来の間葉からでき，したがって外胚葉性である．4か月頃に，真皮の中で線維芽細胞から膠原線維と弾性線維の形成が始まる．真皮の深層は，膠原線維が網状に走るため**網状層**とよばれる．真皮の深層には疎な結合組織である皮下組織ができるが，これも間葉から分化する．

血管や神経は真皮へ進入してくるが，表皮層には入らない．皮膚隆線の形成に伴って真皮の組織が表皮側へ突出し，**真皮乳頭** dermal papilla ができる．真皮乳頭には，毛細血管ループと感覚神経終末が存在する．これらの血管と神経が表皮を含む皮膚の栄養と感覚を担う．

2　毛の発生

毛の発生は，第9週頃から始まる．表皮胚芽層の細胞が真皮に向かって充実性に進入してこん棒状に膨らみ，毛の原基である**毛芽** hair bud を形成する（図19.2**ⓑ**，図19.3**ⓐ**）．毛芽の先端が球状に膨らんで**毛球** hair bulb となるが，この部の細胞が後に毛を産生する．

やがて，毛球中心部の細胞が増殖して角化し，毛芽の中を押し出されるようにして表層に向かって伸びていく（図19.3**ⓑ**）．これが**毛幹** hair shaft である．毛球にはメラニン芽細胞が進入し，メラニン細胞に分化する．メラニン細胞によって作られたメラニン色素が毛幹根部の細胞に運ばれ，毛に色を与える．

毛幹を取り囲む細胞は立方形の表皮細胞でできる**上皮性毛包** epithelial hair sheath となり，その周囲を取り巻く間葉が**真皮性毛包** dermal hair sheath に分化する．上皮性毛包は，毛の周囲を取り巻く**内毛根鞘** inner root sheath と**外毛根鞘** outer root sheath に分かれる．さらに，間葉からは平滑筋である**立毛筋** arrector pilli muscle が分化し，真皮性毛包と真皮乳頭層に付着する．凝集した間葉が深層から毛球に入り込み，**毛乳頭** hair papillae が形成される．ここへ血管と神経終末が進入する（図19.3**ⓒ ⓓ**）．

図19.3　胎児の皮膚における毛の発生

ⓐ 第14週．毛芽が形成され，直下の真皮で間葉の凝集が見られる．
ⓑ 第21週の腹壁皮膚．毛芽の先端が毛球となり，毛，根鞘，脂腺が発生している．
ⓒ 第18週の頭皮．立毛筋の原基が認められる．表層では角化が始まっている．
ⓓ 胎生末期の頭皮．真皮層で汗腺，脂腺，筋線維が発達し，角化層が厚くなっている．

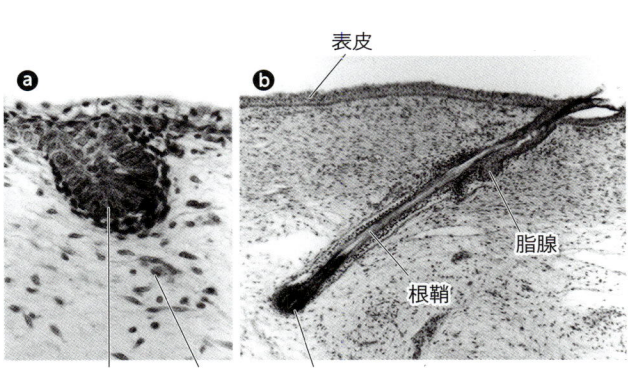
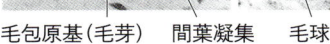
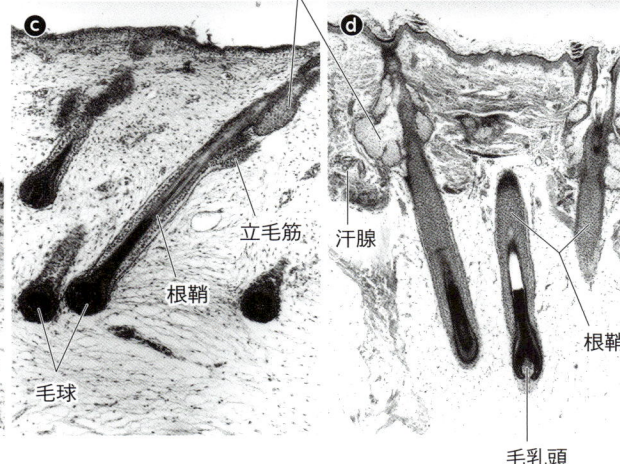

胎児の毛は，肉眼的には第9〜12週にまず眉部に，次いで上唇部やオトガイ部などに認められる．胎児期の体表に発生するごく細かい毛を，胎児の**うぶ毛** lanugo hair とよぶ．胎児のうぶ毛は出生前後に脱落し，生後にこれよりも硬くて粗い幼児毛（幼児のうぶ毛）infant hair, velus に生え替わる．

3 脂腺の発生

皮膚の**脂腺** sebaceous gland は上皮性毛包の壁から発生する（図19.3**b****c****d**）．上皮性毛包から上皮細胞が腺芽となって膨らみ出し，これが発育しながら分枝して皮脂腺となる．この腺芽の中心部にある細胞が崩壊して分泌物である皮脂が作られ，これが毛幹に沿って皮膚表面へ分泌される．

4 汗腺の発生

漏出性汗腺（**エクリン汗腺** eccrine sweat gland）は，表皮の細胞が深部に向かって円柱状の細胞索として発育し，腺芽を形成する．やがて腺芽の先端部がコイル状に巻いてこれが腺体部に，浅層部が導管になる．初め腺芽は充実性で腔をもたないが，腺芽中心部の細胞が退行して腔ができ，周囲に残った細胞が腺上皮となる．分泌部の腺上皮が分泌細胞になり，その周縁部にある外胚葉性細胞から**筋上皮細胞** myoepithelial cell が分化する．筋上皮細胞は交感神経の支配を受け，これらの細胞が収縮すると腺房内の汗が腺管の外へおし出される．漏出性汗腺は，第12週頃に手掌と足底に現れる．

一方，**離出分泌性汗腺**（**アポクリン汗腺** apocrine sweat gland）は，毛包を形成する表皮の胚芽層が膨らみ出して発達することによって発生し，脂腺開口部よりも浅部の毛包内へ開口する．離出性汗腺は，第15〜20週頃に体のあちらこちらに発生するが，生後は腋窩，乳輪，外耳道，外陰部などの皮膚に限局する．離出分泌性汗腺の分泌は思春期以後に始まる．

> **MEMO 19.2** 筋上皮細胞
>
> **筋上皮細胞**は，外分泌腺の腺房や導管の腺上皮と基底膜の間に存在する細胞で，平滑筋アクチン（α SMA）を含み，収縮することにより外分泌腺の放出に関与する．汗腺，乳腺，涙腺，唾液腺などに見られる．

5 乳腺の発生

乳腺 mammary gland の原基は，表皮が間葉に向かって伸びた細胞索として第6週に形成される（図19.4**a****b****c**）．乳腺の原基は，初め腋窩から鼡径部に向かうひとすじの堤防状の隆起（**乳腺堤** mammary ridge）として現れる（図19.5**a**）．乳腺堤は，第7週頃に体表からも認められる．乳腺堤の大部分は間もなく消退し，普通は胸部に一対のみ残って，これが乳腺となる．

乳腺の原基である**乳腺芽** mammary bud が増殖し，それが深部へ伸び，中に腔ができて**乳管**となる（図19.4**d****e**）．乳管は，長くなりながら枝分かれするとともに数が増し，妊娠末期までに15〜20本の乳管が形成される．乳腺の結合組織と脂肪組織は腺房周囲の間葉から形成される．一方，体表では乳腺の中央部が陥入して浅い**乳腺窩** mammary pit ができるが，出生時には乳頭は未発達である．生後に乳腺窩周囲の間葉が増殖して乳頭が形成される．

出生時には，乳管が形成されているだけで，乳腺としては未発達である．思春期になると，女性の乳房は，プロラクチンと性ホルモン（エストロゲン，プロゲステロンなど）の影響で腺組織と結合組織が発達し，急速に大きくなる．乳管は分枝し，その先端に腺体が発達して20歳頃に成熟に達する．

> **MEMO 19.3** 鬼乳
>
> 新生児期に，一過性に乳頭が肥大し，乳汁様の液体が分泌されることがある．これは**鬼乳** witch's milk とよばれ，男児にも起こる．母体血中のホルモンが胎盤を介して胎児に移行し，出生後にホルモンバランスが急激に変化するために起こる現象である．

6 爪の発生

第10週頃，指先部で表皮が肥厚し，**爪野** nail field を形成する．爪野は指の背側面で伸び，その側方と近位部は表皮が盛り上がった**爪ヒダ** nail fold によって囲まれる．近位部の爪ヒダから伸びた細胞が爪野を覆い，それが角化したものを**爪板** nail plate という．初めにできる爪は**偽爪** false nail とよばれるが，その大部分は退行消失し，近位爪ヒダから真の爪が形成される．

手の指の爪は足のそれよりも早く発生し，手では第32週頃までに，足では36週頃までに指の先端まで爪が伸びる．

図19.4　乳腺の形成と組織分化

表皮が局所的に肥厚し（ⓐ），深くなって枝分かれしていく（ⓑⓒ）．胎児期になると乳管が枝分かれし，腺房が発達する（ⓓⓔ）．
ⓐ第6週．ⓑ第7週．ⓒ第8週．ⓓ第22週．ⓔ ⓓの腺房終末部の強拡大像．

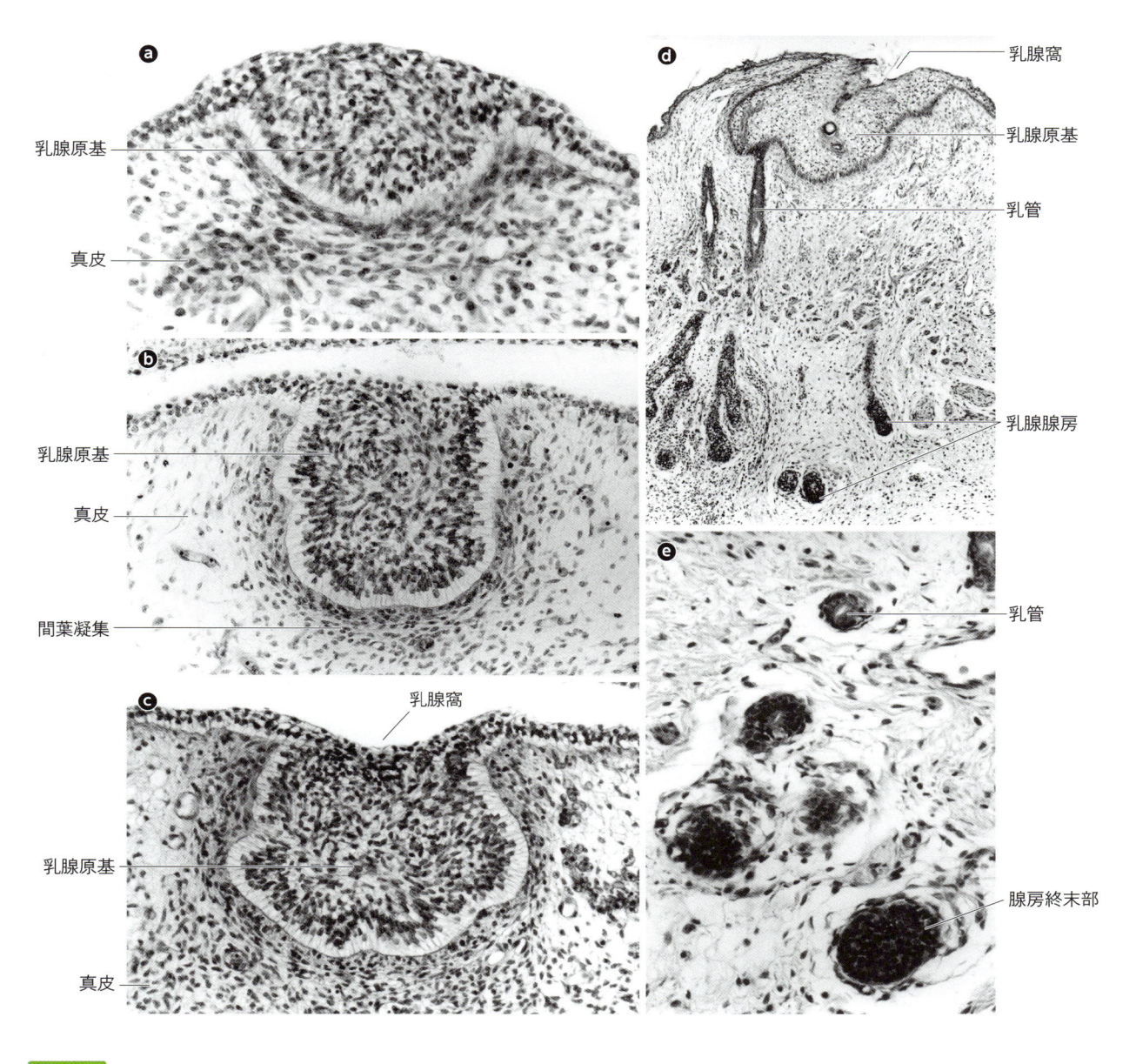

図19.5　乳腺堤と副乳

ⓐ胚子期には左右に帯状の乳腺堤ができる．
ⓑ乳腺堤の一部が異所性に残って副乳となることがある．
　●印は副乳の発生する部位．

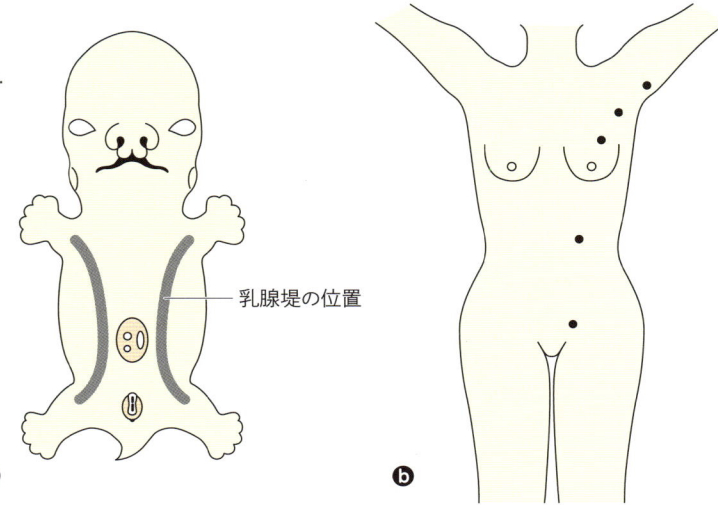

7　歯の発生

　歯 tooth の主体をなすのは**象牙質**であり，これは歯冠部では**エナメル質**に，歯根部では薄い**セメント質**に包まれる．エナメル質は口腔の外胚葉から，それ以外の歯の組織と歯周組織（歯肉上皮を除く）は，周囲の間葉と神経堤細胞から発生する．歯には，最初に生える**乳歯（脱落歯，第 1 生歯）** deciduous tooth と**永久歯（第 2 生歯）** permanent tooth の 2 種類がある．前者は生後 6 〜 24 か月に萌出し，7 〜 12 歳に永久歯に置き換わる．しかし，乳歯と永久歯の原基はともに胎生期の間に形成される．

　胎生第 6 週頃，上・下顎の将来の歯列予定域で口腔外胚葉上皮が肥厚し，全体として U 字型の構造を作る．これを**歯堤** dental lamina とよぶ．やがて，歯堤で細胞が局所的に増殖し，深部へ向かってつぼみ状に膨らむ．これが乳歯の原基である**歯蕾** tooth bud で，第 9 週頃までに上下 10 個（乳歯の数に相当）ずつできる．歯の発生のこの時期を**蕾状期** bud stage という．

　第 10 週頃になると，深部へ向かって発育する歯蕾の先端中央部に凹みが生じて帽子のような形になり，その陥凹部へ間葉が進入する（図19.6**ⓐ**）．この時期が**帽状期** cap stage で，帽子状になった上皮性組織を**エナメル器** enamel organ，その中の間葉組織を**歯乳頭** dental papilla とよぶ．エナメル器と歯乳頭の周囲には結合組織が凝集して膜状の構造を作る．これを**歯小嚢（歯嚢）** dental sac とよび，後にセメント質と歯根膜を形成する．エナメル器，歯乳頭，および歯小嚢を総称して，**歯胚** tooth germ という．

　やがて，エナメル器の帽状部分の上皮が内外 2 層の単層上皮，すなわち，歯乳頭を覆う内側の**内エナメル上皮** inner enamel epithelium と外層の**外エナメル上皮** outer enamel epithelium に分かれる．両上皮の間には，星状の細胞を含む疎性組織である**エナメル髄（星状網）** enamel reticulum ができる．

　エナメル器の陥入部が深くなってくると，歯の原基はつり鐘状を呈するようになるので，この時期を**鐘状期** bell stage という（図19.6**ⓑ**）．内エナメル上皮は丈の高い円柱上皮である**エナメル芽細胞** ameloblast に分化し，これに接する歯乳頭の間葉細胞が上皮様に整然と配列して**象牙芽細胞** odontoblast となる．エナメ

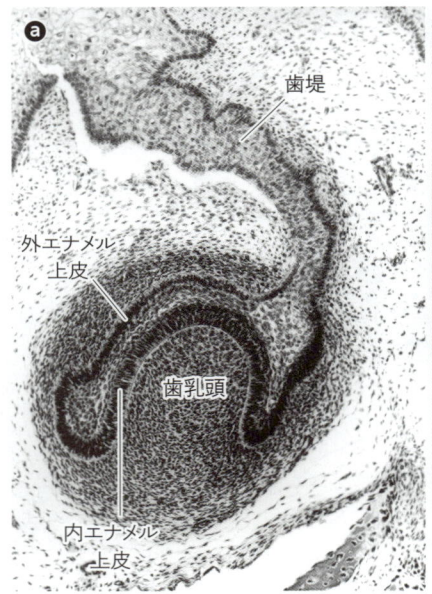
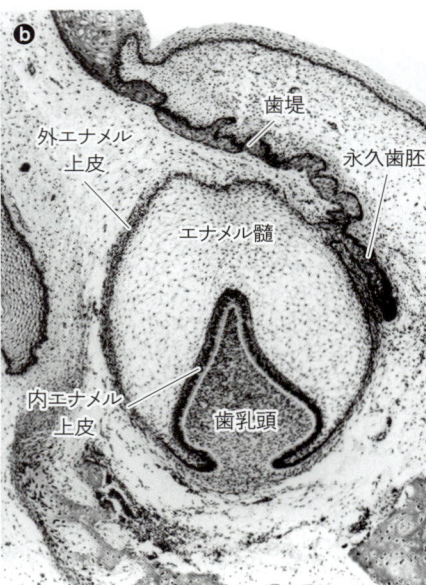
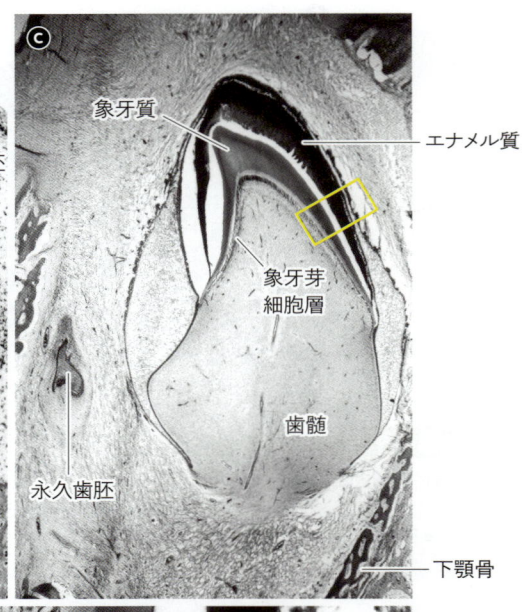
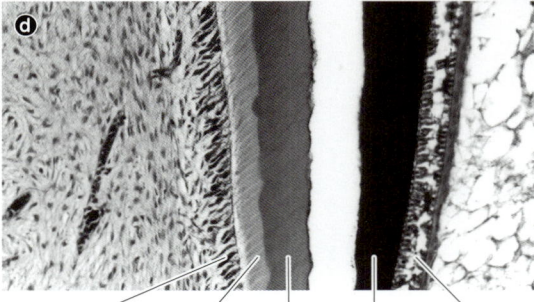

図19.6　**歯胚と歯の発生**

ⓐ 第 12 週（帽状期）．歯堤の先端が帽子状のエナメル器となり，その中に歯乳頭が形成されている．

ⓑ 第 15 週（鐘状期）．エナメル器の中でエナメル髄が形成されている．

ⓒ 胎生末期の下顎中切歯．エナメル質，象牙質，歯髄の形成が進んでいる．

ⓓ ⓒの強拡大像．象牙芽細胞が外へ向かって象牙質を，エナメル芽細胞が内に向かってエナメル質を作っている．

ル芽細胞は内側に向かってエナメル質を，象牙芽細胞は外側に向かって象牙質のもととなる**象牙前質** predentin を作り始め，両細胞層の間にこれらの物質が蓄積していく（図19.6**c d**）．エナメル質は基質が形成されるのと同時に石灰化するが，象牙前質は作られてしばらくは石灰化せず，一定の段階で急速に石灰化して象牙質に変わる．象牙芽細胞以外の歯乳頭の細胞は，多くは線維芽細胞に分化して象牙芽細胞と共に歯髄を形成するが，一部は未分化な間葉の特徴を保ったまま歯髄に残る．

セメント質の形成は，エナメル質と象牙質に比べてずっと遅く始まり，歯根が大部分形成されて歯が萌出する前に始まる．歯根部の象牙質面に接する歯嚢の結合組織が**セメント芽細胞** cementoblast（一種の骨芽細胞）に分化し，そこでセメント質を作る．セメント質の産生機序は，膜性骨化と同様である．歯嚢の外層の細胞は，強靭結合組織に分化して歯根膜になる．

MEMO 19.4　エナメル器の機能

魚類など歯にエナメル質をもたない動物でも，歯の形成過程でエナメル器が形成される．このことから，エナメル器の機能は歯の型取りをして象牙質を誘導することであり，エナメル質の形成は第二義的な現象と考えられる．

歯根が発育すると，歯冠が歯堤の表層へ向かって押し出され，口腔上皮を破って萌出する．萌出した歯冠の周囲の口腔粘膜が歯肉となる．**乳歯** deciduous tooth は 20 本で，それらの歯胚はすべて胎生期に形成され，萌出は生後 6 か月から 2 歳頃までの間に起こる（表19.1）．**永久歯** permanent tooth は 32 本で，乳歯と交代して萌出する**代生歯** successional teeth と，乳歯の後方で新たに生じる**加生歯** supplementary（appositional）teeth とに分かれる．発生学的に，加生歯は遅れて萌出する乳歯とみなすことができる．

代生歯は生後 6 ～ 7 歳以降に萌出するが，それらの歯胚は，既に胎生 10 週頃から乳歯原基の内側深部で形成されている（図19.6**c**，図19.7）．加生歯の歯胚は，

表19.1　乳歯と永久歯の形成と萌出の時期

		歯冠の石灰化開始	歯冠の石灰化完了	歯の萌出	歯根の石灰化完了	歯の脱落
乳歯	中切歯	胎生 4 か月		6 ～ 8 月	1.5 歳	6 ～ 7 歳
	側切歯	胎生 4 ～ 5 か月		7 ～ 8 歳	1.5 ～ 2 歳	7 ～ 8 歳
	犬歯	胎生 5 か月		16 ～ 18 月	3 ～ 4 歳	10 ～ 12 歳
	第 1 大臼歯	胎生 5 か月		12 ～ 14 月	2 ～ 3 歳	9 ～ 11 歳
	第 2 大臼歯	胎生 6 か月		20 ～ 24 月	3 歳	10 ～ 12 歳
永久歯	中切歯	3 ～ 4 月	4 ～ 5 歳	7 ～ 8 歳	9 ～ 10 歳	
	側切歯	3 ～ 12 月	4 ～ 5 歳	7 ～ 9 歳	10 ～ 11 歳	
	犬歯	4 ～ 5 月	6 ～ 7 歳	9 ～ 12 歳	12 ～ 15 歳	
	第 1 小臼歯	1.5 ～ 2 歳	5 ～ 6 歳	11 ～ 13 歳	12 ～ 13 歳	
	第 2 小臼歯	2 ～ 2.5 歳	6 ～ 7 歳	11 ～ 12 歳	12 ～ 14 歳	
	第 1 大臼歯	出生時	2.5 ～ 3 歳	6 ～ 7 歳	9 ～ 10 歳	
	第 2 大臼歯	2.5 ～ 3 歳	7 ～ 8 歳	11 ～ 13 歳	14 ～ 16 歳	
	第 3 大臼歯	7 ～ 10 歳	12 ～ 16 歳	17 ～ 21 歳	18 ～ 25 歳	

図19.7　小児における乳歯と永久歯の関係

a 4 歳児における乳歯と歯槽骨内の永久歯胚．
b 永久歯胚が発育を始め，このあと乳歯の歯根部が吸収されて乳歯が脱落する．

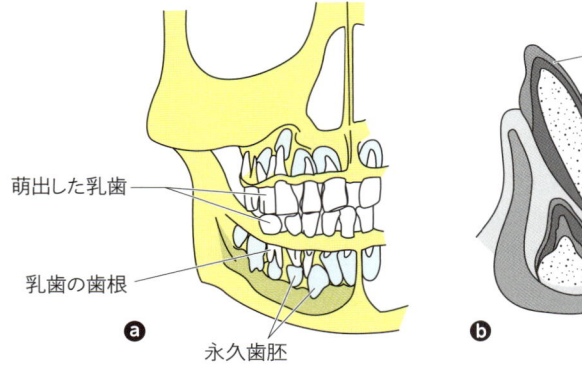
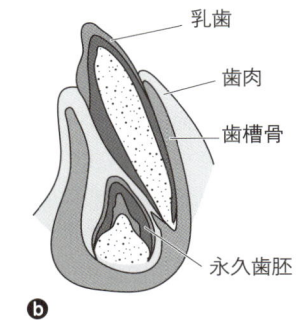

萌出した乳歯
乳歯の歯根
永久歯胚
a

乳歯
歯肉
歯槽骨
永久歯胚
b

19

乳歯と同じ歯提上に妊娠5か月頃から生じ，ほとんどが胎生期に形成されるが，第2および第3大臼歯の歯胚は，それぞれ生後4か月と5歳頃になってから形成される．永久歯が発育してくると，乳歯の歯根が破骨細胞（歯学領域では破歯細胞ともよぶ）によって徐々に吸収され，乳歯が脱落する時には，その歯冠と歯根最上部が残っているにすぎない．小児の顔面の形が発育とともに変化するのは，全体的な成長のほか，歯の発育に伴う歯槽突起の発育や副鼻腔の発達の影響も大きい．

8　皮膚および付属器の発生異常

ⓐ 角化異常

全身の皮膚で角化が異常に亢進する疾患で，代表的なものに常染色体劣性（潜性）遺伝病の**先天性魚鱗癬** congenital ichthyosis がある．魚鱗癬の児では，皮膚が乾燥して鱗状になり，腺の発達が障害される．汗腺の形成が不十分なため，発汗が妨げられる．

ⓑ 白皮症

先天性白皮症（アルビニズム）congenital albinism は常染色体劣性（潜性）遺伝性の疾患で，メラニン色素が形成されないため，皮膚，毛，網膜などの色素が欠如する．紫外線に対して感受性が高く，皮膚癌を発症するリスクが大きい．

ⓒ 過剰乳頭

男女ともに，過剰な乳頭が見られることがあり，これを**過剰乳頭**または**副乳** supernumerary（accessory）nipple とよぶ．これは，胚子期に乳腺堤に形成された乳腺芽が過剰に残存したもので，腋窩や胸腹部に発生する（**図19.5ⓑ**）．

復習問題

1　表皮外胚葉以外から分化するのはどれか．
　ⓐ表皮　ⓑ真皮　ⓒ汗腺分泌細胞　ⓓ乳腺の乳管上皮細胞　ⓔ爪

2　神経堤に由来する細胞はどれか．
　ⓐ脂肪細胞　ⓑ角化細胞（ケラチノサイト）　ⓒメラニン細胞（メラノサイト）　ⓓ毛乳頭の細胞　ⓔ周皮の細胞

3　皮膚の発生について正しいのはどれか．
　ⓐ皮脂腺は胎児期に，汗腺は生後に形成される　ⓑ皮膚の角化層は出生までは見られない
　ⓒ皮膚紋理は胎児期に明瞭に認められる　ⓓ乳腺原基は男性では1対，女性では数対形成される
　ⓔ胎児の皮膚に皮脂が付着するのは異常である

4　歯の発生について正しくないのはどれか．
　ⓐすべての乳歯の歯胚は胎生期に形成される　ⓑすべての永久歯の歯胚は生後に形成される
　ⓒ乳歯の象牙質は胎生期に形成される　ⓓ乳歯のエナメル質は胎生期に形成される
　ⓔセメント質の形成は象牙質，エナメル質の形成よりも遅く始まる

5　先天性白皮症（アルビニズム）はどのような遺伝様式を示すか．
　ⓐ常染色体優性（顕性）　ⓑ常染色体劣性（潜性）　ⓒ伴性遺伝　ⓓ染色体モノソミー　ⓔ染色体トリソミー

☞解答は251頁

復習問題の解答と解説
頁番号は本書内での言及箇所を示す

第1章　発生とは　　☞ 問題は 10 頁

1　ⓑ　ヒトの遺伝子数は 2.2 〜 2.3 万と推定されている.
☞ 3 頁

2　ⓐ　ⓑ〜ⓔはエピジェネティック制御を起こすメカニズムで，ⓐは遺伝子構成が変わる変化である.
☞ 3 頁

3　ⓓ　Hox 遺伝子群（コンプレックス）は，ショウジョウバエでは 1 本の染色体上にあるが，ヒトは 4 組のクラスターが 4 本の染色体上にある.　☞ 6 頁

4　ⓐ　iPS 細胞は 2006 年にマウスで，2007 年にヒトで樹立された.　☞ 9 頁

5　ⓓ　☞ 10 頁

第2章　生殖細胞の発生　　☞ 問題は 23 頁

1　ⓑ　☞ 13 頁

2　ⓓ　☞ 15 頁

3　ⓐ　精巣内では，精祖細胞が思春期まで休止期の状態で留まっている.　☞ 17 頁

4　ⓒ　卵巣では，胎児期にすべての細胞が一次卵母細胞に分化し，第 1 減数分裂の途中で静止している.　☞ 19 頁

5　ⓒ　1 個の一次精母細胞から Y 染色体を持つ精子と X 染色体を持つ精子がそれぞれ 2 個ずつ形成される.
☞ 21 頁

6　ⓓ　☞ 17，21 頁

7　ⓓ　☞ 19 頁

8　ⓔ　第 2 減数分裂は，精子が卵細胞に進入した時に完了する.　☞ 21 頁

9　ⓓ　☞ 15 頁

10　ⓒ　ターナー症候群の核型は 45,X. 他は，染色体の 1 本または部分が過剰な染色体異常である.　☞ 21 頁

第3章　排卵から着床まで　　☞ 問題は 35 頁

1　ⓑ　排卵されるのは第 2 分裂途中の二次卵母細胞であり，精子が進入したときに第 2 分裂が完了する.　☞ 27 頁

2　ⓐ　月経周期のたびに，左右どちらかの卵巣から 1 個の卵細胞が放出される.　☞ 26 頁

3　ⓓ　☞ 31 頁

4　ⓑ　LH が急に上昇する現象を LH サージとよび，これが排卵の引き金になると考えられている.　☞ 28 頁

5　ⓒ　☞ 31 頁

6　ⓔ　ⓐⓑは下垂体前葉から，ⓒは下垂体後葉から，ⓓは卵胞上皮細胞（顆粒層細胞）から分泌される.　☞ 30 頁

7　ⓐ　☞ 31 頁

8　ⓐ　☞ 34 頁

9　ⓓ　☞ 34 頁

10　ⓓ　ES 細胞は，内細胞塊の細胞を試験管内で増殖させ継代した幹細胞である.　☞ 34 頁

第4章　二層性胚盤　　☞ 問題は 43 頁

1　ⓓ　胚は，受精後 6 日頃に胚盤胞の状態で子宮内膜に着床する.　☞ 38 頁

2　ⓔ　着床後数日以内に，栄養膜合胞体層からヒト絨毛性ゴナドトロピン（hCG）が分泌され始めるので，母体尿中の hCG 値上昇が妊娠の早期診断に用いられる.
☞ 42 頁

3　ⓑ　栄養膜細胞層では細胞どうしの境界が明瞭であるが，栄養膜合胞体層では細胞同士が融合し多核の合胞体となっている.　☞ 39 頁

4　ⓔ　羊膜細胞，卵黄嚢上皮，胚盤葉は内細胞塊の細胞から分化し，脱落膜細胞は子宮内膜の間質細胞が変化したものである.　☞ 39 頁

5　ⓔ　付着茎は胚盤の尾側，すなわち，原始線条のある側（尾方）に付く.　☞ 39 頁

6　ⓓ　胚外体腔が後に絨毛膜腔となる.　☞ 39 頁

7　ⓐ　ⓑ〜ⓔは 9 日以降に起こる現象である.　☞ 39 頁

8　ⓔ　胚外体腔の内腔壁は胚外中胚葉に覆われ，その外方を栄養膜細胞層と合胞体層が取り囲む.　☞ 41 頁

9　ⓒ　ⓐⓑは着床前の胚に，ⓓⓔは第 3 週以降の胚に見られる.　☞ 40 頁

10　ⓒ　子宮外妊娠で最も多いのは卵管妊娠である.　☞ 43 頁

第5章　三層性胚盤　　☞ 問題は 55 頁

1　ⓓ　原始線条を通って深部へ落ち込んだ細胞が胚内中胚葉を作る.　☞ 46 頁

2　ⓑ　☞ 48 頁

3　ⓐ　神経腸管によって卵黄嚢と羊膜腔が一時的に交通する.　☞ 50 頁

4　ⓓ　ⓐは内胚葉，ⓑⓒⓔは中胚葉からできる.　☞ 54 頁

5　ⓒ　BMP は神経管の背側化因子である.　☞ 53 頁

6　ⓒ　☞ 52 頁

7　ⓔ　☞ 50 頁

8　ⓐ　胚盤胞腔は，着床前（受精後第 1 週）の胚に見られる.
☞ 39 頁

9　ⓑ　神経ヒダの癒合は第 4 週に，それ以外は第 3 週までに起こる.　☞ 52 頁

10　ⓐ　間葉細胞は多数の突起を持った細胞である.　☞ 48 頁

第6章　胚子期後半　　☞問題は70頁

1　ⓔ　終脳胞，中脳胞は二次脳胞の一部である．☞58頁
2　ⓑ　☞63頁
3　ⓔ　☞63頁
4　ⓓ　腹腔動脈は前腸下部を，下腸間膜動脈は後腸を栄養する．☞60頁
5　ⓐ　神経腸管は第3週胚子に現れる．☞50頁
6　ⓔ　脊索は大部分が消失するが，一部が遺残して椎間円板の髄核となる．☞63頁
7　ⓒ　ⓐⓑは咽頭弓の間葉から，ⓓは心筒周囲の間葉から，ⓔは腸管周囲の間葉からできる．☞63頁
8　ⓓ　☞64頁
9　ⓓ　外生殖器から性別が判定できるのは5か月以降である．☞68頁
10　ⓔ　☞69頁

第7章　胎児期　　☞問題は82頁

1　ⓓ　受精後胎齢＝最終月経齢－（月経周期－14日）．☞73頁
2　ⓒ　産科臨床では最終月経齢を用いるので，その場合は40週0日で生まれることになる．☞73頁
3　ⓑ　☞75頁
4　ⓔ　胎児は羊水を嚥下し，羊水中へ尿を排泄する．☞75頁
5　ⓐ　☞76頁
6　ⓑ　MEMO 7.1参照．☞76頁
7　ⓒ　☞77頁
8　ⓒ　6か月頃に肺胞II型細胞が分化し，肺サーファクタントを分泌する．☞75頁
9　ⓔ　☞80頁
10　ⓑ　ⓐⓒⓓⓔの方法では，染色体異常や遺伝子異常の確定診断はできない．ⓐⓓⓔは画像診断である．☞79頁

第8章　胎盤と胎膜　　☞問題は94頁

1　ⓓ　絨毛膜は，栄養膜合胞体層，栄養膜細胞層，胚外中胚葉からなる．☞86頁
2　ⓔ　☞88頁
3　ⓒ　☞89頁
4　ⓔ　☞87頁
5　ⓐ　胎盤関門は，妊娠時期が進むにつれて透過性が亢進する．☞90頁
6　ⓔ　☞90頁
7　ⓑ　☞91頁
8　ⓓ　妊娠末期の胎盤胎児面は十数個の胎盤葉に分かれている．☞88頁
9　ⓑ　羊水の量は第3三半期に最も多くなるが，妊娠末期にはやや減少する．☞92頁
10　ⓒ　☞85頁

第9章　発生異常　　☞問題は109頁

1　ⓔ　☞103頁
2　ⓑ　ⓒⓓは優性（顕性）遺伝疾患，ⓔはゲノムインプリン

ティング異常による疾患である．ⓐは妊娠中の羊水過少などによって起こる．☞99頁
3　ⓔ　47,XXXはトリソミーX（トリプルX症候群）といい，身体的特徴は女性であるが，ときに月経不順や不妊を示すことがある．☞101頁
4　ⓒ　他は遺伝子変異によって起こる．☞100頁
5　ⓒ　受精後第3〜8週が奇形発生の臨界期である．☞104頁
6　ⓓ　☞102頁
7　ⓐ　胎児性アルコール症候群の児には，顔面の異常や精神発達遅滞が見られる．☞105頁
8　ⓑ　抗体を持たない妊婦が風疹に感染すると，風疹症候群の児が生まれるリスクがある．☞104頁
9　ⓔ　ⓐⓒⓓは遺伝子変異によって，ⓑは遺伝子インプリンティングの異常によって起こる．☞98頁
10　ⓔ　妊娠前〜妊娠初期に葉酸を摂取すると，児の先天異常発生のリスクが低減することが知られている．☞108頁

第10章　運動器系（骨格と筋）　　☞問題は125頁

1　ⓒ　間葉細胞は体性幹細胞の一種で，骨細胞，軟骨細胞，脂肪細胞などに分化する能力をもつ．☞112頁
2　ⓑ　他は軟骨内骨化によってできる．☞113頁
3　ⓔ　アペール症候群では，泉門や頭蓋骨の縫合が異常に早く閉鎖する．☞114頁
4　ⓑ　☞113頁
5　ⓓ　☞115頁
6　ⓔ　☞117頁
7　ⓒ　外胚葉頂堤は手板と足板の指先部にできる．☞119頁
8　ⓔ　☞122頁
9　ⓐ　咀嚼筋は第1咽頭弓の間葉から分化する．☞124，125頁
10　ⓑ　☞114頁

第11章　体腔と漿膜　　☞問題は131頁

1　ⓑ　胚内体腔と卵黄嚢腔は交通をもたない．☞128頁
2　ⓓ　☞130頁
3　ⓒ　☞131頁
4　ⓐ　横中隔の中胚葉組織内に肝臓の原基が発生する．☞130頁
5　ⓐ　☞131頁

第12章　循環器系　　☞問題は151頁

1　ⓓ　心球は原始心室の動脈側にでき，大動脈嚢に続く．☞135，136頁
2　ⓑ　右心室は心球の近位部から，左心室は原始心室からできる．☞137頁
3　ⓑ　同上．☞137頁
4　ⓒ　一次中隔に一次口と二次口が，二次中隔に卵円孔が形成される．ボホダレック孔は横隔膜にできる異常な裂孔，ウィンスロー孔は肝十二指腸間膜の背側にある網嚢孔の別名である．☞142頁
5　ⓒ　☞145頁

6 ⓔ 臍動脈の遠位部は生後に閉じて索状となり，内側臍ヒダに覆われる．☞ 149 頁

7 ⓑ ☞ 145 頁

8 ⓑ ☞ 150 頁

9 ⓔ ☞ 149 頁

10 ⓐ クルーゾン症候群は FGF 受容体（FGFR）遺伝子の異常による頭蓋顔面の疾患で，心臓奇形との関連は認められていない．マルファン症候群患者では，僧帽弁逸脱症により僧帽弁逆流をきたすことがある．☞ 100, 144, 145, 150 頁

第 13 章　消化器系　　☞ 問題は 167 頁

1 ⓒ ☞ 154 頁

2 ⓒ ☞ 154 頁

3 ⓑ ☞ 155 頁

4 ⓑ ☞ 157 頁

5 ⓔ ☞ 160 頁

6 ⓒ ☞ 162 頁

7 ⓑ ☞ 163 頁

8 ⓓ ☞ 164 頁

9 ⓐ 肝細胞索は原始腸管の上皮由来で，したがって内胚葉性である．☞ 165 頁

10 ⓔ ⓐ～ⓓは腹腔内にでき，後に腹膜後器官となる．☞ 160, 161, 163 頁

第 14 章　呼吸器系　　☞ 問題は 175 頁

1 ⓒ 鼻甲介の原基は第 2 三半期に発生する．☞ 171 頁

2 ⓓ ☞ 173 頁

3 ⓑ ☞ 172 頁

4 ⓒ 胎児が羊水を嚥下することにより，肺の成熟が促進される．☞ 175 頁

5 ⓔ 同上．☞ 175 頁

第 15 章　泌尿生殖器系　　☞ 問題は 196 頁

1 ⓐ ⓑ～ⓓは中腎管から出た尿管芽から形成される．☞ 179 頁

2 ⓐ ⓑⓒは中腎傍管から，ⓓは卵巣導帯から，ⓔは尿生殖洞から形成される．☞ 188 頁

3 ⓒ 他は尿生殖洞から形成される．☞ 188 頁

4 ⓓ ☞ 186, 187 頁

5 ⓔ ☞ 193 頁

6 ⓓ 精巣垂は中腎傍管から，胞状垂は中腎管から形成される．☞ 188 頁

7 ⓔ 尿道下裂は，男女ともに起こる．☞ 195 頁

8 ⓓ ☞ 188, 193 頁

9 ⓔ ☞ 195 頁

10 ⓐ 染色体構成は 46,XY である．☞ 194 頁

第 16 章　神経系　　☞ 問題は 216 頁

1 ⓔ 脊髄神経節細胞は神経堤細胞から分化する．☞ 214 頁

2 ⓔ グリア細胞は胎生期後半から生後にかけて脳でも産生

される．☞ 205 頁

3 ⓑ ☞ 200 頁

4 ⓔ 髄鞘を持たない神経線維（無髄線維）は交感神経節後線維などに見られる．☞ 206 頁

5 ⓓ ☞ 205, 206 頁

6 ⓒ ☞ 206 頁

7 ⓒ ☞ 210 頁

8 ⓒ 副腎皮質細胞は体腔上皮からできる．☞ 214 頁

9 ⓑ ⓐⓔは古皮質，ⓒⓓは原始皮質に属する．☞ 210 頁

10 ⓒ 全前脳胞症では嗅脳は部分または全部が欠損している（無嗅脳症）．☞ 216 頁

第 17 章　顔面および頭頚部　　☞ 問題は 227 頁

1 ⓑ ☞ 220, 221 頁

2 ⓐ 第 1 咽頭弓は上顎隆起と下顎隆起に分かれ，第 2 咽頭弓は舌骨弓ともよばれる．☞ 219, 220 頁

3 ⓓ ☞ 221 頁

4 ⓔ ☞ 222 頁

5 ⓑ 第 2 咽頭弓の間葉から表情筋が分化し，顔面神経の支配を受ける．☞ 222 頁

6 ⓓ 他は第 1 または第 2 咽頭弓から発生する．☞ 222 頁

7 ⓔ 他は膜内骨化によってできる．☞ 225, 226 頁

8 ⓐ 甲状腺は舌盲孔の上皮が陥入してできる．☞ 157 頁

9 ⓒ ☞ 223 頁

10 ⓒ 外側鼻隆起は上口唇自由縁の形成に関与しない．☞ 219 頁

第 18 章　眼と耳　　☞ 問題は 239 頁

1 ⓐ ☞ 230 頁

2 ⓒ ☞ 230 頁

3 ⓑ ☞ 231 頁

4 ⓑ ☞ 234 頁

5 ⓒ ☞ 233 頁

6 ⓒ ☞ 235 頁

7 ⓔ ☞ 235 頁

8 ⓐ ☞ 237 頁

9 ⓒ ☞ 237 頁

10 ⓒ ☞ 216 頁

第 19 章　皮膚および付属器　　☞ 問題は 248 頁

1 ⓑ 真皮は，表皮外胚葉の深部の間葉から分化する．☞ 242, 243 頁

2 ⓒ ☞ 243 頁

3 ⓒ ☞ 243 頁

4 ⓑ 永久歯の歯胚は胎生期から乳歯の歯胚の深部に形成される．☞ 247 頁

5 ⓑ ☞ 247 頁

引用文献（記載順）

▌**第 1 章**

Haeckel E (1866). Generelle Morphologie der Organismen, vols I and II. Berlin: Georg Reimer.

Ohno S (1970). Evolution by Gene Duplication, New York: Springer.

Campbell KH, McWhir J, Ritchi A, Wilmut I (1996). Sheep cloned by nuclear transfer from a cultured cell line. Nature 380: 64-66.

Takahashi K, Yamanaka S (2006). Induction of pluripotent stem cells from mouse embryonic and adult fibroblast cultures by defined factors. Cell 126:663-676.

Takahashi, K. Tanabe K. Ohnuki M, Narita M, Ichisaka T, Tomoda K, Yamanaka S (2007). Induction of pluripotent stem cells from adult human fibroblasts by defined factors. Cell 131, 861-872.

Gurdon JB (1962). Adult frogs derived from the nuclei of single somatic cells. Dev Biol 4:256-273.

Jinek M, Chylinski K, Fonfara I, Hauer M, Doudna JA, Charpentier E (2012). A programmable dual-RNA-guided DNA endonuclease in adaptive bacterial immunity. Science 337:816-821.

▌**第 2 章**

Baker TG (1971). Radiosensitivity of mammalian oocytes with particular reference to the human female. Am J Obstet Gynecol 110:746-761.

Zhang M, Su YQ, Sugiura K, Xia G, Eppig JJ (2010). Granulosa cell ligand NPPC and its receptor NPR2 maintain meiotic arrest in mouse oocytes. Science 330:366-369.

▌**第 5 章**

Waddington C (1933). Induction by the primitive streak and its derivatives in the chick. J Exp Biol. 10: 38-46.

Spemann H, Mangold H (1924). Induction of embryonic primordia by implantation of organizers from a different species. Roux's Arch Entw Mech 100:599-638.

▌**第 6 章**

Nakatsu T, Uwabe C, Shiota K (2000). Neural tube closure in humans initiates at multiple sites: evidence from human embryos and implications for the pathogenesis of neural tube defects. Anat Embryol (Berl) 201:455-466.

O'Rahilly R (1973). Developmental Stages in Human Embryos. Part A: Embryos of the First Three Weeks. Washington: Carnegie Institution of Washington.

O'Rahilly R, Müller F (1987). Developmental Stages in Human Embryos, including a Revision of Streeter's 'Horizons' and a Survey of the Carnegie Collection. Washington: Carnegie Institution of Washington.

▌**第 9 章**

Wilcox AJ, Weinberg CR, O'Connor JF, Baird DD, Schlatterer JP, Canfield RE, Armstrong EG, Nisula BC (1988). Incidence of early loss of pregnancy. N Engl J Med 319:189-194.

Zinaman MJ, Clegg ED, Brown CC, O'Connor J, Selevan SG (1996). Estimates of human fertility and pregnancy loss. Fertil Steril 65:503-509.

Shiota K (2021). A life-table analysis of the intrauterine fate of malformed human embryos and fetuses. Birth Defects Res 113:623-632.

Lenz W (1984) Discussion in Symposium on Embryopathic Activity of Drugs, 1965. Cited by Eskes TKAB. Classic Illustration. Eur J Obstet Gynecol Reprod Biol 16:365, 1984.

RC Vitamin Study Research Group (1991). Prevention of neural tube defects: results of the Medical Research Council Vitamin Study. Lancet 38:131-137.

Berry RJ, Li Z, Erickson JD, Li S, Moore CA, Wang H, Mulinare J, Zhao P, Wong LY, Gindler J, Hong SX, Correa A (1999). Prevention of neural-tube defects with folic acid in China. China-U.S. Collaborative Project for Neural Tube Defect Prevention. N Engl J Med 341:1485-1490.

▌**第 10 章**

西村秀雄, 田中修 (1973). ヒトの骨格の正常および異常発生. 臨床整形外科 8:577-595.

Tanaka O (1976). Time of the appearance of cartilage centers in human embryos with special reference to its individual difference. Okajimas Folia Anat Jpn 53:173-198.

▋第 13 章

Mori C, Nakamura N, Okamoto Y, Osawa M, Shiota K (1999). Cytochemical identification of programmed cell death in the fusing fetal mouse palate by specific labelling of DNA fragmentation. Anat Embryol (Berl) 190:21-28.

▋第 16 章

Fujita S (1963). The matrix cell and cytogenesis in the developing central nervous system. J Comp Neurol 120:37-42.

大竹正徳, 吉丸博志, Schull WJ (1987). 広島・長崎胎内被爆者の重度精神遅滞：T65DR および DS86 線量方式による比較. 放射線影響研究所業績報告書 TR16-87, p 13.

Howard E, Granoff DM, Bujnovszky P (1969). DNA, RNA, and cholesterol increases in cerebrum and cerebellum during development of human fetus. Brain Res 14:697-706.

Yakovlev PL, Lecours AR (1967). The myelogenetic cycles of regional maturation of the brain. In: Resional development of the brain in early life (Minkowski A, ed), pp 3-70. Oxford: Blackwell.

さらに学習を深めたい人のための参考図書 (順不同)

Barresi M, Gilbert S (2023). Developmental Biology (13th edition). Oxford University Press, New York and Oxford.

Wolpert L, Tickle C, Arias AM, Lawrence P, Locke J (2019). Principles of Development (6th edition). Oxford University Press, New York and Oxford.

Schoenwolf GC, Bleyl SB, Brauer PR, Francis-West PH(2021). Larsen's Human Embryology (6th edition). Elsevier, Philadelphia.

ten Donkelaar HJ, Lammens M, Hori A (2023). Clinical Neuroembryology : Development and Developmental Disorders of the Human Central Nervous System (3rd edition). Springer, Berlin.

Jones KL, Jones MC, Casanelles MDC (2022). Smith's Recognizable Patterns of Human Malformation (8th edition). Elsevier, Philadelphia.

Graham JM Jr, Sanchez-Lara PA (2024). Smith's Recognizable Patterns of Human Deformation (5th edition). Elsevier, Philadelphia.

Shepard TH, Lemire RJ (2011). Catalog of Teratogenic Agents (12th edition). Johns Hopkins Univ Press, Baltimore.

Schardein JL (2000). Chemically-induced Birth Defects (3rd edition). Marcel Dekker, New York.

スティーヴン J. グールド (1987). 個体発生と系統発生：進化の観念史と発生学の最前線. 工作舎.

ニール・シュービン (2021). 進化の技法──転用と盗用と争いの 40 億年. みすず書房.

ジェイミー・A. デイヴィス (2018). 人体はこうしてつくられる──ひとつの細胞から始まったわたしたち. 紀伊國屋書店.

スコット・ギルバート, クララ・ピント-コレイア (2020). BIRTH いのちの始まりを考える講義 発生生物学者ギルバート博士が生殖補助医療と人間を語る. 羊土社.

最相葉月, 増崎英明 (2019). 胎児のはなし. ミシマ社.

人体発生学関連の主なウェブサイト

ニューサウスウェールズ大学 (豪)

https://embryology.med.unsw.edu.au/embryology/index.php/Main_Page

インディアナ大学(米)

https://embryology.iu.edu/

"The Virtual Human Embryo" (ルイジアナ州立大学および Human Developmental Anatomy Center, 米)

https://www.ehd.org/virtual-human-embryo/

索引

●備考　太字の頁番号(**111**)は見出しの項目に，青字(222)は MEMO・TOPICS のタイトルに，緑字のイタリック(*333*)は図表のタイトル・説明に，それぞれ索引項目があることを示す．

あ

アウエルバッハ神経叢 ……… 162
アクロシン ……………………… 32
アクロゾーム …………………… 31
アザラシ肢奇形 ……………… 122
アザラシ肢症 ………………… 104
　サリドマイドによる上肢の
　── …………………………… *103*
アストロサイト ……………… 205
後産 ………………………… 77, 90
アドヘレンス結合 ……………… 33
アブミ骨 ……………… 221, 226, 237
アブミ骨筋 ……………… 222, *222*
アブミ骨体および脚 ………… *222*
アブミ骨動脈 ………………… 145
アペール症候群 …… *100*, 114, *123*
アポクリン汗腺 ……………… 244
アポトーシス ……… 120, 156, *156*
　マウス肢芽の指間部にみられる
　── ………………………… *120*
　指の形成と── …………… *120*
アミノプテリン ……………… *103*
アルコール ………………… *103*, 105
アルビニズム ………………… 248
アンギオテンシン転換酵素 … *103*
　──阻害薬 …………………… 105
アンギオポエチン …………… 135
アンジェルマン症候群
　………………… 100, 101, *101*
アンドロゲン不応症 ………… 194

い

胃
　組織発生 …………………… **159**
　発生 ………………………… **158**
　発生異常 …………………… *160*
　発生と回旋 ………………… *159*
胃間膜 ………………………… 128
閾値 …………………………… 102
異形成 ………………………… 98
異常
　ゲノムインプリンティング … **100**
　染色体 ………………… **101**, 102
　単一遺伝子 ………………… **99**
　腟 …………………………… **195**
　着床部位 …………………… **42**
胃小窩 ………………………… 159
異常ヘモグロビン血症 ……… 99
異数性染色体異常発生 ……… *22*
一次口 ………………………… 142
一次口蓋 ……………… 155, *155*
一次骨 ………………………… 113
一次骨化中心 ………… 114, *116*
一次骨化点 …………………… 74
一次骨小柱 …………………… 115
一次室間孔 …………… *138*, 140
一次絨毛 ……………………… 86
一次小腔 ……………………… 115
一次神経管 …………… 59, 206
一次神経管形成 ……………… 206
一次髄腔 ……………………… 115
一次性徴 ……………………… 185
一次精母細胞 ………………… 17
一次中隔 ……………………… 142
　──の形成と変化 ………… *142*
一次脳溝 ……………………… 210

一次脳胞 ………… 58, *58*, 199
　──における神経分節(ニューロメア) ……………………… *202*
　──の形成 ………………… *199*
一次鼻腔 ……………………… 170
一次卵黄囊 …………………… 39
一次卵胞 ……………………… 26
一次卵母細胞 ………………… 19
一倍体 ………………………… 14
一卵性多胎 …………………… 93
一般内臓感覚性核群 ………… 206
胃底腺 ………………………… 160
遺伝子 ………………………… **5, 6**
　──異常と骨・軟骨の形成不全
　……………………………… 117
　──インプリンティング …… 100
　──と系統差 ……………… *3*
　──による発生の制御 …… **4**
遺伝子機能
　過剰発現 …………………… 4
　喪失 ………………………… 4
遺伝子数 ……………………… 3
遺伝子重複 …………………… 7
　──の発見 ………………… *8*
遺伝子発現 …………………… *121*
遺伝的な性 ……………… 185, **185**
移動盲腸 ……………………… 163
胃脾間膜 ……………………… 158
医薬品の催奇形作用 ………… **106**
陰核 ……………… *75*, 76, 190, 191
陰核海綿体 …………………… 191
陰茎 …………………………… 190
　異常 ………………………… **196**
陰茎海綿体 …………………… 191
陰茎尿道 ……………………… 184
陰茎部下裂 …………………… 195
陰茎縫線 ……………………… 190
陰茎無発生 …………………… 196
インサイドアウトパターン …… 203
陰唇陰囊隆起 ………… 190, 192
インスリン …………………… 164
インディアンヘッジホッグ …… 116
咽頭
　発生 ………………………… **157**
　分化と喉頭の発生 ………… **171**
咽頭下隆起 ………… 156, *156*, 171
咽頭弓 ………… 61, *62*, 63, *66*, 220
　──，咽頭溝，咽頭囊の分化を示す模式図 ……………… *62*
　──と咽頭囊の発生と分化
　……………………………… *221*
　──と系統発生 …………… *63*
　──の間葉から分化する筋と骨格 ………………………… **221**
　──の軟骨と間葉の分化 … *222*
　形成と分化 ………………… **61**
　第1咽頭弓 ………………… **221**
　　──症候群 ……………… **227**
　第2咽頭弓 ………………… **221**
　第3咽頭弓 ………………… **222**
　第4咽頭弓 ………………… **222**
　第6咽頭弓 ………………… **222**
　分化 ………………………… **220**
　分化と進化 ………………… **223**
咽頭弓間葉 ………… 124, *125*, 221

分化 ………………………… *222*
咽頭弓上プラコード ………… 231
咽頭弓神経 …………………… 61
咽頭弓動脈 ………… 61, 138, 145
　胚子期の── …………… *138*
　胚子の──の発生と分化 … 146
咽頭弓軟骨 …………………… *222*
咽頭溝 ……… 61, 220, *221*, 238
　──・咽頭囊の遺残 ……… **227**
　咽頭弓，咽頭溝，──の分化を示す模式図 ……………… *62*
咽頭収縮筋群 ………… 222, *222*
咽頭囊 ………… 63, 157, 219
　咽頭弓，咽頭溝，──の分化を示す模式図 ……………… *62*
　咽頭弓と──の発生と分化
　……………………………… *221*
　咽頭溝・──の遺残 ……… **227**
　第1咽頭囊 ………………… **223**
　第2咽頭囊 ………………… **223**
　第3咽頭囊 ………………… **223**
　第4咽頭囊 ………………… **223**
　第5咽頭囊 ………………… **223**
　分化 ………………………… **223**
咽頭裂 ………………………… 61
陰囊 ……………… 190, 191, 192
陰囊水腫 ……………………… 196
　先天性鼡径ヘルニアと──
　……………………………… **196**
陰囊部下裂 …………………… 195
陰囊縫線 ……………………… 191
インプリンティング ………… 22
インプリント遺伝子 …… 22, 100

う

ウィルムス腫瘍 ……………… 182
ウェルナー症候群 …………… *100*
ウォルフ管 …………… 179, 188
右角 …………………………… 142
右鎖骨下動脈 ………………… 145
右心室 ………………………… 140
右心室肥大 …………………… 145
右心症 ………………………… 137
うぶ毛 ……………… 76, 244
うぶ声 ………………………… 175
運動ニューロン ……………… 214

え

永久歯 ……………… 246, 247
　小児における乳歯と──の関係
　……………………………… *247*
　乳歯と──の形成と萌出の時期
　……………………………… *247*
永久歯胚 ……………………… *247*
永久腎 ………………………… 178
永久皮質 ……………………… 214
栄養動脈 ……………………… *60*
栄養膜 ……………… 34, 85
　12日頃の胚盤胞と── …… *40*
　着床の進行に伴う胚と──の変化 ………………………… *38*
　分化と胚外中胚葉の形成 … *40*
　分化と胚盤の形成 ………… **39**
栄養膜腔隙 ………… 42, *85*
栄養膜合胞体層 …… *38*, 39, 85
栄養膜細胞層 …… *38*, 39, *40*, 85
会陰部下裂 …………………… 195

分化 ………………………… *222*
易罹病性 ……………………… 106
エクリン汗腺 ………………… 244
エストラジオール …………… 27
エストロゲン …………… 27, 28
エタノール ……………… *103*, 105
エディンガー・ウェストファル核
　……………………………… 210
エドワーズ …………………… 8
エドワーズ症候群 …… 22, 101
エナメル芽細胞 ……… 246, *246*
エナメル器 ………… 246, *246*
　機能 ………………………… 247
エナメル質 ……… 246, *246*, 247
エナメル髄 ………… 246, *246*
エピジェネティック ………… 100
エピジェネティック修飾 …… 3, *3*
エピジェネティック制御 …… 4
エフリン ……………………… 135
エラ …………………………… 223
エレベーター運動 …… 202, *203*
　マトリックス細胞と── …… 203
遠位尿細管 …………………… 180
沿軸中胚葉 ………… 50, *51*, *65*
　発生と分化 ………………… **50**
延髄 ……………… 200, **207**
円錐(球)隆起 ………………… *139*
　動脈幹腫脹と── ………… 140
円錐中隔 …………… 138, *139*
円錐動脈幹隆起 ……………… 140
延髄の神経核 ………………… *208*
縁帯 …………………………… 209
猿頭症 ………………………… 216

お

尾 ……………………………… 68
横位 …………………………… 76
横隔神経 ……………………… 131
　横隔膜の位置変化と──の走行
　……………………………… *131*
横隔膜 ………………………… 130
　──の位置変化と横隔神経の走行 ………………………… *131*
　形成 ………………………… *131*
　発生 ………………………… **130**
横隔膜動脈 …………………… 147
横行結腸 ……………………… 161
黄体 …………………………… 29
　形成 ………………………… **29**
　排卵と──の形成 ………… *30*
黄体(形成)ホルモン
　………………… 17, 27, 30, 30
横中隔 ………………………… 130
　形成 ………………………… *130*
横突起 ………………………… 118
オーガナイザー …… 46, 47, 47
　原始結節と── …………… *46*
大野乾 ………………………… 8
オギノ式 ……………… 31, *31*
オシレーション ……………… 32
オラヒリー …………………… 69
オリゴデンドロサイト …… 205, 206

か

ガードン ……………………… 9
　アフリカツメガエルの体細胞からクローン個体を作成した──の実験 …………………… *9*

カーネギー発生段階 ………… 69, *69*
外エナメル上皮 ………………… 246
外果粒層 ………………………… 231
外顆粒層 ………………………… 209
外眼筋 ………………… 124, 234, **234**
開口運動 …………………………… 74
開口分泌 …………………………… 31
外肛門括約筋 …………………… 162
介在部 …………………………… 166, 167
外細胞塊 …………………………… 34
外耳 …………………… *66*, 73, *237*
外耳孔 …………………………… 220
外耳道 ……………… 76, 237, *238*
外耳道栓 ………………………… 237
外耳道閉鎖 ……………… 238, **238**
外小脳隆起 ……………………… 208
外精筋膜 ………………………… 192
外生殖器
　妊娠第 12 週胎児の—— ……… *75*
　妊娠第 17 週胎児の—— ……… *75*
　発生と分化 …………………… **190**
　ヒト胚子・胎児の—— ……… *191*
　分化 ……………………………… 74
外先体膜 ………………… 18, 31, *31*
　階層性 …………………………… 6
外側顔面裂 ……………………… 226
外側口 …………………………… 212
外側臍ヒダ ……………………… 150
外側枝 …………………………… 147
外側節間動脈 …………………… 146
外側舌隆起 ……………… 156, *156*
外側仙骨稜 ……………………… 118
外側鼻隆起 …… 170, *170*, 219, *220*
外側隆起 ………………………… 237
回腸 ……………………………… 161
　発生 …………………………… **160**
回腸憩室 ……………… 60, *62*, 163
外套 ……………………………… 210
外套層 …………………… 203, 209
外尿道口 ………………………… 190
外脳症 ……………… *60*, 215, *215*
外胚葉 …………………………… 54
　分化と神経管の形成 ……… **52**
外胚葉性間葉 …………………… 224
外胚葉性プラコード
　……………… 213, 224, 231, *231*
外胚葉頂堤 ……………………… 119
　ヒト胚子上皮芽の—— ……… *120*
海馬溝 …………………………… 210
海馬交連 ………………………… 212
蓋板 ……………………… 205, *208*
外鼻孔 ……………… 73, 219, *220*
外表異常胚子・胎児の頻度 …… *98*
外腹斜筋 ………………………… 122
カイベル …………………………… 3
開放性二分脊椎 ………………… 215
蓋膜 ……………………………… 237
外膜の結合組織 ………………… 162
海綿体部尿道 …………………… 190
外毛根鞘 ………………………… 243
外有毛細胞 ……………………… 237
外卵胞膜 ………………………… 27
外肋間筋 ………………………… 122
カウパー腺 ……………………… 184
下角 ……………………………… 212
下顎 ……………………………… 219
下顎弓 …………………………… *66*
下顎骨 …………………… 221, *222*
下顎骨原基 ……………………… *226*
下顎骨体 ………………………… 226

下顎枝 …………………………… 226
下顎隆起 ……………… 61, 219, 221
過期産 ……………………………… 77
　正期産と早産, —— …………… *77*
下丘 ……………………………… 200
蝸牛 ……………………… 237, *237*
蝸牛管 …………………… 235, 237
　第 18 週胎児の—— …………… *237*
角化 ……………………………… *243*
角化異常 ………………………… **248**
顎下腺 …………………………… 157
顎間部 …………………………… 219
角質層 …………………………… 242
顎舌骨筋 ………………… 221, *222*
顎動脈 …………………………… 145
顎二腹筋後腹 …………… 222, *222*
顎二腹筋前腹 …………… 221, *222*
核膜 ……………………………… 15
角膜 ……………………………… 234
　——と前眼房 ………………… **234**
隔膜部 …………………………… 184
下行結腸 ………………………… 161
下行大動脈 ……………………… 145
籠細胞 …………………………… 209
下肢
　ヒト胚子における——の発育と
　　分化 …………………………… 119
　ヒト胚子における——の発育を
　　示すコンピュータグラフィッ
　　クス画像 ……………………… 119
下肢芽 ………………… 64, *66*, 119
下肢骨 …………………………… *122*
下肢帯 …………………………… 122
下主静脈 ………………………… 148
下主静脈間吻合 ………………… 148
過剰乳頭 ……………… 248, **248**
下上皮小体 ……………………… 223
　胸腺と——の由来 …………… *223*
下垂体 …………………………… 210
　発生 …………………………… *211*
下垂体原基の形成 ……………… *211*
下垂体後葉 ……………………… 210
下垂体性小人症 ………………… *99*
下垂体前葉 ……………………… 210
下垂体軟骨 ……………………… 224
加生歯 …………………………… 247
仮性半陰陽 ……………… 194, **194**
家族性アミロイドーシス ……… *99*
家族性歯牙無発生症 …………… *123*
家族性変形性関節症 …………… *123*
下大静脈 ………………………… 148
　発生 …………………………… *148*
下腸間膜動脈 …………………… 147
割球 ……………………………… 33
　——を用いる着床前診断 …… *34*
滑車神経核 ……………………… 210
滑膜 ……………………………… 120
下胚盤葉 ………………………… 39
下鼻甲介 ……………… 171, 225
下副甲状腺 ……………………… 223
下分節 ………………… 63, 122
　体節の筋板から発生した上分節
　　と——の筋の分化 ………… *124*
鎌状赤血球症 …………………… *99*
体の性 …………………… 185, **185**
顆粒細胞 ………………………… 209
果粒層 …………………………… 242
顆粒層 …………………………… 209
顆粒層黄体細胞 ………………… 29
顆粒層細胞 ……………… 26, *28*

顆粒膜細胞 ……………………… 26
カルシトニン …………………… 113
カルタゲナー症候群 …………… 137
カルタジェナー症候群 ………… *100*
ガルトナー管嚢胞 ……… *189*, 190
肝胃間膜 ………………………… 166
肝円索 …………………… 147, 149
肝芽 ……………… 130, *130*, 158, 165
　発生 …………………………… *165*
感覚殻 …………………………… **225**
感覚神経中継核 ………………… 206
感覚層 …………………………… 231
感覚ニューロン ………… 213, *214*
肝・下主静脈吻合 ……………… 148
眼窩蝶形骨 ……………………… 225
肝鎌状間膜 ……………… 158, 166
眼窩翼 …………………………… 225
肝管 ……………………… 166, 167
眼球
　第 6 週胚子の—— …………… *233*
　第 8 週胚子の—— …………… *233*
環境要因 ………………………… *102*
眼茎 ……………………… 231, *231*
肝憩室 …………………………… 165
眼形成野 ………………………… 234
眼瞼 …… *66*, 68, 73, 76, *233*, 234, **234**
還元分裂 ………………………… 13
眼溝 ……………………………… 230
肝細胞 …………………………… *2*
　分化 …………………………… *165*
肝細胞索 ………………………… 166
肝細胞増殖因子 ………… 166, *166*
肝細胞増殖阻害因子 …………… 166
間質細胞刺激ホルモン ………… 17
間質性成長 ……………………… 112
肝十二指腸間膜 ………………… 166
幹絨毛 …………………………… 87
冠状血管
　系統発生 ……………………… *143*
　発生 …………………………… **143**
冠状静脈洞 ……………………… 143
杆状体 …………………… 231, *232*
杆状体層 ………………………… 231
杆状体細胞 ……………………… 231
冠状動脈系 ……………………… 143
眼神経プラコード ……………… 231
関節円板 ………………………… 120
関節強直症 ……………… 122, *122*
関節腔 …………………………… 120
関節内靱帯 ……………………… 120
関節の発生 ……………………… **120**
関節半月 ………………………… 120
汗腺 ……………………………… *243*
　発生 …………………………… **244**
肝臓 ……………………… 150, 165
　造血 …………………………… *150*
　組織発生 ……………………… **166**
　胚子の—— …………………… *166*
　発生 …………………………… *165*
肝臓原基 ………………………… *130*
　第 4 週胚子の——を通る水平断
　　面 …………………………… *165*
　発生 …………………………… *165*
間入弁腫脹 ……………… 140, *140*
間脳 ……………………… 200, **210**
間脳胞 …………………………… 200
眼杯 ……………… 230, *230*, 231
眼杯外層 ………………………… 231
眼杯内層 ………………………… 231
眼杯裂 …………………………… 231

第 6 週胚子における—— …… *231*
眼胞 ……………………………… 230
　形成と分化の分子メカニズム
　　……………………………… *234*
　第 4 週ヒト胚子の頭部前額断面
　　と——部分の強拡大像 …… *230*
間膜 ……………………… 128, *128*
顔面
　初期発生 ……………………… **219**
　胚子期後半における——の発生
　　……………………………… *220*
　胚子期前半における——の発生
　　……………………………… *219*
顔面（中間）神経 ……………… 157
顔面表情筋 ……………………… *222*
顔面隆起の癒合メカニズム …… *220*
顔面裂 …………………… *98*, **226**
間葉 ……………………… 48, 112
間葉凝集 ………………………… 112
　上肢芽の—— ………………… *112*
間葉細胞 ……………………… 48, *48*,
　　53, 112, *112*, *113*, *120*, *134*
間葉性椎心 ……………………… 117
岩様部 …………………………… 225

き
キアズマ ………………………… 15
器官 ………………………………… 2
気管 ……………………………… 171
　組織分化（横断面） ………… *173*
　発生 …………………………… **172**
気管狭窄 ………………………… *175*
器官形成期 ……………… 58, 68
気管支 ……………… *158*, 171, *171*
　——分枝の分子メカニズム
　　……………………………… *172*
　肺と——の分枝と発達 ……… *173*
　発生 …………………………… **172**
気管支芽 ………………………… 130
気管食道中隔 …………… 157, 171
気管腺 …………………………… *173*
気管軟骨 ………………… 172, *173*
器官発生 …………………………… 2
奇形 ……………………………… 98
奇形腫 …………………… 54, *54*
記載発生学 ………………………… 2
奇静脈 …………………………… 148
偽腺状期 ………………………… **172**
　——後期 ……………………… *174*
　——前期 ……………………… *174*
偽爪 ……………………………… 244
基礎体温法 ……………… 31, *31*
基底層 …………………… 242, *242*
基底脱落膜 ……………………… 87
基底板 …………………………… 237
気道と肺の分化に関与する分子
　　……………………………… **175**
亀頭部下裂 ……………………… 195
亀頭部の尿道 …………………… 190
稀突起膠細胞 …………………… 205
鬼乳 ……………………… 244, *244*
キヌタ骨 ………… 221, 226, 237
キヌタ骨体 ……………………… *222*
キヌタ骨長脚 …………………… *222*
機能発生学 ………………………… 2
基板 …………… 53, 206, *206*, *208*
ギャップ遺伝子 …………………… 4
ギャップ結合 …………………… 33
球形嚢 …………………… 235, **237**
球形嚢斑 ………………………… 236
球形嚢部 ………………………… 235

嗅細胞 ... 171
球耳管 ... 140
休止期 ... 13, *13*
球耳(室)棚 ... *138*, 140
球室溝 ... 137
球室筒 ... 136, *137*
球室ループ ... 136
旧皮質 ... 210
橋 ... 200, 207, **207**, 208, *208*
頬咽頭膜 ... 154, 219
胸横筋 ... 122
境界溝 ... 206, *206*
橋核 ... 207
胸管 ... 150
橋屈 ... 199
胸結合体 ... 94
頬骨 ... 221, *222*, 226
胸骨後ヘルニア ... 131
胸骨傍ヘルニア ... 131
胸腺 ... 223
　　——と下上皮小体の由来 ... 223
　　組織発生 ... 224
共通房室弁口 ... 141
橋底部 ... 207
胸殿結合体 ... *94*
橋被蓋 ... 207
峡部 ... 20
強膜 ... 234
　　脈絡膜と—— ... **234**
胸膜 ... 128
胸膜腔 ... 128, 129
胸膜心膜ヒダ ... 130
胸膜腹膜ヒダ ... 130
極性化活性域 ... 121
曲精細管 ... 186
極体 ... 21
巨口症 ... 226
巨舌症 ... 157
筋
　　——の分化の分子機構 ... **122**
　　体節の筋板から発生した上分節と下分節の——の分化 ... 124
　　発生 ... **122**
近位遠位軸 ... 121, *121*
近位尿細管 ... 180
筋細胞 ... *2*
　　分化とその支配遺伝子 ... *123*
筋ジストロフィ(デュシェンヌ型) ... 99
筋上皮細胞 ... 244, *244*
筋性心室中隔原基 ... *138*
筋線維 ... *243*
筋層 ... 162
筋層間神経叢 ... 162
筋板 ... 63, *64*
　　——細胞の分化運命 ... *124*
　　——の上分節と下分節への分化 ... *65*
　　体節の——から発生した上分節と下分節の筋の分化 ... *124*

く
クアトロテスト ... 81
空腸, 回腸, 結腸の発生 ... **160**
屈曲位 ... 77
屈曲肢異形成症 ... *123*
屈筋群 ... 124
クマリン誘導体 ... *103*
クモ膜下腔 ... 213
グラーフ卵胞 ... 26, *28*
クラインフェルター症候群

... 22, 101, 195
グリア芽細胞 ... 205
グリア細胞 ... 202, 205
　　ニューロンとグリア発生の分子機構 ... **205**
　　発生 ... **205**
グリア由来神経栄養因子 ... 224
クリスタリン ... 233
クリスパー・キャス9 ... 10
クルーゾン症候群 ... *100*, 114, *123*
グルカゴン ... 164
グレイグ症候群 ... *123*
グレーベ軟骨異形成症 ... *123*
クレチン病 ... *103*
クローン動物 ... 8, 34, *34*
クロム親性細胞 ... 214, *214*

け
毛
　　胎児の皮膚における——の発生 ... *243*
　　発生 ... **243**
頚管着床 ... *42*
頚屈 ... 199
経験的再発危険率 ... 106
憩室 ... *138*
茎状突起 ... 221, *222*
形態形成 ... 2
形態的変化
　　各週における主要な—— ... **63**
　　第4週 ... **63**
　　第5週 ... **63**
　　第6週 ... **64**
　　第7週 ... **68**
　　第8週 ... **68**
　　胎児期における主要な—— ... **73**
　　妊娠3か月(第7～10週, 最終月経齢の8～11週) ... **73**
　　妊娠4か月(第11～14週) ... **74**
　　妊娠5か月(第15～18週) ... **75**
　　妊娠6か月(第19～22週) ... **75**
　　妊娠7か月(第23～26週) ... **76**
　　妊娠8か月(第27～30週) ... **76**
　　妊娠9か月(第31～34週) ... **76**
　　妊娠10か月(第35～38週) ... **76**
経胎盤内科的治療 ... **108**
経胎盤発癌 ... 105
頚洞 ... 220
系統差 ... 3
系統発生 ... 2, 2
　　咽頭弓 ... *63*
　　冠状血管系 ... *143*
　　個体発生と—— ... **2**
　　腎臓 ... *178*
　　尿膜 ... *93*
　　脳の個体発生と—— ... *201*
　　胚葉構造 ... *54*
　　卵黄嚢 ... *93*
頚動脈小体 ... 144
軽度奇形 ... 97
茎突咽頭筋 ... 222, *222*
茎突舌骨筋 ... 222, *222*
茎突舌骨靭帯 ... 222, *222*
頚膨大 ... 206
　　——と腰膨大 ... *206*
頚リンパ嚢 ... 150
外科的治療 ... **108**
血液循環 ... 149
血管
　　形成 ... **134**

反回神経と——の位置関係 ... 146
血管芽細胞 ... 52, 134
血管新生 ... 135
　　脈管形成と—— ... 135
血管内皮 ... 134
　　血島からの血球と——の形成 ... 53
血管内皮増殖因子 ... 135
血管発生 ... **145**
　　初期の—— ... **134**
　　関与する分子 ... **135**
血球芽細胞 ... *134*
月経 ... 31
月経黄体 ... 30
月経周期 ... **28**
　　——における下垂体, 卵巣, 子宮内膜の周期的相関と血中ホルモンレベル ... *29*
月経齢 ... *73*
結合管 ... 237
結合節 ... 156
結合双胎 ... 94, *94*, **94**
欠失 ... 102
楔状軟骨 ... 222
血小板 ... 116
結節部 ... 184
結腸 ... **160**
結腸ヒモ ... 162
結腸膨起 ... 162
血島 ... 52, 134, 150
　　——からの血球と血管内皮の形成 ... 53
　　22日胚子の心内膜筒と卵黄嚢壁の—— ... *134*
　　形成 ... *134*
　　卵黄嚢壁における——の発生 ... *54*
血友病 ... 99
ゲノムインプリンティングの異常 ... **100**, *101*
ゲノム初期化 ... 22
　　生殖細胞と—— ... *22*
ゲノム編集 ... 10
　　——と生殖医学 ... *10*
ゲノムメチル ... *23*
ケラチノサイト ... *2*
減汗性外胚葉異形成症 ... *123*
原結節 ... 46
減形成奇形 ... *103*
原口 ... 46
健康と疾病に及ぼす発生過程の影響 ... 8
腱索 ... 140
原始胃 ... 158
原始咽頭 ... 157, 171
原始窩 ... 48
原始結節 ... 46
　　——とオーガナイザー ... *46*
原始溝 ... 46
原始後鼻孔 ... 170
原始鼓室 ... 223, 237
原始食道 ... 157
原始心室 ... 136, *137*
　　分化 ... *138*
原始心筒 ... 53, *54*, 129, 135
　　形成 ... **135**, *135*
原始心膜腔 ... 128, 129, *129*
原始膵管 ... 164
原始髄膜 ... 213

原始生殖細胞 ... 15, **15**, *16*, 186
　　——の生殖隆起への遊走 ... *186*
　　性腺(生殖腺)の形成と——
　　　... **185**
　　発生と遊走 ... *16*
　　分化 ... 186
原始生殖索 ... 185
原始線条 ... 46, *46*, 49
　　——における胚内中胚葉の発生
　　　... *48*
　　形成 ... **46**
原始体腔 ... *51*
原始腸管 ... 15, 60, *61*, *128*, 129, 154
　　——と栄養動脈 ... *60*
　　各部の移行部 ... 154
　　胚子の屈曲と——の発生 ... *154*
原始直腸 ... 162
原始肺嚢 ... 171
原始皮質 ... 210
原始毛細血管網 ... 134
原条 ... 46
原始卵黄嚢 ... 39
原始卵胞 ... 26, 187, *187*
減数分裂 ... 13, **14**, *14*
　　体細胞分裂と—— ... **13**
顕性遺伝疾患 ... **99**
原腸形成 ... 50, *50*

こ
抗悪性腫瘍剤 ... *103*
後陰唇交連 ... 192
口咽頭膜 ... 60, 154, 219
　　破れつつある—— ... *61*, *155*
高温 ... *103*, 104
口窩 ... 154, 219
口蓋 ... 74, 155
　　形成 ... **155**
　　硬 ... 155
　　高 ... 227
　　軟 ... 155
口蓋骨 ... 155, 226
口蓋垂 ... 155
口蓋突起 ... 155
　　発生 ... *155*
　　癒合 ... *155*
　　マウス胎児における——部の内側辺縁上皮 ... *156*
　　メカニズム ... *156*
口蓋板 ... 155
口蓋帆挙筋 ... 222, *222*
口蓋帆張筋 ... 221, *222*
口蓋扁桃 ... 223
口蓋裂 ... 156, *156*, 226, *226*
　　口唇裂と—— ... **226**
後角 ... 212
交感神経 ... 214
後期 ... **15**
口腔 ... 74
　　発生 ... **154**
項屈 ... 199
抗けいれん薬 ... *103*, 105
膠原細線維 ... 112
硬口蓋 ... 155
高口蓋 ... 227
抗甲状腺剤 ... *103*
後交連 ... 212
交差 ... 15
虹彩 ... 232, **232**
　　胎児の前眼房と毛様体, ——
　　　... *233*
虹彩欠損 ... 232, *232*, *232*

虹彩支質 ································ 232
後枝 ····································· 146
厚糸期 ··························· 15, **15**
合糸期 ··························· 14, **14**
後主静脈 ························ 147, 148
甲状舌管 ················ 157, *157*, 223
甲状腺 ································· 157
　発生 ································ *223*
甲状腺機能低下 ····················· *103*
甲状腺憩室 ······················ 156, 223
甲状腺原基 ··························· *157*
鈎状突起 ····························· 163
甲状軟骨 ························ 222, *222*
後腎 ····················· 178, **179**, 180
後神経孔 ·························· 58, 63
後腎憩室 ····························· 179
口唇口蓋裂 ········· 97, *97*, 108, 226
後腎小胞 ····························· 180
後腎組織の分化 ······················ *181*
後腎組織帽 ··························· 180
口唇裂 ································· 226
　——と口蓋裂 ····················· **226**
　ヒト新生児における—— ··········· *226*
後中心溝 ····························· 210
後腸 ··············· 60, 154, 160, *162*
喉頭 ································· **171**
　——内の筋 ························ *222*
喉頭蓋 ························ 157, *171*
喉頭蓋軟骨 ··························· 172
喉頭蓋隆起 ······················ 171, 172
喉頭気管管
　····· 157, *158*, 171, *171*, 172, *172*
喉頭気管憩室 ···················· 157, 171
　前腸からの——の分岐（3〜6
　　週）··················· *158, 171*
　発生 ······························ *171*
喉頭気管溝 ··························· 171
後頭筋板 ················ 124, *125*, 157
喉頭室 ································· 172
後頭椎板 ····························· 224
喉頭軟骨 ············· 172, *222*, 226
後頭葉 ································· 210
後頭鱗 ································· 225
後脳 ··································· 200
　第 7 週胚子——の菱脳唇 ·········· *209*
後脳胞 ································· 200
後（尾）神経孔 ······················ *58*
口鼻膜 ································· 170
後方辺縁域 ···························· 42
硬膜 ··································· 213
硬膜鞘 ································· 234
硬膜静脈洞 ··························· 147
抗ミュラー管ホルモン
　························ 186, 188, 193
肛門 ··································· 161
肛門窩 ···························· 162, *162*
肛門管 ································· 161
　——のリンパ還流 ·················· *162*
　構造と由来 ························· *162*
　発生 ······························ *162*
肛門挙筋 ····························· 162
肛門櫛 ···························· 162, *162*
肛門ヒダ ························ 190, *190*
肛門皮膚線 ··························· 162
肛門膜 ············· 162, 183, *184*, *190*
後葉 ··································· 211
後葉原基 ····························· *211*
後リンパ嚢 ··························· 150
交連 ····························· 212, **212**

交連尖 ································· 141
コカイン ······························ *103*
呼吸器系の先天異常 ················· **175**
呼吸窮迫症候群 ················ 175, 175
呼吸細気管支 ·········· 172, 173, *173*
黒質 ··································· 210
極低出生体重児 ······················· 78
鼓室階 ···························· 237, *237*
個体発生 ······························· 2
　——と系統発生 ····················· **2**
　——は系統発生を繰り返すか？
　··································· *2*
骨
　形成不全 ···························· 117
　発生 ······························ **113**
　リモデリング ······················ 114
骨化 ····························· 74, 113
骨格筋 ································ **122**
　——の原基と分化を示す模式図
　··································· *125*
　発生異常 ··························· **124**
　由来と神経支配 ···················· 124
骨格系 ································· 112
　発生 ······························ **112**
　発生異常 ··························· **122**
骨格の発生 ···························· **117**
骨芽細胞 ·············· 113, *113*, 115
　軟骨芽細胞および——の分化と
　　関与する分子 ···················· *113*
骨幹端 ································· 114
骨基質 ··············· 113, *113*, 115
骨形成因子 ··························· 116
骨形成の分子機構 ····················· **116**
骨形成不全症 ························· *123*
骨細胞 ································· 113
骨産道 ·································· 77
骨髄 ··································· 150
骨髄腔 ························ 115, *115*
骨髄組織 ····························· 116
骨組織 ································· 112
骨端線閉鎖 ··························· 116
骨端板 ································· 116
骨・軟骨二重染色 ····················· *226*
骨年齢 ···························· 116, *116*
骨盤位 ·································· 76
　種々の型 ··························· *77*
　正常な胎位（頭位）と—— ·········· *76*
骨盤腎 ································· 183
骨盤部尿道 ··························· 184
骨迷路 ································· 236
骨梁 ··································· 115
古皮質 ································· 210
　新皮質と—— ······················ *210*
コブラ ································· 156
鼓膜 ···················· 220, 223, 237
鼓膜張筋 ························ 221, *222*
固有卵巣索 ······················· 20, 192
コリニアリティ ························ *5*
ゴルジ細胞 ··························· 209
コルチ器 ····························· *237*
混合型性腺形成不全 ·················· 195
根鞘 ··································· *243*
コンパクション ························ 33
コンパクト桑実胚 ····················· 33
さ
サーファクタント ····················· 173
臍回腸瘻 ························ 163, *163*
鰓下隆起 ····························· 156
細管期 ························ **173**, *174*
催奇形因子 ··························· 102

催奇形作用
　外因の——に対するヒト胚子と
　　胎児の感受性 ···················· *104*
　妊婦の治療と薬物の—— ············ *106*
　ヒトで——または胎児毒性が確
　　認された外因と誘発される異
　　常 ····························· *103*
催奇形性 ····························· 106
催奇形物質の作用閾値（しきい値）
　··································· *102*
催奇形要因 ··························· *104*
鰓弓 ······················· 61, 63, 220
鰓溝 ··································· 61
鰓後体 ································· 223
細糸期 ··························· 14, *14*
最終月経齢 ······················· 68, 73
　——と受精齢 ························ 68
最終分化 ······························· 3
臍静脈
　··· 91, *92*, 142, 147, *148*, 149, *149*
　再生医学 ···························· **8**
臍帯 ······················· *41*, 91, *91*
　妊娠各時期の——の断面 ············ *92*
臍帯血
　——移植 ···························· 91
　——を用いる医療 ··················· 91
最大長 ································· 68
臍帯ヘルニア ························· 163
臍腸間膜静脈 ························· 142
臍動脈 ·········· 91, *92*, 147, 149, *149*
臍動脈索 ························ 147, 149
　——と腹膜ヒダ ···················· *150*
サイトメガロウイルス ······· *103*, 104
最内肋間筋 ··························· 122
再分節化 ····························· 117
細胞間相互利用 ························ *3*
細胞死 ································· 120
　マウス肢芽の指間部にみられる
　··································· *120*
細胞周期 ························ 13, 14
　有糸分裂の—— ····················· *13*
細胞接着 ·························· 2, *3*
細胞接着因子 E カドヘリン ········· 33
細胞の分化と分化質の安定性
　··································· **3**
細胞フリー DNA ······················ 81
細胞分裂 ························ 2, *3*
鰓裂 ··································· 61
左角 ··································· 142
逆子 ··································· 76
索状構造 ····························· *187*
索状性腺 ····························· 195
索傍軟骨 ····························· 224
索傍領域 ························ 224, **224**
鎖肛 ··································· 163
鎖骨下静脈 ··························· 147
鎖骨下動脈 ··························· 146
鎖骨頭蓋骨異形成 ····················· 117
鎖骨頭蓋骨異形成症 ·················· *123*
左鎖骨下動脈 ························· 145
左心耳 ································· 143
左心室 ································· 140
左右の卵巣と排卵 ····················· *28*
サリドマイド ··············· *103*, 104
　——事件 ··························· *102*
　——による上肢の減形成奇形
　　（アザラシ肢症）················ *103*
　旧西ドイツにおける——奇形の
　　発生と——販売量 ··············· *103*
三叉神経 ····························· 157

三叉神経プラコード ·················· 231
三次絨毛 ······························ 86
三尖弁 ································· 141
三層性胚盤 ····························· 54
産道 ··································· 77
三半期 ··························· 73, *73*
し
ジエチルスチルベストロール
　····························· *103*, 105
肢芽 ···································· *66*
　初期の——における遺伝子発現
　　とそれらの相互作用 ············· *121*
　マウス——の指間部にみられる
　　細胞死（アポトーシス）········ *120*
耳窩 ···························· 63, 235
耳介 ···················· 220, 237, *238*
耳介原基 ······························ 66
耳介小丘 ·········· 64, *66*, 220, 237, *238*
ジカウイルス ··············· *103*, 104
耳殻 ··································· 225
耳下腺 ································· 157
歯冠 ··································· 247
耳管 ··································· 237
指間陥凹 ·········· 64, *67*, 68, 120
耳管鼓室陥凹 ························· 223
しきい値 ························ 102, *107*
色素上皮 ······························ 64
色素上皮層 ·········· 231, *233*, 232
子宮 ······························ 20, 188
　——内での圧迫による頭部の変
　　形 ····························· *99*
　形成異常 ··························· **195**
　血流 ······························· *86*
　発生 ······························ *190*
　発生異常 ··························· *195*
子宮円索 ····························· 192
子宮外妊娠 ···························· 43
子宮外膜 ························ 20, 188
子宮奇形 ····························· *103*
子宮筋層 ························ 20, 188
子宮腔 ································· *88*
子宮頚 ································· 188
子宮頚管 ······························ 20
子宮頚腟部 ···························· 20
子宮欠損 ····························· 195
子宮口 ································· 78
子宮広間膜 ···························· 20
子宮静脈 ······························ *86*
子宮腺 ································· 30
子宮組織 ······························ *41*
子宮体 ································· 188
糸球体 ················ 179, *179*, *181*
四丘体核 ····························· 210
糸球体嚢 ····························· 178
子宮胎盤循環 ························· 42
　——の成立 ························· **42**
子宮内視鏡 ··························· **81**
子宮内膜 ······························ 20
　——の着床部位と閉鎖栓 ············ *39*
　——表面へ着床する胚盤胞 ·········· *35*
子宮発育不全 ························· *103*
軸遠筋芽細胞 ························· 124
軸下部 ························ 63, 122
軸近筋芽細胞 ························· 124
軸骨格 ································· 117
軸糸 ··································· 19
軸上部 ························ 63, 122
刺激伝導系の発生 ··················· **143**
肢原基
　——の発育に伴う Hox 遺伝子

の発現とそれらの支配を受けて形成される骨格 …… 121
3つの軸 …… 121
始原生殖細胞 …… 15, 186
指骨 …… 115
篩骨 …… 224, 225
篩骨洞 …… 171
歯根 …… 247
視細胞 …… 231
死産 …… 97
四肢
　異常屈曲 …… 98
　筋 …… 124
　由来 …… 124
　発生のメカニズム …… 121
四肢奇形 …… 97
四肢骨 …… 120
支持細胞 …… 171
視床 …… 200, 210
視床下部 …… 200, 210
視床間橋 …… 210
耳小骨 …… 221, 237
視床上部 …… 200, 210
櫛状線 …… 162, 162
歯状線 …… 162
歯小囊 …… 246
視神経 …… 231
視[神経]交叉 …… 212
歯髄 …… 246, 247
雌性前核 …… 32
脂腺 …… 243, 244
　発生 …… 244
耳前筋板 …… 124, 125, 234
歯槽骨 …… 247
室間孔 …… 212
室間溝 …… 137
実験発生学 …… 2
膝神経節プラコード …… 231
歯堤 …… 246, 246
篩頭症 …… 216
耳頭症 …… 227
歯肉 …… 247
歯乳頭 …… 246
歯囊 …… 246
歯胚 …… 246
　発生 …… 246
耳板 …… 231, 235
　第4週胚子の—— …… 235
ジヒドロテストステロン …… 184, 191, 193
ジフェニルヒダントイン …… 105
耳胞 …… 225, 235
　形成と分化の分子メカニズム …… 238
　第5週胚子の—— …… 236
　発育と分化 …… 236
指放線 …… 64, 66, 68, 120
指紋 …… 243
斜位 …… 76
斜顔面裂 …… 226
ジャクソン・ワイス症候群 …… 123
射精 …… 17
射精管 …… 17, 183, 188
斜台 …… 224
尺骨乳房症候群 …… 123
ジャンセン型骨幹端異形成症 …… 123
縦位 …… 76
終期 …… 15
集合管 …… 180, 180, 181

尿管芽の分枝と乳頭管，——の形成 …… 180
集合細管 …… 181
周産期 …… 79
周産期医学 …… 79
周産期死亡 …… 79
終糸 …… 206
収縮輪 …… 33
周生期 …… 79, 79
周生期医学 …… 79, 79
縦走筋層 …… 158
重度奇形 …… 97
十二指腸 …… 161
　組織分化 …… 160
　発生 …… 160
　発生異常 …… 160
十二指腸狭窄 …… 160
十二指腸閉鎖 …… 160
終脳 …… 200, 210
　第9週胎児——の前頭断面 …… 213
終脳外套 …… 204
終脳胞 …… 64, 200
終板 …… 212
周皮 …… 242, 242
終末細気管支 …… 172
終末囊 …… 173
終末囊期 …… 174, 174
絨毛 …… 86, 161
　——および絨毛間腔の形成と絨毛間腔へ流入する子宮の血流 …… 86
絨毛間腔 …… 86, 86
　絨毛および——の形成と絨毛間腔へ流入する子宮の血流 …… 86
絨毛樹 …… 87
　——と胎盤中隔 …… 89
絨毛上皮腫 …… 33
絨毛生検 …… 8, 80, 80, 81
絨毛膜 …… 86, 88
　——と胎盤絨毛 …… 85
　第5週胚子(CS14)と卵黄囊を包む—— …… 87
　第6週後半の胚子とその—— …… 88
絨毛膜腔 …… 39
絨毛膜板 …… 86
絨毛膜無毛部 …… 87, 88
絨毛膜有毛部 …… 86, 88
手根骨 …… 120
　第7週胚子の前腕骨・——・中手骨の軟骨性原基 …… 114
主静脈 …… 148
主静脈系 …… 147
主膵管 …… 163
受精 …… 2, 13, 31
　卵細胞の移動と——，卵割 …… 30
受精過程と接合子の形成 …… 32
受精後胎齢 …… 68, 73
受精能獲得 …… 31, 31
受精膜 …… 32
受精卵 …… 2, 33
受精齢 …… 68, 73
　最終月経齢と—— …… 68
出産 …… 76, 77
　流産と—— …… 76
出生前医学 …… 8
出生前診断 …… 79
出生前診断法 …… 79
出生に伴う血行動態の変化 …… 149

手板 …… 64, 66, 119
シュペーマン …… 47
　——とマンゴルトの実験 …… 47
シュミット型骨幹端異形成症 …… 123
シュワン細胞 …… 206, 207
上衣細胞 …… 205
上衣性蓋板 …… 207
小陰唇 …… 191
漿液 …… 128
小下顎症 …… 227
消化管の初期発生 …… 154
上顎下顎神経プラコード …… 231
上顎骨 …… 221, 222, 226
上顎洞 …… 171
小角軟骨 …… 172, 222
上顎隆起 …… 61, 219, 220, 221
松果体 …… 200, 210
小眼球症 …… 235, 235
小奇形 …… 97
上丘 …… 200
症候群 …… 98
小膠細胞 …… 205
上口唇 …… 219
上喉頭神経 …… 157
上肢
　ヒト胚子における——の発育と分化 …… 119
　ヒト胚子における——の発育を示すコンピュータグラフィクス画像 …… 119
上肢芽 …… 63, 62, 66, 119
　——の間葉凝集(マウス) …… 112
　ヒト胚子——の外胚葉頂堤 …… 120
小耳症 …… 238, 238
硝子体 …… 234, 234
硝子体静脈 …… 231, 231
硝子体動脈 …… 231, 231
硝子体動脈遺残 …… 235, 235
硝子軟骨 …… 112
上主静脈 …… 148
鐘状期 …… 246, 246
鞘状突起 …… 191, 192, 192
上上皮小体 …… 223
小舌症 …… 157
常染色体優性多発性囊胞腎 …… 183
常染色体劣性多発性腎囊胞 …… 183
小泉門 …… 114
上大静脈 …… 148
上腸間膜動脈 …… 147
小腸の組織発生 …… 161
小頭症 …… 216, 216
小囊 …… 159
小脳 …… 200, 207, 208
　——のニューロン発生と関連分子 …… 209
　発生 …… 209
小脳核 …… 209
小脳板 …… 209
上胚盤葉 …… 39
小肺胞上皮細胞 …… 173
上皮-間葉相互作用 …… 180
上皮-間葉転換 …… 3, 164, 156
上鼻甲介 …… 171
上皮小体の組織発生 …… 223
上皮小体ホルモン …… 113, 223
上皮性プラグ …… 170
上皮性毛包 …… 243
上皮縫線 …… 156

上副甲状腺 …… 223
上分節 …… 63, 122
　体節の筋板から発生した——と下分節の筋の分化 …… 124
上膀胱動脈 …… 147, 149
漿膜 …… 128, 162
　体腔内への内臓原基の発生と——の関係 …… 128
漿膜下結合組織 …… 162
漿膜性心膜 …… 128
静脈管 …… 147, 149
静脈管索 …… 147, 149
静脈系の発生 …… 148
静脈洞 …… 147
　——横行部 …… 142
　——と肺静脈の変化を示す模式図 …… 143
　変化 …… 142
静脈の発生 …… 147
小網 …… 158, 159
掌紋 …… 243
小葉 …… 166
小葉間胆管 …… 166, 167
小弯 …… 158
初期血管系の発生 …… 52
食道
　発生 …… 157
　発生異常 …… 158
食道気管瘻 …… 158, 175
　様々な型 …… 158
食道狭窄 …… 158
食道動脈 …… 147
食道閉鎖 …… 158
食道裂孔ヘルニア …… 131
鋤骨 …… 226
処女膜 …… 188
女性仮性半陰陽 …… 194
女性生殖器 …… 20
女性前核 …… 32
女性における外生殖器の分化 …… 191
女性における生殖管の分化 …… 188
歯蕾 …… 246
自律神経 …… 214
自律ニューロン …… 214
心円錐 …… 138
心外膜 …… 136
新型出生前診断 …… 81
進化発生生物学 …… 2
心球 …… 136
　——と原始心室の分化 …… 138
　動脈幹，——，心室の分割を示す模式図 …… 139
　動脈幹および——の分割と動脈弁(半月弁)の形成 …… 138
心筋 …… 124
心筋外膜 …… 136, 136
伸筋群 …… 124
神経外胚葉 …… 52, 52, 53, 199
　分化の分子メカニズム …… 53
神経核 …… 208
神経芽細胞 …… 203
神経下垂体 …… 210
神経管 …… 52, 58, 199
　——における細胞の動態と分化 …… 202
　——の外境界膜 …… 202
　形成 …… 58, 63
　形成・分化とその誘導シグナル …… 53

第 5 ～ 8 週胚子——と主要内臓を示すコンピュータ再構築画像 ……… *200*
神経管奇形 ……… 59, *59*, 98, 108, 215, **215**
神経管閉鎖不全による—— … *60*
神経管形成 ……… 58
神経冠細胞 ……… 59, *59*
神経幹細胞 ……… 203, 205, *205*
神経管内腔面の内境界膜 ……… 202
神経管閉鎖 ……… 58
　ヒト胚子における——の様式 ……… *59*
　メカニズム ……… *59*
　様式 ……… *59*
神経管閉鎖障害 ……… 59, *59*, 108, 215, **215**
神経管閉鎖不全による神経管奇形 ……… **60**
神経系の発生異常 ……… **215**
神経溝 ……… *51*, 52
　——の変化と神経ヒダの接近 ……… *52*
神経膠芽細胞 ……… 205
神経細胞 ……… *2*
神経上皮 ……… 52
　24 日胚子前脳壁の—— ……… *203*
神経上皮細胞 ……… 202
　増殖 ……… *203*
　分裂と分化 ……… *204*
神経上皮層 ……… *204*, 209
神経髄 ……… 206
神経節丘 ……… 210
神経節細胞層 ……… 231
神経線維腫 ……… 99
神経腸管 ……… *49*, 50
神経堤細胞 ……… 59, *59*
　発生 ……… *59*
　遊走と分化 ……… *214*
神経頭蓋 ……… 119, 224
　——と内臓頭蓋 ……… *225*
神経板 ……… 52
神経ヒダ ……… *51*, 52
　神経溝の変化と——の接近 ……… *52*
神経分節 ……… 201, **201**
　一次脳胞における—— ……… *202*
進行帯 ……… 121
心室
　——と心房の形成 ……… **137**
　動脈幹，心球，——の分割を示す模式図 ……… *139*
　分割 ……… **140**
心室中隔 ……… *141*
心室中隔欠損 ……… 98, 140, *140*
心室壁 ……… *143*
　——の発達を示す模式図 ……… *139*
腎小体 ……… 180, *181*
腎静脈 ……… 148
腎小葉 ……… 180
新生児 ……… 77, *77*
　胎児と——における体の各部の比率 ……… *74*
　頭蓋 ……… *114*
　肺組織 ……… *174*
　ヒト——における口唇裂 ……… *226*
新生児黄疸 ……… 150
新生児期 ……… 77
新生児死亡 ……… 78, *78*
新生突然変異 ……… 100

真性半陰陽 ……… 194, **194**
腎節 ……… 178, *178*
心臓
　24 日胚子の——を通る横断面 ……… *136*
　30 日胚子の—— ……… *138*
　形成 ……… **135**
　　関与する分子 ……… **145**
　第 5 週胚子の——に見られる心内膜床 ……… *141*
　発生と神経堤細胞 ……… **144**
腎臓 ……… *182*
　——の低形成 ……… **182**
　——無形成 ……… **182**
　位置異常 ……… **183**
　系統発生 ……… 178
　組織分化に関与する分子 ……… **182**
　発育に伴う——の位置と向きの変化 ……… *182*
　発生 ……… 178
　　関与する分子 ……… **180**
　発生異常 ……… **182**
心臓逸所症 ……… 137
心臓形成領域 ……… 53, *135*, 136
心臓原基 ……… *130*
　胚子の屈曲に伴う——と体腔の移動 ……… *129*
心臓神経堤 ……… 144
　発生と遊走 ……… *144*
心臓内腔の分割 ……… **138**
心臓流出路
　発生異常 ……… 144, *144*
靭帯 ……… 112, 122
靭帯結合 ……… 122
人体発生学 ……… 2
腎単位 ……… 180
陣痛 ……… 77
心筒 ……… *136*
　胚子の屈曲と——および心膜腔の位置変化 ……… *136*
　発生 ……… *135*
　リモデリング ……… 145
腎動脈 ……… 147
心内膜床 ……… *138*, 140, *140*
　第 5 週胚子の心臓に見られる—— ……… *141*
　[房室] ……… 141
心内膜床欠損 ……… 141
心内膜ゼリー ……… 136, *136*, *141*
心内膜筒 ……… *54*, 135, *135*
　22 日胚子の——と卵黄嚢壁の血島 ……… *134*
心軟肉 ……… 136, *136*
腎盤 ……… 180
真皮 ……… 242, 243, *243*
新皮質 ……… 210
　——と古皮質 ……… 210
真皮性毛包 ……… 243
真皮乳頭 ……… 243
心房
　——の一次中隔と二次中隔の形成と変化 ……… *142*
　心室と——の形成 ……… **137**
　分割 ……… **142**
心房中隔 ……… 142
　発生異常 ……… *142*
　閉鎖 ……… 149
心房中隔欠損 ……… 142
心膜横洞 ……… 137

心膜腔 ……… 128, 130, 136
　胚子の屈曲と心筒および——の位置変化 ……… *136*
心膜腹膜管 ……… 129, *130*
腎門 ……… 180, *182*
腎葉 ……… 180
心隆起 ……… 63, *66*
心ループ
　形成 ……… **136**, *137*, *137*
　　メカニズム ……… *137*
　形成異常 ……… *137*

す
髄外造血 ……… 150
髄核 ……… 117, *118*
膵芽の発生・移動と癒合 ……… *164*
膵管 ……… 163
髄質 ……… *181*
膵十二指腸ホメオボックス遺伝子 ……… 165
髄鞘 ……… 206
髄鞘化 ……… *208*
髄鞘形成 ……… 206, **206**
　末梢神経における—— ……… *207*
水晶体 ……… 233, **233**, *233*
錐状体 ……… 231, *232*
水晶体窩 ……… 230, *230*
水晶体原基 ……… *230*
水晶体細胞 ……… *2*
錐状体細胞 ……… 231
水晶体上皮 ……… 233
水晶体線維 ……… 233
錐状体層 ……… 231
水晶体板 ……… 63, 230, 231
水晶体プラコード ……… 63, 230, 231
水晶体胞 ……… 230, *230*
水晶体胞腔 ……… 233, *233*
膵臓
　組織発生 ……… **164**
　組織分化 ……… *164*
　発生 ……… **163**
　発生異常 ……… 165
　分化誘導因子 ……… 165
膵体 ……… 163
錐体神経プラコード ……… 231
錐体乳突部 ……… 225
錐体葉 ……… 223
推定排卵後胎齢 ……… 68
膵島 ……… 164
　——細胞の分化 ……… **164**
膵頭 ……… 163
水痘/帯状疱疹ウイルス ……… *103*, 104
水頭症 ……… 216, **216**
髄脳 ……… 200
髄脳胞 ……… 200
膵尾 ……… 163
膵ポリペプチド ……… 164
髄膜と脈絡叢の発生 ……… **213**
髄膜瘤 ……… 215, *215*
数的染色体異常 ……… 101
スティックラー症候群 ……… 123
ストレプトマイシン ……… *103*
スミス-レムリー-オーピッツ症候群 ……… 100

せ
精液 ……… 17
精管 ……… 17, 179, 183, *187*, 188, *191*
正期産 ……… 77
　——と早産，過期産 ……… *77*
精細管 ……… 17

精細管壁を構成する精巣上皮 … *17*
精索 ……… 192
精子 ……… 13, 18
　——と卵[子]の発生における細胞系列と染色体構成 ……… *21*
　——の中のホムンクルス ……… *18*
　17 世紀に描かれた——の図 … *18*
　異常 ……… 19
　形成 ……… 18, **18**, *19*
　構造 ……… 18, *18*
　先体反応における——頭部の変化 ……… *31*
　発生 ……… 17, **17**
　　——過程を示す模式図 ……… *18*
精子奇形症 ……… 19
精子結合受容体 ……… 32
精子細胞 ……… 17, 18
精子無力症 ……… 19
成熟分裂 ……… 13, **14**
成熟卵子 ……… 27, *27*
成熟卵胞 ……… 26, 27, *28*
星状膠細胞 ……… 205
星状細胞 ……… 209
精娘細胞 ……… 18
星状網 ……… 246
生殖医学 ……… 10
生殖管の分化 ……… **188**
生殖器
　——の性 ……… 185, **185**
　女性—— ……… 20
　男性—— ……… 17
　中腎管と中腎傍管に由来する男女——の構造 ……… *188*
　発生 ……… **185**
　由来 ……… 189
生殖茎 ……… 190
生殖結節 ……… *75*, 190
　——と尿道原基に発現する分子とその相互作用 ……… *193*
生殖細胞 ……… 2, 13
　——とゲノム初期化 ……… 22
　——と初期胚におけるゲノムメチル化の変化 ……… 23
　——の減数分裂開始を制御する分子 ……… 187
　卵巣内の——の数の変化 …… *19*
生殖子 ……… 13
生殖腺 ……… 15
　——の形成と原始生殖細胞 ……… **185**
生殖堤 ……… 15, 185
生殖発生医学 ……… 8
　——と出生前医学 ……… **8**
生殖補助技術 ……… 8
生殖隆起 ……… 15, *16*, *179*, 185
　原始生殖細胞の——への遊走 ……… *186*
成人型ヘモグロビン ……… 150
性腺 ……… 15
　——の下降 ……… **192**
　——の形成と原始生殖細胞 ……… **185**
　——の性 ……… 185, **185**
　——の分化とテストステロン ……… *191*
　原始生殖細胞と——の分化 ……… *186*
　第 6 週胚子の—— ……… *186*
性腺形成不全 ……… 194, **194**
性腺原基 ……… *16*, *186*

第8週胚子の―― *187*
性腺刺激ホルモン 28, *29*
性腺静脈 148
性染色体の対合 *15*
性腺動脈 147
精巣 76, *187*
　――と卵巣の分化（4か月）- *187*
　――の下降 **192**
　――の被膜 *192, 192*
　男性胎児における――の下降 *191*
　発生と分化 **186**
精巣下降のメカニズム *192*
精巣挙筋 192
精巣挙筋膜 192
精巣索 17, 186, *187*
精巣腫瘍 195
精巣上体 17
精巣上体管 179, 188
精巣上体垂 188
精巣上体尾 17
精巣上皮 *17*
精巣鞘膜 192, *192*
精巣静脈 148
精巣小葉 17
精巣垂 188, *189*
精巣性女性化症候群 194
精巣中隔 186
精巣動静脈 *191*
精巣導帯 192
精巣動脈 147
精巣無発生 195
精巣網 17, *187*, 188
精巣輸出管 17, 179, 188
精祖細胞 15, 17, 18, 186
　A型―― 17
　B型―― 17
　分裂 *18*
声帯ヒダ 172
正中屈曲点 52, 59
正中口 212
正中臍索 93, 184
正中臍ヒダ 150, 184
正中唇裂 226
正中舌隆起 156
正中仙骨動脈 145
成長板 116
精嚢 188
精嚢管 17
性の決定 **185**
性分化 **185**
　――を制御する因子とそのカスケード *193*
　制御メカニズム **193**
　性分化疾患と生殖器の先天異常 **194**
性胞 15
精母細胞 18
　一次―― 17
　二次―― 17
性ホルモン 28
声門 172
生理的 68
生理的臍帯ヘルニア 68, 74, 129
ゼーツレーコッツェン症候群 *123*
赤核 210
脊索 50, 63
　――と椎骨 *117*
　17日胚子の―― *50*

脊索突起と――の形成 48, *49*
　分化 *65*
脊索腫 50, *50*
脊索前板 48
脊索突起 48
　――と脊索の形成 48, *49*
脊髄
　第6週胚子の――横断面 *206*
　胎児の発育に伴う――下端の上昇と脊柱との関係 *207*
　発生 **205**
脊髄円錐 206
脊髄後柱 206
脊髄髄膜瘤 59, *215*
脊髄前柱 206
脊髄中心管 199
脊髄裂 *60, 215*
赤体 29
脊柱
　子宮内の第13, 15, 16週胎児の――を示す超音波画像 *80*
　胎児の発育に伴う脊髄下端の上昇と――との関係 *207*
　発生 **117**
脊柱原基 *118*
脊椎の椎体 117
脊椎裂 215, *215*
赤道帯 233
セグメントポラリティ遺伝子 4
舌
　舌原基と――の発生 *156*
　発生 **156**
　発生異常 157
　発生と神経支配 *157*
舌咽神経 157
石灰化 113, 247
舌下神経 157
舌下腺 157
節間動脈 118, *118*, 146
舌筋 124
赤血球 *2*, 150
舌原基
　――と舌の発生 *156*
　第5週胚子の―― *157*
接合期 14, *14*
接合子 2, 33
　形成 **33**
　受精過程と――の形成 *32*
節後線維 214
舌骨弓 220
舌骨小角 221, *222*, 226
舌骨体 221, 222, *222*, 226
舌骨大角 226
舌根 *156*
切歯孔 156, *156*
切歯骨 226
節状神経節プラコード 231
舌小帯短縮 157
舌神経 157
節前線維 214
舌体 *156*
接着双胎 94, *94*
舌傍溝 157
舌盲孔 157, *157*, 223
舌癒着 157
セメント芽細胞 247
セメント質 246, 247
セルトリ細胞 17, 186
線維芽細胞 112
線維芽細胞増殖子 116

――受容体 108, 114
線維性関節包 122
線維軟骨 112
腺芽 244
前核 *32*
前角 212
前顎骨 226
前核融合 33
前眼房 234
　角膜と―― **234**
　胎児の――と毛様体，虹彩 *233*
前期 **14**
腺型下裂 195
前後（頭尾） *121*
前交連 212
前後軸 121
仙骨主静脈 148
潜在性二分脊椎 215, *215*
前索軟骨 224
前索領域 224, **224**
前枝 146
全膝位 *77*
前主静脈 147
前上顎部 155, 219
線条体 210
染色体異常 101, **101**
　――と母年齢 *101*
　相互転座保因者の生殖細胞と子に起こる―― *102*
染色体の構造異常 **102**
染色体の数的異常 101
染色体不分離 21, 101
　――とそれによる異数性染色体異常発生のメカニズム *22*
前腎 178, *178*
　胚子における――と中腎の発生 *178*
前神経孔 58, 63
潜性遺伝疾患 99
腺性下垂体 210
全前置胎盤 *91*
全前脳胞症 98, 107, *107*, 215, **215**, 234
　ヒトの――患者で同定された遺伝子異常の例 *107*
全足位 *77*
先体 18, 19, 31
先体反応 31, **31**
　――における精子頭部の変化 *31*
腺体部 244
前置胎盤 35, 42, 91, *91*
前中心溝 210
前腸 60, 154
　――からの喉頭気管憩室の分岐（3～6週） *158, 171*
　第5週胚子の――を通る前頭断面と肺芽の強拡大像 *172*
前ツチ骨靭帯 *222*
前庭階 237, *237*
前庭球 191
前庭ヒダ 172
前庭膜 237
先天異常 97
　原因の多様性 **107**
　呼吸器系の―― **175**
　性分化疾患と生殖器の―― **194**
　多因子遺伝による―― 106

治療 **108**
　ヒトの――の原因 *103*
　予防 **108**
先天異常学 8, 97
先天奇形 58, 97
　ヒトの――の例 *97*
　病理発生 **98**
先天性横隔膜ヘルニア 131, *131*
先天性巨大結腸 163, 216, **216**
先天性魚鱗癬 248
先天性骨系統疾患と責任遺伝子の例 *123*
先天性心臓奇形患者に見られる遺伝子異常 **145**
先天性水痘症候群 104
先天性鼡径ヘルニア 196
　――と陰嚢水腫 **196**
先天性代謝異常症 99
先天性トキソプラズマ症 104
先天性難聴 238, **238**
先天性嚢胞腎 183
先天性肺嚢胞 175
先天性白内障 235, **235**
先天性白皮症 248
先天性風疹症候群 104, 238
先天性副腎過形成 194
先天性変形の例 *99*
前（頭）神経孔 *58*
前頭洞 171
前頭鼻隆起 170, 219
前頭葉 210
前頭鱗 225
全内臓逆位 137
前軟骨 112
全能性 3, 34
前脳分節 201, *202*
前脳胞 58, *58*, 199
全複殿位 *77*
腺房 164, *164*, 184, *245*
泉門 *114*
　頭蓋の―― *114*
前葉 *211*
前葉原基 *211*
前立腺 17, 184
　――と尿道球腺の発生 **184**
前立腺小室 188, *189*
前立腺尿道 17
前腕骨 *114*

そ

爪 76
　発生 **244**
爪・膝蓋骨症候群 121
双角子宮 195, *195*
早期新生児死亡 78
総頚動脈 145
象牙芽細胞 246, *246*
象牙質 246, *246*
象牙前質 247
造血 74, 75, 150
　肝臓，脾臓での―― 150
　胎生期と生後の――の場 *150*
　胎生期の―― *150*
造血幹細胞 134
造後腎組織 179, *180, 181*
　尿管芽と――の発生と分化 *181*
　尿管芽の発生と――の初期分化に関与する分子 *182*
相互転座 102
　――保因者の生殖細胞と子に起

こる染色体の異常 ……… *102*
早産 ……… 77
　正期産と――，過期産 …… *77*
桑実胚 ……… 33
　卵割と――および胚盤胞の形成
　　……… *34*
総主静脈 ……… 142, 147
増殖軟骨帯 ……… 114
臓側胸膜 ……… 172
臓側中胚葉 ……… 129
臓側胚外中胚葉 ……… 39
臓側板 ……… 129
臓側腹膜 ……… 161
臓側葉 ……… 52, 128, *128*, 129
双胎 ……… 93
双胎間輸血症候群 ……… 94, *94*
総胆管 ……… 163, 165, 167
総腸骨静脈 ……… 148
相同染色体 ……… *13*
　――の交差 ……… *15*
総動脈幹［遺残］症 …… 140, 144, *144*
総肺静脈 ……… 143
爪板 ……… 244
層板小体 ……… 173
爪ヒダ ……… 244
僧帽弁 ……… 141
爪野 ……… 244
側柱 ……… 206
側頭骨 ……… 221, *222*, 225
　――の茎状突起 ……… 226
側頭骨鱗部 ……… 226
側頭葉 ……… 210, *212*
側頭翼 ……… 225
側脳室 ……… 200, 212
側板 ……… 50
　発生に伴う――と体腔の変化
　　……… *128*
足板 ……… *66*, 68, 119
組織 ……… 2
組織幹細胞 ……… 9
組織発生 ……… 2, 73
　胃 ……… **159**
　上皮小体の組織発生 ……… 223
　肝臓 ……… **166**
　胸腺 ……… **224**
　小腸 ……… **161**
　膵臓 ……… **164**
　大腸 ……… **162**
　肺 ……… **172**, *174*
組織分化
　気管 ……… *173*
　腎臓の――に関与する分子
　　……… *182*
　膵臓 ……… *164*
　乳腺 ……… *245*
咀嚼筋 ……… 221, *222*
ソマトスタチン ……… 164
ソミトメア ……… 122

た
ターナー症候群 ……… 22, 101, 195
第1咽頭弓症候群 …… 227, **227**
第1咽頭弓動脈 ……… 136
第1生歯 ……… 246
第1胎向 ……… 77
第1大動脈弓 ……… 136, 145
第2生歯 ……… 246
第2胎向 ……… 77
第3大動脈弓 ……… 145
第4大動脈弓 ……… 138, 139, 145
第6大動脈弓 …… 138, 145, *147*

第7節間動脈 ……… 145
胎位 ……… 76
　正常な――（頭位）と骨盤位 … *76*
第一分裂 ……… 14, **14**
大陰唇 ……… *75*, 190, 191, 192
胎芽 ……… 58
体外受精 ……… 8, 33, *33*
大角 ……… 222, *222*
体感覚性核群 ……… 206
体幹の筋 ……… **122**
大奇形 ……… 97
体腔 ……… 128
　――内への内臓原基の発生と繋
　　膜の関係 ……… *128*
　胚子の屈曲に伴う心臓原基と
　　――の移動 ……… *129*
　発生 ……… **128**
　発生に伴う側板と――の変化
　　……… *128*
　分割 ……… *130*
体茎 ……… 39
大血管 ……… 147
大血管転位 ……… 144, *144*
胎向 ……… 76
対合 ……… 15
大後頭孔 ……… 224
体細胞クローニング ……… 8, 9
　――によって作られたヒツジ
　　"ドリー"の剥製 ……… *9*
体細胞の細胞周期 ……… 14
体細胞分裂 ……… 13, **13**
　――と減数分裂 ……… 13
第三脳室 ……… 200, 210, 212
胎脂 ……… 75, 76, 242
胎児 ……… 73
　――と新生児における体の各部
　　の比率 ……… *74*
　――の皮膚における毛の発生
　　……… *243*
　子宮内の第13, 15, 16週――の
　　脊柱を示す超音波画像 … *80*
　子宮内の――の位置 ……… *76*
　性別判定 ……… *192*
　前眼房と毛様体，虹彩 …… *233*
　第7週胚子と第10週――の終
　　脳外套 ……… *204*
　第9週――終脳の前頭断面
　　……… *213*
　第13週――の椎体原基におけ
　　る骨化中心の出現 ……… *118*
　第18週――の蝸牛管 ……… *237*
　第20週と第28週――の脳
　　……… *212*
　第25週――の網膜の組織像
　　……… *232*
　体長 ……… *74*
　男性――における精巣の下降
　　……… *191*
　日本人――体重の基準曲線（日
　　本産科婦人科学会）……… *74*
　妊娠第12週――（頭殿長
　　67mm）……… *75*
　妊娠第12週――の外生殖器
　　……… *75*
　妊娠第17週――の外生殖器
　　……… *75*
　妊娠第18週――（頭殿長 140
　　mm）……… *75*
　妊娠第24週――（頭殿長 210
　　mm）……… *76*

胚子・――の長さの測定法 … *68*
胚子および初期――の皮膚
　　……… *242*
発育 ……… **73**
　発育に伴う脊髄下端の上昇と脊
　　柱との関係 ……… *207*
　発育の人種差・時代差 …… *78*
　ヒト胚子・――における主要な
　　骨の軟骨化中心と一次骨化中
　　心の発現時期（受精後胎齢）
　　……… *116*
　ヒト胚子・――の外生殖器
　　……… *191*
胎児うぶ毛 ……… 75
胎児型ヘモグロビン ……… 150
太糸期 ……… 15, **15**
胎児期 ……… 73
胎児鏡 ……… 81, *81*
体軸誘導 ……… *46*
体肢骨格 ……… 117
胎児手術 ……… 108, **108**
胎児循環持続症 ……… 105, 150
胎児性アルコール症候群
　　……… 105, *105*
胎児性アルコールスペクトラム障
　　害 ……… 105
胎児性水俣病 ……… 105
胎児赤芽球症 ……… 90
胎児頭部の骨・軟骨二重染色
　　……… *226*
胎児毒性 ……… *103*
体肢の発生 ……… **119**
胎児発育不全 ……… 78, *78*
胎児膜 ……… 85
胎児輸血 ……… **108**
胎児油症 ……… 105
帯状溝 ……… 210
対称性結合双胎 ……… 94
対称分裂 ……… 203, *204*
胎勢 ……… 76
体性運動神経 ……… 214
体性感覚神経 ……… 213
胎生期
　――と生後の血液循環 …… *149*
　――と生後の造血の場 …… *150*
　――の造血 ……… **150**
　発生学と産科学におけるヒトの
　　――の表し方 ……… *73*
胎生期死亡 ……… 97
代生歯 ……… 247
胎生皮質 ……… 214
体節 ……… 50, 63, *65*
　――の筋板 ……… *125*
　――の筋板から発生した上分節
　　と下分節の筋の分化 …… *124*
　――の形成と分化に関与する分
　　子 ……… *65*
　――の再分節化による椎骨の形
　　成 ……… *118*
　分化 ……… *63*, **64**
　――の遺伝子支配 ……… *63*
体節分節 ……… 122
大泉門 ……… 114
大腸の組織発生 ……… *162*
胎動 ……… 75
大動脈 ……… 138, 139
大動脈騎乗 ……… 145
大動脈弓 ……… 138, 145
　第1，第2――弓の運命 …… *145*
　胚子期の―― ……… *138*

胚子の――の発生と分化 … *146*
発生と分化 ……… **145**
大動脈縮窄症 ……… 150, *150*
大動脈前庭 ……… 140
大動脈洞 ……… 143
大動脈囊 ……… 136
タイト結合 ……… 33
胎内被爆 ……… *205*
第二分裂 ……… 15, **15**
大囊 ……… 159
大脳外側溝 ……… 210
大脳基底核 ……… **210**
大脳脚 ……… 210
大脳の総 DNA 量の変化 …… *205*
大脳半球 ……… 200, 210
大脳皮質形成の分子機構 …… **213**
対胚子極 ……… 34
大肺胞上皮細胞 ……… 173
胎盤 ……… 85, *149*
　――における物質輸送と胎盤関
　　門 ……… *90*
　異常 ……… *91*
　機能 ……… **88**
　妊娠末期の―― ……… *89*, *90*
　ホルモン産生 ……… *90*
胎盤関門 ……… 89
　胎盤における物質輸送と――
　　……… *90*
胎盤絨毛
　絨毛膜と―― ……… **85**
　発達 ……… *87*
胎盤胎児部 ……… 88
胎盤中隔 ……… 88
　絨毛樹と―― ……… *89*
胎盤透過 ……… *90*
胎盤母体部 ……… 88
胎盤膜 ……… 89
胎盤葉 ……… 88, *89*
胎便 ……… 162
胎胞 ……… 77
胎膜 ……… 85
大網 ……… 158
第四脳室 ……… 200, 207, 212
第四脳室蓋 ……… 207
胎齢 ……… 68
　妊娠期間と―― ……… **73**
　胚子の発育と―― ……… *68*
大弯 ……… 158
多因子遺伝 ……… 106
　――による先天異常 ……… **106**
　――のしきい形質を説明する図
　　……… *107*
　――のしきい説 ……… **106**
　――病の再発危険率 ……… *106*
ダウン症 ……… 21
　母年齢と――児の出生頻度 … *22*
　母年齢と――の発生率 …… *101*
タウンズ・ブロックス症候群
　　……… *123*
唾液腺の発生 ……… **157**
多指 ……… 97
多指症 ……… 98
多精子受精 ……… 32
多胎妊娠 ……… 93, *93*
　――の卵性 ……… *93*
　――の卵性診断 ……… *93*
手綱交連 ……… 212
脱落歯 ……… 246
脱落膜 ……… 38, 87, *87*
　――の分化と，羊膜腔の発達に

よる子宮腔の変化 ……… *88*
形成 ……… **87**
脱落膜反応 ……… 38, 87
——に関連する分子 ……… *38*
多発性骨端異形成症フェアバンクス型 ……… *123*
多卵性多胎 ……… 93
単為生殖 ……… 33, *33*
単一遺伝子の異常 ……… **99**
単角子宮 ……… 195, *195*
胆管 ……… 165
単眼症 ……… *97*, 216
短脚 ……… *222*
単純ヘルペスウイルス ……… *103*
単心室 ……… 141
男性仮性半陰陽 ……… 194
男性化ホルモン ……… *103*
男性化ホルモン分泌腫瘍 ……… *103*
男性生殖器を示す骨盤の矢状断面模式図 ……… *17*
男性前核 ……… 32
弾性軟骨 ……… 112
男性における外生殖器の分化 ……… **190**
男性における生殖管の分化 …… **188**
男性不妊 ……… 19
淡蒼球 ……… 210
単殿位 ……… *77*
胆道 ……… 165
肝臓と——の発生 ……… **165**
胆道系の発生 ……… **166**
胆道系の発生異常 ……… *167*
胆道閉鎖 ……… 167
胆嚢 ……… 165, 167
胆嚢管 ……… 165, 167
胆嚢憩室 ……… 167

ち

恥丘 ……… 192
致死性骨異形成症 ……… *123*
腟 ……… 20
異常 ……… **195**
発生 ……… *190*
腟円蓋 ……… 188
腟欠損 ……… 195
腟上部 ……… 188
腟前庭 ……… 184, 191
腟板 ……… 188, 192
腟閉鎖 ……… 195
遅発性脊椎骨端骨異形成症 ……… *123*
チャージ症候群 ……… 144
着床 ……… **34**, 35
関与する分子 ……… *35*
進行 ……… **38**
——に伴う胚と栄養膜の変化 ……… *38*
着床前診断 ……… *34*
着床部位 ……… *86*
異常 ……… **42**, *42*
中隔子宮 ……… 195, *195*
中隔腟 ……… 195
中間層 ……… 242
中間帯 ……… 120
中間中胚葉 ……… 50
中間痛 ……… 28
索期 ……… **15**
中耳 ……… **237**
中手骨 ……… *114*
中腎 ……… 178, **178**
胚子における前腎と——の発生 ……… *178*

中心管 ……… 212
中腎管 ……… 179, *179*, 183, 188
——と中腎傍管に由来する男女生殖器の構造 ……… *188*
形成と分化 ……… *189*
女性における——の遺残物 ……… *190*
発生 ……… *179*
中心溝 ……… 210
中腎細管 ……… 178
中腎小体 ……… 179
中腎組織 ……… *179*
中腎傍管 ……… *179*, 188
形成と分化 ……… *189*
中腎管と——中腎傍管に由来する男女生殖器の構造 ……… *188*
発生 ……… *179*
癒合 ……… *190*
中枢神経系における髄鞘化の時期 ……… *208*
中腸 ……… 60, 154, *154*, 160
中腸ループ ……… 160
中脳 ……… **210**
中脳屈 ……… 199
中脳水道 ……… 200, 212
中脳被蓋 ……… 210
中脳分節 ……… 201, *202*
中脳胞 ……… 58, *58*, 199, 200
中胚葉 ……… 54
中皮 ……… 128
中鼻甲介 ……… 171
虫部 ……… 209
腸陰窩 ……… 162
超音波診断法 ……… 79, **79**
超音波断層像
子宮内の第4週胚子 ……… *79*
子宮内の第8週胚子 ……… *80*
子宮内の第13, 15, 16週胎児の脊柱を示す—— ……… *80*
蝶下顎靭帯 ……… 221, *222*
腸管 ……… *92*
第8週胚子の—— ……… *161*
胚子における——の回旋 ……… *159*
発生異常 ……… *163*
腸間膜 ……… 128
腸間膜根 ……… 161
鳥距溝 ……… 210
蝶形骨 ……… 225
蝶形骨原基 ……… *211*
蝶形骨体 ……… 224
蝶形骨洞 ……… 171
蝶形骨翼状突起 ……… 226
超極低出生体重児 ……… 78
長骨における軟骨内骨化の過程を示す模式図 ……… *115*
頂踵長 ……… 68
頂殿長 ……… 68, *68*, 73
重複陰茎 ……… 196
重複胆嚢 ……… 167
重複腟 ……… 195, *195*
重複尿管 ……… **183**
直精細管 ……… 186
直腸 ……… 161
直腸肛門管 ……… *161*, 162, 183, *184*, *190*

つ

椎間円板 ……… *65*, 117, *118*
椎弓 ……… 117
椎骨 ……… *65*, 117
脊索と—— ……… *117*

体節の再分節化による——の形成 ……… *118*
椎骨動脈 ……… 146
椎板 ……… 63, *64*, 117, *117*
ツールキット遺伝子 ……… 6
——のショウジョウバエと脊椎動物における相同関係 ……… *7*
ツチ骨 ……… 221, 226, 237
ツチ骨柄 ……… *222*
ツチ骨頭 ……… *222*

て

手，足，性器症候群 ……… *123*
底鰓節 ……… 156
低出生体重児 ……… 78
ディジョージ症候群 ……… 144, 145, 227, **227**
ディッセ腔 ……… 166
底板 ……… 53, 205
低ホスファターゼ症 ……… *123*
停留精巣 ……… 195, **195**
低リン血症性くる病 ……… *123*
テストステロン ……… 17, 186, 188, 191, 193
性腺の分化と—— ……… 191
デスモゾーム ……… 33
テトラサイクリン ……… *103*
デュシェンヌ型筋ジストロフィ ……… 99
殿結合体 ……… 94
転座 ……… 102
転写因子 ……… 6
点状軟骨異形成症 ……… *100*
添付文書 ……… 106
電離放射線 ……… 104

と

鳥 ……… 210
頭位 ……… 76
正常な胎位(——)と骨盤位 …… 76
頭蓋 ……… 224
——の泉門 ……… *114*
新生児の—— ……… *114*
発生 ……… **119**
頭蓋冠 ……… 224
頭蓋結合体 ……… 94
頭蓋骨早期癒合症 ……… 108, 114, *114*
頭蓋骨の発生 ……… **224**
頭蓋底 ……… 224
頭蓋縫合早期癒合症 Boston 型 ……… *123*
導管 ……… 244
導管上皮細胞 ……… 163
動眼神経核 ……… 210
動眼神経副核 ……… 210
頭胸結合体 ……… 94, *94*
頭屈 ……… 60
頭頚部 ……… *238*
筋 ……… 124, **124**
形態形成メカニズム ……… **224**
発生異常 ……… **226**
瞳孔 ……… 234
瞳孔括約筋 ……… 232
瞳孔散大筋 ……… 232
瞳孔膜 ……… *233*, 234
頭踵長 ……… 68, *68*
妊娠月による胎児の体長(頭殿長・——)と体重の変化 …… *74*
頭神経孔 ……… 58
洞腟球 ……… 188
頭頂屈 ……… 199
頭頂後頭溝 ……… 210

頭頂骨 ……… 225
頭頂骨原基における膜性骨化 ……… *113*
頭頂葉 ……… 210
頭殿長 ……… 68, *68*, 73
妊娠月による胎児の体長(——・頭踵長)と体重の変化 ……… *74*
糖尿病 ……… *103*
頭髪 ……… 76
頭尾軸 ……… 121
等皮質 ……… 210
頭部
第4週ヒト胚子の——前額断面と眼胞部分の強拡大像 …… *230*
第6週胚子の——正面像 …… *220*
頭部感覚性プラコード ……… 231
頭部神経管 ……… 119
等分裂 ……… 203
洞房結節 ……… 144
洞房口 ……… 142
動脈円錐 ……… 136
動脈幹 ……… 136, *137*
動脈管 ……… 146, *146*, *147*, 149, *149*
——，心球，心室の分割を示す模式図 ……… *139*
——および心球の分割と動脈弁(半月弁)の形成 ……… **138**
——の分割と半月弁の形成 ……… *140*
動脈管開存 ……… 150
動脈管閉鎖のメカニズムと ……… *150*
動脈管索 ……… 149
動脈幹腫脹 ……… 138, *139*, *140*
——と円錐(球)隆起 ……… *140*
動脈管閉鎖のメカニズムと動脈管開存 ……… *150*
動脈の発生 ……… **145**
動脈弁 ……… **138**
透明帯 ……… 26, *28*, *32*
透明帯蛋白 ……… 32
透明帯反応 ……… 32
洞様毛細血管 ……… 166
トキソプラズマ ……… *103*, 104
特殊内臓感覚性核群 ……… 206
ドリー ……… *9*
トリーチャー–コリンズ症候群 ……… *100*, 227
トリソミー ……… 21, 22, 101
トリソミー X ……… 101
トリソミー型染色体異常 ……… 21
トリプシノーゲン ……… 164
トリプル X 症候群 ……… 22, 101
トリプルマーカーテスト ……… 81
トリメタジオン ……… *103*, 105

な

内エナメル上皮 ……… 246
内果粒層 ……… 231
内顆粒層 ……… 209
内頚静脈 ……… 147
内頚動脈 ……… 145
内細胞塊 ……… 34
内耳 ……… **235**
内小脳隆起 ……… 208
内精筋膜 ……… 192
内先体膜 ……… 18, *31*, 32
内臓原基 ……… *128*
内側臍ヒダ ……… 150
内臓頭蓋 ……… 119, 224

神経頭蓋と—— — *225*
内側鼻隆起 —— 155, 170, 219, *220*
内側辺縁上皮 —— 156
　マウス胎児における口蓋突起癒
　　合部の——（前頭断面）—— *156*
内側隆起 —— 237
内腸骨動脈 —— 147
内胚葉 —— 54
内胚葉細胞の由来 —— 48
内皮管 —— 134, *134*
　　血島，——，血管の形成 —— *134*
内腹斜筋 —— 122
内包 —— 210
内毛根鞘 —— 243
内有毛細胞 —— 237
内卵胞膜 —— 27, 30
内卵胞膜細胞 —— 27
内輪外縦の筋層 —— 158, 162
内リンパ管 —— 235
内リンパ嚢 —— 236
内肋間筋 —— 122
軟口蓋 —— 155
軟骨 —— 112
　形成不全 —— 117
　発生 —— **112**
　　分子機構 —— **112**
軟骨芽細胞 —— 112, *112*
　——および骨芽細胞の分化と関
　　与する分子 —— *113*
軟骨化中心 —— 112, *112*
　ヒト胚子・胎児における主要な
　　骨の——と一次骨化中心の発
　　現時期（受精後胎齢）—— *116*
軟骨基質 —— 112
軟骨形成不全 —— *100*
軟骨結合 —— 122
軟骨細胞 —— *2*, 112, *115*
軟骨性原基
　第 7 週胚子の下肢帯と下肢骨の
　　—— —— *122*
　第 7 週胚子の前腕骨・手根骨・
　　中手骨の—— —— *114*
軟骨性耳嚢 —— 236
軟骨性神経頭蓋 —— 224, **224**
軟骨性頭蓋の原基 —— *225*
軟骨性内臓頭蓋 —— **225**
軟骨内骨化 —— 113, **114**
　胎児の指骨における—— —— *115*
　長骨における——の過程を示す
　　模式図 —— *115*
軟骨膜 —— 112
軟骨無形成症 —— 117, *117*, *123*
軟骨無発生症 IB 型 —— *123*
軟骨無発生症 II 型 —— *123*
軟産道 —— 77
軟髄膜 —— 213
軟膜クモ膜 —— 213

に
二価染色体 —— 14
肉柱 —— 140
肉様膜 —— 192
二次極体 —— 32
二次口 —— 142
二次口蓋 —— 74, 155, *155*
二次骨化中心 —— 116
二次室間孔 —— *139*, 140
二次絨毛 —— 86
二次神経管 —— 59, 206
二次神経管形成 —— 59, 206
二次生殖索 —— 187

二次性徴 —— 185
二次精母細胞 —— 17
二次中隔 —— 142
　心房の一次中隔と——の形成と
　　変化 —— *142*
二次脳胞 —— 200
　一次脳胞と——の形成 —— *199*
西村秀雄 —— 3
二次卵黄嚢 —— 39
二次卵胞 —— 26
二次卵母細胞 —— 21
二層性胚盤 —— 39, 54
　妊娠初期の子宮組織とその中の
　　——（16 日胚子）—— *41*
二倍体 —— 14
二分口蓋垂 —— 97
二分脊椎 —— 59, *60*, 215, *215*
乳管 —— 244, *245*
ニュークープセンター —— 47, 42
乳歯 —— 246, 247
　——と永久歯の形成と萌出の時
　　期 —— *247*
　小児における——と永久歯の関
　　係 —— *247*
乳腺 —— 244
　形成と組織分化 —— *245*
　発生 —— **244**
乳腺窩 —— 244
乳腺芽 —— 244
乳腺堤 —— 244
　——と副乳 —— *245*
乳頭管 —— 180
　尿管芽の分枝と——，集合管の
　　形成 —— *180*
乳頭筋 —— 140
乳び槽 —— 150
ニューロブラスト —— 203, *203*
ニューロメア —— 201, **201**
　一次脳胞における—— —— *202*
　数 —— *202*
ニューロン —— *2*, 202
　——とグリア発生の分子機構
　　—— **205**
　産生障害 —— *204*
尿管芽 —— 179, 180, *181*
　——と造後腎組織の発生と分化
　　—— *181*
　——の発生と造後腎組織の初期
　　分化に関与する分子 —— *182*
　——の分枝と乳頭管，集合管の
　　形成 —— *180*
　発生 —— *180*
尿細管 —— 180, *181*
尿生殖溝 —— 190
尿生殖堤 —— 178
尿生殖洞
　—— 161, *161*, 162, 183, *184*, *190*
尿生殖ヒダ —— 190
尿生殖膜 —— 162, 183, *190*
　排泄腔の分割と——の形成
　　—— *184*
尿直腸中隔 —— 161, *184*
尿道 —— *75*, *184*
　——の前立腺部 —— 184
尿道海綿体 —— 191
尿道海綿体部 —— 184
尿道隔膜部 —— 184
尿道下裂 —— 195, **195**
尿道球腺 —— 184
尿道原基 —— *193*

尿道溝 —— 190
尿道上裂 —— 196
尿道腸中隔 —— *161*
尿道板 —— 190
尿道ヒダ —— 190, *190*
　排泄腔ヒダの分割と——の形成
　　—— *190*
尿膜
　発生と分化 —— *92*
　卵黄嚢，——の系統発生 —— *93*
　卵黄嚢と—— —— **93**
尿膜（管）—— 93, 161, *184*
尿膜管静脈 —— 142
尿膜管嚢胞 —— 185, **185**
尿膜管瘻 —— 185, **185**
妊娠黄体 —— 30
妊娠期間と胎齢 —— **73**
妊娠月 —— 73
妊娠診断 —— *42*

ぬ
ヌーナン症候群 —— 145

ね
ネフロン —— 180
捻曲性骨異形成症 —— *123*
粘膜 —— 162
粘膜下神経叢 —— 162
粘膜下層 —— 162
粘膜下組織 —— 162
粘膜筋板 —— 158, 162
粘膜固有層 —— 162

の
脳
　——の性 —— **185**
　個体発生と系統発生 —— 201
　第 7 週胚子の——とその各断面
　　の構造を示す模式図 —— *201*
　第 20 週と第 28 週児の——
　　—— *212*
　胎齢に伴う——の発育 —— *212*
　胚子における——の発達 —— *200*
　胚子の—— —— *211*
　発生と DNA 量 —— *205*
　発達 —— **207**
濃化異骨症 —— *123*
脳機能の性差 —— 185
脳弓交連 —— 212
脳溝 —— 210, *212*
脳室腔
　——の発達を示す模式図 —— *213*
　発生 —— *212*
脳室層 —— 203, 209
脳室帯 —— 209
脳脊髄液 —— 213
脳層 —— 231
脳頭蓋 —— 119, 224
　嚢胞 —— *62*, 227
脳胞 —— 119
　発生と分化 —— **199**
脳膜瘤 —— 59
脳梁 —— 212

は
歯 —— 246
　発生 —— **246**, *246*
バーグマン線維 —— 209
肺 —— *158*, 171, *171*
　——と気管支の分枝と発達
　　—— *173*
　気道と——の分化に関与する分
　　子 —— *175*
　新生児の——組織 —— *174*

組織発生 —— **172**, *174*
胚（ヒト胚）
　——における神経管閉鎖の様式
　　—— *59*
　19 日—— —— 49
　28 日—— —— 62
　受精後 16 日——と着床部位の
　　組織像 —— 86
　受精後 21 日（第 3 週終わり）の
　　—— —— 51
　第 4 ～ 8 週の—— —— 66, 67
　卵割と初期——の形成 —— *33*
パイエル板 —— 162
肺芽 —— 130, 171, *172*
胚外体腔 —— 39, *40*
　胚外中胚葉の発生と——の形成
　　—— **39**
　胚外中胚葉の変化と——の形成
　　（第 2 週終わり）—— *41*
胚外体腔膜 —— 39
胚外中胚葉 —— 39, *40*
　——の発生と胚外体腔の形成
　　—— **39**
　——の変化と胚外体腔の形成
　　（第 2 週終わり）—— *41*
　栄養膜の分化と——の形成 —— *40*
　由来 —— *42*
胚芽層 —— 242
肺間膜 —— 128
肺区域芽 —— 172
配偶子 —— 2, 13
胚結節 —— 34
肺サーファクタント —— 75, *174*, 175
胚子 —— 58
　——・胎児の長さの測定法 —— *68*
　——および初期胎児の皮膚
　　—— *242*
　——における前腎と中腎の発生
　　—— *178*
　——における腸管の回旋（正面
　　から見た図）—— *159*
　——における脳の発達 —— *200*
　——の肝臓 —— *166*
　——の屈曲 —— 60, **60**
　——の屈曲と原始腸管の発生
　　—— *154*
　——の屈曲と心筒および心膜腔
　　の位置変化 —— *136*
　——の屈曲に伴う心臓原基と体
　　腔の移動 —— *129*
　——の大動脈弓（咽頭弓動脈）の
　　発生と分化 —— *146*
　——の脳 —— *211*
　——の発育と胎齢 —— **68**
　17 日——の脊索（横断面）—— *50*
　22 日——の心内膜筒と卵黄嚢
　　壁の血島 —— *134*
　24 日——前脳壁の神経上皮
　　—— *203*
　24 日——の心臓を通る横断面
　　—— *136*
　30 日——の心臓 —— *138*
　子宮内の第 4 週——（頭殿長
　　5.5mm）の超音波断層像と，
　　胚子と卵黄嚢の 3 次元画像
　　—— *79*
　子宮内の第 8 週——の超音波断
　　層像 —— *80*
　受精後 22 と 24 日のヒト
　　—— —— *58*

初期——の胚内中胚葉の中にできる胚内体腔 … *129*
第3週末の——における胚内体腔 … *51*
第4週——の肝臓原基を通る水平断面 … *165*
第4週——の耳板 … *235*
第4週ヒト——の頭部前額断面と眼胞部分の強拡大像 … *230*
第5週——と卵黄嚢を包む絨毛膜 … *87*
第5週——の胸部横断面 … *117*
第5週——の耳胞 … *236*
第5週——の心臓に見られる心内膜床 … *141*
第5週——の舌原基 … *157*
第5週——の前腸を通る前頭断面と肺芽の強拡大像 … *172*
第5週——の中腎組織 … *179*
第5週——の鼻板とその組織像 … *170*
第5週ヒト——の腹部横断面 … *16*
第5～8週——の神経管と主要内臓を示すコンピュータ再構築画像 … *200*
第6週——における眼杯裂 … *231*
第6週——の性腺 … *186*
第6週——の脊髄横断面 … *206*
第6週——の脊柱原基 … *118*
第6週——の頭部正面像 … *220*
第6週——の鼻窩と鼻隆起とその組織像 … *170*
第6週後半の——とその絨毛膜 … *88*
第7週——後脳の菱脳唇 … *209*
第7週——と第10週胎児の終脳外套 … *204*
第7週——の前腕骨・手根骨・中手骨の軟骨性原基 … *114*
第7週——の下肢帯と下肢骨の軟骨性原基 … *122*
第7週——の脳とその各断面の構造を示す模式図 … *201*
第8週——の下顎骨原基 … *226*
第8週——の眼球 … *233*
第8週——の心室壁 … *143*
第8週——の性腺原基 … *187*
第8週——の腸管 … *161*
ヒト——・胎児における主要な骨の軟骨化中心と一次骨化中心の発現時期（受精後胎齢） … *116*
ヒト——・胎児の外生殖器 … *191*
ヒト——上肢芽の外胚葉頂堤 … *120*
ヒト——における上下肢の発育と分化 … *119*
ヒト——における上下肢の発育を示すコンピュータグラフィックス画像 … *119*
ヒト——における静脈系の発生 … *148*
破れつつある口咽頭膜（26日——） … *155*
羊膜腔の発達と——の屈曲 … *61*
胚子型赤血球 … 150
胚子期

——における主な発生事象 … *69*
——の大動脈弓（咽頭弓動脈） … *138*
胚子期後半
——における顔面の発生 … *220*
——の頭頚部 … *238*
胚子期前半における顔面の発生 … *219*
胚子極 … 34
肺循環 … 149
肺静脈 … 143
静脈洞と——の変化を示す模式図 … *143*
発生 … **143**
胚性幹細胞 … 8, 34
排泄腔 … 161
——の分割と尿生殖膜の形成 … *184*
形成と分割 … 161
分化 … **162**
排泄腔板 … 48
排泄腔ヒダ … 190
——の分割と尿道ヒダの形成 … *190*
排泄腔膜 … 60, 161
背側胃間膜 … *159*, *160*
背側化因子 … 53
背側（後）胃間膜 … 158
背側十二指腸間膜 … 163
背側食道間膜 … 130
背側心間膜 … 136
背側膵芽 … 163, *164*
背側膵管 … 163
背側節間動脈 … 146
背側大動脈 … 145
枝 … **146**
背側腸間膜 … 161, *186*
肺低形成 … **175**
肺動脈 … 145
肺動脈幹 … 138, 139, 145
肺動脈狭窄 … 145
梅毒 … *103*
胚内体腔 … 50, 128, *128*
初期胚子の胚内中胚葉の中にできる—— … *129*
第3週末の胚子における—— … *51*
胚内中胚葉の分化と——の形成 … *51*
発生 … **50**
分割 … **129**
胚内中胚葉 … 48
——の分化と胚内体腔の形成 … *51*
原始線条における——の発生 … *48*
初期胚子の——の中にできる胚内体腔 … *129*
胚盤における——の遊走と拡がり … *49*
発生 … **48**
胚盤
——における胚内中胚葉の遊走と拡がり … *49*
栄養膜の分化と——の形成 … 39
受精後17日のヒト—— … *46*
胚盤胞 … 34, *38*
——の細胞分化と関連分子 … 34
12日頃の——と栄養膜 … *40*
子宮内膜表面へ着床する——

—— … *35*
卵割と桑実胚および——の形成 … *34*
胚盤胞腔 … 34
胚盤葉下層 … 39
胚盤葉上層 … 39
背腹軸 … 121, *121*
肺胞 … 173
肺胞Ⅱ型上皮細胞 … 75
肺胞管 … 173
肺胞期 … **174**
肺胞嚢 … 173
肺無形成 … **175**
肺葉 … 172
——構造の系統発生 … *54*
分化 … **54**, **55**
分化運命 … *54*
排卵 … 26, 27, **27**, *28*
——直後の卵母細胞と放線冠 … *28*
——と黄体の形成 … *30*
左右の卵巣と—— … *28*
卵細胞の成熟と—— … **26**
メカニズム … *28*
排卵痛 … 28, *28*
破壊 … 98
破格（変異） … 124
白線 … 162
白体 … 30
白皮症 … 99, **248**
白脾髄 … 151
白膜 … 186, *187*
破骨細胞 … 113, *115*, 248
破歯細胞 … 248
破水 … 77
バスケット細胞 … 209
発育遅滞 … 97
ハッサル小体 … 224
発生 … 2
——と再生医学 … *8*
——と発生学 … *2*
——に伴う側板と体腔の変化 … *128*
胃 … 158
胃の——と回旋 … *159*
咽頭 … **157**
咽頭弓 … *221*
咽頭弓動脈 … **145**
咽頭嚢 … *221*
沿軸中胚葉 … **50**
横隔膜 … **130**
外生殖器 … **190**
回腸 … **160**
各時期における外表異常胚子・胎児の頻度 … *98*
下垂体 … *211*
下大静脈 … *148*
冠状血管 … **143**
関節 … **120**
汗腺 … **244**
肝臓 … **165**
肝臓原基（肝芽） … *165*
顔面 … **219**, *219*, 220
気管 … **172**
気管支と肺 … **172**
筋 … **122**
空腸 … **160**
毛 … **243**, *243*
血管 … **145**
結腸 … **160**

血島 … *54*
原始腸管 … *154*
口蓋突起 … *155*
口腔 … *154*
甲状腺 … *223*
喉頭気管憩室 … *171*
肛門管 … *162*
骨 … *113*
骨格（系） … **112**, 117
子宮 … *190*
刺激伝導系 … *143*
脂腺 … *244*
歯胚 … *246*
十二指腸 … *160*
小脳 … *209*
静脈 … *147*
静脈系 … *148*
初期血管系 … *52*
食道 … *157*
神経堤細胞 … *59*
心臓 … *144*
腎臓 … *178*
心臓神経堤細胞 … *144*
心筒 … *135*
膵臓 … *163*
髄膜と脈絡叢 … *213*
膵芽 … *164*
精子 … *17*
生殖器系 … *185*
精巣 … *186*
脊髄 … *205*
脊柱 … *117*
舌 … **156**, *156*, 157
舌原基 … *156*
前腎 … *178*
前立腺 … *184*
爪 … *244*
造後腎組織 … *181*
体腔 … *128*
体肢 … *119*
大動脈弓 … **145**, *146*
唾液腺 … *157*
胆道 … *165*
胆道系 … *166*
腟 … *190*
中腎 … *178*
中腎管 … *179*
中腎傍管 … *179*
頭蓋 … *119*
頭蓋骨 … *224*
動脈 … *145*
内臓原基 … *128*
軟骨 … *112*
乳腺 … *244*
尿管芽 … **180**, *181*, 182
尿道 … *183*
尿道球腺 … *184*
尿膜 … *92*
脳室系 … *212*
脳胞 … *199*
歯 … **246**, *246*
肺静脈 … *143*
胚内体腔 … *50*
胚内中胚葉 … **48**, *48*
鼻腔 … *170*
泌尿器系 … *178*
皮膚 … *242*
副腎 … *214*
副鼻腔 … *171*
膀胱 … **183**

末梢神経系 213
耳 235
眼 230
メカニズム 2
網嚢 *160*
卵[子] 19
卵巣 187
リンパ系 150
肋骨 118
発生異常 **8**, 97
——と流産 *98*
胃 *160*
原因 **99**
骨格筋 124
骨格系 122
子宮 *195*
舌 157
十二指腸 *160*
種類 **97**
食道 *158*
神経系 **215**
人種差・地域差 *98*
腎臓と尿管 **182**
心臓流出路 *144*, **144**
心房中隔 142
膵臓 165
胆道系 *167*
腸管 *163*
頭頚部 **226**
尿道 185
皮膚 248
頻度 **97**
付属器 248
膀胱 185
房室口 141
耳 238
眼 235
発生学 2
　ヒト——の発展に貢献した研究者 *3*
発生過程で起こる主な細胞学的現象 *3*
発生生物学 2
発生段階 *69*
発生毒性 106
ハッチング 34, *34*
馬蹄腎 **183**, *183*
パトー症候群 22, 101
鼻プラコード 170, 219, 231
破軟骨細胞 115
馬尾 206
パラセグメント 4
パリスター・ホール症候群 *123*
バルサルバ洞 143
バルプロ酸 *103*, 105
パルボウイルス B19 *103*
半陰陽 194, **194**, *194*
反回神経 146
——と血管の位置関係 *146*
——と大血管との位置関係の変化 *147*
半規管 235
卵形嚢と—— **236**
反屈位 77
半月弁 140
　動脈幹および心球の分割と——形成 *138*
　動脈幹の分割と——の形成 *140*
半数体 14

伴性遺伝疾患 **99**
伴性劣性型点状軟骨異形成症 *123*
ハンチントン舞踏病 99

ひ
ヒアルロニダーゼ 32
ピエール・ロバン症候群 227
鼻窩 170, *170*, 219
尾芽 59, 206
被殻 210
鼻殻 225
皮下脂肪 76
皮筋板 63, *64*
鼻腔 74
尾屈 60
鼻孔 75
鼻口蓋神経 156
鼻口蓋動静脈 156
膝 *67*, 68
皮脂 244
肘 *67*, 68
皮脂腺 244
皮質 *181*
皮質顆粒 32
皮質索 187
皮質板 203, *204*
皮質反応 32
微絨毛 26
尾状核 210
尾神経孔 58
ヒス 3
ヒス束 144
非ステロイド系抗炎症薬 *103*, 105
脾臓 150
　肝臓，——での造血 150
非対称性結合双胎 94
非対称分裂 203, *204*
肥大軟骨細胞 114
ビタミン A 誘導体 *103*
鼻中隔 155, 171
ヒト絨毛性ゴナドトロピン 30, 90
ヒト胎盤性ラクトゲン 90
ヒトの自然流産頻度 *97*
泌尿器系の発生 **178**
皮板 63, *64*
鼻板 170, *170*, 219, 231
　第5週胚子の——とその組織像 *170*
皮膚 242
　胎児の——における毛の発生 *243*
　胚子および初期胎児の—— *242*
　発生 **242**
　発生異常 **248**
皮膚組織の分化 *242*
皮膚紋理 243, *243*
皮膚紋理学 243
皮膚隆線 243
被包脱落膜 87
ヒューザー膜 39
表情筋 222
表皮 242
表皮外胚葉 52, *52*
表皮細胞 *2*
鼻隆起 *170*
鼻涙管 219
鼻涙溝 219
ヒルシュスプルング病

163, 216, **216**
披裂軟骨 172, 222
披裂隆起 171, 172
品胎 93

ふ
ファイファー症候群 114, *123*
ファロー四徴症 144, *144*, 145
フィブリン様物質 91
風疹ウイルス *103*, 104
フェニトイン *103*
フェニルケトン尿症 99, *103*
フォン・レックリングハウゼン病（症候群） 99, *100*
付加成長 112
腹横筋 122
腹腔動脈 147
副交感神経 214
複合奇形 *98*
副甲状腺 223
複糸期 15, **15**
副腎 214
　発生 214
副腎静脈 148
副腎性器症候群 194, *194*
副膵 165
副膵管 164
腹側化因子 53
腹側枝 147
腹側膵芽 163, *164*
腹側膵管 163
腹側節間動脈 146
腹側(前)胃間膜 158
腹側腸間膜 161
副胎盤 91
副乳 248
　乳腺堤と—— *245*
副鼻腔 171
腹壁破裂 129
腹壁裂 *98*, 129, **129**
腹膜 128, 162, *191*
腹膜腔 128, 129
腹膜後器官 160, 161
腹膜後リンパ嚢 150
腹膜着床 *42*
腹膜ヒダ 150
不全膝位 *77*
不全足位 *77*
不全複殿位 *77*
付属器の発生異常 **248**
付属肢骨格 117
付着茎 39, *41*
付着絨毛 87
物質代謝 **90**
物質輸送 **89**
不等皮質 210
不等分裂 203
部分前置胎盤 *91*
プラダー・ウィリ症候群 100, *101*
　——とアンジェルマン症候群 *101*
ブルーム症候群 *100*
プルキンエ細胞 209
プルキンエ細胞層 209
プルキンエ線維 144
プログラム細胞死 2, *3*, 120, 156
プロゲステロン 27, 30, *30*, 90
プロスタグランディン 150
プロソメア 201, *202*
プロピルウラシル *103*

分化 2
　——した細胞とその遺伝子産物の例 *2*
咽頭 **171**
咽頭弓 **61**, **220**, *221*, 223
　咽頭弓，咽頭溝，咽頭嚢の——を示す模式図 *62*
咽頭弓間葉 *222*
咽頭弓動脈 **145**
咽頭弓の軟骨と間葉 *222*
咽頭嚢 *221*, 223
栄養膜 *40*
沿軸中胚葉 50
外生殖器 **190**
外胚葉 52
筋細胞 *123*
筋板 65
原始心室 *138*
原始生殖細胞 186
後腎組織 *181*
細胞 **3**
耳胞 *236*
女性における外生殖器 191
女性における生殖管 188
心球 *138*
神経管 **202**
神経上皮細胞 *204*
神経堤細胞 214
水晶体原基 *230*
膵島細胞 164
生殖管 188
性腺 186, 191
精巣 186
精巣と卵巣 *187*
脊索 65
造後腎組織 *181*
体節 **63**, *64*
大動脈弓 145
脱落膜 *88*
男性における外生殖器 **190**
男性における生殖管 **188**
中腎管 *189*
中腎傍管 *189*
尿管芽 *181*
脳胞 199
排泄腔 162
胚内中胚葉 *51*
胚葉 **54**, *55*
皮膚組織 242
尿膜 92
網膜 *230*
卵巣 187
分界溝 157
分割 33
分子(メカニズム)
　眼胞の形成と分化の—— *234*
　気管支分枝の—— *172*
　気道と肺の分化に関与する—— **175**
　筋分化の——機構 122
　骨形成の——機構 116
　四肢発生の—— 121
　耳胞の形成と分化の—— *238*
　初期血管発生に関与する—— *135*
　神経外胚葉分化の—— *53*
　心臓形成に関与する—— 145
　腎臓の組織分化に関与する—— *182*
　腎臓発生に関与する—— **180**

生殖結節と尿道原基に発現する
——とその相互作用 … *193*
生殖細胞の減数分裂開始を制御
する—— … 187
体節の形成と分化に関与する
—— … *65*
大脳皮質形成の——機構 … **213**
脱落膜反応に関連する—— … *38*
着床に関与する—— … *35*
軟骨芽細胞および骨芽細胞の分
化と関与する—— … *113*
軟骨発生の——機構 … **112**
ニューロンとグリア発生の
——機構 … **205**
尿管芽の発生と造後腎組織の初
期分化に関与する—— … *182*
胚盤胞の細胞分化と関連——
… *34*
耳の発生の—— … **238**
眼の発生の—— … **234**
分子層 … 209
分子発生学 … 2
分節遺伝子 … 4
ショウジョウバエ胚における
——の発現とそのカスケード
… *4*
分娩 … 77, **77**
経過 … *78*
分葉胎盤 … 91
分葉胆嚢 … 167
分裂間期 … 13, *13*
分裂期 … 13, *13*

へ
ペアルール遺伝子 … 4
平滑筋 … **125**, 162, 172
平衡斑 … 236
閉鎖栓 … 39
子宮内膜の着床部位と—— … *39*
閉鎖卵胞 … 20
壁側脱落膜 … 87
壁側中胚葉 … 129
壁側胚外中胚葉 … 39
壁側板 … 129
壁側葉 … 52, 128, 129
ベックウィズ・ビーデマン症候群
… 100, *101*
ベネズエラ脳炎ウイルス … *103*
ヘマンギオブラスト … 134
ヘリックス-ループ-ヘリックス
… *7*
ヘリング管 … 167
辺縁前置胎盤 … *91*
辺縁層 … 203, 209
変形 … 98
ヘンゼン結節 … 46
扁桃窩 … 223
ヘンレのわな … 180

ほ
保因者 … 100
方円錐 (球) 隆起 … 138
膀胱
形成 (男性胚子) … *184*
発生 … **183**
発生異常 … **185**
膀胱外反 … 196
膀胱外反症 … 185, **185**
膀胱三角 … 184
膀胱頂 … 184
房室管 … 137, 141
房室結節 … 144

房室口 … *138*
——遺残 … 141
発生異常 … *141*
分割 … **141**
房室心内膜床 … 141
房室束 … 144
房室中隔欠損 … 141
房室弁の形成 … **141**
放射線 … *103*, 104
萌出 … *247*
帽状期 … 246, *246*
胞状垂 … 190
紡錘糸 … 15
乏精子症 … 19, 195
放線冠 … 27
排卵直後の卵母細胞と—— … *28*
膨大部 … 20, 236
膨大部稜 … 236
胞胚 … 50
包皮 … 191
包皮小帯 … 191
ボウマン嚢 … 178, *179*, 181
傍濾胞細胞 … 223
母体—胎盤循環 … *41*, 85
初期の—— (受精後第 2 〜 3 週)
… *85*
母体血 … 86
——を用いる検査 … **81**
母体血清マーカーテスト … 81
ボタロー管 … 149
ポッター顔貌 … 183
ポッター連鎖 … 93, 98, **183**
羊水過少の原因と胎児に対する
影響 … *99*
ボホダレク孔ヘルニア … 131
ホムンクルス … 18
精子の中の—— … *18*
ホメオティック遺伝子
… 4, **4**, 50, *50*, 119
ショウジョウバエとマウスにお
ける——の配列と胚における
発現 … *5*
発見 … *5*
ホメオティック変異 … 4
外因による——の誘発 … *6*
ホメオドメイン … 5, *7*
ホメオボックス … 5, *5*
ホモシスチン尿症 … 99
ポリ塩化ビフェニル … *103*, 105
ポリジーン … 106
ポリジーン遺伝 … 106
ホルト-オラム症候群 … *100*, *123*
ホルモン … **28**

ま
マーシャル斜静脈 … 142
マーシャルの靭帯 … 142
マイスナー神経叢 … 162
マイレラン … *103*
膜状胎盤 … 91
膜性骨 … 113
膜性骨化 … 113, **113**
頭頂骨原基における—— … *113*
膜性神経頭蓋 … 225, **225**
膜性内臓頭蓋 … **226**
膜性壁 … 113
膜内骨化 … 113, **113**
膜迷路 … 236
マジャンディー孔 … 212
マスター遺伝子 … 6, *6*
睫毛 … 75, 234

末梢神経系
——における髄鞘形成 … *207*
発生 … **213**
マトリックス細胞 … 203
——とエレベーター運動 … 203
マトリックスメタロプロテイナー
ゼ … 115
眉毛 … 75, 234
マルファン症候群 … *100*
満期産 … 77
マンゴルト … 47
シュペーマンと——の実験 … *47*

み
ミエリン鞘 … 206
ミクログリア … 205
未熟児 … *78*
未熟児網膜症 … **235**
ミトコンドリア DNA (遺伝子)
… 33, *33*
未分化性腺 … 186
耳
発生 … **235**
分子メカニズム … **238**
発生異常 … **238**
耳プラコード … 231, 235
脈管形成 … 135
——と血管新生 … 135
脈絡叢 … 213
髄膜と——の発生 … **213**
脈絡組織 … *213*
脈絡膜 … 234
——と強膜 … **234**
ミュラー管 … 188

む
無眼球症 … 235, **235**
無機質 … 113
無漿膜野 … 130, 165, *165*
無神経節症 … 163
無心症 … 94
無心体 … 94
無精子症 … 19
無対舌結節 … 156, *156*
無脳症 … 59, *60*, 97, *97*, 215

め
迷走神経 … 157, 159
走行 … *159*
メソメア … 201, *202*
メチル水銀 … *103*, 105
メッケル憩室 … 60, *60*, *62*, 163, *163*
メッケル軟骨 … 221, *226*
眼
初期発生 … **230**
発生 … **230**
分子メカニズム … **234**
発生異常 … **235**
メラニン芽細胞 … 243
メラニン細胞 … 243
メラノサイト … *2*

も
毛芽 … 243, *243*
毛幹 … 243
毛球 … 243, *243*
毛細胆管 … 166
網糸毛 … 15
網状層 … 243
盲腸 … 161
盲腸芽 … 160
毛乳頭 … 243
網嚢 … 158
形成 … **158**

発生 … *160*
網嚢口 … 159
網膜 … 231, **231**
——と水晶体原基の分化 … *230*
第 25 週胎児の——の組織像
… *232*
網膜虹彩部 … 232
網膜色素 … *66*
網膜中心動静脈 … 231
網膜内腔 … 232
網膜剥離 … 232, *232*
網膜毛様体部 … 232
毛様体 … 232, **232**
胎児の前眼房と——，虹彩
… *233*
毛様体筋 … 232, *233*
毛様体突起 … 232, *233*
モーニングアフターピル … 42, *42*
モール … 3
モノソミー … 21, 22, 101, *101*
門脈 … 147
モンロー孔 … 212

ゆ
有棘層 … 242
有糸分裂 … *13*, 13
——の細胞周期 … *13*
有髄線維 … 206
優性 (顕性) 遺伝疾患 … **99**
形態異常を伴う常染色体——の
例 … *100*
発症様式 … 100
用語について … 100
有性生殖 … 13
雄性前核 … 32
遊走 … 2, *3*, 156
有窓胎盤 … 91
誘導 … 2, *3*
誘発奇形発生の臨界期 … **104**
有毛細胞 … 236
幽門狭窄 … 160
幽門閉鎖 … 160
輸出管 … *187*
指の形成とアポトーシス … 120

よ
養育 … **108**
葉芽 … 172
葉気管支 … 172
葉酸 … 108
幼児毛 … 244
幼若ニューロン … 203
葉状腎 … 180
羊水 … 92
——と肺の成熟 … *175*
——量の異常 … *93*
羊膜と—— … *91*
羊水過少 … 93, 175
——の原因と胎児に対する影響
(ポッター連鎖) … *99*
羊水過多 … 93
羊水穿刺 … 8, 79, *79*, *81*
妖精症 … *100*
腰椎穿刺 … 206, *206*
腰椎麻酔 … 206
腰動脈 … 146
腰部脊髄裂 … *215*
腰膨大 … 206
頚膨大と—— … *206*
羊膜 … 39, 91
——と羊水 … **91**
羊膜芽細胞 … 39

羊膜腔 ································ 39, *49*, 91
　　——の発達と胚子の屈曲 ··· *61*
　脱落膜の分化と，——の発達に
　　よる子宮腔の変化 ············ *88*
羊膜索 ··························· 93, *93*
　　——・臍帯による絞扼 ······· *103*
羊膜索症候群 ············ 93, 98, *98*
ヨード剤 ························· *103*
翼蝶形骨 ··························· 225
翼板 ·············· 53, 206, *206*, *208*

ら

蕾状期 ····························· 246
ライシン ··························· 32
ライスナー膜 ······················ 237
ライディッヒ細胞 ·········· 17, 186
ライヘルト軟骨 ···················· 221
ラセン器 ··················· 237, **237**
ラセン神経節 ······················ 237
らせん動脈 ··········· 30, 86, *86*
ラトケ嚢 ··············· 210, *211*
卵円窩 ····························· 149
卵円孔 ······················· 142, *142*
卵黄静脈 ············ 142, 147, *148*
卵黄腸管 ····················· 60, *159*
卵黄腸管嚢胞 ··················· 60, *62*
卵黄腸管瘻 ··················· 60, 62
卵黄動脈 ··························· 147
卵黄嚢 ························ *49*, 93
　　——と尿膜 ···················· **93**
　　系統発生 ························ *93*
　子宮内の第 4 週胚子（頭殿長
　　5.5mm）の超音波断層像と，
　　胚子と——の 3 次元画像 ··· *79*
　第 5 週胚子（CS14）と——を包
　　む絨毛膜 ························ *87*
卵黄嚢茎 ··················· 60, *159*
卵黄嚢壁 ························· *186*
　　——における血島の発生 ······ *54*
　22 日胚子の心内膜筒と——の
　　血島 ···························· *134*
卵黄嚢胞 ················· 163, *163*
卵割 ······························· 33
　　——と初期胚の形成 ··········· **33**
　　——と桑実胚および胚盤胞の形
　　　成 ··························· *34*
　卵細胞の移動と受精，—— *30*
卵管 ······················· 20, 188
卵管采 ······················· 20, 188
卵管内着床 ······················· *42*
卵管破裂 ··························· 43
卵管腹腔口 ······················· 188
卵管膨大部 ························ 29
卵管膨大部着床 ···················· *42*
卵丘 ······························· 26
ラングハンス細胞 ·········· 87, *87*
卵形嚢 ····························· 235
　　——と半規管 ··················· **236**
卵形嚢斑 ··························· 236
卵形嚢部 ··························· 235
ランゲルハンス島 ················ 164
卵細胞
　　——の移動と受精，卵割 *30*
　　——の成熟と排卵 ············· **26**
　　移動 ·························· 29
　卵巣内の——と卵胞を示す模式
　　図 ···························· *26*
　卵巣内の——の減少 ··········· *20*
卵細胞質 ··························· *32*
卵［子］ ····························· 13
　精子と——の発生における細胞

系列と染色体構成 ··········· *21*
発生 ······························· **19**
卵子成熟抑制因子 ····· 19, 20, *20*
卵性 ······························· 93
卵巣 ······················· 20, *187*
　　——からの卵母細胞の放出 ··· *28*
　　——内の卵細胞と卵胞を示す模
　　　式図 ························ *26*
　　——内の卵細胞の減少 ········ *20*
　　——における卵胞の成熟 ······ *27*
　下降 ···························· **192**
　左右の——と排卵 ············· *28*
　精巣と——の分化（4 か月） · *187*
　発生と分化 ····················· **187**
卵巣上体 ················· *189*, 190
卵巣静脈 ··························· 148
卵巣精巣 ··························· 194
卵巣着床 ··························· *42*
卵巣提索 ····················· 20, *192*
卵巣提靭帯 ················· 20, *192*
卵巣導帯 ··························· 192
卵巣傍体 ················· *189*, 190
卵巣動脈 ··························· 147
卵祖細胞 ········ 15, 19, 187, *187*
卵嚢腸管の遺残物 ················ *163*
卵の活性化 ························ 33
卵胞
　卵巣内の卵細胞と——を示す模
　　式図 ························· *26*
　卵巣における——の成熟 ······· *27*
卵胞液 ····························· 26
卵胞腔 ····························· 26
卵胞刺激ホルモン ················ 26
卵胞上皮細胞 ············ 26, *26*, 187
卵胞成熟のメカニズム ··········· *26*
卵胞ホルモン ······················ 27
卵胞膜黄体細胞 ···················· 30
卵母細胞
　排卵直後の——と放線冠 ······ *28*
　卵巣からの——の放出 ········ *28*
卵膜付着 ··························· 91

り

離出分泌性汗腺 ···················· 244
立毛筋 ····················· 243, *243*
リパーゼ ··························· 164
リビング型多発性骨端異形成症
　······························· *123*
リプログラミング ··········· 9, 22
リモデリング
　血管 ···························· 134
　心筒 ···························· 145
　骨 ······························· 114
　流産 ······················· 76, 97
　　——と出産 ···················· *76*
　発生異常と—— ················· *98*
梁柱軟骨 ··························· 224
梁柱領域 ··················· 224, **224**
菱脳峡 ····························· *202*
菱脳唇 ·············· 207, 208, *209*
　第 7 週胚子後脳の—— ········· *209*
菱脳分節 ················· 201, *202*
菱脳胞 ············ 58, *58*, 199
臨界期 ··················· 58, 104
臨床奇形学 ················· 8, 97
輪状筋層 ··························· 158
輪状甲状筋 ················· 222, *222*
輪状膵 ····························· 165
輪状軟骨 ··························· 222
リンパ還流 ······················· *162*
リンパ系の発生 ··················· **150**

リンパ節 ··························· 150

る

類骨 ······························· 113
類線維素 ··························· 91
類洞 ······· 138, *139*, 140, 143, *143*, 147
涙嚢 ······························· 219
ルシュカ孔 ························ 212

れ

レオパード症候群 ················ 145
レチノイン酸 ············· *103*, 105
レチノイン酸受容体 ·············· 182
劣性（潜性）遺伝疾患 ······ **99**, 100
　形態異常を伴う常染色体——の
　　例 ···························· *100*
　用語について ···················· 100
連合 ······························· 98
連鎖 ······························· 98
レンズ核 ··························· 210

ろ

瘻 ······················ 60, 163, 227
漏出性汗腺 ························ 244
漏斗 ······················· 210, *211*
肋軟骨 ····························· 118
肋間動脈 ··························· 146
肋骨突起 ··························· 118
肋骨の発生 ························ **118**
ロンボメア ·········· 201, *202*, 224
　初期胚の——における Hox お
　　よび関連遺伝子の発現 ····· *202*

わ

ワールデンブルグ症候群 ········· *100*
ワルトン軟肉 ······················ 91
ワルファリン ················ *103*, 105

A

abaxial myoblast ················ 124
abdominal ostium of uterine tube
　······························· 188
abembryonic pole ················ 34
abnormal hemoglobinemia ······ 99
abortion ····················· 76, 97
absence of uterus ··············· 195
absence of vagina ··············· 195
acardia ··························· 94
acardiacus ························ 94
accessory nipple ················ 248
accessory pancreas ·············· 165
accessory pancreatic duct ······ 164
achondrogenesis type IB ······ *123*
achondrogenesis type Ⅱ ······ *123*
achondroplasia ··········· 117, *123*
acrosin ··························· 32
acrosomal reaction ·············· 31
acrosome ····················· 18, 31
activation of metabolism of egg
　······························· 33
Activin ··························· 145
adhesio interthakamica ········· 210
adrenal gland ···················· 214
adrenogenital syndrome ········ 194
afterbirth ····················· 77, 90
aganglionosis ···················· 163
agenesis of penis ················ 196
ala orbitalis ······················ 225
ala temporalis ··················· 225
alar plate ················· 53, 206
albinism ··························· 99
alisphenoid ······················ 225
allantoic duct ···················· 161
allantoic vein ···················· 142

allantois ··························· 93
allocortex ························ 210
alobar 型全前脳症 ··············· 216
alveolar duct ···················· 173
alveolar period ·················· **174**
alveolar sac ······················ 173
ameloblast ······················ 246
amnioblast ························ 39
amniocentesis ···················· 8
amniocentesis ···················· 79
amnion ······················· 39, 91
amniotic band ···················· 93
amniotic band syndrome ··· 93, 98
amniotic cavity ··················· 39
amniotic fluid ···················· 92
ampulla ····················· 20, 236
anal fold ························· 190
anal membrane ············ 162, 183
anal pecten ······················ 162
anal pit ··························· 162
anchoring villus ················· 87
androgen insensitivity syndrome
　······························· 194
anencephaly ··········· 59, 97, 215
aneuploidy ······················ 101
Angelman syndrome ············ 100
angioblast ······················· 52
angiogenesis ····················· 135
angiotensin-converting enzyme
　（ACE）inhibitor ··············· 105
ankyloglossia ···················· 157
annular pancreas ················ 165
anocutaneous line ··············· 162
anophthalmia ···················· 235
anorectal canal ············ 162, 183
anterior cardinal vein ··········· 147
anterior column ················· 206
anterior commissure ············ 212
anterior division ················· 146
anterior fontanelle ··············· 114
anterior horn ···················· 212
anterior neuropore ··············· 58
anteroposterior axis ············· 121
anti-Müllerian hormone（AMH）
　················· 186, 188, 193
aortic arch ······················ 138
aortic sac ························· 136
aortic vestibule ·················· 140
Apert syndrome ··········· 114, *123*
apex of bladder ·················· 184
apical ectodermal ridge（AER）
　······························· 119
apocrine sweat gland ··········· 244
appendicular skeleton ··········· 117
appendix epididymidis ········· 188
appendix testis ··················· 188
appendix vesiculosa ············· 190
appositional growth ············· 112
appositional teeth ················ 247
appropriate for date（AFD）infant
　······························· 78
aqueduct（of Sylvius） ········· 212
archicortex ······················ 210
arrector pili muscle ············· 243
arthrogryposis ··················· 122
arytenoid swelling ··············· 171
assisted reproductive technology
　（ART） ························· 8
association ······················· 98
asthenospermia ·················· 19

astrocyte ·········· 205
asymmetric division ·········· 203
atresia ani ·········· 163
atresia of bile duct ·········· 167
atresia of external acoustic
   meatus ·········· 238
atretic follicle ·········· 20
atrial septal defect(ASD) ······ 142
atrioventricular canal ··· 137, 141
atrioventricular septal defect
   ·········· 141
Auerbach's plexus of nerves ··· 162
auricular hillock ········ 64, 220, 237
autosomal dominant inheritant
   disease ·········· **99**
autosomal dominant polycystic
   kidney(ADPKD) ·········· 183
autosomal recessive inheritant
   disease ·········· **99**
autosomal recessive polycystic
   kidney(ARPKD) ·········· 183
axial filament ·········· 19
axial skeleton ·········· 117
azoospermia ·········· 19
A 型軸後性多指(趾)症 ··· *123*
A 型精祖細胞 ·········· 17, 18
A 細胞 ·········· 164

B
bare area ·········· 130, 165
basal body temperature ·········· 31
basal layer ·········· 242
basal plate ·········· 53, 206
basilar membrane ·········· 237
basilar part of pons ·········· 207
basket cell ·········· 209
Beckwith-Wiedemann syndrome
   ·········· 100
bell stage ·········· 246
Bergman fiber ·········· 209
bicornuate uterus ·········· 195
bifid uvula ·········· 97
bilaminar embryonic disc ··· 39
bile capillary ·········· 166
bilobed gall bladder ·········· 167
birth ·········· 77
birth canal ·········· 77
birth defect ·········· 97
bivalent chromosome ·········· 14
blastocele ·········· 34
blastocyst ·········· 34
blastomere ·········· 33
blastopore ·········· 46
blastula ·········· 50
blood island ·········· 52, 134
Bmp4 ·········· 182, 193
body cavity ·········· 128
body sex ·········· 185
body stalk ·········· 39
bone age ·········· 116
bone matrix ·········· 113
bone morphogenetic protein
   (BMP) ·········· 116, 145
bony birth canal ·········· 77
Botallo duct ·········· 149
Bowmnn's capsule ·········· 178
brain sex ·········· 185
brain sulcus ·········· 210
branchial arch ·········· 61, 220
branchial artery ·········· 61
branchial cleft ·········· 61

branchial groove ·········· 61
branchial nerve ·········· 61
breech presentation ·········· 76
broad ligament ·········· 20
bronchial bud ·········· 130
buccopharyngeal membrane
   ·········· 60, 154
bud stage ·········· 246
bulb of vestibule ·········· 191
bulboauricular channel ·········· 140
bulboauricular ledge ·········· 140
bulbourethral gland ·········· 184
bulboventricular groove ·········· 137
bulboventricular (heart) tube
   ·········· 136
bulboventricular loop ·········· 136
bulbus cordis ·········· 136
B 型精祖細胞 ·········· 17, 18
B 細胞 ·········· 164

C
Ca++ oscillation ·········· 32
calcarine sulcus ·········· 210
campomelic dysplasia ··· *123*
canal of Hering ·········· 167
canalicular period ·········· **173**
cap stage ·········· 246
capacitation ·········· 31
cardiac jelly ·········· 136
cardiac neural cret ·········· 144
cardiac prominence ·········· 63
cardinal system of veins ·········· 147
cardiogenic area ·········· 53
Carnegie stage(CS) ·········· 69
carotid body ·········· 144
carrier ·········· 100
cartilaginous neurocranium ··· 224
cartilaginous otic capsule ······ 236
cauda epididymidis ·········· 17
cauda equina ·········· 206
caudate nucleus ·········· 210
cavernous portion of urethra · 184
Cbfa1 ·········· 117
cebocephaly ·········· 216
cecal bud ·········· 160
cell adhesion ·········· 2
cell cycle ·········· 13, *13*
cell division ·········· 2
cell-free DNA ·········· 81
cementoblast ·········· 247
central artery and vein of retina
   ·········· 231
central canal ·········· 212
central sulcus ·········· 210
cephalic presentation ·········· 76
cepholothoracopagus ·········· 94
cerebellar plate ·········· 209
cervical canal ·········· 20
cervical enlargement ·········· 206
cervical flexure ·········· 199
cervical sinus ·········· 220
CHARGE syndrome ·········· 144
chiasma ·········· 15
childbirth ·········· 76
chondrification center ·········· 112
chondroblast ·········· 112
chondroclast ·········· 115
chondrocyte ·········· 112
chondrodysplasia Grebe type
   ·········· *123*
chorda tendinea ·········· 140

chordoma ·········· 50
chorioepithelioma ·········· 33
chorion ·········· 86
chorion frondosum ·········· 86
chorion laeve ·········· 87
chorionic cavity ·········· 39
chorionic plate ·········· 86
chorionic villus ·········· 86
chorionic villus sampling(CVS)
   ·········· 8, 80
choroid plexus ·········· 213
choroidal fissure ·········· 231
chromaffin cell ·········· 214
chromosomal aberration ······ 101
ciliary body ·········· 232
ciliary portion of retina ·········· 232
ciliary process ·········· 232
cingulate sulcus ·········· 210
cleavage ·········· 33
cleft lip ·········· 226
cleft lip and palate ·········· 97, 226
cleft palate ·········· 156, 226
cleidocranial dysostosis ··· 117, *123*
cleidocranial dysplasia ··· *123*
clinical teratology ·········· 97
clitoris ·········· 191
cloacal fold ·········· 190
cloacal membrane ·········· 60
cloacal plate ·········· 48
cloned animal ·········· 8, 34
coagulation plug ·········· 39
coarctation of aorta ·········· 150
cochlea ·········· 235
cochlear duct ·········· 237
colineality ·········· 5
coloboma iridis ·········· 232
commissural cusp ·········· 141
commissure ·········· 212
common atrioventricular orifice
   ·········· 141
common cardinal vein ··· 142, 147
common pulmonary vein ······ 143
compact morula ·········· 33
compaction ·········· 33
conal (bulbar) ridges ·········· 138
cone ·········· 231
cone cell ·········· 231
congenital adrenal hyperplasia
   ·········· 194
congenital albinism ·········· 248
congenital anomaly ·········· 97
congenital cataract ·········· 235
congenital cysts of the lung ··· **175**
congenital deafness ·········· 238
congenital diaphragmatic hernia
   ·········· 131
congenital ichthyosis ·········· 248
congenital inguinal hernia ··· 196
congenital malformation ··· 58, 97
congenital megacolon ·········· 163
congenital nevus ·········· 97
congenital polycystic kidney **183**
congenital rubella syndrome
   (CRS) ·········· 104, 238
congenital toxoplasmosis ······ 104
congenital umbilical hernia ··· 163
congenital varicella syndrome
   (CVS) ·········· 104
conjoined twin ·········· 94
connecting stalk ·········· 39

contractile ring ·········· 33
conus arteriosus ·········· 136
conus medullaris ·········· 206
conus septum ·········· 138
convoluted tubule ·········· 186
copula ·········· 156
cord blood transplantation ··· 91
corona radiata ·········· 27
coronary sinus ·········· 143
corpus albicans ·········· 30
corpus callosum ·········· 212
corpus cavernosum penis ······ 191
corpus luteum ·········· 29
corpus luteum graviditatis ··· 30
corpus luteum menstruationis · 30
corpus rubrum ·········· 29
corpus spongiosum penis ······ 191
corpus striatum ·········· 210
cortical cord ·········· 187
cortical granule ·········· 32
cortical plate ·········· 203
cortical reaction ·········· 32
Cowper's gland ·········· 184
cranial ·········· 60
cranial neuropore ·········· 58
cranial sensory placode ·········· 231
craniocaudal axis ·········· 121
craniopagus ·········· 94
craniosynostosis ·········· 108, 114
craniosynostosis Boston type *123*
cranium ·········· 224
CRISPR-Cas9 ·········· 10
crista ampullaris ·········· 236
critical period ·········· 58, 104
crossing over ·········· 15
Crouzon syndrome ·········· 114, *123*
crown-heel length (CHL) ··· 68, *68*
crown-rump length(CRL)
   ·········· 68, *68*, 73
crypt ·········· 162
crystallin ·········· 233
cumulus oophorus ·········· 26
cyclopia ·········· 216
cyst ·········· 227
cysterna chyli ·········· 150
cytokinesis ·········· 33
cytomegalovirus ·········· 104
cytotrophoblast ·········· 39
C 細胞 ·········· 223
C ループ ·········· 160

D
Dax1 ·········· 193
de novo mutation ·········· 100
decidua ·········· 38, 87
decidua basalis ·········· 87
decidua capsularis ·········· 87
decidua parietalis ·········· 87
decidual reaction ·········· 38, 87
deciduous tooth ·········· 246, 247
deflexion attitude ·········· 77
deformation ·········· 98
deletion ·········· 102
delivery ·········· 77
dental lamina ·········· 246
dental papilla ·········· 246
dental sac ·········· 246
dermal hair sheath ·········· 243
dermal papilla ·········· 243
dermal ridge ·········· 243
dermal ridge pattern ·········· 243

dermatoglyphics ………… 243
dermatome ………………… 63
dermis ……………………… 242
dermomyotome …………… 63
descriptive embryology …… 2
development ………………… 2
developmental abnormality … 97
developmental biology ……… 2
developmental origins of health
  and disease（DOHaD）…… 8
dextra loop ……………… 137
dextrocardia …………… 137
diaphragm ……………… 130
diastrophic dysplasia …… *123*
dictyotene stage ………… 15
diencephalon …………… 200
diethylstilbesterol（DES）… 105
differentiation ……………… 2
DiGeorge syndrome … 144, 227
digital ray ……………… 64, 120
dimple …………………… 97
diphenylhydantoin ……… 105
diploid …………………… 14
diplotene stage ………… 15, **15**
disruption ………………… 98
distal tongue bud ……… 156
diverticulum of gall bladder · 167
Donahue ………………… *100*
dorsal aorta …………… 145
dorsal intersegmental artery · 146
dorsal mesocardium …… 136
dorsal mesogastrium …… 158
dorsal pancreatic bud … 163
dorsal pancreatic duct … 163
dorsalizing factor ……… 53
dorsoventral axis ……… 121
double dorsal …………… 121
double gall bladder …… 167
double penis …………… 196
double ureter …………… **183**
double vagina ………… 195
Down syndrome ………… 21
Duchenne-type muscular
  dystrophy ……………… 99
ductus arteriosus ……… 149
ductus deferens ………… 17
ductus reuniens ……… 237
ductus venosus ……… 147
duodenal atresia ……… 160
duodenal stenosis …… 160
dysmorphology ……… 8, 97
dysplasia ………………… 98
D ループ ……………… 137

E
E-cadherin ……………… 33
early neonatal death …… 78
eccrine sweat gland …… 244
ectodermal placode … 213, 231
ectomesenchyme ……… 224
ectopia cordis ………… 137
ectopic kidney ………… **183**
ectopic pregnancy …… 43
Edwards syndrome … 22, 101
efferent ductule ………… 17
eight cell stage ………… 33
ejaculation ……………… 17
ejaculatory duct ………… 17
elastic cartilage ……… 112
embryo ……………………… 58
embryoblast ……………… 34

embryology ………………… 2
embryonic pole …………… 34
embryonic stem cell（ES 細胞）
  ………………… 8, 34, 34
empirical recurrence risk … 106
enamel organ …………… 246
enamel reticulum ……… 246
encephalocele …………… 59
endocardial cushion …… 140
endocardial cushion defect · 141
endocardial cushions … 141
endocardial heart tube … 135
endochondral ossification · 113
endolymphatic duct …… 235
endolymphatic sac …… 236
endometrium …………… 20
endothelial tube ……… 134
epaxial division ………… 63
ependymal cell ………… 205
ependymal roof ……… 207
ephrin …………………… 135
epiblast …………………… 39
epibranchial placode … 231
epidermis ……………… 242
epididymis ……………… 17
epigenetic ……………… 100
epigenetic modification …… 3
epigenetic regulation ……… 4
epiglottic ridge ……… 171
epiglottis ……………… 157
epimere ………………… 63, 122
epipharyngeal placode … 231
epiphyseal plate ……… 116
epiploic foramen ……… 159
epispadias ……………… 196
epithelial hair sheath … 243
epithelial plug ………… 170
epithelial seam ……… 156
epithelial-mesenchymal
  transformation ……… 156
epithelial-mesenchymal transirion
  ………………………… 164
epoophoron …………… 190
eptotene stage …………… 14
equal conjoined twin …… 94
equatorial zone ……… 233
erythroblastosis fetalis … 90
erythropoietic cell …… 134
esophageal atresia …… 158
esophageal hernia …… 131
esophageal stenosis … 158
esophagotracheal fistula · 158, **175**
estimated ovulation age … 68
estrogen ………………… 27
ethmocephaly ………… 216
evolutionary developmental
  biology …………………… 2
exencephaly …………… 215
exocoelomic cavity …… 39
exocytosis ……………… 32
experimental embryology …… 2
exstrophy of bladder … 185, 196
extension attitude ……… 77
external cerebellar swelling · 208
external granular layer … 209
external layer ………… 231
external limiting membrane · 202
external urethral meatus … 190
extraembryonic mesoderm · 39
extramedullary hematopoiesis

  …………………………… 150
extrauterine pregnancy …… 43
extremely low birth weight
  infant …………………… 78
eye field ………………… 234

F
falciform ligament … 158, 166
Fallopian tube …………… 20
false nail ……………… 244
familial amyloidosis …… 99
familial osteoarthritis … *123*
familial tooth agenesis … *123*
female pronucleus ……… 32
female pseudohermaphroditism
  …………………………… 194
fertilization …………… 2, 13
fertilization age ………… 68
fertilization membrane … 32
fertilized ovum …………… 2
fetal alcohol spectrum disorder
  （FASD）……………… 105
fetal alcohol syndrome（FAS）
  …………………………… 105
fetal attitude …………… 76
fetal cortex …………… 214
fetal growth restriction（FGR）
  …………………………… 78
fetal membranes ……… 85
fetal Minamata disease … 105
fetal period …………… 73
fetal placenta …………… 88
fetal position …………… 76
fetal presentation ……… 76
fetal surgery …………… 108
fetal Yusho …………… 105
fetoscopy ……………… 81
fetus …………………… 73
FGF4 …………………… 121
Fgf8 …………………… 193
Fgf10 …………………… 193
FGF10 ………………… 121, 172
fibrinoid ………………… 91
fibroblast ……………… 112
fibroblast growth factor（FGF）
  …………………… 116, 145
fibroblast growth factor receptor
  （FGFR）…… 108, 114, 116
fibrocartilage ………… 112
filum terminale ……… 206
fimbria ………………… 20
first aortic arch（first branchial
  artery）……………… 136
first cry ………………… 175
first pharyngeal arch syndrome
  …………………………… 227
fistula ………………… 163, 227
flexion attitude ………… 77
floor plate …………… 53, 205
folding ………………… 60
folic acid ……………… 108
follicle stimulating hormone
  （FSH）………………… 26
follicular antrum ……… 26
follicular epithelial cell … 26
follicular fluid ………… 26
foot plate ……………… 68, 119
foramen caecum …… 157, 223
foramen of Luschka … 212
foramen of Magendie … 212
foramen of Monro …… 212

foramen ovale ………… 142
forebrain ……………… 199
foregut ………………… 60
fornix commissure …… 212
fossa ovalis …………… 149
four cell stage ………… 33
fourth ventricle ……… 212
Foxc1/Foxc2 ………… 182
Foxd1 ………………… 182
Franklin P. Mall ………… 3
Franz Keibel …………… 3
frenulum ……………… 191
frontonasal process … 170, 219
full term labor ………… 77
functional and mental disturbance
  …………………………… 97
functional embryology …… 2
fusion of epiphyseal line · 116
fusion of pronuclei …… 33

G
G0 期 …………………… 14
G1 期 …………………… 13
G2 期 …………………… 13
gain of function …………… 4
gamete ………………… 2, 13
ganglion cell layer …… 231
ganglional colliculus … 210
gap gene …………………… 4
Gartner duct cyst …… 190
gastric pit …………… 160
gastrolienal ligament … 158
gastroschisis ………… 129
gastrosplenic ligament … 158
gastrulation …………… 50
GATA ………………… 145
Gdnf ………………… 180
genetic sex …………… 185
geniculate placode …… 231
genital ridge ………… 15, 185
genital sex …………… 185
genital tubercle ……… 190
genome editing ………… 10
genomic imprinting …… 100
germ cell ……………… 2, 13
germinal layer ………… 242
gestational age ………… 68
gestational month ……… 73
Gfr α …………………… 180
glandular hypospadias … 195
glia-derived neurotrophic factor
  …………………………… 224
glioblast ……………… 205
globus pallidus ……… 210
glomerulus …………… 179
Golgi cell ……………… 209
gonad ………………… 15
gonadal dysgenesis …… 194
gonadal ridge ……… 15, 185
gonadal sex …………… 185
gonadotropin …………… 28
Graafian follicle ……… 26
granular cell ………… 209
granular layer ………… 242
granulosa cell ………… 26
granulosa lutein cell …… 29
great alveolar cell …… 173
greater omentum ……… 159
greater sac …………… 159
greatest length ………… 68
Greig syndrome ……… *123*

growth plate ············· 116
growth retardation ········ 97
gubernaculum ovarii ····· 192
gubernaculum testis ····· 192

H

habenular commissure ···· 212
hair bud ················· 243
hair bulb ················ 243
hair cell ················· 236
hair papillae ············· 243
hair shaft ················ 243
hand plate ··········· 64, 119
hand-foot-genital syndrome *123*
Hand1 ···················· 145
Hand2 ···················· 145
haploid ··················· 14
Hassall's body ··········· 224
hatching ·················· 34
haustrum ················ 162
HbA ···················· 150
HbF ····················· 150
head ····················· 60
Hedgehog シグナル経路 ···· *7*
hemangioblast ············ 134
hematopoietic stem cell ··· 134
hemophilia ················ 99
Hensen's node ············ 46
hepatic bud ·············· 165
hepatic diverticulum ······ 165
hepatocyte growth factor(HGF)
······················ 166
hepatoduodenal ligament ·· 166
hepatogastric ligament ···· 166
hermaphrodite ············ 194
hermaphroditism ·········· 194
hernia through foramen of
  Bochdalek ············· 131
heterogeneous ············ 108
Heuser membrane ········· 39
high-arched palate ········ 227
hindbrain ················ 199
hindgut ·················· 60
hippocampal commissure ·· 212
hippocampal sulcus ········ 210
Hirschsprung disease ····· 163
histogenesis ············ 2, 73
HIV ウイルス ············· *103*
holoprosencephaly(HPE)
················ 98, 107, 215
Holt-Oram syndrome ······ *123*
homeobox ················· 5
homeodomain ·············· 5
homeotic gene ·········· 4, 50
homeotic transformation ····· 4
homocystenemia ··········· 99
homunculus ··············· 18
horseshoe kidney ········ **183**
Hox cluster ··············· 5
Hox code ················· 5
Hox 遺伝子 ······· 5, *121, 202*
Hox クラスター ············· 5
Hox コード ··········· 5, 224
human chorionic gonadotropin
  (hCG) ············· 30, 42
human embryology ········· 2
human placental lactogen ·· 90
Huntington chorea ········ 99
hyaline cartilage ·········· 112
hyaloid artery and vein ···· 231
hyaluronidase ············· 32

hydrocephaly ············· 216
hymen ··················· 188
hyoid arch ··············· 220
hypaxial division ······ 63, 122
hyperaxial division ········ 122
hypertrophic chondrocyte · 114
hypoblast ················· 39
hypobranchial eminence ··· 156
hypomere ··········· 63, 122
hypopharyngeal eminence · 156
hypophosphatasia ········· *123*
hypophyseal cartilage ····· 224
hypospadias ·············· 195

I

ileal diverticulum ····· 60, 163
implantation ·············· 35
imprinted gene ······ 22, 100
imprinting ················ 22
in vitro fertilization(IVF) · 8, 33
inborn error of metabolism ·· 99
incisive foramen ········· 156
Indian hedgehog(Ihh) ···· 116
indifferent gonad ········· 186
induced pluripotent stem cell ·· 9
induction ·················· 2
infant hair ··············· 244
inferior horn ············· 212
infundibulum ············· 210
inner acrosomal membrane ·· 32
inner cell mass ··········· 34
inner enamel epithelium ·· 246
inner hair cell ············ 237
inner nuclear layer ······· 231
inner ridge ··············· 237
inner root sheath ········· 243
inside-out pattern ········ 203
insula ··················· 210
intercalated valve swelling · 140
interdigital notch ····· 64, 120
intermaxillary process ···· 219
intermediate layer ········ 242
intermediate mesoderm ···· 50
intermediate zone ········· 120
internal capsule ·········· 210
internal cerebellar swelling · 208
internal granular layer ····· 209
internal layer ············ 231
internal limiting membrane · 202
interphase ·············· 13, *13*
interstitial cell ··········· 17
interstitial cell stimulating
  hormone(ICSH) ········· 17
interstitial growth ········ 112
intersubcardinal anastomosi · 148
intervillous space ········· 86
intraembryonic coelom ·· 50, 128
intraembryonic mesoderm ·· 48
intramembranous ossification
······················ 113
intraretinal space ········· 232
ionizing radiation ········· 104
iPS 細胞 ·················· 9
iridial portion of retina ···· 232
iridial stroma ············ 232
ischiopagus ··············· 94
islet of Langerhans ······· 164
isocortex ················· 210
isthmus ··················· 20

J

Jackson-Weiss syndrome ···· *123*

Jansen-type metaphyseal
  chondrodysplasia ········ *123*
John Gurdon ··············· 9
jugular lymph sac ········· 150

K

Kartegener syndrome ······ 137
karyokinesis ··············· 33
Klinefelter syndrome 22, 101, 195

L

labioscrotal swelling ······ 190
labium majus ············· 191
labium minus ············· 191
labor ···················· 77
labor pain ················ 77
lamellar body ············· 173
lamina terminale ·········· 212
Langer-Saldino 骨異形成症 ··· *123*
Langhans' cell ············· 87
lanugo ··················· 75
large for date(LFD)infant ·· 78
laryngotracheal diverticulum
················ 157, 171
laryngotracheal groove ···· 171
laryngotracheal tube ·· 157, 171
lateral aperture ·········· 212
lateral column ············ 206
lateral intersegmental artery 146
lateral lingual swelling ···· 156
lateral nasal process ·· 170, 219
lateral plate ············· 50
lateral sulcus ············ 210
lateral umbilical fold ······ 150
lateral ventricle ········· 212
layer of rods and cones ···· 231
left horn ················· 142
lens cavity ··············· 233
lens pit ·················· 230
lens placode ······· 63, 230, 231
lens vesicle ·············· 230
lentiform nucleus ········· 210
Leopard syndrome ········ 145
leptomeninx ············· 213
leptotene stage ··········· **14**
lesser omentum ·········· 158
lesser sac ··············· 159
Leydig cell ·········· 17, 186
LH surge ················· 28
liability ················· 106
ligament of Marshall ······ 142
ligamentum arteriosum ···· 149
ligamentum teres hepatis
················ 147, 149
ligamentum venosum ·· 147, 149
limb malformation ········· 97
liver bud ············ 130, 158
lobar bud ················ 172
lobar 型全前脳胞症 ········ 216
lobular kidney ············ 180
lobule ··················· 166
longitudinal presentation ··· 76
loss of function ············ 4
low birth weight infant ····· 78
lower limb bud ············ 64
lumbar enlargement ······· 206
lumbar pucture ··········· 206
lung bud ············ 130, 171
luteinizing hormone(LH) ··· 17
lymph node ·············· 150
lysin ···················· 32
L ループ ················· 137

M

macroglossia ············· 157
macrostomia ············· 226
maculae acousticae ······· 236
maculae sacculi ·········· 236
maculae utriculi ·········· 236
major malformation ········ 97
male infertility ··········· 19
male pronucleus ·········· 32
male pseudohermaphroditism
······················ 194
malformation ·············· 98
mammary bud ············ 244
mammary gland ·········· 244
mammary pit ············· 244
mammary ridge ··········· 244
mandibular process ···· 61, 219
Mangold ················· 47
mantle layer ········· 203, 209
marginal layer ··········· 209
marginal zone ············ 203
master gene ··············· 6
maternal placenta ········· 88
matrix cell ··············· 203
matrix metalloproteinase ·· 115
maturation division ········ 13
mature follicle ············ 26
mature ovum ············· 27
maxillary process ····· 61, 219
maxillomandibular placode · 231
meatal plug ·············· 237
Meckel cartilage ·········· 221
Meckel diverticulum ·· 60, 163
meconium ················ 162
medial edge epithelium(MEE)
······················ 156
medial nasal process
················ 155, 170, 219
medial umbilical fold ······ 150
medial umbilical ligament
················ 147, 149
median aperture ·········· 212
median cleft lip ··········· 226
median hinge point ···· 52, 59
median tongue bud or swelling
······················ 156
median umbilical fold ·· 150, 184
median umbilical ligament
················ 93, 184
Mef2 ···················· 145
meiosis ·················· 13
meiosis Ⅰ ··········· 14, **14**
meiosis Ⅱ ··········· 15, **15**
Meissner's plexus of nerves · 162
melanoblast ·············· 243
membranous bone ········· 113
membranous labyrinth ····· 236
membranous neurocranium · 225
membranous urethra ······ 184
meningocele ············· 215
meningomyelocele ·········· 59
menstrual age ············· 68
menstruation ·············· 31
mesencephalic flexure ····· 199
mesencephalon ········ 58, 199
mesenchymal cell ······ 48, 112
mesenchymal centrum ····· 117
mesenchymal condensation · 112
mesenchyme ·········· 48, 112
mesentery ··············· 128

mesogastrium ……… 128
mesomere ……… 201
mesonephric corpuscle ……… 179
mesonephric duct ……… 179
mesonephric tubule ……… 178
mesonephros ……… 178
mesothelium ……… 128
metanephric diverticulum ……… 179
metanephric tissue cap ……… 180
metanephrogenic blastema ……… 179
metanephros ……… 178
metaphysis ……… 114
metencephalon ……… 200
methylmercury ……… 105
microcephaly ……… 216
microglia ……… 205
microglossia ……… 157
micrognathia ……… 227
microphthalmia ……… 235
microtia ……… 238
microvilli ……… 26
midbrain ……… 199
middle pain ……… 28
migration ……… 2
minor malformation ……… 97
mitosis ……… 13
mitotic division ……… 13
mitotic stage ……… 13, *13*
mixed gonadal dysgenesis ……… 195
mobile cecum ……… 163
molecular embryology ……… 2
monosomy ……… 21, 101
monozygotic multiple pregnancy ……… 93
mons pubis ……… 192
morning-after pill ……… 42
morphogenesis ……… 2
morula ……… 33
MRF4 ……… 122
multifactorial inheritance ……… 106
multiple epiphyseal dysplasia Faribanks type ……… *123*
multiple epiphyseal dysplasia Ribbing type ……… *123*
multiple pregnancy ……… 93
myelencephalon ……… 200
myelinated fiber ……… 206
myelination ……… 206
myelo meningocele ……… 215
myeloschisis ……… 215
Myf5 ……… 122
MyoD ……… 122
myoepicardial mantle ……… 136
myoepithelial cell ……… 244
myogenin ……… 122
myometrium ……… 20
myotome ……… 63
M 期 ……… 13, *13*, 203

N
nail field ……… 244
nail fold ……… 244
nail plate ……… 244
nail-patella syndrome ……… 121
nasal capsule ……… 225
nasal pit ……… 170, 219
nasal placode ……… 170, 219
nasal plate ……… 170, 219
nasolacrimal groove ……… 219
nasopalatine artery and vein … 156
nasopalatine nerve ……… 156

neocortex ……… 210
neonatal death ……… 78
neonatal jaundice ……… 150
neonatal period ……… 77
neonate ……… 77
nephron ……… 180
nephrotome ……… 178
neural cord ……… 206
neural crest cell ……… 59
neural fold ……… 52
neural groove ……… 52
neural layer ……… 231
neural plate ……… 52
neural stem cell ……… 203
neural tube ……… 52
neural tube closure ……… 58
neural tube defect … 59, 98, 215
neurectoderm ……… 52
neurenteric canal ……… 50
neuroblast ……… 203
neurocranium ……… 119, 224
neuroepithelial cell ……… 202
neuroepithelium ……… 52
neurofibromatosis ……… 99
neuromere ……… 201
neuronal stem cell ……… 205
neurulation ……… 58
newborn ……… 77
newborn period ……… 77
Nieuwkoop center ……… 42, 47
Nkx2.5 ……… 145
nodose placode ……… 231
non-steroidal anti-inflammatory drugs(NSAIDs) ……… 105
nondisjunction ……… 21, 101
Noonan syndrome ……… 145
Notch ……… 135
Notch シグナル経路 ……… *7*
notochord ……… 50
notochordal process ……… 48
nucleus pulposus ……… 117
nugo hair ……… 244

O
O'Rahilly, Ronan ……… 69
oblique facial cleft ……… 226
oblique presentation ……… 76
oblique vein of Marshall ……… 142
occipital myotome ……… 124
occipital sclerotome ……… 224
ocular muscle ……… 234
odontoblast ……… 246
Ogino method ……… 31
olfactory placode ……… 231
oligodendrocyte ……… 205
oligohydramnios ……… 93, 175
oligospermia ……… 19, 195
omental bursa ……… 158
omphalomesenteric vein ……… 142
ontogenesis ……… 2
oocyte maturation inhibitor (OMI) ……… 19, 20
oogonium ……… 15
ophthalmic placode ……… 231
optic chiasma ……… 212
optic cup ……… 230
optic groove ……… 230
optic nerve ……… 231
optic stalk ……… 231
optic sulcus ……… 230
optic vesicle ……… 230

orbitosphenoid ……… 225
organ ……… 2
organizer ……… 46
organogenesis ……… 2
oronasal membrane ……… 170
oropharyngeal membrane ……… 60, 154
osseous labyrinth ……… 236
ossification ……… 74, 113
osteoblast ……… 113
osteoclast ……… 113
osteocyte ……… 113
osteogenesis imperfecta ……… *123*
osteoid ……… 113
ostium primum ……… 142
ostium secundum ……… 142
otic capsule ……… 225
otic pit ……… 63, 235
otic placode ……… 231, 235
otic vesicle ……… 235
otocephaly ……… 227
otocyst ……… 225
outer acrosomal membrane ……… 31
outer cell mass ……… 34
outer enamel epithelium ……… 246
outer hair cell ……… 237
outer nuclear layer ……… 231
outer ridge ……… 237
outer root sheath ……… 243
ovarian ligament ……… 20
ovary ……… 15
overriding aorta ……… 145
oviduct ……… 20
ovotestis ……… 194
ovulation ……… 26, 27
ovulation pain ……… 28
ovum ……… 13

P
pachytene stage ……… 15, **15**
pair-rule gene ……… 4
pairing ……… 15
palatal process ……… 155
paleocortex ……… 210
Pallister-Hall syndrome ……… *123*
pallium ……… 210
pancareatic and duodenal homeobox gene-1(PDX-1) … 165
pancreatic duct ……… 163
pancreatic islet ……… 164
parachordal cartilage ……… 224
parachordal region ……… 224
parafollicular cell ……… 223
paralingual groove ……… 157
paranasal sinus ……… 171
parasegment ……… 4
parasternal hernia ……… 131
parathyroid hormone(PTH) … 223
paraxial mesoderm ……… 50
parietal extraembryonic mesoderm ……… 39
parietal layer ……… 129
parietooccipital sulcus ……… 210
paroophoron ……… 190
parotid gland ……… 157
parthenogenesis ……… 33
parturition ……… 77
Patau syndrome ……… 22, 101
patent ductus arteriosus(PDA) ……… 150
Pax3 ……… 122

PDF1 ……… 183
PDF2 ……… 183
Pdx1 ……… 182
pectinate line ……… 162
pelvic kidney ……… 183
pelvic urethra ……… 184
penile hypospadias ……… 195
penile urethra ……… 184
penis ……… 190
pericardiacoperitoneal canal … 129
pericardial cavity ……… 130, 136
perichondrium ……… 112
periderm ……… 242
perimetrium ……… 20
perinatal death ……… 79
perinatal medicine ……… 79
perinatal period ……… 79
perineal hypospadias ……… 195
period of organogenesis ……… 58
peritoneal cavity ……… 129
permanent cortex ……… 214
permanent tooth ……… 246, 247
persistent atrioventricular canal ……… 141
persistent fetal circulation ……… 150
persistent hyaloid artery ……… 235
persistent truncus arteriosus ……… 140, 144
petrosal placode ……… 231
Peyer's plate ……… 162
Pfeiffer syndrome ……… 114, *123*
phallic segment ……… 184
phallus ……… 190
pharyngeal arch ……… 61, 220
pharyngeal arch artery ……… 138
pharyngeal cleft ……… 61
pharyngeal groove ……… 61, 220
pharyngeal pouch ……… 63
phenylketonuria ……… 99
phocomelia ……… 104, 122
photoreceptor cell ……… 231
phrenic nerve ……… 131
phylogenesis ……… 2
physiological umbilical hernia … 68
pia arachnoid ……… 213
Pierre Robin syndrome ……… 227
pigment epithelium ……… 64
pigmented layer ……… 231, 232
pineal body ……… 200
pituitary dwarfism ……… 99
PKHD1 ……… 183
placenta ……… 85
placenta previa ……… 35, 42
placental barrier ……… 89
placental lobe ……… 88
placental membrane ……… 89
placental septum ……… 88
platelet-derived growth inhibitor (PDGI) ……… 166
pleural cavity ……… 129
pleuropericardial fold ……… 130
pleuroperitoneal fold ……… 130
Pod1 ……… 182
polar body ……… 21
polychlorobiphenyl(PCB) … 105
polydactyly ……… 98
polygene ……… 106
polygenic inheritance ……… 106
polyhydramnios ……… 93
polyspermy ……… 32

polyzygotic (fraternal) multiple
　　pregnancy ……………………… 93
pons …………………………………… 208
pontine flexure ……………………… 199
pontine nucleus …………………… 207
portio vaginalis cervicis ………… 20
post-term labor …………………… 77
postaxial polydactyly type A · *123*
postcentral sulcus ………………… 210
posterior cardinal vein …………… 147
posterior column …………………… 206
posterior commissure … 192, 212
posterior division ………………… 146
posterior fontanelle ……………… 114
posterior horn ……………………… 212
posterior lymph sac ……………… 150
posterior marginal zone (PMZ)
　………………………………………… 42
posterior (caudal) neuropore … 58
postsynaptic fiber ………………… 214
Potter sequence …… 93, 98, **183**
Potter's face ……………………… 183
Prader-Willi syndrome …………… 100
precartilage ………………………… 112
precentral sulcus ………………… 210
prechordal cartilage ……………… 224
prechordal region ………………… 224
predentin …………………………… 247
premature labor …………………… 77
premaxilla …………… 155, 219, 226
prenatal or intrauterine death　97
preotic myotome ………… 124, 234
prepuce ……………………………… 191
presynaptic fiber ………………… 214
primary bone ……………………… 113
primary brain vesicle …… 58, 199
primary chorionic villus ………… 86
primary follicle …………………… 26
primary interventricular foramen
　………………………………………… 140
primary nasal cavity ……………… 170
primary neural tube ……………… 206
primary neurulation ……………… 206
primary oocyte …………………… 19
primary ossification center
　……………………………………… 74, 114
primary palate …………………… 155
primary sex cord ………………… 185
primary sexual character ……… 185
primary spermatocyte …………… 17
primary sulcus …………………… 210
primary trabecula ………………… 115
primary yolk sac ………………… 39
primary (bone) marrow cavity
　………………………………………… 115
primaxial myoblast ……………… 124
primitive capillary net …………… 134
primitive choana ………………… 170
primitive esophagus ……………… 157
primitive groove …………………… 46
primitive gut ………………… 60, 129
primitive heart tube …… 53, 135
primitive lung sac ………………… 171
primitive meninx ………………… 213
primitive node …………………… 46
primitive pancreatic duct …… 164
primitive pericardial cavity …… 128
primitive pharynx ………………… 157
primitive pit ……………………… 48
primitive rectum ………………… 162

primitive stomach ………………… 158
primitive streak …………………… 46
primitive tympanic cavity
　………………………………… 223, 237
primitive ventricle ……………… 136
primitive yolk sac ………………… 39
primordial follicle ………………… 26
primordial germ cell ……………… 15
prochordal plate ………………… 48
progesterone ……………………… 30
programmed cell death … 2, 120
progress zone ……………………… 121
proliferation ……………………… 2
pronephros ………………………… 178
prosencephalon …………… 58, 199
prosomere ………………………… 201
prostate ……………………… 17, 184
prostatic urethra ………… 17, 184
prostatic utricle ………………… 188
proximodistal axis ……………… 121
pseudoglandular period ……… **172**
pseudohermaphroditism ……… 194
pulmonary agenesis …………… **175**
pulmonary hypoplasia ………… **175**
pulmonary ligament …………… 128
pulmonary stenosis (PS) …… 145
pulmonary surfactant …………… 75
pulmonary vein …………………… 143
pupillary membrane ……………… 234
pupillary muscle ………………… 140
Purkinje cell ……………………… 209
putamen …………………………… 210
pycnodysostosis ………………… *123*
pyloric atresia …………………… 160
pyloric stenosis ………………… 160
pyramidal lobe …………………… 223

Q
quadruplet ………………………… 93
quadruplet test …………………… 81
quickening ………………………… 75
quintuplet ………………………… 93

R
radix mesenterii ………………… 161
raphe of penis …………………… 190
Rar …………………………………… 182
Rathke's pouch ………………… 210
reciprocal translocation ……… 102
reduction division ………………… 13
Reichert cartilage ……………… 221
Reissner membrane ……………… 237
remodeling ………………… 114, 134
renal agenesis ………………… **182**
renal hypoplasia ……………… **182**
renal lobe ………………………… 180
renal lobule ……………………… 180
renal pelvis ……………………… 180
renal vesicle ……………………… 180
reproductive and developmental
　medicine ………………………… 8
reprogramming ……………… 9, 22
resegmentation ………………… 117
respiratory bronchiole ………… 173
respiratory distress syndrome
　(RDS) …………………………… 175
resting stage …………………… 13, *13*
Ret …………………………………… 180
rete testis ………………………… 17
retentio testis …………………… 195
retina ……………………………… 231
retinal detachment ……………… 232

retinoic acid ……………………… 105
retroperitoneal lymph sac …… 150
retrosternal hernia ……………… 131
rhombencephalon ………… 58, 199
rhombic lip ………………… 207, 208
rhombomere ……………………… 201
right horn ………………………… 142
rod …………………………………… 231
rod cell …………………………… 231
roof plate ………………………… 205
rostral neuropore ………………… 58
rubella virus ……………………… 104
Runx2Cbfa1 ……………………… 117

S
saccular portion ………………… 235
sacculus …………………………… 235
sacrocardinal vein ……………… 148
Saethre-Chotzen syndrome … *123*
scala tympani …………………… 237
scala vestibuli …………………… 237
Schwann cell …………………… 206
Scleraxis (Scx) ………………… 124
sclerotome ………………………… 63
scrotal hydrocele ………………… 196
scrotal hypospadias …………… 195
scrotal raphe …………………… 191
scrotum …………………………… 191
sebaceous gland ………………… 244
second polar body ……………… 32
secondary brain vesicle ……… 200
secondary chorionic villus …… 86
secondary follicle ………………… 26
secondary interventricular
　foramen ………………………… 140
secondary neural tube ………… 206
secondary neurulation …… 59, 206
secondary oocyte ………………… 21
secondary ossification center　116
secondary palate ………………… 155
secondary sex cord ……………… 187
secondary sexual character …… 185
secondary spermatocyte ……… 17
secondary yolk sac ……………… 39
segment polarity gene …………… 4
segmentation gene ………………… 4
semen ……………………………… 17
semicircular canal ……………… 235
semilobar 型前脳胞症 ………… 216
semilunar valve ………………… 140
seminal duct ……………………… 17
seminiferous tubule ……………… 17
seminoma ………………………… 195
sensory layer …………………… 231
septated uterus ………………… 195
septated vagina ………………… 195
septum primum ………………… 142
septum secundum ……………… 142
septum transversum …………… 130
sequence …………………………… 98
Sertoli cell ………………… 17, 186
sex hormone ……………………… 28
sex vesicle ………………………… 15
sex-determining region Y (SRY)
　…………………………………… 185, 193
sexual reproduction ……………… 13
Shcmid metaphyseal
　chondrodysplasia ……………… *123*
sickle cell anemia ……………… 99
single gene defect ……………… **99**
sinistral loop …………………… 137

sinoatrial orifice ………………… 142
sinovaginal bulb ………………… 188
sinus venosus …………………… 147
sinusoid ……………………… 138, 166
situs inversus totalis …………… 137
skeletal system ………………… 112
skull ……………………………… 224
Slit2 ………………………………… 182
small alveolar cell ……………… 173
small for date (SFD) intant …… 78
soft birth canal ………………… 77
somatic cell cloning ……………… 8
somatic layer ……………………… 52
somatic mesoderm layer ……… 129
somatopleure ……………… 52, 129
somite ……………………………… 50
somitomere ……………………… 122
Sonic hedgehog (Shh) …… 145, 193
　――蛋白 ………………………… 121
　――分子 ………………………… 53
Sox9 ………………………………… 193
Sox ファミリー …………………… 112
space of Disse …………………… 166
Spemann …………………………… 47
sperm ……………………………… 13
spermatid ………………………… 17
spermatogenesis ………………… 17
spermatogonium ………………… 15
spermiogenesis …………………… 18
spina bifida ………………… 59, 215
spina bifida aperta ……………… 215
spina bifida occulta ……………… 215
spinal anesthesia ……………… 206
spinous layer …………………… 242
spiral artery ……………………… 30
spiral ganglion ………………… 237
spiral organ ……………………… 237
splanchnic extraembryonic
　mesoderm ………………………… 39
splanchnic mesoderm layer … 129
splanchnopleure …………… 52, 129
spleen ……………………………… 150
spongy urethra …………………… 190
stellate cell ……………………… 209
stem villus ………………………… 87
Stickler syndrome ……………… *123*
stillbirth …………………………… 97
stomatodeum …………………… 154
stomodeum ………………… 154, 219
straight tubule …………………… 186
streak gonad …………………… 195
Streeter's horizon ………………… 69
subcardinal vein ………………… 148
subcardiohepatic anastomosis
　………………………………………… 148
sublingual gland ………………… 157
submandibular gland …………… 157
successional teeth ……………… 247
sulcus limitans ………………… 206
superior, middle and inferior
　nasal conchae ………………… 171
superior vesical artery ………… 149
supernumerary nipple ………… 248
supplementary teeth …………… 247
supracardinal vein ……………… 148
suprarenal gland ………………… 214
surface ectoderm ………………… 52
surfactant ………………………… 173
suspensory ligament of ovary · 20
symmetrical division …………… 203

synchondrosis ┈┈┈┈┈┈ 122
syncytiotrophoblast ┈┈┈┈ 39
syndesmosis ┈┈┈┈┈┈┈ 122
syndrome ┈┈┈┈┈┈┈┈ 98
S 期 ┈┈┈┈┈┈┈┈ 13, 202
S 状結腸 ┈┈┈┈┈┈┈┈ 161

T
taenia coli ┈┈┈┈┈┈┈ 162
tail bud ┈┈┈┈┈┈┈ 59, 206
tail fold ┈┈┈┈┈┈┈┈ 60
Tbx2 ┈┈┈┈┈┈┈┈┈ 145
tectorial membrane ┈┈┈┈ 237
tegmentum of midbrain ┈┈ 210
tegmentum of pons ┈┈┈┈ 207
telencephalic vesicle ┈┈┈ 64
telencephalon ┈┈┈┈┈┈ 200
teratogen ┈┈┈┈┈┈┈ 102
teratogenicity ┈┈┈┈┈┈ 102
teratology ┈┈┈┈┈┈┈ 8, 97
teratoma ┈┈┈┈┈┈┈┈ 54
teratospermia ┈┈┈┈┈┈ 19
terminal bronchiole ┈┈┈ 172
terminal differentiation ┈┈ 3
terminal sac ┈┈┈┈┈┈ 173
terminal sac perio ┈┈┈┈ **174**
terminal sulcus ┈┈┈┈┈ 157
tertiary chorionic villus ┈┈ 86
testicular agenesis ┈┈┈ 195
testicular cord ┈┈┈┈ 17, 186
testicular feminization syndrome
┈┈┈┈┈┈┈┈┈┈ 194
testicular lobule ┈┈┈┈┈ 17
testicular septum ┈┈┈┈ 186
testis ┈┈┈┈┈┈┈┈┈ 15
testosterone ┈┈┈┈┈┈┈ 17
tetralogy of Fallot ┈┈ 144, 145
TGF-β シグナル経路 ┈┈┈ *7*
TGF-β ┈┈┈┈┈┈┈┈ 145
thalidomide ┈┈┈┈┈┈ 104
thanatophoric dysplasia ┈┈ *123*
theca folliculi externa ┈┈┈ 27
theca folliculi interna ┈┈┈ 27
theca lutein cell ┈┈┈┈┈ 30
third ventricle ┈┈┈┈┈ 212
thoracic duct ┈┈┈┈┈┈ 150
thoracopagus ┈┈┈┈┈┈ 94
threshold ┈┈┈┈┈┈┈ 102
thyroglossal duct ┈┈┈ 157, 223
thyroid diverticulum ┈┈ 156, 223
thyroid gland ┈┈┈┈┈┈ 223
tissue ┈┈┈┈┈┈┈┈┈ 2
tissue stem cell ┈┈┈┈┈ 9
tonsillar fossa ┈┈┈┈┈ 223
toolkit gene ┈┈┈┈┈┈┈ 6
tooth ┈┈┈┈┈┈┈┈┈ 246
tooth bud ┈┈┈┈┈┈┈ 246
tooth germ ┈┈┈┈┈┈┈ 246
totipotency ┈┈┈┈┈┈ 3, 34
Townes-Brocks syndrome ┈┈ *123*
toxoplasma ┈┈┈┈┈┈┈ 104
trabeculae ┈┈┈┈┈┈┈ 140
trabecular cartilage ┈┈┈ 224
trabecular region ┈┈┈┈ 224
tracheal stenosis ┈┈┈┈ **175**
tracheoesophageal septum
┈┈┈┈┈┈┈┈ 157, 171
transcription factor ┈┈┈┈ 6
translocation ┈┈┈┈┈┈ 102
transplacental carcinogenesis
┈┈┈┈┈┈┈┈┈┈ 105

transposition of great vessels
┈┈┈┈┈┈┈┈┈┈ 144
transverse portion ┈┈┈┈ 143
transverse presentation ┈┈ 76
transverse sinus ┈┈┈┈┈ 137
Treacher-Collins syndrome ┈ 227
trigeminal placode ┈┈┈┈ 231
trigone of bladder ┈┈┈┈ 184
trimester ┈┈┈┈┈┈┈┈ 73
trimethadione ┈┈┈┈┈ 105
triplet ┈┈┈┈┈┈┈┈┈ 93
trisomy ┈┈┈┈┈┈┈ 21, 101
trophoblast ┈┈┈┈┈┈┈ 34
trophoblastic lacunae ┈┈┈ 42
true hermaphroditism ┈┈┈ 194
truncal cushion ┈┈┈┈┈ 138
truncus arteriosus ┈┈┈┈ 136
tubal rupture ┈┈┈┈┈┈ 43
tuberculum impar ┈┈┈┈ 156
tubotympanic recess ┈┈┈ 223
tunica albuginea ┈┈┈┈ 186
tunica dartos ┈┈┈┈┈┈ 192
tunica vaginalis testis ┈┈┈ 192
Turner syndrome ┈┈┈┈ 101
twin ┈┈┈┈┈┈┈┈┈ 93
twin-twin(twin-to-twin)
transfusion syndrome ┈┈ 94
two cell stage ┈┈┈┈┈┈ 33
type Ⅰ alveolar cell ┈┈┈ 173
type Ⅱ alveolar cell ┈┈┈ 173
type Ⅱ syndactyly/
synpolydactyly ┈┈┈┈┈ *123*
type-1 diabetes mellitus ┈┈ 104
tyrosin kinase with
immunoglobulin-like and
EGF-like domains(Tie) ┈┈ 135

U
ulnar-mammary syndrome ┈ *123*
ultimobranchial body ┈┈┈ 223
ultrasonography ┈┈┈┈┈ 79
umbilical cord ┈┈┈┈┈┈ 91
umbilical fistula ┈┈┈┈┈ 60
umbilical vein ┈┈┈┈ 142, 147
umbilicoileal fistula ┈┈┈ 163
unequal conjoined twin ┈┈ 94
unicornuate uterus ┈┈┈ 195
univentricular heart ┈┈┈ 141
upper limb bud ┈┈┈┈┈ 63
urachal cyst ┈┈┈┈┈┈ 185
urachal fistula ┈┈┈┈┈ 185
ureteric bud ┈┈┈┈┈┈ 179
urethral fold ┈┈┈┈┈┈ 190
urethral groove ┈┈┈┈┈ 190
urethral plate ┈┈┈┈┈┈ 190
urogenital fold ┈┈┈┈┈ 190
urogenital groove ┈┈┈┈ 190
urogenital membrane ┈ 162, 183
urogenital ridge ┈┈┈┈┈ 178
urogenital sinus ┈┈┈ 161, 183
urorectal septum ┈┈┈┈ 161
uterine gland ┈┈┈┈┈┈ 30
uterine tube ┈┈┈┈┈┈ 20
uteroplacental circulation ┈ 42
uterus ┈┈┈┈┈┈┈┈┈ 20
utricular portion ┈┈┈┈ 235
utriculus ┈┈┈┈┈┈┈ 235

V
vagina ┈┈┈┈┈┈┈┈┈ 20
vaginal atresia ┈┈┈┈┈ 195
vaginal plate ┈┈┈┈┈┈ 188

vaginal process ┈┈┈┈┈ 192
valproic acid ┈┈┈┈┈┈ 105
variable ┈┈┈┈┈┈┈┈ 108
variation ┈┈┈┈┈┈┈ 124
vascular endothelial growth
factor(VEGF) ┈┈┈┈┈ 135
vasculogenesis ┈┈┈┈┈ 135
velamentous insertion ┈┈┈ 91
velus ┈┈┈┈┈┈┈┈┈ 244
ventral intersegmental artery
┈┈┈┈┈┈┈┈┈┈ 146
ventral mesogastrium ┈┈┈ 158
ventral pancreatic bud ┈┈┈ 163
ventral pancreatic duct ┈┈┈ 163
ventral septal defect ┈┈┈┈ 98
ventralizing factor ┈┈┈┈ 53
ventricular layer ┈┈┈┈┈ 209
ventricular septal defect(VSD)
┈┈┈┈┈┈┈┈ 140, 145
ventricular zone ┈┈┈┈┈ 203
vermis ┈┈┈┈┈┈┈┈┈ 209
vernix caseosa ┈┈┈┈ 75, 242
vertical presentation ┈┈┈ 76
very low birth weight infant ┈ 78
vesibular membrane ┈┈┈ 237
vestibular fold ┈┈┈┈┈┈ 172
vestibule ┈┈┈┈┈┈┈┈ 191
vestibule of vagina ┈┈┈┈ 184
villous tree ┈┈┈┈┈┈┈ 87
visceral layer ┈┈┈┈ 52, 129
viscerocranium ┈┈┈ 119, 224
vitelline cyst ┈┈┈┈┈ 60, 163
vitelline duct ┈┈┈┈┈┈ 60
vitelline fistula ┈┈┈┈┈┈ 60
vitelline vein ┈┈┈┈ 142, 147
vocal fold ┈┈┈┈┈┈┈ 172
von Recklinghausen disease ┈ 99
Vv. minimae ┈┈┈┈┈┈ 143

W
warfarin ┈┈┈┈┈┈┈┈ 105
Wharton's jelly ┈┈┈┈┈ 91
white line ┈┈┈┈┈┈┈ 162
Wilhelm His ┈┈┈┈┈┈┈ 3
Wilms tumor ┈┈┈┈┈┈ 182
Wilms Tumor Suppressor 1 ┈ 182
Wingless シグナル経路 ┈┈┈ *7*
witch's milk ┈┈┈┈┈┈ 244
Wnt4a ┈┈┈┈┈┈┈┈ 193
Wnt5a ┈┈┈┈┈┈┈┈ 193
Wnt7a ┈┈┈┈┈┈┈┈ 121
Wnt9b ┈┈┈┈┈┈┈┈ 182
Wolffian duct ┈┈┈┈┈┈ 179
Wt1 ┈┈┈┈┈┈┈┈┈ 182

X
X-linked genetic disease ┈┈ **99**
X-linked hypohidrotic ectodermal
dysplasia ┈┈┈┈┈┈┈ *123*
X-linked hypophosphatemic
rickets ┈┈┈┈┈┈┈┈ *123*
X-linked recessive
chondrodysplasia punctata *123*
XY pure gonadal dysgenesis ┈ 195
XY 型性腺形成不全 ┈┈┈ 195

Y
yolk stalk ┈┈┈┈┈┈┈ 60

Z
Zika virus ┈┈┈┈┈┈┈ 104
zona pellucida ┈┈┈┈┈┈ 26
zonal reaction ┈┈┈┈┈┈ 32
zone of polarizing activity(ZPA)

┈┈┈┈┈┈┈┈┈┈ 121
zone of proliferating cartilage
┈┈┈┈┈┈┈┈┈┈ 114
ZP1 ┈┈┈┈┈┈┈┈┈ 32
ZP2 ┈┈┈┈┈┈┈┈┈ 32
ZP3 ┈┈┈┈┈┈┈┈┈ 32
zygosity ┈┈┈┈┈┈┈┈ 93
zygote ┈┈┈┈┈┈┈┈┈ 2
zygotene stage ┈┈┈┈ 14, **14**

その他
Ⅰ型肺胞上皮細胞 ┈┈┈┈ 173
Ⅱ型多合指(趾)症 ┈┈┈┈ *123*
Ⅱ型肺胞上皮細胞 ┈┈ 173, *174*, 175
α-フェトプロテイン(AFP) ┈┈ 80
1型糖尿病 ┈┈┈┈┈┈┈ 104
2 細胞期 ┈┈┈┈┈┈┈┈ 33
3 次元画像 ┈┈┈┈┈┈┈ *79*
3 胎 ┈┈┈┈┈┈┈┈┈ 93
3 脳胞期 ┈┈┈┈┈┈┈ *213*
4 細胞期 ┈┈┈┈┈┈┈┈ 33
4 胎 ┈┈┈┈┈┈┈┈┈ 93
5 胎 ┈┈┈┈┈┈┈┈┈ 93
5 脳胞期 ┈┈┈┈┈┈┈ *213*
8 細胞期 ┈┈┈┈┈┈┈┈ 33
13 トリソミー ┈┈┈┈ 22, 101
18 トリソミー ┈┈┈┈ 22, 101
21 トリソミー ┈┈┈┈┈┈ 21
母年齢とダウン症(──)児の出
生頻度 ┈┈┈┈┈┈┈┈ *22*
23,X ┈┈┈┈┈┈┈┈┈ 15
23,Y ┈┈┈┈┈┈┈┈┈ 15
45,X ┈┈┈┈┈┈┈ 101, 195
46,XX ┈┈┈┈┈┈┈┈ 33
46,XY ┈┈┈┈┈┈┈┈ 33
47,XXX ┈┈┈┈┈┈┈ 101
47,XXY ┈┈┈┈┈┈┈ 101

著者略歴

塩田浩平（しおた・こうへい）　京都大学名誉教授，滋賀医科大学名誉教授

1971 年京都大学医学部卒業，1976 年京都大学大学院博士課程修了．ヒトと実験動物モデルを対象として発生学研究を行う．特に，発生異常（先天異常）の成因，発症メカニズムについての研究が多い．

京都大学医学部助手，講師，助教授，教授を経て，2007 年京都大学医学研究科長・医学部長，2008 年京都大学理事・副学長，2014 年滋賀医科大学学長（〜 2020 年）．その間，米国ワシントン大学（シアトル）客員研究員（1980 〜 1982），ベルリン自由大学客員教授（1988，1989），英国レスター大学名誉客員フェロー（1993）等を歴任．

その他の主な役職：日本学術会議連携会員（2006 〜 2012），日本先天異常学会理事長（2006 〜 2011），日本解剖学会理事（1997 〜 2001，2005 〜 2009），国際解剖学会議事務局長（2003 〜 2004），国際周産期医学アカデミー名誉フェロー（2009 〜）．

編集委員：Journal of Anatomy（英）（Receiving Editor），Birth Defects Research（米）（Associate Editor），Reproductive Toxicology（米）（Associate Editor），Congenital Anomalies（Associate Editor），Anatomical Science International（Associate Editor）等を歴任

主な著書："Atlas of Human Prenatal Histology" Igaku Shoin, Tokyo, 1983（共著）
"Color Atlas of Clinical Embryology" Saunders, New York, 2000（共著）
「先天異常を理解する」日本評論社，東京，1991（共著）
「看護のための最新医学講座 第 30 巻 人体の構造と機能」中山書店，2002（編著）
「発生学アトラス」文光堂，1997（訳）
「Sobotta 図説人体解剖学」医学書院，2002（共訳）
「グレイ解剖学」エルゼビアジャパン，2007（共訳）
「グレイ解剖学アトラス」エルゼビアジャパン，2008（訳）
「ヒト発生の 3 次元アトラス」日本医事新報社，2011（編著）

カラー図解
人体発生学講義ノート

2015 年 12 月 1 日　第 1 版第 1 刷
2016 年 12 月 15 日　第 1 版第 2 刷
2018 年 1 月 1 日　第 2 版第 1 刷
2022 年 8 月 15 日　第 2 版第 6 刷
2025 年 3 月 15 日　第 3 版第 1 刷 ©

著者　　　塩田浩平　SHIOTA, Kohei
発行者　　宇山閑文
発行所　　株式会社金芳堂
　　　　　〒 606-8425 京都市左京区鹿ケ谷西寺ノ前町 34 番地
　　　　　振替　01030-1-15605
　　　　　電話　075-751-1111（代）
　　　　　https://www.kinpodo-pub.co.jp/
印刷・製本　シナノ書籍印刷株式会社

落丁・乱丁本は直接小社へお送りください．お取替え致します．

Printed in Japan
ISBN978-4-7653-2032-0